U0189631

Diagnosis and Operation of Surgical Diseases

外科疾病诊断与手术

主编 程 勇 吴英昌 李成林 张 震

宋英健 姜升旭 郭安朋 付春端

中国海洋大学出版社

· 青岛 ·

图书在版编目（CIP）数据

外科疾病诊断与手术 / 程勇等主编. —青岛：中国海洋大学出版社，2021.12

ISBN 978-7-5670-3054-1

Ⅰ．①外… Ⅱ．①程… Ⅲ．①外科－疾病－诊断②外科手术 Ⅳ．①R604②R61

中国版本图书馆CIP数据核字（2021）第269123号

出版发行	中国海洋大学出版社			
社　　址	青岛市香港东路23号		邮政编码	266071
出 版 人	杨立敏			
网　　址	http://pub.ouc.edu.cn			
电子信箱	369839221@qq.com			
订购电话	0532-82032573（传真）			
策划编辑	韩玉堂			
责任编辑	韩玉堂		电　　话	0532-85902349
印　　制	朗翔印刷（天津）有限公司			
版　　次	2022年4月第1版			
印　　次	2022年4月第1次印刷			
成品尺寸	185 mm×260 mm			
印　　张	28			
字　　数	699千			
印　　数	1~1000			
定　　价	238.00元			

发现印装质量问题，请致电0532-5651533，由印刷厂负责调换。

编委会

◎ **主　编**

程　勇　　吴英昌　　李成林　　张　震

宋英健　　姜升旭　　郭安朋　　付春端

◎ **副主编**

周吉照　　王晓毅　　崔潇文　　李树新

刘月林　　张凤雏　　李盛善　　赵荣国

◎ **编　委**（按姓氏笔画排序）

王晓毅（四川省绵阳市中心医院）

付春端（山东省无棣县人民医院）

刘月林（山东省滨州市滨城区市立医院）

李成林（山东省利津县中心医院）

李树新（河北省秦皇岛市青龙满族自治县医院）

李盛善（山东省高密市中医院）

吴英昌（山东第一医科大学附属青州医院青州市人民医院）

宋英健（山东省烟台毓璜顶医院）

张　震（山东省寿光市人民医院）

张凤雏（河北省秦皇岛市青龙满族自治县医院）

周吉照（山东省无棣县人民医院）

赵荣国（山东省邹平市中心医院）

姜升旭（山东省烟台市莱阳中心医院）

郭安朋（山东省日照市岚山区人民医院）

崔潇文（山东省淄博市中心医院）

程　勇（山东省宁阳县第一人民医院）

前　言

外科学作为现代医学的一个学科，主要研究如何利用外科手术方法解除患者的病痛，从而使患者得到治疗。与其他学科相比，外科学更加重视手术的适应证与禁忌证、术前的评估与照顾、手术的技巧与方法、术后的护理、手术的并发症与预后等问题。随着科学技术与医学事业的不断发展和进步，许多新理论、新方法、新技术、新设备融入到各大医院外科疾病诊治当中，使外科基础理论与实践得到不断更新和发展，极大提高了疾病诊断的正确率与疾病的治愈率。为了在新形势下培养高素质的外科人才，规范外科学基本手术流程与操作，我们特邀多位临床外科专家编写了《外科疾病诊断与手术》。本书旨在培养外科医师严谨的临床思维，提高其外科诊治水平，满足患者对疾病诊治的需求。

本书共八章，以循证医学为基础，以突出疾病诊疗为原则，通过结合编者们较丰富的临床经验，重点阐述了外科手术基础、神经外科疾病、心胸外科疾病、泌尿外科疾病、肛肠外科疾病、血管外科疾病、骨外科疾病、手足外科疾病等内容。分别从疾病的病因、病理生理、发病机制、临床表现、辅助检查方法、诊断标准、鉴别诊断、手术适应证与禁忌证、手术治疗的方法与技巧、手术并发症的防治等方面进行描述。本书参考最新外科学相关文献，紧扣外科疾病诊疗的主题，内容全面，结构合理，具有科学性、权威性、实用性和指导性的特点。本书可作为培养临床外科医师诊疗思维和提高其诊治水平的参考用书，亦可供医学院校师生阅读使用。

由于近年来外科学发展迅速，理论知识日新月异，且编者们临床经验有限，编写风格不尽相同，因此，书中难免存在不足之处，还望广大读者不吝指正。

《外科疾病诊断与手术》编委会

2021 年 10 月

目 录

第一章

外科手术基础

第一节　外科手术基本技术

一、手术基本原则

手术是外科治疗的主要方式,它在去除病灶的同时不可避免地带来局部和全身的伤害,外科手术应遵循损害控制的基本法则。从手术操作层面应遵循以下基本原则。

(1)选择能充分显露手术野的最小切口和最短路径。

(2)使用精良器械和轻柔手法,按照解剖层次精细分离。

(3)有效及时止血,保持清晰无血的手术野,减少输血量。

(4)在根除病变的前提下尽可能保护周围健康组织,减少体内异物存留。

(5)采用合适的缝合材料和缝合方法,促进组织愈合,遗留最少的瘢痕。

(6)以简约规范的手术流程和娴熟快捷的操作技法,缩短手术时间,手术处理到位。

二、常用手术器械及用法

(一)手术刀

常规手术刀由刀片和刀柄两部分组成。刀片有圆、尖、弯等形状,并分为不同型号,大刀片适于大幅度切开,小刀片适于精细切割,尖刃刀片用于皮肤戳孔和细小管道的切开。刀片的安放应使用持针器。手术刀主要用于切割组织,刀柄可用于组织的钝性分离。

根据手术需要采用不同的执刀法。

1.抓持式

全手握持刀柄,主要靠肩关节活动,控刀比较稳定,用于切割范围大、组织坚厚的切开,如截肢等手术(图 1-1)。

2.反挑式

执刀方法同执笔式,只是刀刃朝上,从下向上切割,可避免损伤深部组织,用于管道器官或脓肿的切开等。

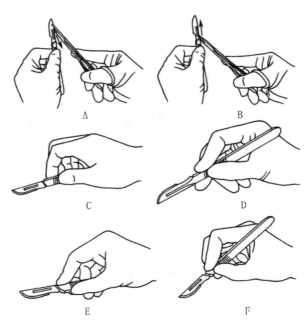

图 1-1 手术刀片的安装及执刀法
A.安刀片;B.取刀片;C.抓持式;D.反挑式;E.执弓式;F.执笔式

3.执弓式

执刀方法如同拉琴弓,主要靠腕部用力,力量及动作幅度均较大,适用于较大切口的皮肤切开。

4.执笔式

执刀方法如同握笔写字,主要靠手指的动作完成切割,动作轻巧精细,适用于精细及小的切口,如解剖血管、神经等。这是最常用的一种执刀方式。

高频电刀:目前高频电刀使用广泛,工作原理是通过电极尖端产生的高频高压电流与机体接触时产生热效应,导致组织脱水、崩解、凝结,起到切割及止血作用。常用的高频电刀有单极电刀、双极电刀、氩气刀等。双极电刀用于精细部位操作。氩气刀适用于开放手术、腔镜手术、内镜手术。电刀的潜在风险是局部烧伤、副损伤、局部坏死等,使用时应注意:①事先检查电气元件有无故障;②手术室不能有易燃物质及氧气泄漏;③安放好患者身体上的负极板,使之最靠近手术部位,且保持负极板干燥;④电凝器的功率不应超过 250 W,不能用电凝功能进行一般组织切割,不能在积血中进行电凝;⑤切割或电凝时电刀不应接触止血点以外的组织,尽量减少组织烧伤;⑥随时清除电刀上的焦痂,使之有良好的导电性;⑦重要组织或器官附近慎用或禁用电刀。

超声刀对组织的热损伤小,广泛用于肝切除手术。激光刀能量密度高、方向性强,用于皮肤、血管的手术。

其他手术刀还有骨刀、截肢刀、取皮刀等。

(二)手术剪

手术剪种类繁多,大致分为组织剪和线剪两大类。组织剪尖端薄而钝,剪锋锐利,有弯直之分,用于剪开及分离组织。线剪尖端圆钝、刃厚而直,用于剪断缝线、剪开敷料及引流物等(图 1-2)。

手术剪的执剪方式是将拇指和环指分别扣入剪刀柄的两环内,中指放在环指的剪刀柄的前方,示指压在轴节处起稳定和导向作用。剪割组织时一般用正剪法,为了增加稳定性还可用扶剪法(图 1-3)。使用时剪刀不能张开过大。

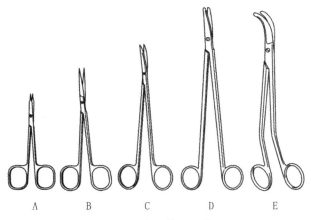

图 1-2 常用的手术剪

A.血管剪；B.外科剪；C.精细解剖剪；D.解剖剪；E.深部解剖剪

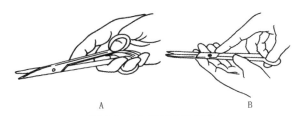

图 1-3 手术剪的把持法

A.正剪法；B.扶剪法

（三）手术镊

手术镊用于夹持和提起组织，协助另一器械的操作，如分离、剪开、缝合等。手术镊分为有齿、无齿两类，有齿镊用于夹持较坚韧的组织，对组织有一定的损伤作用。无齿镊用于夹持较脆弱的组织，对组织损伤较轻。正确的持镊方法是用拇指对示指、中指，拿住镊子中部（图 1-4）。在分离及缝合皮肤时最好不用镊子直接夹持皮肤，用镊子的推挡作用有助于顺利缝合（图 1-5）。

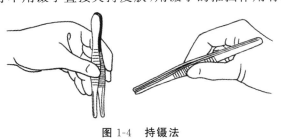

图 1-4 持镊法

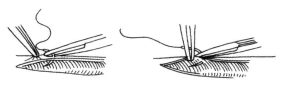

图 1-5 手术镊的使用方法

3

（四）血管钳

血管钳又称止血钳,是术中用于止血和分离的主要器械,也可用于牵引缝线、拔出缝针或代镊使用,但普通血管钳不能用来夹持皮肤、脏器及脆弱组织。临床常见的止血钳有以下几种。①蚊式止血钳:可做微细组织分离或钳夹小血管,不宜用于大块组织的夹持;②弯止血钳:用以夹持深部组织或内脏血管出血;③直止血钳:用以夹持皮下及浅层组织出血、协助拔针等;④有齿止血钳:用以夹持较厚组织及易滑脱组织内的血管出血,如肠系膜、大网膜等,也可用于切除组织的夹持牵引。有齿止血钳对组织的损伤较大,不能用于一般的止血夹持(图1-6)。

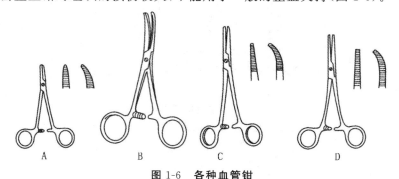

图1-6　**各种血管钳**
A.蚊氏血管钳;B.弯血管钳;C.直血管钳;D.有齿血管钳

正确的执钳方法同手术剪,也可用掌握法。右手松钳时拇指与环指相对捏紧挤压即可松开,左手松钳时拇指及示指捏住一环柄、中指及环指顶挤另一环柄即可松开(图1-7)。

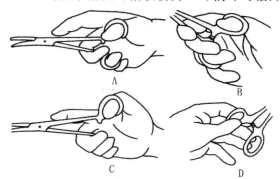

图1-7　**血管钳执钳及松钳法**
A.一般执法;B.一般执法松钳法;C.掌握法;D.掌握法松钳法

（五）持针器

持针器用于夹持缝合针,有时也用于器械打结。缝合时持针器应夹持缝合针的中后1/3(图1-8)。持针器的握持方法有3种。①掌握法:各指均不在环柄中,满手握住持针器灵活方便,缝合时快速有力,便于皮肤、筋膜、肌肉的缝合;②指套法:与血管钳握持方法一样,这种方法运针稳健准确,对缝合组织的牵扯小,用于较精细的缝合,是最常用方法;③掌拇法:拇指套入钳环内,示指压在钳的前半部作支撑,其余三指握钳环,靠拇指上下活动开闭持针器(图1-9)。

（六）缝合针及缝线

缝合针的针尖形状分为圆针和三角针,圆针对组织损伤小,可用于软组织、血管、神经、内脏的各种缝合。三角针针尖侧锋锐利,容易穿透组织,对组织的损伤大,用于缝合皮肤及坚韧的瘢痕等。直针适用于宽敞或浅部操作时的缝合,如皮肤或胃肠道的缝合,但目前已较少使用。目前临床上几乎所有的组织或器官均使用弯针进行缝合。针线一体的无损伤缝合针,其针线粗细相同、连为一体,对组织造成的损伤小,缝合时不必担心线针脱落,可节省手术时间。

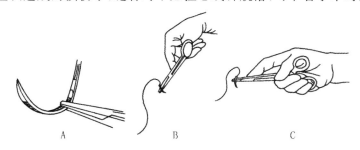

图 1-8　持针器使用法

A.夹持缝合针;B.掌拇法缝合;C.掌握法缝合

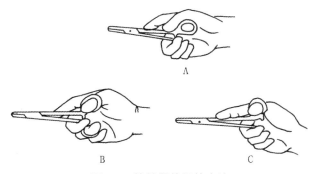

图 1-9　持针器的握持方法

A.掌握法;B.指套法;C.掌拇法

缝线应基本具备:抗张强度大,柔韧性强,打结牢靠。平滑穿越组织,对组织损伤小。组织反应轻微,或组织愈合后能被吸收。目前缝线大致分为两类。①非吸收线:由蚕丝编织而成的丝线及人工合成的聚丙烯线、尼龙线、聚酯线;②可吸收线:天然肠线及人工合成的聚糖乳酸线、聚糖乙内酰胺线等。选择缝线最重要的是遵循促进伤口愈合的原则。

(七)拉钩

拉钩又称牵开器,有手动拉钩和固定牵开器两种,在手术中用于牵开组织,显露术野,便于手术操作。拉钩分为有齿和无齿两类,有齿拉钩不易滑脱,适于牵开紧密坚韧的组织。无齿拉钩对组织损伤小,术中大多数情况下使用无齿拉钩。拉钩一般由助手把握,根据手术需要随时调整方向、深浅和力量,需要助手和术者的协调配合。在不太需要频繁变换显露状况的情况下,使用相应的固定牵开器,省时省力,保持显露的稳定(图 1-10)。

(八)巾钳

巾钳主要用于固定覆盖皮肤的敷布,也可用于牵引及临时固定组织。巾钳的握持方法同血管钳(图 1-11)。

(九)组织钳

组织钳又称爱立斯钳,用于夹持皮肤或较有韧性的脏器,对组织的损伤小(图 1-12)。

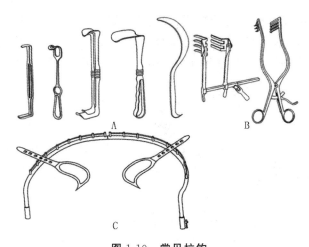

图 1-10 常见拉钩

A.各种手动拉钩;B.自动拉钩;C.框架拉钩

图 1-11 巾钳　　　　　　　　　　　　**图 1-12 组织钳**

（十）卵圆钳

卵圆钳用于夹持纱布球进行皮肤消毒或提拉肠管等。

三、外科手术基本操作

外科手术从操作本身来说,都必须用刀、剪、钳、镊、针、线等这些必不可缺少的基本器械,来进行切开、止血、结扎、分离、暴露、缝合等基本操作,这都是外科医师必须掌握的基本技术。外科手术操作是技巧性很高的技术。良好的外科医师应具有鹰眼、狮心和女性的手。

（一）切口

理想的手术切口最基本的要求:①接近病变部位、显露充分、便于操作、根据术中需要延长及扩大切口方便;②不损伤重要的解剖结构,术后对功能恢复有利;③兼顾美观的要求:切口选择应根据病情需要决定,切口过大则组织损伤大,切口过小则可能影响显露。

（二）切开

切开是手术的第一步,根据手术的部位选择适当的手术刀及执刀方法。切开时最好是一刀完成,切口平齐,深浅合适,避免拉锯式。在手术操作过程中根据需要灵活应用手术刀的各个部分,刀刃是最锋利、最主要的部分,用于切开切断时。刀尖在挑刀、刺穿和锐性剥离时用,刀柄用作钝性剥离。

皮肤切开时应将皮肤绷紧,有单手法,双手指压法,双手掌压法(图1-13),这样使皮肤切开容易,有利于控制切口的平直,控制切口的长度和深度,也便于止血。切开时刀片与皮肤垂直不偏斜,先垂直下刀,然后刀柄与皮肤呈45°走行,再垂直出刀(图1-14)。尽可能将皮肤和皮下组织在同一深度全层切开,使切缘整齐。皮肤切口的大小应以方便手术操作为原则。

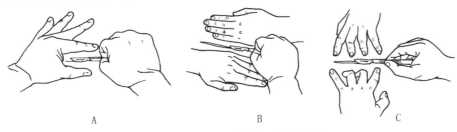

图1-13　皮肤切开时绷紧皮肤的方法

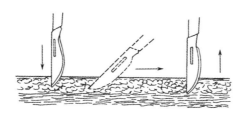

图1-14　皮肤切开时的运刀

筋膜和腱膜组织可直接用刀切开,也可先用刀切一个小口,然后用组织剪深入筋膜下进行分离后剪开,切开操作时应防止损伤深部组织器官(图1-15)。做胃、肠、胆管和输尿管等空腔脏器切开时,需用纱布保护准备切开脏器或组织的四周,在拟作切口的两侧各缝一牵引线并保持张力,逐层切开。

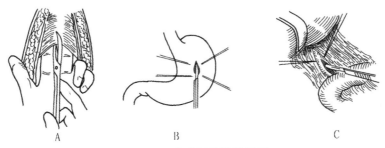

图1-15　腹膜及管腔的切开
A.腹膜的切开;B.胃的切开;C.胆管的切开

高频电刀具有良好的止血功能,可用于皮肤、神经、胆管等以外组织的切割和游离。要先用手术刀切开皮肤,擦去血液后用电刀切割,较大的小血管可先在预定要切割的两边组织电凝后再切断。

(三)显露

良好的显露是保证手术质量的前提,涉及患者体位、麻醉效果、照明、牵开器及手术切口的选择。合适的体位有助于深部手术野的良好显露,根据手术路径、病变部位、手术的性质选择合适体位。麻醉要求镇痛完善和良好的肌松。手术野的照明有利于显露,空间狭小的手术应选用头灯或冷光源照明。拉钩和自动牵开器要有效显露术野,拉钩的动作要轻柔,手心向上把持拉钩,根据手术进展及时调整位置。将附近组织或脏器牵开时,拉钩下方应垫湿盐水纱布。充分的显露使手术在直视下进行,能保证手术的安全。

（四）分离

分离是显露和切除的基础,是外科手术技术的重要组成部分。手术中根据病灶及解剖特点选择分离方法,达到显露、游离、切除的目的。疏松组织间隙可用血管钳、纱布球、剥离器、手指等进行钝性分离,钝性分离损伤较大（图1-16）。致密坚韧组织使用刀、剪进行锐性分离,锐性分离对组织损伤较小,需在直视下进行（图1-17）。锐性分离时必须认清解剖关系,确定刀或剪所达到的组织层次,防止意外损伤。分离时辨别解剖结构极其重要,在组织间隙或疏松结缔组织层内进行钝性分离比较容易且损伤较小。分离范围以需要为度,避免不必要的分离。在手术中往往两种分离方法组合使用。使用电刀进行锐性分离同时有凝血作用,适用于易出血的软组织切割。

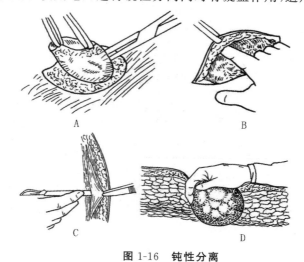

图 1-16 钝性分离

A.血管钳分离;B.手指分离;C.刀柄分离;D.手指钝性分离

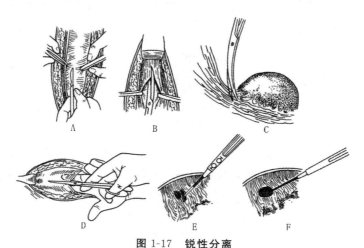

图 1-17 锐性分离

A.手术刀分离;B.剪刀分离;C.辨认解剖结构;D.分离时保护组织结构;E.F.使用电刀分离

（五）结扎

结扎是手术最主要的基本功,熟练可靠的结扎可提高手术速度及保证手术安全。打结应在直视下进行,保证结扎的可靠。剪线残端要尽可能短,以不松脱为原则。皮下组织尽量少结扎,或钳夹后不结扎以减少异物反应。手术中常用和可靠的结扎方法有 3 种:方结、外科结、三重结。①方结:由两个相反方向的单结重叠而成,方结结扎可靠,是最常用的一种结扎方法,适用于较少的组织、较小的血管及各种缝合的结扎;②三重结:在方结的基础上再重复第一个单结,使结扣更加牢固,三重结用于较大血管结扎或尼龙线等易松脱线的结扎;③外科结:在做第一个结时结扎线绕两次,以增加线间的摩擦力,再做第二个结时不易松脱,适用于结扎较大血管或有张力的缝合;④滑结:类似方结,但在打结时拉线用力不均,一紧一松,此结操作快,但易松脱(图 1-18)。

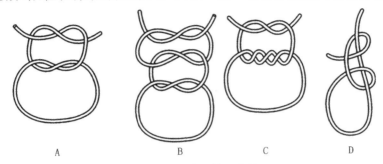

图 1-18　常见的几种结
A.方结;B.三重结;C.外科结;D.滑结

打结法有 3 种:单手打结法、双手打结法、器械打结法。

单手打结法操作简便,速度快,是最常用的一种方法。左手捏住缝合线的一端,右手捏住另一端,双手配合打结。打结时两端线呈 180°,手指在靠线结较近处用力拉紧,使结扎紧而牢固,不容易把组织撕脱,也不易断线(图 1-19)。

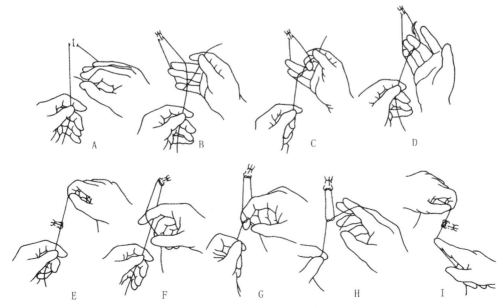

图 1-19　右手单手打结法

双手打结法牢靠,主要用于深部或组织张力较大的结扎(图1-20)。

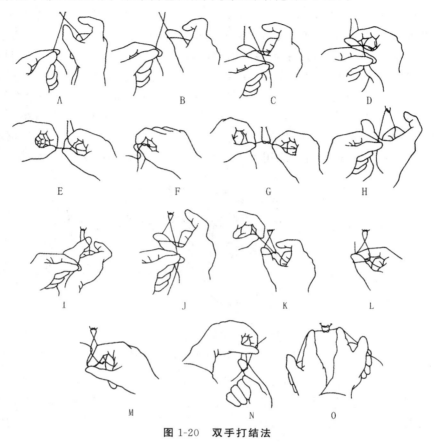

图1-20 双手打结法

深部打结时的关键在右手示指的压线,要将线的一头缠绕在环指上,以中指固定,这样使夹线牢固,当示指向下压线时不易滑脱(图1-21)。

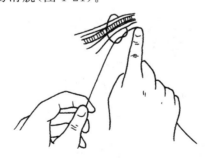

图1-21 深部打结法

器械打结法用于浅部组织或精细结扎。用持针器或止血钳打结主要优点是节省线,节省护士递线操作,可以省人省时间。缺点是缝合组织张力大时不易扎紧(图1-22)。

无论用何种方法打结,相邻两个单结的方向不能相同,否则成假结而松脱。打结时两手用力点和结扎点应成一条直线,如果三点形成夹角,则用力拉紧时易断线。打结时两手用力要均匀,否则易形成滑结。

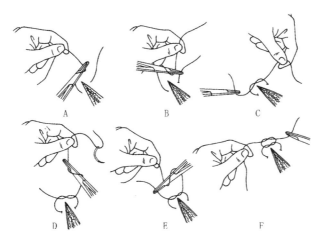

图 1-22 器械打结法

（六）止血

在外科手术中止血是重要的基本操作,完善的止血可防止血液丢失,使术野清晰,保证手术安全及有利切口愈合。

1.压迫止血法

压迫止血法是手术中最常用的止血方法,常用于皮肤、皮下组织及组织分离中创面的小血管出血或渗血的止血,可单纯用手指压迫或用纱布压迫。压迫止血时须有适当压力,压力不足则纱布形成引流起不到止血作用。

创面渗血者可用干纱布压迫止血,也可用过氧化氢喷洒创面止血,温盐水纱布可较快控制创面渗血。

手术中发生的意外大出血最快捷有效的方法是紧急压迫止血,在可视范围内用手指捏住出血部位,起到临时止血作用,为进一步彻底止血创造有利条件。在出血部位既看不清、又无法手捏止血的情况下,可临时填塞纱布压迫止血,数小时或数天后酌情取出。在指压及纱布压迫无效的情况下,可用拳头压迫止血。紧急压迫止血是临时措施,在出血得到初步控制的情况下制定方案,充分显露寻找出血部位进行彻底止血。

2.钳夹止血法

钳夹止血法是最主要的止血方法,用于明显的小血管出血,止血准确、可靠。一般钳夹数分钟后可奏效,若无效可加做结扎或电凝止血。止血钳要看清、夹准,钳夹组织不宜过多,钳夹位置方便打结。

3.结扎止血法

结扎止血法包括单纯结扎法和缝合结扎法,用于明确的血管出血止血。结扎时用血管钳夹住出血点,将血管及周围少许组织一并结扎。对于单纯结扎有困难或粗大血管还应同时或单独进行缝合结扎。结扎重要手术脏器的供应动脉,可有效减少手术出血量,便于手术操作(图 1-23)。

4.电凝止血法

用于切开及游离过程中细小血管的止血,具有止血可靠、术野清晰的特点。可先用血管钳将出血点夹住,电刀通过血管钳通电止血。也可直接用电刀接触出血点止血。在空腔脏器、大血管、神经和皮肤附近应慎用电凝止血,以免损伤重要组织结构。较大血管出血、创面深部的出血及凝血功能障碍者,电凝止血效果差。电凝止血包括普通电刀及双极电凝器。对于较大范围的创面渗血可使用氩气刀止血(图1-24)。

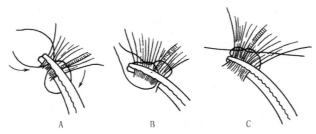

图1-23 结扎及缝扎止血法
A.结扎止血;B.单纯缝扎止血;C."8"字缝扎止血

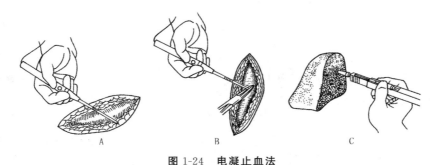

图1-24 电凝止血法
A.直接电凝止血;B.间接电凝止血;C.氩气喷凝止血

5.药物止血法

主要用于广泛渗血的创面,有生物蛋白胶、明胶海绵等。

6.止血带止血法

用于四肢的手术,止血范围大,包括整个术野处于无血状态。无血术野无疑使手术更方便,但术野内组织处于缺血状态也带来风险,止血时间应严格掌握。首次止血时间不应超过90 min,若手术需要继续,则需松开止血带5~10 min使组织供血,然后再重新上止血带,但再次止血不应超过60 min。使用充气式止血带时,先驱血后充气,但肢体感染、肿瘤等不驱血。根据肢体粗细选择合适压力。使用橡皮止血带时,应注意压力适中。

7.其他止血法

银夹止血法用于脑组织止血,骨蜡压迫止血法用于骨创面出血。

(七)缝合

缝合是促进组织修复的主要方法,缝合的根本目的是良好的愈合与吻合。缝合时既要保证组织足够的拉力,又要减少异物反应,故应该尽量少缝、少用粗线、少用连续缝合。缝合过紧将影响血运。良好的缝合应达到:①使组织对合,并保持足够的张力强度;②组织能顺利修复直至愈合;③缝合处愈合后不影响功能。

缝合的基本方法有间断缝合与连续缝合两类,每类又有单纯缝合、外翻缝合、内翻缝合3种。

1.间断缝合法

利用多根缝线闭合切口,每根缝线分别结扎。此种缝合牢固可靠,即使有的缝线断裂,其他缝线仍能维持组织的对合。单纯间断缝合法最常用,可用于各种组织的缝合,皮肤、皮下组织、筋膜、肌肉等一般用单纯缝合法。间断内翻缝合法常用于胃肠道的吻合。间断外翻缝合法常用于血管吻合、松弛皮肤的缝合、腹壁的减张缝合(图1-25)。

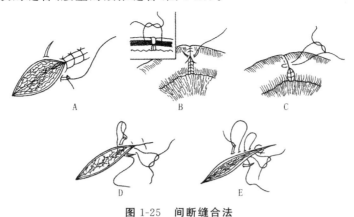

图1-25 间断缝合法

2.连续缝合法

连续缝合法是用一根线做同一层次的全部缝合,在缝线两端打结。连续缝合法具有组织对合严密、止血好、缝合快的特点,常用于腹膜、筋膜的关闭及消化道、血管的吻合及闭合。单纯连续缝合法用于血管、胃肠、胆管的吻合及闭合以及筋膜的缝合。褥式缝合法适用于皮下组织少的松弛皮肤及腹膜的缝合。"8"形缝合法常用于止血、关闭腹膜及某些组织容易撕开的缝合。减张缝合法用于张力较大的组织缝合。荷包缝合法是围绕管腔所作缝合,主要用于包埋阑尾残端、固定消化道或膀胱的造瘘管。皮内缝合法从切口的一端进针,然后交替地经过两侧切口边缘的皮内穿过,一直缝到切口的另一端穿出,然后抽紧,皮肤则能对合,此方法主要优点是切口瘢痕小(图1-26)。

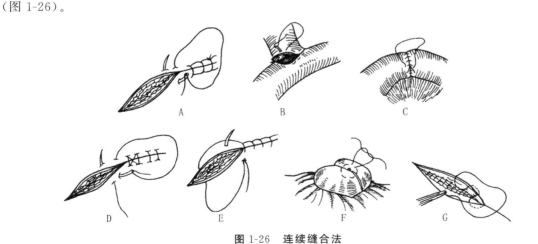

图1-26 连续缝合法

一般伤口缝合的层次是深筋膜、肌膜、腱膜、皮下组织和皮肤。缝合进针时应注意针体前部与组织垂直,靠腕部及前臂旋转力量进针,旋力是进针的技巧。出针时可用手术镊夹针的前部外拔,持针器从针后部前推,顺针弧度迅速拔出,当针要完全拔出时,可松开持针器,单用镊子夹持针前部将针继续外拔,用持针器再夹针的后1/3将针完全拔出,或由助手协助拔针。缝合时要注意认清组织,按层次缝合,组织对合良好。缝合方法选择恰当,不留无效腔。针距、边距适当。缝线选择合理,松紧合适,缝线与皮肤切口纵轴垂直。浅层缝合不能超越已缝合的深层,以免损伤深部组织(图 1-27)。

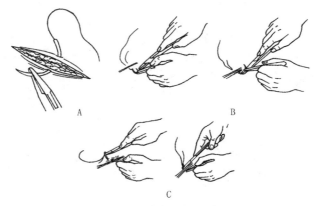

图 1-27　缝合时的进针与出针

目前有各种类型的皮肤和内部组织缝合器用于外科缝合,其所用缝合材料主要是钛合金。缝合器具有组织对合整齐、组织反应轻微、节省手术时间等特点,用于消化管、皮肤及其他组织器官的缝合。

皮肤黏合剂使用最广泛的是纤维蛋白黏合剂,主要用于强化消化道吻合口,预防吻合口漏。用于封闭组织创面,控制创面渗血渗液,促进伤口愈合。氰基丙烯酸聚合物具有较好的强度,用于低张力创缘可替代缝线。使用黏合剂时伤口必须彻底清创和止血,创缘及附近皮肤必须干燥。

(八)剪线及拆线

手术中剪线必须在直视下进行,剪刀开口不要太大,剪刀钝头在下,以免损伤周围组织。线头长度应适当,剪线时将剪刀沿缝线下滑至线结,再侧翻转 15°～30°剪断,线头长度随翻转角度而异,皮下结扎止血应尽量剪短,以不剪断线结为度(图 1-28)。血管结扎要留 0.2～0.3 cm,皮肤缝线应以 0.5 cm 为宜。

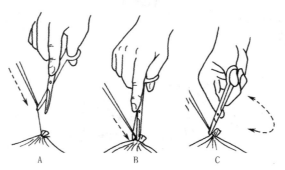

图 1-28　剪线法

皮肤切口拆线时间根据切口位置、切口性质、组织愈合情况等决定,一般头颈部术后 4～5 d拆线,躯干部 7 d 左右拆线,四肢 10～14 d 拆线。年老体弱者可适当延长拆线时间,切口感染时应随时拆除缝线。拆线时应遵守无菌原则,不能将暴露在皮外的线段拉进皮内。拆线时用镊子提起线结,使埋入皮内的线段部分露出,用剪刀贴皮肤将露出的皮下线段剪断,然后向切口中线方向抽出(图 1-29)。

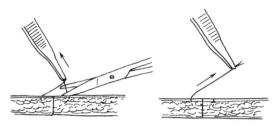

图 1-29 拆线法

（九）引流

外科引流是指将组织间或体腔内积聚的液体引流至体外的方法,引流的目的是有效地排除积聚物。因此,引流的基本原则是通畅、彻底、损伤小。影响通畅的因素包括引流切口的大小、引流口的位置、体位等,在做引流时必须考虑。较大或较深在的病灶有时存在分隔,使引流不彻底,引流时需注意切开分隔,并采用对口引流、多管引流、负压引流等方法,对不断出现的继发性坏死灶可多次引流。切开引流口时要避免损伤重要血管、神经、关节腔及脏器。应该认识到并不是所有手术都需要引流,引流可以预防感染,但也可引起继发感染。

引流气体则应引流口放在高位。引流管不经过手术切口而另戳口引出,以保切口一期愈合。引流管应用丝线固定在皮肤上以防脱落。引流孔径应与引流管径粗细相当,防止漏液或引流管受压变形。引流管应剪侧孔以利引流。引流物不应直接放在吻合口或修补缝合处,以防使缝合或吻合处破裂。较硬的管状引流物不可放在大血管、神经或肠管旁,以防损伤组织。

引流物放置的时间应视引流的特征、引流液性质和量、有无异物存留和患者的全身情况而定。对于治疗性引流,当出血停止、感染控制、漏口愈合、积液清除即应拔除。对于预防性引流,术后出血或渗漏的主要危险已经解除后即应拔除引流物。若引流量很少或已无引流液,引流管可在放置后 24~48 h 拔出。若仍有一定的引流量,根据需要可放置更长时间。引流管放置时间越长,引流口越不易愈合。

常用的引流材料有纱布引流条、橡胶引流条、卷烟式引流条、橡胶引流管及特制引流管等,用于不同需要的引流病灶。引流期间要注意观察引流液体的性质及数量,判断引流效果及出现的问题并及时处理。要防止引流瓶或引流袋内的液体倒流入切口内。引流管内口的侧孔应置于创腔内、而非引流管行经的正常组织内(图 1-30)。

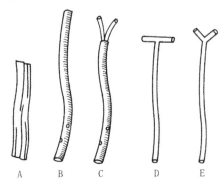

图 1-30 常见的引流物
A.乳胶片;B.橡胶引流管;C.双套管;D.T 形管;E.Y 形管

（程　勇）

第二节　外科手术麻醉选择

普通外科手术在临床最常见,麻醉数量也最大。麻醉原则与其他手术一样,最重要的是保证患者安全、无痛和舒适。此外,还要提供良好的肌肉松弛,避免腹腔神经反射,保证最佳手术操作条件。

一、麻醉前评估

普通外科疾病种类多样、病情轻重不一,患者合并症也大相径庭。麻醉前需掌握所患外科疾病和并存内科疾病情况,对患者的全身状况和手术耐受能力作出准确评估,制定完善的麻醉方案。同时应根据病理生理改变及伴随疾病积极调整治疗,可增强麻醉、手术耐受能力,避免或减少围术期并发症,改善预后。

（一）病史

病史包括饮酒、吸烟、喘息、过敏、家族史、手术史等。需了解并存疾病的用药方案及剂量。麻醉前是否继续用药应根据病情、与麻醉药相互作用、药物半衰期而定。心血管系统常规用药应用至术前,但对凝血功能有影响的药物多需在术前减量或停药。较好的体能（能完成平均水平的运动,4～5 个代谢当量,相当于步行 4 个街区或上 2 层楼）会增加心肺储备,降低围术期不良事件的发病率。既往围麻醉期特殊情况对于本次手术的麻醉处理具有重要参考意义,需详细了解。包括对麻醉药物的特殊反应、面罩通气困难及气管插管困难、围术期呼吸循环不稳定、进入 ICU治疗及术后苏醒拔管延迟等情况。家族中其他人员的异常麻醉史也有参考意义,某些解剖异常、代谢异常及对药物异常反应等往往存在家族聚集的情况。

（二）体格检查

体格检查应全面而有重点,特别注意意识状态、气道、心肺、生命体征、氧饱和度、身高和体重。认知能力与围麻醉期认知功能异常有一定关联。张口度,甲颏距离,有无缺齿、义齿及松动牙齿,颈部活动程度,气管是否有偏移,对围术期气道处理具有指导意义。心脏听诊心率和心律情况,是否有杂音,肺部听诊是否有哮鸣音、啰音、呼吸音减弱或异常。发绀、杵状指（趾）、下肢凹陷性水肿,可提示患者的心肺功能状况。心肺功能较差的患者麻醉风险性大大增加。注意脊柱有无畸形、压痛,皮肤有无感染,周围神经感觉及运动功能是否正常,若存在异常,则行椎管内麻醉有一定顾虑。

（三）辅助检查

常规实验室检查包括:血常规、凝血功能、电解质、肝、肾功能检查等。物理检查包括心电图和胸部 X 线检查。对年龄较大或合并慢性疾病的患者应加做心脏超声、肺功能检查及血气分析等。对于异常结果应仔细分析,对其严重程度作出正确评价。必要时请相关科室协助诊治,以提高麻醉耐受力。

（四）影响麻醉处理的重要因素

1.冠状动脉疾病

严重程度不同,包括对围术期预后影响较小的轻度、稳定性疾病至可能引起致死并发症的严重疾病。评估基础为病史和既往检查(尤其是运动试验和造影检查),必要时需请相关科室协助诊治。

2.心力衰竭

增加围术期不良事件的发生。由收缩功能障碍、舒张功能障碍或二者共同障碍引起。体重增加、气短、乏力、端坐呼吸、夜间阵发性呼吸困难、夜间咳嗽、下肢水肿等是病情加重的表现,需引起重视。

3.起搏器和置入式心脏复律除颤器(ICD)

可受电磁干扰。带起搏器的患者术中使用电刀受到限制,单极电凝禁止使用,双极电凝可以使用。带 ICD 的患者需与制造商或心内科联系,必要时需对 ICD 装置进行重置。另外,此类患者术中使用某些带有磁性的仪器也需谨慎。

4.高血压

高血压的严重程度和持续时间与终末器官损害、发病率和病死率相关。高血压患者常伴有缺血性心脏病、心力衰竭、肾功能不全和脑血管病。目前推荐的标准是:如果患者有严重高血压[>24.0/14.7 kPa(180/110 mmHg)]择期手术应推迟,调整直至血压<24.0/14.7 kPa(180/110 mmHg)。

5.肺部疾病

可增加肺部围术期并发症(PPC)的发生率。PPC 的预测因子有老年、心衰、慢性阻塞性肺疾病(COPD)、吸烟和阻塞性睡眠呼吸暂停(OSA)等。改善阻塞性疾病的通气状况,治疗感染和心衰,积极的肺扩张策略(如咳嗽、深呼吸、呼气末正压通气、持续正压通气等),可降低 PPC 的发病率。

6.阻塞性睡眠呼吸暂停(OSA)

OSA 患者患糖尿病、高血压、心房颤动、心动过速、心律失常、肺动脉高压、扩张型心肌病和冠状动脉疾病的概率更高。气道阻塞的发生率也更高,术前需仔细评估。

7.糖尿病

患者可能合并多器官功能障碍、肾功能不全、卒中和外周神经病变等,罹患心血管疾病也很常见。长期血糖控制不佳可增加合并症的发病率,增加手术风险。

8.过度肥胖

定义为身高体质量指数(BMI)≥40。可伴有 OSA、糖尿病、高血压、肺动脉高压、气道阻塞、动脉血氧饱和度降低等情况。可能需要特殊设备,如特制血压计袖带等。

9.贫血

贫血是围术期不良事件发病率增加的标志。贫血原因不明时,应推迟择期手术。

10.高龄

年龄过大可增加手术和麻醉的风险,增加 PPC 的风险。

二、麻醉前准备

麻醉前准备包括患者准备和麻醉医师准备两个方面。

成人择期手术患者应在麻醉前 12 h 内禁食,4 h 内禁水。小儿代谢旺盛,体液丧失较快,禁食、饮时间应做相应调整。3 岁以上小儿禁食 8 h(牛奶看作固体食物),禁水 3 h;6 个月到 3 岁的小儿禁食 6 h,禁水 3 h;小于 6 个月的小儿禁食 4 h,禁水 2 h。如果手术延迟,应补充饮水或静脉输液。

实施任何麻醉方式前均应对麻醉器械、监测仪器和药品进行仔细检查,核对麻醉器具并确认即时可用。麻醉药品和急救药品必须标示清晰准确。

对于病情危重的患者,应请示上级医师,必要时报危重报告备案。麻醉开始前应制定应急预案,并积极联系术后支持治疗。麻醉诱导期和苏醒期,患者情况变化较大,很多危急情况常出现在此期,对于危重患者,此期应保证有 2 名以上医师在场,以备抢救工作。

三、麻醉前用药

麻醉实施第一步是麻醉前用药,可以稳定患者情绪,缓解焦虑;减少气道分泌物,利于保持呼吸道通畅;提高痛阈,减少麻醉药用量及不良反应;还可避免不良神经反射,提高麻醉质量。

常用麻醉前用药有以下几类。

(一)镇静安定药

该类药物使患者情绪稳定、记忆消失(顺行性遗忘),并可预防和治疗局麻药中毒。常用药物有地西泮 5～10 mg 口服;咪达唑仑 0.04～0.08 mg/kg 肌内注射。

(二)催眠药

该类药物使患者的紧张心理得到缓解。常用药物有苯巴比妥 0.1～0.2 g 肌内注射。

(三)镇痛药

该类药物能增强麻醉效果,减少麻醉药用量。常用药物有吗啡 5～10 mg 皮下注射;哌替啶 1 mg/kg 肌内注射。老人、小儿慎用;心、肺功能不全的患者酌情减量或不用;新生儿及预计 6 h 内分娩的孕妇禁用。

(四)抗胆碱药

减少分泌,保持呼吸道通畅,并能防止迷走神经反射亢须进。常用药物:阿托品 0.01～0.02 mg/kg 肌内注射。心动过速、甲亢及发热的患者不适用,必须使用时可改用东莨菪碱 0.2～0.6 mg/kg 肌内注射。盐酸戊乙奎醚(长托宁)是新型抗胆碱药,最大特点是对 M 型胆碱受体具有高度选择性,有效抑制腺体分泌同时对循环系统没有明显影响,可广泛用于各种患者的麻醉前用药。用法为 0.5 mg 麻醉前静脉注射。

(五)H_2-组胺受体拮抗药

减少胃液分泌,降低胃液酸度,降低返流和误吸的发生率,一旦发生可减轻损害。同时,也降低应激性溃疡的发生率和严重程度。

麻醉前用药应根据病情及拟行麻醉方法确定用药的种类、剂量、给药时间及方式。全麻患者以镇静药和抗胆碱药为主,有剧痛者可加用镇痛药以缓解疼痛,并可增强全麻药的作用。椎管内麻醉以镇静药为主。合并高血压及冠状动脉疾病的患者镇静药剂量可适当增加,但心功能差及病情严重者应酌减,抗胆碱药以东莨菪碱或长托宁为宜。一般状况差、年老体弱、恶病质及甲状腺功能低下者,对催眠镇静药及镇痛药都较敏感,用量应减少;年轻体壮或甲亢患者,用量应酌情增加。休克患者麻醉前用药尽量采用静脉注射,剂量也相应减少,甚至不用。

麻醉前用药一般在麻醉前 30～60 min 肌内注射或口服(地西泮)。紧张焦虑情绪较重者,可于术前晚口服催眠药或安定镇静药。随着新型强效麻醉药的问世,麻醉前用药的方式也进行了调整,很多单位采取了进入手术室后静脉使用麻醉前用药的给药方式。

四、麻醉中监测

随着医疗条件改善和技术进步,老年和危重患者逐渐增多,各类手术的范围也不断扩大,对麻醉处理提出了新的要求。麻醉期间监测技术的完善,可以及时发现病情变化,进行抢救和治疗,提高了麻醉和手术的安全性。

美国麻醉医师协会(ASA)规定的基本监测项目包括:心电图(ECG)、血压(BP),脉搏血氧饱和度(SpO_2),呼气末二氧化碳分压($P_{ET}CO_2$)和体温(T)。我国以心电图、无创血压(NIBP)和SpO_2作为基本监测项目,全身麻醉和气管插管患者还需监测$P_{ET}CO_2$。小儿、老年、危重患者及体外循环心内直视和肝移植手术还应监测体温。合并高血压、冠心病、休克、预计出血量较大等循环功能不稳定的情况,应同时监测有创动脉血压(IBP)、中心静脉压(CVP)和尿量。此外,特殊情况下还需使用Swan-Ganz漂浮导管监测肺毛细血管楔压(PCWP)及心排血量(CO),以便全面了解心血管系统功能,指导危重患者的治疗。

麻醉中监测可分为以下几个方面。

(一)心血管系统监测

1.心率或脉搏

心率或脉搏是最简单的心血管功能监测。脉搏的强弱在一定程度上与血压的高低成正比,可观察波形幅度或直接触诊脉搏强弱分析血压变化趋势。

2.动脉压

动脉压为必需的生命监测指标。常用无创监测方法,目前比较普及的是电子血压计监测。在可能出现循环剧烈变化的阶段(如麻醉诱导期和苏醒期)应缩短测量间隔,甚至短期内采用连续监测模式。袖带宽度不合适,手术操作者的体位干扰,高频电刀信号干扰和患者体动等因素可能影响到测量准确性。因此,在预计术中心血管功能不稳定者(如心血管手术、严重创伤等),有心血管系统合并症、预计术中需反复动脉采血(如存在呼吸系统合并症、严重电解质紊乱等)的患者,建议进行有创连续动脉压监测,以提高手术的安全性。常用监测部位有桡动脉、足背动脉、肱动脉、股动脉等。使用前应先进行艾伦(Allen)试验,并遵循先外周动脉后中心动脉,先非主力侧肢体,后主力侧肢体的原则选择监测部位。穿刺操作严格遵循无菌原则、减少操作损伤,尽量缩短留置导管的时间,同时肝素持续冲洗,以减少并发症的发生。

3.心电图

术中心电图监测包括监测心律失常、心肌缺血的发生和变化趋势等。术中常采用改良的双极肢体导联,有3导联系统和5导联系统,其中标准Ⅱ导联是最常采用的导联。5导联系统可同时监测Ⅱ导联和V_5导联,心肌缺血监测阳性率达到80%,常用于合并心脏疾病患者监测。手术室中使用的各种仪器(如高频电刀)等干扰,是术中心电图监测误差的主要原因,可使用接地线等方法减少干扰。

4.中心静脉压(CVP)监测

CVP主要反映右心室前负荷,与血容量、静脉张力和右心功能有关。在大手术可能有大量体液丢失;潜在的低血容量;严重创伤、失血、需大量输液输血;脏器移植手术;合并严重心肺功能不全的患者,需进行此项监测。此外,中心静脉可为胃肠外营养提供途径,进行消化系统手术需行胃肠外营养的患者,也进行此项操作。常用部位有右颈内静脉、右锁骨下静脉等。

5.某些特殊患者需进行血流动力学监测

血流动力学监测包括漂浮导管进行肺动脉压、肺毛细血管楔压、心排血量、混合静脉血氧饱和度等参数测定。对心排血量的监测除标准的Swan-Gans导管测定外,近年来出现的经外周动脉心排血量测定(APCO,如通过传感器连接桡动脉)、经食管超声心动图(TEE)测定等微创监测技术,与标准心排量测定相关性高,可行性好,有广泛的临床应用前景。

（二）呼吸系统监测

（1）呼吸功能监测：包括潮气量、分钟通气量、气道压力及峰压、呼吸频率、吸呼比值、呼气末正压通气（PEEP）、氧浓度等项目。

（2）脉搏血氧饱和度（SpO_2）监测：所有麻醉患者均应监测脉搏血氧饱和度。成人 SpO_2 正常值≥95%，<90%为低氧血症。根据 SpO_2 可粗略估计氧分压的对应值，如 SpO_2 是95%，对应氧分压约为 10.7 kPa（80 mmHg），SpO_2 是90%，对应氧分压约为 8.0 kPa（60 mmHg）。指甲油、肢体运动、末梢循环不良等可能造成干扰，使 SpO_2 监测出现误差。

（3）呼气末二氧化碳分压（$P_{ET}CO_2$）监测：正常值为 4.7～6.0 kPa（35～45 mmHg），是肺通气、呼吸回路情况、全身循环情况及代谢状况的综合表现。目前是判定气管插管成功与否的金指标。包括波形监测和数值监测两个方面。呼吸环路中水蒸气是测量误差的主要来源。

（4）术中血气分析可评价肺功能、电解质及酸碱平衡状况以及动态监测血细胞比容（Hct）变化,利于保持患者内环境稳定,改善预后。

（三）麻醉深度监测

麻醉深度是指全麻药的控制作用与手术刺激反作用之间相平衡时所表现的中枢神经系统功能状态。理想的麻醉深度应保证患者术中无痛觉和意识活动,血流动力学稳定,术后苏醒完善且无回忆。目前临床使用较多的是脑电双频指数（BIS）和应用于吸入麻醉的肺泡最低有效浓度（MAC）。近年将物理概念熵引入临床,出现了熵指数这一新指标。

1.脑电双频谱指数（BIS）

建立在脑电图基础上,是目前临床主要应用的麻醉深度监测指标。BIS 是一个统计数值,范围从 0（等电位脑电图）～100（完全清醒）。一般全身麻醉中比较适宜的数值是 40～60,BIS＞80 时认为患者很可能处于清醒状态;BIS＜40 时则认为麻醉较深。

2.肺泡最低有效浓度（MAC）

在吸入麻醉中应用,不同吸入麻醉药 MAC 是不同的,临床用以指导用药。

3.熵指数

采集脑电图及额肌肌电图信号进行熵计算,表达信息的不规则性。分为状态熵（SE）和反应熵（RE）。SE 主要反映大脑皮层状态,RE 还包括了肌电活动变化,反应快于 SE。SE 范围是（0～91）,RE 范围是（0～100）。一般认为,RE、SE 值在 40～60 为浅麻醉状态,在 40 以下为深麻醉状态,60 以上需使用麻醉药物才能进行手术。在全麻期间,如麻醉深度适中,RE 和 SE 是相等的;如不相等,可能是由于面肌肉活动过频,如浅麻醉状态。

（四）体温监测

体温分为中心体温及外周体温。中心体温恒定在 36.3 ℃～37.2 ℃,低于 36 ℃称围术期低体温。有效中心体温监测部位包括食管、肺动脉、鼻咽部和鼓膜。鼻咽温度和鼓膜温度可反映脑组织情况。直肠温度和膀胱温度与中心体温相关性良好,但反应滞后于中心体温。外周体温以皮肤温度为代表,因干扰因素较多,术中监测很少采用。体温监测的适应证有小儿、老人、发热、休克、长时间大手术等。以上患者极易出现围术期低体温,进而出现寒战,在老年及合并循环系统疾病的患者将导致氧供氧耗严重失衡,使围术期心血管意外的发生率大为增加。因此,进行体温监测并采取积极措施保持患者体温恒定具有重要临床意义。此外,体温监测对于恶性高热也很有意义。

（五）其他监测

其他监测包括凝血功能监测、肌松监测、尿量监测等。其中尿量监测可以反映肾脏功能。在无肾功能障碍时可根据尿量推测体内器官灌注、水平衡及血容量等情况。正常每小时尿量不少于 30 mL（0.5 mL/kg），24 h 尿量不少于 400 mL。

五、常用麻醉方法

麻醉方法与麻醉药物的选择需根据患者的全身状况、重要脏器损害程度、手术部位和时间长短、麻醉设备条件以及麻醉医师技术的熟练程度做出综合考虑。可选择麻醉方法包括局部浸润麻醉、神经阻滞麻醉、椎管内麻醉、全身麻醉及混合应用两种或两种以上麻醉方法的混合麻醉。

（一）局部浸润麻醉

局部浸润麻醉适用于腹壁、疝、阑尾炎等简单手术。

（二）神经阻滞麻醉

神经阻滞麻醉包括颈丛神经阻滞、臂丛神经阻滞、下肢周围神经阻滞、肋间神经阻滞麻醉和椎旁神经阻滞等。颈丛神经阻滞麻醉可用于颈部包块、甲状腺、甲状旁腺等部位的手术，但当病变复杂或并存其他疾病时，常为全身麻醉所代替。肋间神经阻滞、椎旁神经阻滞等麻醉方法在现代临床麻醉中使用较少，一般可用于胸壁、乳腺等部位较小的手术。

（三）椎管内麻醉

椎管内麻醉包括蛛网膜下腔阻滞麻醉、硬膜外麻醉和脊硬联合阻滞麻醉。蛛网膜下腔阻滞麻醉适用于 2～3 h 间的下腹部、盆腔等手术。硬膜外麻醉有单次硬膜外麻醉和连续硬膜外麻醉两种，其中，连续硬膜外麻醉是临床上较普遍应用的麻醉方法之一。连续硬膜外麻醉可选择不同穿刺点以阻滞相应节段，满足手术操作要求，可留置硬膜外导管满足手术时间要求，与蛛网膜下腔阻滞麻醉相比有很大优势，但有时会出现阻滞不全现象给手术造成困扰。脊硬联合阻滞麻醉，同样适用于下腹部、盆腔等手术，综合了蛛网膜下腔阻滞麻醉和连续硬膜外麻醉的优点，起效快，麻醉效果确实，肌肉松弛良好，且不受手术时间限制，目前应用比较广泛。对上腹部手术，高平面蛛网膜下腔阻滞对患者生理干扰较大，高位硬膜外阻滞则难以完全阻断自主神经的脊髓上行通路，内脏牵拉反射不能完全被抑制，且常限制呼吸肌运动，不利于通气，尤其一旦出现低血压，易使冠状动脉灌注不足，诱发心绞痛。因此，上腹部手术多采用全身麻醉。此外，当存在患者不配合、穿刺部位感染、病变、凝血功能障碍和颅内高压等椎管内麻醉禁忌情况时，全身麻醉则是最适宜和安全的麻醉方法。

（四）全身麻醉

在技术和设备条件充分满足的情况下，麻醉效果满意率和可控性都优于硬膜外麻醉。全身麻醉可充分供氧，保证通气，改善冠脉血氧状况及维持呼吸功能，有利于术中呼吸、循环管理，既保证患者安全，又使手术操作顺利。在病情复杂、侵袭范围大或长时间手术时安全性很高，是目前普通外科手术，尤其是中上腹部手术最常采用的麻醉方式。

（宋英健）

第三节 外科手术切口愈合

外科手术切口或创伤愈合是指手术切口或外伤过程造成组织缺损后,局部组织通过增生或再生方式来进行修补的一系列病理生理过程。本质上它是生物在长期进化过程中所获得的一种保护与更新方式的具体表现。从内容上讲,愈合强调组织修复(愈合)发生时自身的病理生理过程,而修复的含义则更广些,还包括许多在处理创面过程中的人工技巧等,如对缺损创面采用手术修补的方式方法等。尽管不同组织接受手术或遭受创伤后都有各自的修复特征与规律,但皮肤组织切开或创伤后的修复过程与规律则最具代表性,是目前人们研究最多的一类组织修复形式。

一、对切口创伤修复的现代认识

手术切口或创伤后组织修复过程从凝血开始,由许多细胞相互协作共同参与完成。最初,血小板、中性粒细胞和巨噬细胞大量进入切口和创伤区,以清除受损组织和污染的微生物,其中血小板和巨噬细胞还分泌一些与成纤维细胞和内皮细胞有关的生长因子,接着成纤维细胞和内皮细胞逐渐取代受损基质。同时,上皮细胞也从创缘向内生长,直至覆着伤口。因此,切口和创伤修复的快慢取决于上述细胞进入伤口并在此增生的速度,而细胞的进入和增生又依赖于趋化因子和生长因子的参与。

趋化因子通常是肽类、蛋白质和蛋白质片段。它可引起细胞向一定方向移动,如从低浓度向高浓度方向移动。细胞对趋化因子的反应取决于其拥有的相应生长因子的受体数目。不同细胞对不同的趋化因子有不同的反应。

生长因子也是蛋白质和肽类,它们单独或几种生长因子协同作用,诱导细胞 DNA 的合成和分裂。目前已有许多生长因子被人们所认识。如血小板源性生长因子(PDGF)、酸性或碱性成纤维细胞生长因子(FGFs)、表皮细胞生长因子、转化生长因子、TGF-α、TGF-β、胰岛素样生长因子等。在低尝试条件下,细胞对生长因子的反应也取决于细胞上是否存在相应受体,如 PDGF 只对成纤维细胞起作用,而 FGFs 对成纤维细胞和内皮细胞均有作用。需要指出的是,某些生长因子也有趋化作用,这种双重作用对创伤愈合具有特别的意义。因此,有时也将它们称为分裂趋化因子。在切口和愈合早期的细胞间就需要这种双重作用的因子,而在后期,如 DNA 合成时,就不再需要趋化作用的存在了。

趋化因子产生于凝血过程,聚集的血小板是其主要来源。因此,有些能减少循环血小板数量的细胞毒性药物,同时也会影响到切口和创伤愈合,如抗巨噬细胞抗体。另外,巨噬细胞、成纤维细胞和内皮细胞本身也会产生一些趋化因子和分裂因子。

在手术切口或创伤部位加入某些组织内提取的物质来促进其愈合已有相当长的历史。特别是近几年来,随着人们对生长因子研究的深入,已有许多利用生长因子促进创面愈合的报道。由于局部加入生长因子后其有效浓度难以维持,往往需要给予大剂量的生长因子。这一难题,目前可以采用转基因方法解决。至今未见大剂量应用生长因子后产生全身毒副反应和某些局部不良反应的报道。虽然生长因子水平的升高是增生性瘢痕形成的原因之一,但未见有注射了生长因子后形成增生性瘢痕的报告。

手术切口或创伤后,瘢痕张力大小取决于胶原的合成和沉积。而后者与成纤维细胞数量有关,还与切口氧张力、维生素水平和营养状况有关。而生长因子通过增强细胞分裂来促进胶原的合成。大多数生长因子同时还促进胶原酶的产生,从而使胶原降解加强。相反,虽然 TGF-β 也促进胶原合成,但它同时又抑制胶原降解。因此,人们认为 TGF-β 可能与某些纤维化疾病的发生有关。

二、切口或创伤愈合病理生理过程

现代高新生物技术的发展已从细胞、分子甚至基因水平揭示了创伤修复的许多奥秘,但传统上人们在描述组织修复的病理生理过程时仍局限在病理学领域。尽管在切口和创面愈合的分期上不同学者有不同的区分方法,但一般来讲比较公认的分期法仍习惯将切口和创伤愈合的基本病理生理过程大致分成创伤后早期炎症反应、肉芽组织增生和瘢痕形成 3 个阶段。当然,它们之间并无截然的分界线,既相互联系,又各具特征。

(一)炎症反应期

手术切口或创伤后的炎症反应期从时间上来讲主要发生于伤后即刻至 48 h。在此期间,组织变化的特征是炎症反应,受创组织出现水肿、变性、坏死、溶解以及清除等。最新的研究表明,炎症反应期的本质与核心是生长因子的调控及其结果。组织受伤后,出血与凝血等过程可释放出包括 PDGF、FGF 及 TGF 等在内的多种生长因子,这些生长因子在炎症反应期可以发挥以下作用:①聚集的白细胞能吞噬和清除异物与细胞碎片;②局部渗出物能稀释存在于局部的毒素与刺激物;③血浆中的抗体能特异性中和毒素;④渗出的纤维蛋白凝固后形成局部屏障;⑤激活的巨噬细胞等不仅释放多种生长因子,能进一步调控炎症反应,同时也影响后期肉芽组织中胶原的形成。这一阶段的变化是为后期的修复打下基础。

(二)肉芽组织增生期

肉芽组织增生期约在手术切开或伤后第 3 天,随着炎症反应的消退和组织修复细胞的逐渐增生,创面出现以肉芽组织增生和表皮细胞增生移行为主的病理生理过程。此时组织形态学的特征为毛细血管胚芽形成和成纤维细胞增生,并产生大量的细胞外基质。通常,增生的成纤维细胞可以来自受创部位,即"就地"增生,也可以通过炎症反应的趋化,来自创面邻近组织。而新生的毛细血管则主要以"发芽"方式形成。首先,多种生长因子作用于创面底部或邻近处于"休眠"状态的血管内皮细胞(特别是静脉的血管内皮细胞),使其"活化"并生成毛细血管胚芽,在形成毛细血管胚芽后呈襻状长入创区,最后相互联接形成毛细血管网。细胞外基质主要由透明质酸、硫酸软骨素、胶原以及酸性黏多糖等组成,其主要成分来自成纤维细胞。肉芽组织形成的意义在于填充切口创面缺损,保护创面防止细菌感染,减少出血,机化血块坏死组织和其他异物,为新生上皮提供养料,为再上皮化进一步创造条件。

(三)瘢痕形成期

切口和瘢痕的形成是软组织创伤修复的最终结局之一。对创面缺损少、对合整齐、无感染的创面(清洁的手术切口),伤后 2～3 周即可完成修复(愈合),此时的瘢痕如划线样,不明显,对功能无影响。而对缺损大、对合不整齐或伴有感染的创面,常需要 4～5 周才能形成瘢痕且瘢痕形成较广、有碍观瞻,甚至对功能产生影响。瘢痕的形态学特征为大量的成纤维细胞与胶原纤维的沉积,其生化与分子生物学特征为成纤维细胞产生胶原代谢异常所致。有研究表明,异常瘢痕成

纤维细胞中的 Ⅰ、Ⅲ 型胶原前体 mRNA 之比高达 22：1,而正常皮肤仅为 5：1,表明 Ⅰ 型胶原前体 mRNA 转录选择性增强,而这种基因学的改变又与局部创面生长因子(TGF、TNF)、局部免疫(IgG、IgA、IgM)改变有关。瘢痕的形成与消退常取决于胶原纤维合成与分解代谢之间的平衡。在切口和创面愈合初期或纤维增生期,由于合成作用占优势,局部的胶原纤维会不断增加。当合成与分解代谢平衡时,则瘢痕大小无变化。当胶原酶对胶原的分解与吸收占优势时,瘢痕会逐渐变软、缩小,其时间视瘢痕的大小而异,通常需数月之久。

三、切口和创伤愈合基本类型

切口和创伤愈合的基本类型取决于创伤本身以及治疗方法等多种因素。过去主要将其分成一期愈合与二期愈合两类。但现代医学的发展,又出现了一些更细的分类法。以皮肤切开和创伤愈合为例,其修复的基本类型有一期愈合、二期愈合以及痂下愈合 3 类。

（一）一期愈合

一期愈合是最简单的伤口愈合类型,也是组织的直接结合所致。这类愈合主要发生于组织缺损少、创缘整齐、无感染,经过缝合或黏合的手术切口。其基本过程是,在组织损伤后,血液在创面形成血凝块,使断端两侧连接,并有保护创面作用。伤后早期(24 h 以内),创面的变化主要是炎症反应,渗出以及血凝块的溶解等。之后,创面浸润的巨噬细胞能清除创面残留的纤维蛋白、红细胞和细胞碎片。从伤后第 3 天开始,可见毛细血管以 2 mm/d 的速度从伤口边缘和底部长入,形成新的血循环。同时,邻近的成纤维细胞增生并移行进入伤口,产生基质和胶原。伤后 1 周,胶原纤维可跨过伤口,将伤口连接。之后伤口内的胶原继续增加并进行改造,使伤口张力增加。过去曾长期认为此类愈合是两侧新生的表皮细胞、毛细血管内皮细胞和结缔组织在短时间内越过(长过)伤口所致,无肉芽组织形成。近年来的研究表明,这一过程同样也有肉芽组织参与,其过程与其他软组织损伤修复类似,只是由于创缘损伤轻,炎症反应弱,所产生的肉芽组织量少,在修复后仅留一条线状瘢痕而已。

（二）二期愈合

二期愈合又称间接愈合,是指切口边缘分离、创面未能严密对合的开放性伤口所经历的愈合过程。人们一般认为,由于创面缺损较大且常伴有感染,因而愈合过程通常先由肉芽组织填充创面,继而再由新生的表皮将创面覆盖,从而完成修复过程。这种理论把创面肉芽填充与再上皮化过程看成是同步进行的。但也有学者认为,此类创面的修复首先为表皮细胞的再生,继之再刺激肉芽组织的形成,最终使创面得以修复,这种理论即所谓的"两步"法。尽管目前人们对二期愈合中创面再上皮化与肉芽组织生成的先后顺序存在争议,但对肉芽组织中新生血管的形成却有相对一致的看法。这一过程首先来自多种生长因子(TGF/FGF)刺激创面底部或创缘"休眠"的血管内皮细胞,使之激活,再通过"发芽"方式产生的新毛细血管胚芽,经相互沟通而形成新生肉芽组织中的毛细血管网。与一期愈合相比,二期愈合的特点是:由于创面缺损较大,且坏死组织较多,通常伴有感染,因而上皮开始再生的时间推迟;由于创面大,肉芽组织多,因而形成的瘢痕较大,常给外观带来一定影响;由于伤口大、感染等因素的影响,常导致愈合时间较长,通常需要 4～5 周。

（三）痂下愈合

痂下愈合是一种在特殊条件下的伤口修复愈合方式。主要是指伤口表面由渗出液、血液及坏死脱落的物质干燥后形成一层黑褐色硬痂下所进行的二期愈合方式。如小面积深二度烧伤创面的愈合便属此类。其愈合过程首先也是创缘的表皮基底细胞增生,在痂下生长的同时向创面中心移行,同时创面肉芽组织也发生增生。痂下愈合的速度较无痂皮创面愈合慢、时间长。硬痂的形成一方面有保护创面的作用,同时也阻碍创面渗出液的流出,易诱发感染、延迟愈合。因而临床上常需采用"切痂"或"削痂"手术,以暴露创面,利于修复。

四、影响切口或创伤愈合因素

影响切口或创伤愈合的因素众多,主要有全身与局部因素两方面。

（一）全身因素

患者营养缺乏,严重贫血,年老或患有全身性疾病,如糖尿病、动脉粥样硬化等,不仅延缓愈合过程,而且某些疾病还会成为局部慢性难愈合创面形成的真正原因,如糖尿病诱发的溃疡。过去有关药物对修复抑制效应的研究以类固醇类为主,这类药物主要通过抑制炎症反应和促进蛋白质分解来抑制修复过程。近年来,随着肿瘤治疗的进展,高剂量射线照射和一些抗肿瘤药物如阿霉素类应用后对修复的影响也已引起人们高度的重视。据研究,阿霉素类药物抑制修复是通过影响组织修复细胞周期来实现的。从预防角度来讲,人们推荐以手术后 2 周放射治疗(以下简称放疗)为佳。而对于由放疗或化学治疗(以下简称化疗)造成的溃疡,有报告外源性应用生长因子类制剂有很好的促修复作用。此外,创伤后神经内分泌失调和免疫功能紊乱对修复的不利影响也是人们关注的重点。

1.年龄因素

衰老是影响创伤愈合的主要全身因素。老年人由于各种组织细胞本身的再生能力减弱,加之血管老化导致血供减少,因而创伤后修复显著延迟。儿童和青年人代谢旺盛,组织再生力强,伤口愈合上皮再生时间均比老年人要短。

2.低血容量休克或严重贫血

严重创伤后低血容量休克或容量复苏不完全的伤员,为保证心脑等生命器官功能,机体首先代偿性减少皮肤和软组织的血液供应。严重贫血的伤员,氧供不能满足组织代谢旺盛的要求,这些因素都影响创伤愈合。容量复苏充分与否,可通过皮温、皮肤颜色、血压、脉率和尿量加以判定。贫血患者可以补充新鲜血液和吸氧。低血容量和贫血患者全身抵抗力较低,术后易于发生局部或全身感染,应予警惕。水、钠补充要适量,过量则容易造成血液稀释,影响创伤愈合。

3.全身疾病

糖尿病:糖尿病患者易发生创伤感染。当血糖>11.1 mmol/L(200 mg/dL)时,白细胞吞噬细菌的功能受到抑制,在创伤愈合过程中必须控制糖尿病患者的血糖水平。

动脉粥样硬化:动脉粥样硬化导致创面的供血不全和降低对局部感染的抵抗能力。

细胞毒性药物和放疗:多数细胞毒性药物能抑制纤维母细胞生长、分化和胶原合成,从理论上讲有延迟伤口愈合的作用,但在临床实践上未能得到充分证实。放疗亦干扰成纤维细胞的生长和分化。任何种类的照射(包括 γ 射线、X 线、α 及 β 线、电子束等)一方面能直接造成难愈合的皮肤溃疡,另一方面能妨碍其他原因引起创面的愈合过程。其机制在于射线损伤小血管,抑制成纤维细胞增生和胶原蛋白的合成与分泌等。由于高剂量照射能显著延迟愈合伤口抗张力强度的增加,因此,人们推荐以术后 2 周放疗比较安全。

非甾体抗炎药物:炎症是创伤愈合的先导,没有炎症就不会有纤维组织增生和血管生成。非甾体抗炎药物是临床应用得最普遍的一种抗炎药物,有明显的抑制创伤愈合的作用。其主要机制是抑制炎症过程和促进蛋白质分解。临床证明,术前或术中使用类固醇的病例,其并发症明显增高,全身使用维生素 A 可拮抗非甾体抗炎药对炎症的抑制效应。近年来也有研究表明,掌握好创伤后非甾体抗炎药的应用时间与用量,对创伤修复有时也有促进作用。其他抗炎药物对创伤愈合影响较小,但超过药理剂量的阿司匹林有延缓创伤愈合的作用。

神经内分泌和免疫反应:任何致伤因子作用于机体只要达到足够的时间和强度均可激起全身非特异性反应,产生一系列神经内分泌和免疫功能的改变,如糖皮质激素的增加,导致那些依赖胰岛素的组织(骨骼肌)糖利用障碍,蛋白质分解增强;交感神经兴奋能明显抑制全身免疫反应。非致伤因子如社会因素、职业的不稳定和精神情绪焦虑,通过对神经内分泌免疫功能的影响而间接影响正常的创伤愈合过程。

(二)局部因素

1.切口内异物

在影响创伤愈合的局部因素中,首当其冲的是切口创面或伤道内异物存留对修复的影响。通常较大的异物肉眼可以看见或通过 X 线透视可以发现,但毫米级以下的异物刚肉眼很难发现。异物对创面愈合的影响主要来自以下方面:①异物本身带有大量细菌,容易引起局部创面感染;②有些异物,如火药微粒、磷粒、铅粒等,本身具有一定的组织毒性,可对周围组织造成直接损伤;③异物刺激周围组织,加重急性炎症期的反应过程。因此,对外伤造成的创面,清创时应将异物尽量摘除。深部组织内的异物,如果不影响生理功能,也不必勉强摘取,以免造成较大的组织损伤。紧邻神经、血管外侧的锐性异物一般均应及时摘除。游离的较大骨碎片亦应摘除。手术时,结扎线和缝合线也都是异物,保留得越短、越少则越好,以减轻局部炎症反应。

2.切口内坏死、失活组织和凝血块

高速投射物伤或大面积组织挫伤的切口内都积存有大量凝血块、坏死组织碎片,切口周围也有较大范围的组织挫伤区。特别是在高速投射物致伤时,大量能量传递给组织,故伤道周围的组织在反复脉动和震荡后更易造成小血管堵塞,微循环障碍。在人体的防御功能达不到的地方,坏死组织也无法被清除掉。外科处理时可通过组织的颜色、紧张度、收缩性和毛细血管出血来判定是否为失活组织。凡是失活组织在清创时均应尽可能切除。同时,清除切口内的失活组织、凝血块也是预防伤口感染等的必要措施。

3.局部感染

对切口修复过程不会产生重大的影响。当切口发生感染时,切口内微生物在生命活动过程中和在破坏时分泌出来的外毒素,如金黄色葡萄球菌 α 毒素,不仅引起红细胞及血小板的破坏,还促使小血管平滑肌收缩、痉挛,导致毛细血管血液阻滞和局部组织缺血坏死。葡萄球菌的杀白细胞素通过作用于靶细胞膜上的溶细胞效应,使之溶解死亡并丧失吞噬细菌的能力。同时巨噬细胞破坏后,处理抗原及传递抗原信息的能力受到极大限制,故在葡萄球菌感染中,常不能建立有效的特异性免疫。同时能产生杀白细胞素的菌株具有抗吞噬能力,并在吞噬细胞中增殖,以致造成易感部位的反复感染。

近年来发现从人体内分离出来的大肠埃希菌的部分纯化制品,能溶解红细胞,导致细胞内铁离子的释放。铁离子一方面能助长大肠埃希菌的生长而加重感染程度,另一方面在体外对人类白细胞及成纤维细胞也具有细胞毒作用,进一步使组织修复延缓。

绿脓杆菌对组织修复的影响与菌体外分泌的代谢产物有关。绿脓杆菌外毒素 A 不仅对巨噬细胞吞噬功能有明显的抑制作用(细胞毒作用),也使易感细胞蛋白质合成受阻。绿脓杆菌分泌的溶解弹性蛋白层发生溶解而导致坏死性血管炎。临床分离的菌株,约85％出现弹性蛋白酶和蛋白酶阳性,动物肌内注射后可引起皮肤溶解和出血性坏死,滴入角膜可引起角膜溃疡和穿孔。

切口感染后大量细菌外毒素、内毒素和蛋白水解酶的综合作用,并通过它们的细胞毒作用引起细胞因子的生物学效应及自由基损伤,造成组织水肿、出血、脓性分泌物数量增多,蛋白质由创面大量丧失和电解质急剧增加,化脓性伤口的肉芽组织中蛋白质大量水解,细菌大量侵入周围组织,使肉芽组织生长缓慢或因肉芽的过度增生严重影响上皮形成,影响切口修复的速度。

4.血肿和无效腔

血肿和无效腔都有增加感染的趋势,将直接或间接影响切伤愈合。无污染的手术切口,在关闭切口时应彻底止血,分层缝合不留无效腔。对有污染的伤口,清创时应尽可能少用结扎的方法止血,电灼或压迫止血应列为首选。关闭切口时应放置引流条,视情况在伤后48～72 h取出。

5.局部血液供应障碍

切口周围局部缺血既有全身性原因也有局部因素。局部因素中既有血管本身因素的影响,也有血管外组织出血水肿压迫血管壁造成的缺血。在致伤因子作用上,局部出现不同程度的细胞和组织损伤,启动了炎症过程,微动脉出现一过性的挛缩,时间约数秒至数分钟不等,紧接着出现血流动力学和流变学改变的3个时相:高流动相→低流动相→血流淤滞相。如果损伤因子过于强烈或持久,则低流动相延长,血浆外渗增多,血液黏度增加,血流淤滞。另外,白细胞自血管游出,在损伤区大量聚集,吞噬坏死组织和异物,氧耗量显著增加,代谢活动增强,这样,在损伤区可导致血液供应的相对不足。切口周围组织内出血、水肿、张力增加,压迫血管,也是伤口周围组织缺血的另一主要原因。创伤修复必须要有充分的血流,一方面是向创伤区提供充足的氧和必要的营养物质,另一方面要将局部产生的毒性产物、代谢废物、细菌和异物运出损伤区。

另外,切口缝合(特别是连续缝合)时张力要适度,缝合时张力过大,加之术后切口出血、水肿势必压迫血管,造成供血不全,影响切口愈合。

6.局部固定不良

邻近关节的切口,伤后早期应该制动。过早活动容易加重炎症过程中的渗出反应,加重局部肿胀,影响供血。新生的肉芽组织非常脆弱,牵扯易于损伤出血,影响成纤维细胞的分化和瘢痕组织的形成。骨折部分过早活动也容易出现骨不连接和假关节形成。

7.局部用药

在清创过程中,有些医师为了减少创面出血,在局麻药中加进了缩血管类药物和肾上腺素,这一举措的弊端在于加重了局部组织缺血和继发性伤口内出血。

8.创面局部外环境

相对于保持创面干燥而言,采用保温敷料使局部创面保持潮湿将有利于形成一个局部低氧环境,从而刺激成纤维细胞生长与毛细血管胚芽形成。在这种潮湿、低氧与微酸环境中,坏死组织的溶解增强,与组织修复密切相关的多种生长因子释放增多,且不增加感染率并能明显减轻创面疼痛。大量临床研究表明,采用保湿敷料对许多慢性难愈合的切口创面,如糖尿病溃疡、下肢动静脉疾病所致溃疡以及褥疮等已取得明显效果。

（郭安朋）

第四节　外科手术感染

外科感染是指单独使用抗菌药物解决不了而需外科治疗的以及与外科手术和操作相关的感染。其主要特点是皮肤或黏膜屏障破损,多种致病微生物从破损部位入侵致病。

目前,手术患者获得性感染率为 2%～3%,其中择期手术患者 1.09% 发展为术后脓毒症,0.52% 出现严重脓毒症,而非择期手术患者分别为 4.24% 和 2.28%。院内发生的外科感染最常见的是外科切口部位感染(SSI),以及发生在外科患者中的导管相关血循感染(CRBSI)、肺炎和泌尿道感染。这也反映了近年来外科感染中,院内感染已多于社区感染,内源性感染已超出外源性感染。

一、外科感染发病机制

(一)引起外科感染的危险因素

造成外科感染的高危因素中,不合理使用抗生素是重要原因,滥用抗生素使许多病原菌对抗生素的耐药性增加,耐药菌株感染日益增多。免疫抑制剂的使用,也增加了患者对细菌的易感性。麻醉药物会作用于患者机体的免疫系统,影响围术期的免疫机制。手术操作所致的应激反应能增加外科感染的危险。此外,手术室和病房的环境、空气污染情况,创口有无血肿、异物、无效腔和坏死无生机组织,患者原有疾病和营养免疫状态,手术的时间等,也都是重要的危险因素。

(二)全身炎症反应综合征(SIRS)

在宿主抗感染防御机制方面,手术创伤引起的炎症反应,宿主免疫防御会进一步放大天然和获得性免疫系统的作用,产生炎症反应。而这种炎症刺激造成的"第二次打击"是重要的机体损伤模式,它所致的全身炎症反应综合征(SIRS),可造成机体免疫监控丧失,引起免疫应答障碍,使炎症加剧,细菌更易入侵致外科感染。从临床角度看,当以下各指标具有其中两项时即为 SIRS:①体温>38 ℃或<36 ℃;②白细胞计数>12×10⁹/L 或<4×10⁹/L,杆状核>10%;③脉搏>90 次/分钟;④呼吸增快>20 次/分钟,或 $PaCO_2$<4.3 kPa(32 mmHg)。如 SIRS 合并致病细菌入侵,即发展为脓毒症,加剧者进一步发展为严重脓毒症、脓毒性休克甚至多脏器功能衰竭(MODS),约有 26% 的 SIRS 发展为脓毒症,7% 死亡。

(三)脓毒症

外科手术后由于细菌感染、出血、输血或麻醉可使机体产生全身性炎症反应,发生严重免疫抑制,促进脓毒症的发生与发展。外科脓毒症占所有脓毒症近 30%。脓毒症会伴有显著的天然和获得性免疫功能紊乱,脓毒症所致的死亡常发生在长期的免疫抑制状态,而不是在亢进的炎症反应阶段。在脓毒症后期,宿主的免疫功能严重受抑,手术表现为 T 细胞的无反应性和进行性免疫细胞的丢失。创伤或烧伤患者血中 T 细胞数量下降,而存活的 T 细胞也呈现无反应状态,即在特异性抗原刺激下,不能有效增殖或分泌细胞因子。同时,T 细胞和 B 细胞数量由于凋亡而明显减少,单核细胞和滤泡样树突状细胞(DC)功能发生免疫麻痹,淋巴细胞和 DC 的减少对免疫抑制尤为重要,因为这两种细胞的减少常发生在机体遭受致命性感染时。DC 是体内抗原提呈能力最强的免疫调节细胞,在介导宿主对微生物的天然和获得性免疫反应中起重要作用。

脓毒症早期血中 DC 减少,脾脏 DC 凋亡增加,并与疾病的严重程度和死亡率升高有关。此外,血中 DC 和单核细胞(MDSC)出现持续性、功能性障碍,也造成脓毒症时宿主防御能力的降低。此外,小鼠髓系抑制细胞作为髓样前体细胞的代表,可被内源性或外源性因子激活,导致免疫反应的抑制。MDSC 在脓毒症中的作用逐渐引起关注。脓毒症能引起骨髓、脾脏和淋巴结中 MDSC 大量扩增,表达 IL-10、TNF-α 和其他细胞因子。在这种情况下 MDSC 通过对 IFN-γ 的抑制作用,使 CD8、T 细胞耐受,诱发脓毒症逐渐加重。

(四)宿主抗感染防御机制

1.神经内分泌应激反应

外科手术能激活机体神经内分泌应激反应,涉及下丘脑-垂体-肾上腺皮质(HPA)轴和交感神经系统。大手术是激活 HPA 轴,促进皮质醇分泌的最强的诱发因素之一,手术开始后几分钟血浆皮质醇水平即显著升高。皮质醇具有显著的抗炎作用,能抑制巨噬细胞和中性粒细胞聚集到炎症部位,干扰炎性介质的合成。而交感神经系统的激活,还能促进肾上腺髓质和突触前神经末梢分泌去甲肾上腺素,从而产生促炎效应。

2.细胞介导免疫反应

免疫防御在宿主抗感染中发挥重要作用。组织损伤能引起天然的和获得性免疫反应,天然免疫系统产生最初的免疫应答,涉及巨噬细胞、自然杀伤细胞和中性粒细胞;而获得性免疫系统可因外源性抗原提呈给 CD4$^+$T 和 CD8$^+$T 细胞而被激活。激活的 CD4$^+$ T 细胞能分泌两种截然不同的、相互拮抗的细胞因子:一类为促炎细胞因子,包括肿瘤坏死因子和白介素;另一类是抗炎性细胞因子,如 IL-4 和 IL-10。激活的 CD4$^+$ T 细胞可产生大量细胞因子,进一步放大天然和获得性免疫反应,产生促炎反应。免疫系统对任何损伤,包括手术创伤,都能迅速产生促炎细胞因子和其他炎性介质。在最初的炎症反应之后,接着发生代偿性的抗炎反应,这些抗炎细胞因子也具有强烈的免疫抑制作用。因此,外科感染会出现不同程度的细胞免疫反应下调,引起术后感染并发症。

(五)外科手术感染的炎症和免疫病理机制

1.二次打击学说

炎症刺激的"二次打击学说"是目前普遍接受的应激损伤模式。原发性损伤,如疼痛、外科手术、组织损伤或病原菌侵入,能使宿主免疫系统致敏,继而对随后即使相对较轻的打击也能产生非常强烈的宿主炎症及免疫反应,进一步发展为多器官衰竭甚至死亡。

对第一次打击的反应:SIRS 是应激引起的全身炎症反应,是外科大手术感染患者共同的临床表现。如果持续时间过长,会出现促炎症反应状态,包括凝血系统和补体级联反应的激活,以及中性粒细胞和内皮细胞的激活。

对第二次打击的反应:长期应激和感染的共同作用,会导致患者出现各种不同的临床表型和转归。持续性促炎反应表现为凝血系统的广泛激活,以及天然和获得性免疫防御能力的改变。SIRS 能引起获得性免疫监控的丧失,从而提高机体对病原微生物感染的敏感性;而继发性感染可能激发免疫细胞特征性基因表达,从而引起宿主的免疫应答发生障碍。

2.免疫平衡失调

外科感染后机体获得性免疫反应发生改变,主要影响 T 辅助细胞。1 型 T 辅助细胞(Th1)型细胞因子介导的通路暂时受抑,而 Th2 型细胞因子反应不受影响,导致外科大手术后 Th1/Th2 比值失衡。不同的病情可造成不同的 T 细胞反应,从而影响手术后感染的发病率。

如肿瘤患者在手术前免疫系统即已受损,如食管癌患者 Th2 产生 IL-4 减少。此外,长期饮酒患者,术前 Th1/Th2 比值即已变化,与手术后感染增加有关。严重外科感染时抗炎细胞因子水平显著升高,T 细胞从 Th1 向 Th2 漂移,从而导致脓毒症的免疫失调。Th1 反应受抑,表现为 IL-1、IFN-γ 和 IL-12 水平下降,Th1 反应增强则以 IL-10 和 IL-4 水平升高为特征。

3.影响机体免疫反应的因素

(1)年龄:一半以上的重症监护病房患者年龄超过 65 岁,年龄的增长显然与感染发病率及病死率增加有关。

(2)性别:对感染性别差异的认识一直存在不同看法。有研究证实,性别能影响早期免疫应答以及对损伤的风险预测,但是临床观察中还没有一致的报道。

(3)所患疾病和治疗措施:如近期手术、抗生素治疗、既往是否有心源性休克或复苏等。全身炎症反应状态可能使机体对感染的敏感性增强,是大手术患者术后感染并发症风险增加的主要原因。

(4)遗传因素:人类因感染性疾病死亡存在明显的遗传倾向,在单卵双胞胎,细胞因子的产生和遗传因素有着密切的关系。通过基因操纵使动物免疫反应过程中的主要基因发生缺失,则能够显著影响全身免疫反应。

二、外科切口部位感染

外科切口部位感染(SSI)是最常见的一种外科手术感染,是近年美国疾病控制中心(CDC)提出和发展的一个概念,包括了任何一种发生在手术部位的感染。它主要分为 3 类:①浅表 SSI,发生在切口皮肤和皮下组织,最常见,占 47%;②深层 SSI,感染扩展到肌肉和筋膜,占 23%;③器官和(或)间隙 SSI,如腹腔脓肿、脓胸、关节间隙感染,占 32%。对 SSI 的诊断并非易事,仅有 46% 在住院期诊断出;16% 在出院时诊出;还有 38% 在再入院或随诊时做出诊断。SSI 的发生与外科切口种类密切相关,按照手术过程中创口可能被致病细菌污染的机会和情况,手术切口可分为 Ⅰ(清洁)、Ⅱ(清洁-污染)、Ⅲ(污染)和Ⅳ(污秽)4 类,这种分类可粗略估计出不同切口发生感染危险性的概率,4 类切口的感染率分别约为 2.1%、3.3%、6.4% 和 7.1%(表 1-1)。

表 1-1　外科切口的种类

分类	定义
清洁	一个未感染的手术创口,它没有炎症记录,呼吸系、消化系、生殖系和感染的泌尿系均未记录。此外,清洁创口是原发闭合的,如需要也是闭式引流的
清洁-污染	一个手术创口,它的呼吸、消化、生殖或泌尿道是在控制的情况下
污染	开放的、新鲜的、偶发的创口 手术时有较大的破损,在无菌技术下的大的胃肠道裂开,切口是急性、非化脓性炎症
污秽	陈旧的创伤创口,有失去生机的组织,已有临床感染或脏器穿孔

不同种类的外科切口有着不同的感染危险指数,如表 1-2 所示。

对于 SSI 的预防可从 3 个方面着手:一是患者本身,在术前将患者的抵抗力提高到最佳状态;二是手术操作要轻柔细致,减少操作,降低病原菌入侵机会;三是加强围术期处理,包括预防性抗生素、防止异物和无生机组织残留、缩短手术时间、减少输血、合理准备消毒切口、术中维持患者巨噬细胞的功能,禁烟以及做好手术室环境管理等。

表 1-2 切口分类与 NNIS 系统对 SSIN 危险估计比较

创口分类	NNIS 危险指数				
	0	1	2	3	全部
清洁	1.0	2.3	5.4	—	2.1
清洁-污染	2.1	4.0	9.5	—	3.3
污染	—	3.4	6.8	13.2	6.4
污秽	—	3.1	8.1	12.8	7.1
全部	1.5	2.9	6.8	13.0	2.8
最大比值	2.1	1.7	1.8	1.0	

注：NNIS(National Nosocomial Infection Surveillance System)，手术风险分级。

三、导管相关血液感染

在围术期,中心静脉导管(CVC)的功用十分重要,它可进行血流动力学监测、补液、输注药物、输血、给予肠外营养(TPN)等,这些都是周围静脉导管不能替代的。但 CVC 也会带来 15% 的各种并发症,包括置入和取出时的机械性损害(穿破动静脉、血肿、血胸、气胸等)、栓塞、感染等。其中最常见的感染并发症是导管相关血流感染(CRBSI),这种院内感染与外科切口感染、肺炎及泌尿道感染一并成为外科危重患者的 4 种最常见感染。在过去的 20 年中,CRBSI 的发生率增加 3～5 倍,死亡率也高达 10% 左右,且延长患者住院和 ICU 停留时间,增加医疗开支,是一个值得重视的临床问题。

(一)定义

发生 CRBSI 前,先有导管的菌株定植,其定义是导管的尖端、皮下段或中间段内,产生了多于 15 个菌落形成单位;而 CRBSI 的定义是指在 48 h 内,同时发生了导管菌株定植和至少1 次的周围静脉血内同一菌株培养阳性。CDC 对 CRBSI 定义,除菌株培养阳性外,还包括临床特点,如发热、畏寒和(或)低血压,但无其他原因的菌血症;而对凝固酶阳性金黄色葡萄球菌的培养需 2 次阳性。更为严格的定义是美国传染病协会(IDSA)所制定的,认为有以下几种情况的一项者即为 CRBSI:①导管半定量或定量培养导管菌落阳性;②从中心静脉和周围静脉按 5∶1 比例取血样半定量培养菌株阳性或培养菌株计数呈大幅度增加;③在不同时间内中心静脉和周围静脉血样两者同时培养均阳性。

(二)流行病学

许多类型的导管装置均可导致菌株定植和 CRBSI,其中周围血管导管感染率为 0.5/1 000 导管日,动脉导管为 1.7/1 000 导管日,周围血管透析导管为 2.4/1 000 导管日,长期外科插入血管装置为(0.1～1.6)/1 000导管日,但其中以 CVC 最为常见,占到全部 CRBSI 的 90% 以上。据统计,美国各医院的 ICU 中,每年有 1 500 人行 CVC 插管,其中有 25 万人发生 CRBSI。一般在 CVC 插管患者中有 25% 会发生菌株定植,平均在 8 d 后会发生 CRBSI;ICU 的外科危重患者几乎有一半都行 CVC 插管,所以发生 CRBSI 的概率达 2.9%～12.8%。最近的研究还显示,CRBSI 的死亡率增加了 3 倍以上;Maki 等对一组在 ICU 停留 14 d 的患者的观察结果显示,行 CVC 插管 121 例,发生 CRBSI 的比率为 6/1 000 导管日,而周围静脉插管为 2.2/1 000 导管日,结论是周围静脉插管更为可行。

（三）危险因素和发病机制

引发 CRBSI 的各种危险因素中,医师、护士的操作经验不足是最主要的,其他还包括:ICU 中护士接触患者次数多;在插管过程中使用全消毒屏障失败;插管部位选择不合适;插入导管后有严重污染发生;导管放置时间超过 7 d 等。另外的危险因素还包括:插管时患者所处位置(门诊、住院部或 ICU)、插管类型、插管数量、患者每天接受操作的次数、使用 TPN 插管等。在外科病房常见的 CRBSI 危险因素包括:插管数量多,超过 3 个;插管时间过长等。Johns Hopkins 大学外科的一组临床试验研究结果显示,若组织专业团组执行严格的导管插管规则,使用单一通道和仔细护理,结果比一般输液和输注药物的插管导管发生 CRBSI 的概率减少 5 倍。最近还发现,若患者导管留置时间超过 14 d,发生 CRBSI 的概率会增加 5 倍。此外,肥胖也是一项危险因素,对最近一组 2 037 例 ICU 患者的研究,在 1 538 例次发生 CRBSI 的分析中,发现肥胖也是一项独立危险因素。

（四）防范措施

近年许多学者致力于探讨各种防范 CRBSI 的策略和措施,其中 CDC 发表的 CRBSI 预防指南比较详尽地阐述了预防 CRBSI 的具体措施,其主要内容包括一般干预和 CVC 插管维护两个主要方面。一般干预包括加强医护人员培训、学习指南、ICU 加强专护力量、严格把握 CVC 插管指征等;在 CVC 插管维护中严格遵守肥皂和酒精洗手的规定,在插管时保持无菌操作原则,选好穿刺部位(最好是锁骨下静脉),操作时戴无菌手套,用双氯苯双胍乙烷(洗必泰)液处理患者皮肤,一般不使用全身预防性和局部用抗生素,培训精通专业团组,及时取除不需要的导管,插管时间最好勿超过 72 h,尽量不使用导丝等。现将最为重要的几项措施分别叙述如下。

(1)手的卫生:保持医护人员手部清洁是非常重要的预防措施。最近的研究指出,保持洗手和手部卫生,与降低 CRBSI 的危险直接相关。除继续教育外,应严格执行操作前洗手的常规。

(2)插管时保持完整的无菌屏障:执行无菌插管操作十分重要,如操作前戴帽子、口罩、手术衣等。研究显示,使用完整无菌屏障可使肺动脉导管插管感染率下降 2 成以上;如果严格执行完整的无菌屏障,可使每 270 例次插管患者中减少 7 例 CRBSI 发生和 1 例死亡。

(3)使用洗必泰:插管部位的皮肤消毒可有效避免菌株定植和 CRBSI 的发生。全球各地最常使用的消毒剂是聚维酮碘,但更多的研究显示 2% 的洗必泰消毒皮肤会更好些。一组荟萃分析显示,相比于碘,使用洗必泰消毒皮肤可降低 50% 的 CRBSI 发生率。

(4)使用抗感染封闭导管:使用抗感染封闭导管是一种预防 CRBSI 的有效措施,抗感染导管用洗必泰醋酸盐与磺胺嘧啶进行导管涂层,并采用肝素＋头孢唑啉(或其他抗生素)联合封闭导管,这样可有效预防革兰氏阳性细菌所致的 CRBSI。

(5)导管的插管部位 CRBSI 发生的危险因素还包括插管部位处皮肤的菌落数量。研究发现,颈内静脉和股静脉插管的 CRBSI 发生率要比锁骨下静脉插管高 2～3 倍;特别更易于发生在 ICU 内行呼吸机换气的患者中。

四、腹腔感染

腹腔感染是常见、多发的疾病和手术并发症,临床上尽快地明确诊断和采取有效的治疗措施是外科医师必须重视的问题。

（一）分类

腹腔感染包括原发性腹腔感染和继发性腹腔感染。原发性腹腔感染系指腹腔内无原发病灶,病原体来自腹腔以外的部位,通过血行播散、腹腔外脏器和组织感染的直接扩散或透壁性扩散等引起的腹腔感染。继发性腹腔感染是指感染的病原菌来自腹腔内,多为急性腹腔内脏器的坏死、破裂、穿孔或炎性病变的直接扩散而引起腹膜腔和邻近脏器的感染。腹腔感染还可分为外科性和内科性腹腔感染。

（二）特点

外科性腹腔感染主要有以下特点:①大部分感染是由几种细菌的混合感染;②大多有明显的局部症状和体征;③常引起化脓、坏死等器质性病变,致使组织结构破坏;④常需手术引流或穿刺引流等治疗。

复杂性腹腔感染包括:①弥漫性或局限性化脓性腹膜炎;②急性胰腺炎伴坏死感染;③阑尾穿孔或阑尾周围脓肿;④胃十二指肠穿孔;⑤外伤性和非外伤性小肠结肠穿孔;⑥腹腔脓肿;⑦腹部手术后腹腔内感染等。

（三）发病机制

腹腔感染的致病菌种均为人体肠道的正常菌种。致病菌可以是外源性的,也可以是内源性的。腹腔感染常常是需氧菌和厌氧菌的混合感染。需氧菌从所处的环境中摄取了氧,为厌氧菌的生长繁殖创造了缺氧环境;而厌氧菌释放出一些酶、生长因子、宿主反应抑制因子等,则有利于需氧菌的繁殖。所以两者具有协同作用,增强了其毒力和致病性。病原菌中前5位分别为大肠埃希菌、肺炎克雷伯菌、铜绿假单胞菌、屎肠球菌和金黄色葡萄球菌。

真菌感染也是当前常见腹腔感染之一,其中念珠菌属感染是所有真菌感染的首位病原菌。深部真菌感染的诊断及治疗问题日益严峻。

（四）诊断

症状明显及全身性中毒症状的腹腔感染一般不难诊断,某些部位深在的局限性感染,则诊断有时较为困难。因此,临床上早期诊断、正确定位对预后至关重要。临床上腹部症状持续者应警惕腹腔感染的可能。诊断的要点:①结合手术情况,如有腹膜炎者及术中肠管间有脓苔粘连或有炎性大网膜存在者,则术后残余感染机会较多;②需排除切口部位感染;③注意腹部有无固定压痛部位或包块,盆腔脓肿时肛门指检常会提示腹膜炎;④膈下脓肿病例的X线检查常会提示胸膜炎性改变;⑤超声检查对腹腔脓肿诊断和定位灵敏度较高,是一种较好的诊断手段。对可疑的感染还可在超声或CT指引下进行诊断性穿刺。穿刺如抽得脓液不仅可明确诊断,还可进行细菌培养,有助于明确病原菌的种类和选择合适的抗菌药物。用评分方法评估腹腔感染的严重程度,不仅有助于准确、客观地判断病情和预测预后,还有助于治疗方式的选择和不同单位的资料交流和对比。腹腔感染的评分系统和分级系统多种多样,临床上应用最多的是急性生理与慢性健康（APACHEⅡ）评分。APACHE评分不仅能较为准确地预测腹腔感染患者的术后死亡率,还可指导腹腔感染的手术治疗。APACHEⅢ评分在预测死亡率的精确性方面优于APACHEⅡ评分,对创伤患者的预测价值优于APACHEⅡ评分。另外,还有Goris评分、腹膜炎严重度评分、腹部再手术预测指数、简化的腹膜炎评分等,各有其优缺点。

（五）治疗

1.抗生素治疗

抗生素治疗是治疗外科性腹腔感染不可缺少的重要措施。复杂性腹腔感染时,选择恰当的抗菌药物作起始治疗具有重要意义。一项针对继发性腹腔感染患者的回顾性队列研究显示,不恰当的起始治疗可导致严重腹腔感染患者更高的临床治疗失败率,对患者的预后产生不利影响。

另一项针对社区获得性腹腔感染患者的前瞻性研究显示,恰当的起始治疗可显著提高临床治疗成功率。同时,腹腔感染药物治疗的标准是抗菌谱能够覆盖腹腔感染最常见的病原菌,同时掌握恰当的用药时机和用药剂量,贯彻"全面覆盖、重拳出击、一步到位"的方针,不宜常规逐步升级。

在药物选择上,要考虑药物的药效学和药代动力学特点,以及我国当前细菌的耐药情况,从而经验性选择抗菌药物。细菌培养及药物敏感性报告后,便应重新评估原有用药方案。但是在进行抗生素针对性治疗时,决不能简单地按照细菌培养和药物敏感性报告结果对号入座,而要根据病情和患者的特点,对照实验室报告,进行综合分析,抓住重点,选定用药方案。

2.手术治疗

外科处理腹腔感染的常用方法是剖腹手术。剖腹手术治疗腹腔感染的目的是控制感染源、清创与充分引流。在清创时,希望清除所有坏死组织。但外科处理腹腔感染往往会导致腹腔污染的面积进一步扩大,腹腔受细菌毒素污染的时间更长。这将引起细菌与毒素大量入血,损害呼吸与循环系统,严重者可致脓毒症和脓毒症性休克。故临床清创时,要密切监测全身生命体征。在治疗严重腹腔感染的过程中,一条珍贵的经验教训是:不能满足于一个感染源的发现,还应积极防止与处理残余感染的发生。对于常规外科处理不能控制的腹腔感染,腹腔开放是治疗腹腔感染的杀手锏,多能最终控制住腹腔与全身的感染症状。

外科处理急性腹膜炎多于术中用大量生理盐水冲洗腹腔,而对于腹腔感染较重、全身情况差的患者,满意地去除感染源,清理腹腔内的污染物并非易事。故开腹探查手术时应放置腹腔灌洗管,术后不断行腹腔灌洗。

3.微创治疗

腹腔镜治疗:常见的腹腔感染大多数通过临床常规手段可以得到正确诊断和及时治疗,但仍有部分病例因多种因素而未能确立诊断。当患者的症状、体征及辅助检查不能提供有价值的诊断依据时,腹腔镜技术则可解决这一难题。对于术前无法明确诊断的病例,直接进行腹腔镜检查,一方面可以达到诊断病因的目的,同时进行有效的治疗;另一方面,还可以避免一些可能造成过度治疗的开腹探查。目前,腹腔镜技术已取代了过去的常规开腹,如消化性溃疡穿孔、急性胆囊炎、急性阑尾炎、肠憩室炎、肠坏死、妇科急腹症等,都已经可以采用腹腔镜方式治疗。另外,当发生感染性积液或脓肿时,也可通过腹腔镜进行脓肿引流或坏死组织清创术,腹腔镜技术在腹部外伤和腹腔感染治疗中已广泛应用。

穿刺置管引流:随着医学的发展,外科感染引流的概念在不断地发生改变。传统的观点是"哪里有脓液,就应该引流哪里",现在认为对腹腔感染需常规引流的概念须加以改变。穿刺引流是微创和能达到良好引流效果的治疗手段,腹腔穿刺引流的理论依据为外科引流将被感染的腹水放出,可以减少对腹膜的炎性刺激和毒素吸收。但实践证明,全腹膜炎甚或是局限性腹膜炎常规引流是无效,甚至是有害的。

为达充分引流目的,外科感染的引流应遵循以下原则:①建立有效的引流通道,引流管的放置应尽可能顺应解剖生理的要求,引流距离要短而直接,避免引流管扭曲、受压;②避免引流管周围组织的损伤,引流管勿直接压迫肠管等;③尽可能避免逆行性感染,多选用封闭式引流;④与腹腔隔绝又有便捷入路的脓肿或感染性积液,尽量选择腹膜外径路。

4.血液净化治疗

持续血液净化逐渐用于治疗严重腹腔感染,可有助于控制感染。血液净化治疗可调节感染所致的免疫功能失常,在清除部分炎性因子的同时还能改善单核细胞和内皮细胞的功能,有助于重建机体的免疫内稳定状态。每天血液透析能显著降低腹腔感染患者的死亡率。

五、外科感染抗生素防治

使用各种抗生素防治外科感染是一种重要手段,对它的评价可从临床介绍青霉素应用的效果加以认识,那就是抗生素防治是降低外科感染最有希望的措施之一。但对它的使用经历了一个逐渐加深认识的过程,早在 20 世纪 60 年代,多在手术后才开始使用抗生素,显然是无效的;接着,又将一些抗生素用于有特殊感染危险概率的患者,结果发生感染的机会反而增多;后来通过大量动物试验和患者试验发现只有在创口发生污染前(手术切口前)给予抗生素才会降低外科感染,特别是 SSI;进一步深入发现预防性抗生素的理想给药时间是手术开始前不久,这样才会使手术时血内和组织内抗生素浓度达到最高值,起到预防性作用。所以目前推荐的给药时间是手术开始前半小时内,至完成手术后 24 h 停药。给药的办法是一次静脉滴入。如手术时间过长、患者体重超重还要重复给药。

预防性使用抗生素的适应证为Ⅱ、Ⅲ类切口,对于Ⅰ类切口的使用仍有争议。有人认为清洁创口使用抗生素也可能降低感染率,但这类患者的感染底线也是低的,再加上经济上的负担和出现耐药菌株及药物不良反应,相比之下并不合算。但也有一些Ⅰ类手术如发生感染后果严重,如心脏开放手术、关节置换、血管置换和开颅手术等,宜应用预防性抗生素。对于Ⅱ类手术可考虑使用,Ⅲ类切口则必须使用。

所选择的抗生素必须对熟知的病源菌有作用,如下消化道手术就需要对抗革兰氏阴性和厌氧细菌的抗生素。此外,应注意预防性抗生素与第一线治疗性抗生素有所不同,如亚胺培南对革兰氏阴性和厌氧菌有治疗效用,但不能推荐作为预防用药。一般选择第一代头孢菌素用于非厌氧菌污染手术的预防,而第二代头孢菌素用于可能被厌氧菌污染的手术。

如何正确把握围术期抗生素的合理应用也是一重要问题,必须从学术和管理两个方面认真把握好抗生素的合理应用,加强围术期抗生素应用的管理,及时纠正其中存在的问题。对于病例的选择:围术期抗生素的使用需要考虑很多因素,依据患者的疾病是感染性、非感染性或者存在潜在感染的危险,可分为治疗性与预防性;依据疾病与手术的种类,例如胆道结石比单纯的肝胆肿瘤更有感染的危险,肠道手术比胆道手术更容易发生感染;患者的机体状况、手术的大小、创伤的严重程度和手术的时机(急诊、择期)都是围术期抗生素使用必须考虑的因素。但是精细的手术操作、严格的无菌观念常常可以降低感染的危险,从而减少抗生素的应用。

围术期抗生素的选择还受到多方面的影响,不同地区、医院、科室和主管医师都有其用药习惯。对于治疗感染性疾病的抗生素应用,更要关注抗生素的有效性,在选用国产与进口抗生素时,重要的是质量把关。在未获得病原菌检验依据前,不得不靠医师的以往经验进行选择。抗生素的使用时间,在严格把握基本原则的前提下,还必须注意个体差异。同时应注意患者术后的综合处理。

重视外科病灶的妥善处理,外科引流是外科感染的最佳治疗方式,有效的外科引流比单独使用抗生素疗效更好;术后发热的处理并不应立即使用抗生素,及时换药可发现有无切口感染,必要的腹部超声等影像学检查可了解有无积液或感染病灶,有效的感染切口引流和处理残余病灶是正确的术后处理方式。成功的外科手术不能忽略围术期的相关处理,合理的抗生素应用预防感染对手术起到保驾护航作用,术前、术中和术后的使用必须严格掌握指征。

（张　　震）

第二章

神经外科疾病

第一节 狭 颅 症

一、概述

狭颅症是一种先天性发育畸形,指婴幼儿颅骨缝闭合时间过早,以致脑的发育受到已无扩张余地的骨性颅腔的限制,故本病亦称颅缝早闭或颅缝骨化症。患儿主要表现为头颅狭小、颅内压增高和智力发育迟缓等,多伴有其他骨骼的发育异常。本病病因尚未明确,可能与胚胎期中胚叶发育障碍有关,亦可能为骨缝膜性组织异位骨化所致。在新生儿中,发生本病的概率为0.07%～0.1%。颅缝早闭的时间、早闭颅缝的位置及数量等,与头颅外形及患儿智力受影响的程度有关。早期诊断和治疗颅缝早闭,对预后至关重要。临床上通常以颅缝闭合类型进行分类。在单颅缝早闭中,尤以矢状缝早闭、冠状缝早闭、单侧冠状缝或人字缝早闭等为常见;而多颅缝早闭,常见者为双侧冠状缝早闭、冠状缝和矢状缝早闭、额蝶筛缝和额缝早闭、全颅缝早闭等。头形改变方向常与早闭的颅缝线垂直。

二、临床表现

（一）症状与体征

1.矢状缝早闭

矢状缝早闭占全部颅缝早闭的50%～60%。患儿多为男性,个别病例有家族史。矢状缝如果在出生前闭合,胎儿脑部的发育会受到严重限制,产生头颅部显著畸形。颅顶从前到后变窄、变长,呈现为舟状头或称楔状头,从侧面观酷似哑铃状,显示颅穹隆高而横径短,沿矢状缝可触及隆起的骨嵴。此类患儿颅内压增高和视盘水肿并不多见;少数患儿有智力发育迟缓。

2.冠状缝早闭

当左右冠状缝同时早闭,患儿表现为尖头畸形,即颅顶高,额部低。从后面看为尖头;从前面看则为塔形头。头颅前后径变短,前额和顶部隆起,前囟前移,头围变小而颅高增加。闭合的冠状缝上可触及骨嵴。患儿前脑发育受到严重影响,多伴有颅内压增高的症状,可有斜视,眼底检查可见视盘水肿或萎缩。

3.单侧冠状缝及人字缝早闭

颅骨一侧的冠状缝与人字缝早闭,可出现斜头畸形。发生率占所有颅缝早闭的 8%～19%。男性发病多于女性,以左侧凹陷为多见,常伴有其他骨的畸形发育。患者表现为一侧额面部凹陷,头颅不对称发育而成斜头畸形。一侧冠状缝早闭可在额骨中部扪及骨嵴。患侧额头扁平,两眼眶高低不等,患侧眼眶高于健侧,可伴有眶距过宽。额部狭窄,表现为"侧偏颅"或"扭曲脸"。本病可合并其他畸形如腭裂、眼裂畸形、泌尿系统畸形和前脑畸形等。

4.双侧冠状缝早闭伴额蝶缝、额筛缝早闭

属多颅缝早闭,表现为短头畸形。若双侧冠状缝在眼眶外侧与额蝶缝和额筛缝均发生早闭,则头颅前后径及头围较正常明显变小,双颞颅径增加,前额和枕骨扁平,前囟前移,眼眶变浅,眶容积缩小引起轻度突眼。偶伴中面部发育不良。智力发育迟缓较单侧冠状缝早闭为多。

5.额缝早闭

额缝早闭可致三角头畸形,后者有两种类型,一种为眶上缘正常,一种为眶上缘后缩。前额正中呈龙骨嵴状。从头顶观前额部三角头畸形尤为明显,可扪及额部正中早闭颅缝嵴。可伴有眶距过狭症和内眦赘皮。部分患者有慢性颅内压增高征象。

6.全颅缝早闭

如全部颅骨骨缝均发生提前闭合,有现为小头畸形,颅顶扁平。颅矢状径、颅冠状径、头围、乃至整个头颅均显著小于同龄常人。多伴有其他部位的发育异常。因脑部发育严重受限,患儿智力发育较差。

狭颅症常合并身体其他部位畸形,最常见者为对称性并指(趾)症;此外,还可能有面骨畸形、蝶骨小翼过度生长、鼻骨塌陷、后鼻孔闭锁及鼻咽腔梗阻、硬腭增高、腭裂、唇裂、脊柱裂、先天性心脏病及外生殖器异常等。

(二)影像学检查

头颅 X 线正侧位片,可见早闭的颅缝及眶顶,以及额颅部的相应结构改变。尚可见由于慢性颅内压增高而引起的指压切迹(图 2-1)。CT 平扫可见颅前窝及眶顶前后径变短、脑室变小等。

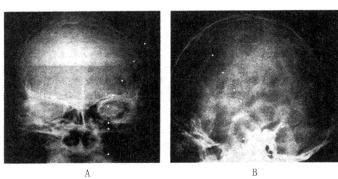

图 2-1 颅缝早闭颅骨 X 线平片

A、B 正侧位片,可见人字缝,其他颅缝均已闭合;脑回压迹明显;蝶鞍显示骨质吸收;头颅前后径增大,近于舟状头畸形

三、手术技术

手术的目的是通过切开原已闭合的骨缝或重新建立新的骨沟,使颅腔能有所扩大,以保证脑

的正常发育。

(一)适应证与禁忌证

头颅畸形明显,伴有眼球突出、智力低下、视力下降及颅内压增高征象者,均需手术治疗。一般认为在出生后 6～12 个月,手术治疗效果较好。1 岁以后颅内压增高症状或视力减退明显者,亦应行手术治疗。重度营养不良,有明显贫血,体内重要脏器损害且功能不正常,或头皮有感染者,应视为禁忌。

(二)术前准备

拍摄颅骨正、侧位片,确定颅缝骨化早闭的位置及其范围。测量并记录头颅各径线长度,以便术后观察对比。

(三)手术入路与操作

手术方式包括颅缝再造术及颅骨切开术两种。

1.颅缝再造术

颅缝再造术是手术切开已骨化早闭的颅缝。手术在基础麻醉加局部麻醉下进行。术中注意仔细止血,保持输血、输液的通畅,以预防休克(图 2-2)。①矢状缝早期闭合:手术主要切开原矢状缝。取中线切口,前起冠状缝前 1 cm,后至人字缝尖后 1 cm,于中线旁做颅骨钻孔,咬除 1.5 cm宽的骨沟,同时切除两旁骨膜,切除范围应较骨沟宽 2～3 cm。充分止血后,按层缝合伤口。此法缺点为术中易出血。为避免出血,亦可采用在矢状线旁平行地咬除骨质,形成两条骨沟的方法。②冠状缝早期闭合:在耳前做冠状切口直达两侧颧弓,切除已闭合的冠状缝。手术方法同前。③全部颅缝闭合:婴儿手术采用顶部冠状切口,分 2 期进行。第 1 期将头皮翻向前,沿冠状缝咬出一条骨沟,并咬除矢状缝的前半部,必要时,再辅以颞肌下减压术。在伤口愈合及患儿完全恢复后进行第 2 期手术,原切口切开后,头皮翻向后,咬开后半部矢状缝、颞部及人字缝。儿童分期手术时,需分别在顶前、顶后做两个冠状切口。两切口间距离应较宽,以免头皮发生坏死。颅骨切除方法同前。

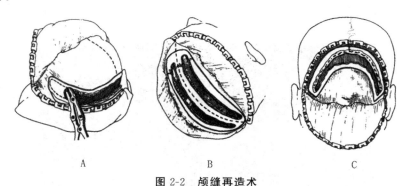

A   B   C

图 2-2 颅缝再造术

A.冠状缝再造;B.矢状缝再造;C.人字缝再造

2.颅骨切开术

颅骨切开术是通过手术广泛地切开颅骨,而不沿原封闭或骨化的颅缝切开。对全颅缝早期封闭或骨化者,效果较好。手术在左右两侧分两期进行。间隔时间为 3～4 周。一般先做右侧。切口始于一侧额颞部发际,沿额骨粗隆中央向后、经矢状缝至人字缝尖,再由此呈弓形向下、与人字缝平行至后上部,止于距耳郭 2 cm 处,形成一个大的头皮瓣,越过颞肌上缘并翻向颞侧。沿头皮切口线内缘 1 cm 处做颅骨钻孔,以避免头皮切口线与骨沟位于同一平面。钻孔间的距离一般不超过 4 cm。矢状窦旁钻孔应距离中线约 2 cm,颞部钻孔应位于颞肌上缘。钻孔处常可见硬脑膜紧张或膨出,因此,颅骨切开前,最好先行腰椎穿刺,缓慢放出一定量的脑脊液至出现脑搏动为止。然后用咬骨钳在各钻孔间咬开宽为 1.5 cm 的骨沟后,即形成一椭圆形的额、顶、枕骨骨瓣。再经顶骨粗隆向中线垂直咬开一骨沟达对侧中线旁,骨瓣基底前后各保留一宽为 0.5~1 cm 的骨桥。骨膜切除处理同前。切口按层缝合。术后 15 d 至 1 个月,在对侧进行同样手术。

(四)术中注意事项

由于术后骨缝常很快愈合,1 岁以下的患儿颅骨切开后有时在 3 个月内切开部位即可连接,6~12 个月即发生骨性愈合,因而影响其远期效果,需再次手术。为防止术后骨沟的愈合,手术时需切除骨沟两侧各 2~3 cm 宽的骨膜,骨沟边缘可用电凝烧灼,曾试用各种异物如钽片或聚乙烯膜等置于人造骨缝之间,也有报道将固定液(Zenker 液,除去其醋酸成分,以减少癫痫的发生),涂于骨沟边缘和显露的硬脑膜表面,持续 3~5 min,可以减少或延缓其愈合,避免再次手术。术中尽可能减少出血,并应纠正失血。手术中应特别注意避免损伤静脉窦,由于窦壁十分薄弱,一旦破损不易修补,易造成大量失血。在临床上,矫正过度偶见,矫正不足却较常遇到。实际上,轻度的过度矫正,效果最好。

(五)术后处理注意事项

头皮包扎宜适度。术后随着头颅体积的增大,头皮张力可能较大,所以术后包扎不能太紧,以预防头皮缺血与坏死。预防低血容量性休克,引流液如是血性,渗出虽非大量,但在婴儿仍有可能引起休克,故应及时补充血容量。

四、并发症及其防治

狭颅症是颅缝早闭的直接结果,它主要是限制了大脑的正常发育。因此,常见的严重并发症是颅内高压症,继而导致视神经萎缩,出现视功能异常,严重者可致失明。同样由于大脑发育受限,可致智力低下。

(一)颅内压增高

在婴儿发育过程中,最危险的并发症是颅内压增高。这种颅内压增高与颅内占位性病变(如肿瘤)所造成的颅内压增高不同,前者属于一种慢性过程。由于颅内压增高,可造成视神经萎缩,导致失明和大脑萎缩性痴呆。正常人大脑在出生后 2 年内发育最旺盛,脑发育和颅腔容积的矛盾在这个时期也更加突出,造成颅内高压或脑疝的机会也最多。由于婴幼儿不能表达出有头痛、视力变化等症状,而且呕吐也不常见,因而在婴幼儿发育期颅内压增高的发现和诊断相当困难。患儿对检眼镜(眼底镜)检查视盘水肿极难配合,故视神经萎缩亦较难检出。在患儿发育早期,大脑发育较快,故颅内压呈逐渐升高趋势。当达到一定年限,脑组织发育速度减慢或停止发育时,颅内压可出现下降趋势。通常认为,狭颅症患儿在 6 岁以后,大脑的发育几近停止。

手术是解除颅内压增高最直接的方法。术后狭颅症患儿颅内压一般均有下降,尤以术后 6 个月起颅内高压改善最为明显。

(二)视力减退

视力减退起因于视盘水肿和眼部静脉回流受阻而导致的视神经萎缩。由于视神经管很少因颅缝早闭而发生狭窄,故原发性视神经萎缩较少见。常规的颅缝再造术及颅骨切开术在降低了颅内高压的同时,对改善视力也起到了作用。需排除因眼眶部畸形本身所造成的视力变化,包括斜视和弱视。这些异常,可通过眼眶畸形矫正手术予以部分纠正。

(三)神经及心理障碍

狭颅症患儿由于颅缝早闭产生的头部发育畸形,以及由此引起的智力发育低下,常表现出高级神经心理活动的异常。此外,患儿长期受到周围社会的歧视和疏远,得不到同等良好的教育,也是其智力、情感、人格发生变化的重要原因之一。大多数患儿在长大以后,显示出孤僻、不合群的性格特征,对其婚姻、社交、工作等方面都会有较大的负面影响。因此,早期矫正手术很有必要。神经心理测试对了解患儿的学习和记忆能力、人格特征、智力水平极为有用。适时地进行临床心理咨询与治疗,对改善患儿的心理状态,增强其社会适应力也非常重要。

(程　勇)

第二节　寰枕畸形

一、概述

枕骨、枕大孔或第一、二颈椎的先天性或获得性骨质异常使下脑干与颈段脊髓的活动空间有所缩小,有可能造成小脑、后组脑神经和脊髓的症状。

由于脊髓有一定的柔顺性,易感受间歇性压迫,颅颈交界处的若干类型的病变可以产生一些症状,后者不但在不同病例中各不相同,而且还可时隐时现。当寰椎与枕骨发生融合,齿状突后枕大孔前后直径<19 mm时,可以引起颈段脊髓病变。平底颅是可引起或不引起临床症状的颅底扁平畸形;在侧位头颅X线摄片上,斜坡平面与前颅凹平面的相交角>135°。颅底凹陷(齿状突伸入枕大孔)产生短颈项,伴有小脑、脑干、后组脑神经与脊髓体征组合而成的各种临床表现。Klippel-Feil畸形(颈椎骨的融合)除颈部畸形与颈椎活动受限外,通常不引起神经症状。寰枢椎脱位(寰椎相对向前移位)可引起急性或慢性脊髓压迫症。

(一)病因

先天性异常包括齿状突小骨,寰椎吸收或发育不全,与Arnold-Chiari畸形(小脑扁桃体或蚓部向下伸入颈段椎管脑部畸形)。软骨发育不全可造成枕大孔变窄,产生神经压迫。Down综合征(唐氏综合征),Morquio综合征(Ⅳ型黏多糖沉积病)以及成骨不全都能引起寰枢椎不稳与脊髓压迫症。

获得性异常可由外伤或疾病造成。当枕骨-寰椎-枢椎复合结构受到损伤时,在出事现场发生的死亡率很高。原因为骨质的损伤(骨折),韧带的损伤(脱位),或复合伤(C_2半脱位,经枢椎的颈髓延髓交界处损伤与骨韧带的破裂)。半数是由车祸引起,25%由跌跤造成,10%由娱乐活动引起,特别是跳水意外。原来有颅颈交界处异常的患者在发生轻微颈部损伤后可以激发程度不等的进展性症状和体征。颈椎的类风湿关节炎和转移性疾病可引起寰枢椎脱位。颅颈交界处的缓慢生长的肿瘤(如脊膜瘤、脊索瘤)通过对脑干与脊髓的压迫也可产生症状。类风湿性关节炎与Paget病(湿疹样癌)可造成颅底凹陷伴脊髓与脑干压迫,类风湿关节炎是颅颈不稳定最为常见的病因,外伤、肿瘤侵蚀或Paget病也可引起颅颈不稳定。

(二)临床表现

由于骨质与软组织异常可以通过各种不同的配合对颈段脊髓、脑干、脑神经、颈神经根或其血液供应产生压迫,因此,发病征象变动不定。头部异常的姿势属常见,在某些病例中颈短或呈蹼状。最常见的临床表现是颈部疼痛与脊髓受压(脊髓病变)。运动传导束的受压引起上肢和(或)下肢的无力、强直与腱反射亢进。下运动神经元被累及则引起臂部与手部肌肉萎缩与无力。感觉障碍(包括关节位置感觉与振动觉的异常)往往反映脊髓后柱的功能障碍,患者可能诉说在屈颈时出现沿背脊向下往往直达腿部的放射性发麻感(Lhermitte 征)。脊髓丘脑束被累及(例如痛觉与温度觉的丧失)的情况不常见,但某些患者有手套-袜子型感觉异常或麻木。脑干与脑神经障碍包括睡眠呼吸暂停,核间性眼肌麻痹,向下的眼球震颤,声音嘶哑以及吞咽困难。常见向上臂扩展的颈部疼痛,与向头顶放射的枕下部头痛。头部的动作可使症状加重,咳嗽或躯体前倾可引发症状。疼痛是由于 C_2 神经根和枕大神经受压与局部骨骼-肌肉的功能障碍。

血管性症状包括晕厥,倾倒发作,眩晕,间歇的精神错乱或意识障碍,阵发性无力以及短暂的视觉障碍。身体移动或头位改变可以引发椎-基底动脉缺血。

(三)诊断

遇到涉及下脑干、上颈段脊髓或小脑的神经障碍,不论是固定性或进展性加重,都应当考虑到颅颈交界处异常的可能。

进行 X 线平片检查(头颅侧位片连带颈椎在内,颈椎前后位与左、右斜位片)有助于明确可能影响治疗的一些因素,包括异常情况的可复位性(可恢复正常的骨质弧度,从而解除对神经结构的压迫),骨质的侵蚀,压迫的力学机制,以及有无异常的骨化中心或伴有畸形发育的骨骺生长板。CT 椎管造影可对神经结构的异常以及伴发的骨质变形提供解剖学方面的细节。矢状面 MRI 能很好地显示伴发的神经病变(脑干和颈髓受压情况,合并下疝畸形、脊髓空洞症以及血管性异常),MRI 能将骨质与软组织的病理学联系起来,并明确显示畸形与伴发神经缺陷(如 Arnold-Chiari 畸形、脊髓空洞症)的水平与范围。椎动脉造影或 MRA 可选择性地用于明确固定的或动态的血管受压情况。

(四)治疗

某些颅颈交界处异常(例如急性损伤性寰枢椎脱位与急性韧带损伤)只需要通过对头位的调整就可以得到整复。大多数病例需要应用帽形光环状支架做骨骼牵引,牵引重量逐步增加至 3.6~4 kg 以达到复位。牵引通常能在 5~6 d 内奏效。如能达到复位目的,需用光环连带的马甲背心维持固定 8~12 周;然后做 X 线摄片复查以证实复位的稳定性。如果复位仍不能解除神经结构的受压,必须进行手术减压,采用腹侧或背侧入路。如果减压后有不稳定现象出现,则需要做后固定术。对其他一些异常(例如类风湿关节炎),单纯进行外固定不大可能达到永久的复位,需要后固定(稳定术)或前减压加稳定术。

颅颈交界部位的融合手术有多种方式,对所有不稳定的部位都必须予以融合。对转移性疾病,放疗与硬的颈托常有帮助。对 Paget 病,降钙素、二膦酸盐有帮助。

二、扁平颅底和颅底凹陷

(一)概述

颅底凹陷是指枕大孔周围的颅底骨向上方凹陷进颅腔,并使之下方的寰枢椎特别是齿状突升高甚至进入颅底。这种畸形极少单独存在,常合并枕大孔区其他畸形,如寰椎枕骨化、枕骨颈椎化、枕大孔狭窄及齿状突发育畸形等。颅底凹陷通常分为两类:原发性与继发性,前者指先天性畸形,较常见。常合并寰枢椎畸形,寰枕融合,寰椎前弓、后弓或侧块发育不良,齿状突发育异常，以及 Klippel-Feil 综合征等。有时也可因为严重的佝偻病、骨质软化症、骨质疏松症、肾性骨病等因素造成颅底凹陷，是因骨质变软，受头颅重力作用而下沉，称为继发性颅底凹陷。本型极少见，其临床重要性远不如先天性重要。扁平颅底是指后颅窝发育位置较高，即由蝶鞍中心至枕大孔前缘与鼻根至蝶鞍两线交角的基底角增大导致整个颅底平坦。在正常成年人为 $132°\sim140°$。基底角减少无临床意义，而增大则表示颅底发育畸形。

（二）临床表现

先天性颅底凹陷常在中年以后逐渐出现神经系统症状，通常在 $20\sim30$ 岁以后，常因轻微创伤、跌倒，促使脑干或脊髓受损。虽然幼童也可能发病，然而多数患者往往因年龄增长，椎间关节退变及韧带松弛，逐渐发展而引起症状。

先天性颅底凹陷易累及小脑、脑干及前庭功能。不仅表现四肢运动及感觉障碍和共济失调，还可能出现眩晕、眼震及第5、第9、第10、第11对颅神经受损的症状与体征，性功能障碍，括约肌功能异常以及椎-基底动脉供血不足的临床症状。

呼吸肌功能减退常常使患者感觉气短，说话无力，严重者可能出现不同程度的中枢性呼吸抑制、睡眠时呼吸困难等。

（三）诊断

本病常合并寰枢椎畸形，或 Arnold-Chiari 畸形，此时神经受损的表现更为复杂。

先天性扁平颅底或颅底凹陷在未出现神经症状之前不易诊断，但部分患者伴有低发际，头面部发育不对称，斜颈或短颈畸形，这些表现常常引导医师做进一步的 X 线检查。

以寰椎为中心颅颈侧位 X 线片可以做以下测量。

Chamberlain 线：由枕大孔下缘至硬腭后极的连线。齿状突顶点位此线之上超过 3 mm 为异常。有时枕大孔下缘在 X 线平片上显示不清，也可因颅底凹陷后缘也随之内陷，影响测量结果。

McGregor 线：枕大孔鳞部的最低点至硬腭后极的连线。正常时齿状突顶点位于此线之上，但小于4.5 mm。大于此值则说明颅底凹陷。此线避免了 Chamberlain 线的缺点。

McRac 线：枕大孔下缘至斜坡最低点的连线。此线无助于诊断，而用以表明齿状突凸入枕大孔程度。据 McRac 观察，齿突位于此线之下时很少出现症状；反之则多有症状。

断层摄片及 CT 扫描对了解该部位骨性结构的形态、相互关系，确定其发育缺陷有一定的帮助。CTM（脊髓造影加 CT）及 MRI 对了解神经受压的部位和程度是必要的。MRI 尚可以观察神经结构内部的病损状况，有时可以代替 CTM 及脊髓造影。

（四）治疗

无症状的颅底凹陷不需要治疗，但应定期随诊。有神经压迫症状者则需手术治疗。枕大孔后缘压迫则需行后路枕大孔扩大减压术，若同时行寰椎后弓切除则可同时行枕颈融合术。然而，脑干或脊髓腹侧受压比较常见，并且常伴有先天性寰枕融合或齿状突畸形。此时以前方减压为宜。口腔经路显露，可以在直视下切除寰椎前弓、齿状突，必要时可将枢椎椎体及斜坡下部一并切除。但该手术途径显露并不十分清晰，还需特殊的自动拉钩、光源、气动钻等特殊器械，由于减压在前方，破坏较多的稳定结构，通常需要先行后路枕颈融合术。

三、小脑扁桃体下疝

小脑扁桃体下疝又称 Arnold-Chiari 畸形，这是一种常与颅底凹陷畸形伴发的中枢神经系统发育异常。

（一）病理改变

小脑扁桃体下疝是由于后颅凹中线结构在胚胎期的发育异常，其主要病理变化为小脑扁桃体呈舌状向下延长，与延髓下段一并越出枕大孔而进入椎管内，与其延续的脑桥和小脑蚓部亦随之向下移位，亦可能造成中脑导水管和第四脑室变形，枕大孔与椎管起始部的蛛网膜下腔狭窄等一系列变化。扁桃体下疝有的低至枢椎或更低水平。重型者，可见部分下蚓部也疝入椎管内，由于上述的改变，使舌咽、迷走、副、舌下等脑神经受压下移，上部颈脊髓神经根被牵下移；枕大孔和颈上段椎管被填塞引起脑积水。本病若与脊髓脊膜膨出、其他枕大孔区畸形伴发，则症状出现较单纯者早而重。依据病理变化可分为 A 型（合并脊髓空洞症）及 B 型（单纯扁桃体下疝）。

（二）临床表现

由于脑干、上颈段脊髓受压，神经组织缺血，脑神经、脊神经受累和脑脊液循环受阻，通常出现下列症状。

1.延髓、上颈段脊髓受压症状

延髓、上颈段脊髓受压症状表现为某一侧或四肢运动及感觉有不同程度的障碍，腱反射亢进，病理反射阳性，膀胱及肛门括约肌功能障碍，呼吸困难等。

2.脑神经、上颈段脊神经症状

脑神经、上颈段脊神经症状表现为面部麻木、复视、耳鸣、听力障碍、发音及吞咽困难，枕下部疼痛等。

3.小脑症状

小脑症状表现为眼球震颤、步态不稳或共济失调等。

4.颅内高压症

由于脑干和上颈段脊髓受压变扁，周围的蛛网膜粘连增厚，有时可形成囊肿；延髓和颈段脊髓可因受压而缺血及脑脊液压力的影响，形成继发性空洞病变、颈段脊髓积水等。

（三）诊断

为明确诊断和鉴别诊断需要，可做 MRI、CT 扫描、椎动脉造影。对有颅内压增高的患者，检查时要注意突然呼吸停止，故应谨慎从事并有应急措施。目前，最好的检查手段是 MRI 检查，在矢状位上可以清楚地看到小脑扁桃体下疝的具体部位，有无延髓及第四脑室下疝、脑干的移位、脊髓空洞症及脑积水等。

（四）治疗

本病并非一经诊断都需手术治疗，因为有相当多的病例，临床症状并不严重。对于年龄较小或较长者，应密切观察。仅对症状和体征严重者，方可施行手术。手术的目的是解除对神经组织的压迫，重建脑脊液循环通路，并对不稳定的枕颈关节加以固定。

手术适应证：①延髓、上颈段脊髓受压；②小脑和脑神经症状进行性加重；③脑脊液循环障碍，颅内压增高；④寰枢椎脱位或不稳定。

手术方法主要为枕骨部分切除以扩大枕大孔，以及寰椎后弓切除减压术。硬脑脊膜应广泛切开，分离粘连，探查第四脑室正中孔，如粘连闭塞，应小心分离扩张，使之通畅。不能解除梗阻者则应考虑重建脑脊液循环通路的分流手术。对不稳定的寰枢椎脱位，则行枕骨和颈椎融合术。

（程　勇）

第三节 原发性脑损伤

一、脑震荡

脑震荡是指头颅遭受暴力作用后,大脑发生一过性功能障碍,出现的以短暂性意识障碍、近事遗忘为特征的临床综合征。脑震荡是脑损伤中最常见、最轻型的原发性脑损伤。

（一）损伤机制与病理

脑震荡致伤机制目前尚不明确,现有的各种学说都不能全面解释所有与脑震荡有关的问题。对脑震荡所表现的伤后短暂性意识障碍有多种不同的解释,可能与暴力所致的脑血循环障碍、脑室系统内脑脊液冲击、脑中间神经元受损及脑细胞生理代谢紊乱所致的异常放电等因素有关。近年来,认为脑干网状上行激活系统受损才是引起意识丧失的关键因素,其依据:①以上诸因素皆可引起脑干的直接与间接受损;②脑震荡动物试验中发现延髓有线粒体、尼氏体、染色体改变,有的伴溶酶体膜破裂;③生物化学研究中,脑震荡患者的脑脊液化验中,乙酰胆碱、钾离子浓度升高,此两种物质浓度升高使神经元突触发生传导阻滞,从而使脑干网状结构不能维持人的觉醒状态,出现意识障碍;④临床发现,轻型脑震荡患者行脑干听觉诱发电位检查,有一半病例有器质性损害;⑤近年来认为脑震荡、原发性脑干损伤、弥漫性轴索损伤的致伤机制相似,只是损伤程度不同,是病理程度不同的连续体,有人将脑震荡归于弥漫性轴索损伤的最轻类型,只不过病变局限、损害更趋于功能性而易于自行修复,因此意识障碍呈一过性。

过去曾认为脑震荡仅是脑的生理功能一时性紊乱,在组织学上并无器质性改变。但近年来的临床及试验研究表明,暴力作用于头部,可以造成冲击点、对冲部位、延髓及高颈髓的组织学改变。试验观察到,伤后瞬间脑血流增加,但数分钟后脑血流量反而显著减少(约为正常的1/2),半小时后脑血流始恢复正常,颅内压在着力后的瞬间立即升高,数分钟后颅内压即趋下降。脑的大体标本上看不到明显变化。光镜下仅能见到轻度变化,如毛细血管充血,神经元胞体肿大和脑水肿等变化。电镜下观察,在着力部位,脑皮质、延髓和上部颈髓见到神经元的线粒体明显肿胀,轴突肿胀,白质部位有细胞外水肿的改变,提示血-脑屏障通透性增加。这些改变在伤后半小时可出现,1 h后最明显,并多在24 h内自然消失。这种病理变化可解释伤后的短暂性脑干症状。

（二）临床表现

1.短暂性脑干症状

外伤作用于头部后立即发生意识障碍,表现为神志不清或完全昏迷,持续数秒、数分钟或十几分钟,但一般不超过半小时。患者可同时伴有面色苍白、出汗、血压下降、心动徐缓、呼吸浅慢、肌张力降低、各种生理反射迟钝或消失等表现。但随意识恢复可很快趋于正常。

2.逆行性遗忘（近事遗忘）

患者清醒后不能回忆受伤当时乃至伤前一段时间内的情况,但对往事（远记忆）能够忆起。这可能与海马回受损有关。

3.其他症状

其他症状有头痛、头昏、乏力、恶心、呕吐、畏光、耳鸣、失眠、心悸、烦躁、思维和记忆力减退等。一般持续数月、数周症状多可消失,有的症状持续数月或数年,即称为脑震荡后综合征或脑外伤后综合征。

4.神经系统查体

无阳性体征发现。

(三)辅助检查

1.颅骨 X 线检查

无骨折发现。

2.颅脑 CT 扫描

颅骨及颅内无明显异常改变。

3.脑电图检查

伤后数月脑电图多属正常。

4.脑血流检查

伤后早期可有脑血流量减少。

5.腰椎穿刺

颅内压正常,部分患者可出现颅内压降低。脑脊液无色透明,不含血,白细胞数正常。生化检查亦多在正常范围,有的可查出乙酰胆碱含量大增,胆碱酯酶活性降低,钾离子浓度升高。

(四)救治原则与措施

(1)病情观察:伤后可在急症室观察 24 h,注意意识、瞳孔、肢体活动和生命体征的变化。对回家患者,应嘱家属在 24 h 内密切注意头痛、恶心、呕吐和意识情况,如症状加重即应来院检查。

(2)对症治疗:头痛较重时,嘱其卧床休息,减少外界刺激,可给予罗通定或其他止痛剂。对于烦躁、忧虑、失眠者给予地西泮、氯氮平等;另可给予改善自主神经功能药物、神经营养药物及钙离子拮抗剂尼莫地平等。

(3)伤后即应向患者做好病情解释,说明本病不会影响日常工作和生活,解除患者的顾虑。

二、脑挫裂伤

脑挫裂伤是指头颅受到暴力打击而致脑组织发生的器质性损伤,脑组织挫伤或结构断裂,是一种常见的原发性脑损伤。

(一)损伤机制与病理

暴力作用于头部,在冲击点和对冲部位均可引起脑挫裂伤。脑挫裂伤多发生在脑表面的皮质,呈点片状出血,如脑皮质和软脑膜仍保持完整,即为脑挫伤,如脑实质破损、断裂,软脑膜亦撕裂,即为脑挫裂伤。严重时合并脑深部结构的损伤。

脑挫裂伤灶周围常伴局限性脑水肿,包括细胞毒性水肿和血管源性水肿。前者神经元胞体增大,主要发生在灰质,伤后多立即出现;后者为血-脑屏障的破坏,血管通透性增加,细胞外液增加,主要发生在白质,伤后 2～3 d 最明显。

在重型脑损伤,尤其合并硬膜下血肿时,常发生弥漫性脑肿胀,以小儿和青年外伤多见。一般多在伤后 24 h 内发生,短者伤后 20～30 min 即出现。其病理形态变化可分三期。①早期:伤后数天,显微镜下以脑实质内点状出血、水肿和坏死为主要变化,脑皮质分层结构不清或消失,灰质和白质分界不清,神经细胞大片消失或缺血变性,神经轴索肿胀、断裂、崩解;星形细胞变性,少突胶质细胞肿胀,血管充血水肿,血管周围间隙扩大。②中期:大致在损伤数天至数周,损伤部位出现修复性病理改变,皮层内出现大小不等的出血,损伤区皮层结构消失,病灶逐渐出现小胶质细胞增生,形成格子细胞,吞噬崩解的髓鞘及细胞碎片,星形细胞及少突胶质细胞增生肥大,白细胞浸润,从而进入修复过程。③晚期:挫伤后数月或数年,病变为胶质瘢痕所代替,陈旧病灶区脑膜与脑实质瘢痕粘连,神经细胞消失或减少。

(二)临床表现

(1)意识障碍:脑挫裂伤患者多在伤后立即昏迷,一般意识障碍的时间较长,短者半小时、数小时或数天,长者数周、数月,有的为持续性昏迷或植物生存,甚至昏迷数年至死亡。有些患者原发昏迷清醒后,因脑水肿或弥漫性脑肿胀,可再次昏迷,出现中间清醒期,容易误诊为合并颅内血肿。

(2)生命体征改变:患者伤后除立即出现意识障碍外,可先出现迷走神经兴奋症状,表现为面色苍白、冷汗、血压下降、脉搏缓慢、呼吸深慢。以后转为交感神经兴奋症状。在入院后一般生命体征无多大改变,体温波动在 38 ℃上下,脉搏和呼吸可稍增快,血压正常或偏高。如出现血压下降或休克,应注意是否合并胸腹腔脏器损伤或肢体骨盆骨折等。如脉搏徐缓有力(尤其是慢于60 次/分钟),血压升高,且伴意识障碍加深,常表示继发性脑组织受压存在。

(3)患者清醒后,有头痛、头昏、恶心、呕吐、记忆力减退和定向障碍,严重时智力减退。

(4)癫痫:伤后早期出现癫痫多见于儿童,表现形式为癫痫大发作和局限性发作,发生率为5%～6%。

(5)神经系统体征:体征有偏瘫、失语、偏侧感觉障碍、同向偏盲和局灶性癫痫。若伤后早期没有局灶性神经系统体征,而在观察治疗过程中出现新的定位体征时,应行进一步检查,以除外或证实脑继发性损害。昏迷患者可出现不同程度的脑干反射障碍。脑干反射障碍的平面越低,提示病情愈严重。

(6)外伤性脑蛛网膜下腔出血(SAH)可引起脑膜刺激征象,可表现为头痛呕吐,闭目畏光,皮肤痛觉过敏,颈项强直,克氏征,布鲁津斯基征阳性。

(三)辅助检查

1.颅骨 X 线平片

多数患者可发现颅骨骨折。颅内生理性钙化斑(如松果体)可出现移位。

2.CT 扫描

脑挫裂伤区可见点片状高密度区,或高密度与低密度互相混杂。同时脑室可因脑水肿受压变形。弥漫性脑肿胀可见于一侧或两侧大脑半球,侧脑室受压缩小或消失,中线结构向对侧移位。并发蛛网膜下腔出血时,纵裂池呈纵行宽带状高密度影。脑挫裂伤区脑组织坏死液化后,表现为 CT 值近脑脊液的低密度区,可长期存在。

3.MRI

一般极少用于急性脑挫裂伤患者诊断,因为其成像较慢且急救设备不能带入机房,但 MRI对小的出血灶、早期脑水肿、脑神经及颅后窝结构显示较清楚,有其独具优势。

4.脑血管造影

在缺乏 CT 的条件下,病情需要可行脑血管造影排除颅内血肿。

（四）诊断与鉴别诊断

根据病史和临床表现及 CT 扫描，一般病例诊断无困难。脑挫裂伤可以和脑干损伤、视丘下部损伤、脑神经损伤、颅内血肿合并存在，也可以和躯体合并损伤同时发生，因此要进行细致、全面检查，以明确诊断，及时处理。

1.脑挫裂伤与颅内血肿鉴别

颅内血肿患者多有中间清醒期，颅内压增高症状明显，神经局灶体征逐渐出现，如需进一步明确诊断可行 CT 扫描。

2.轻度脑挫裂伤与脑震荡

轻度脑挫裂伤早期最灵敏的诊断方法是 CT 扫描，它可显示皮层的挫裂伤及蛛网膜下腔出血。如超过 48 h 则主要依靠脑脊液分光光度测量判定有无外伤后蛛网膜下腔出血。

（五）救治原则与措施

1.非手术治疗

同颅脑损伤的一般处理。

（1）严密观察病情变化：伤后 72 h 以内每 1～2 h 观察一次生命体征、意识、瞳孔改变。重症患者应送到 ICU 观察，监测包括颅内压在内的各项指标。对颅内压增高、生命体征改变者及时复查 CT，排除颅内继发性改变。轻症患者通过急性期观察后，治疗与脑震荡相同。

（2）保持呼吸道通畅：及时清理呼吸道内的分泌物。昏迷时间长，合并颌面骨折、胸部外伤、呼吸不畅者，应尽早行气管切开，必要时行辅助呼吸，防治缺氧。

（3）对症处理高热、躁动、癫痫发作、尿潴留等，防治肺部及泌尿系统感染，治疗上消化道溃疡等。

（4）防治脑水肿及降低颅内压：方法详见脑水肿、颅内压增高部分。

（5）改善微循环：严重脑挫裂伤后，患者微循环有明显变化，表现为血液黏度增加，红细胞、血小板易聚积，引起微循环淤滞、微血栓形成，导致脑缺血缺氧，加重脑损害程度。可采取血液稀释疗法，低分子右旋糖酐静脉滴注。

（6）外伤性 SAH：伤后数天内脑膜刺激症状明显者，可反复腰椎穿刺，将有助于改善脑脊液循环，促进脑脊液吸收，减轻症状。另外可应用尼莫地平，防治脑血管痉挛，改善微循环，减轻脑组织缺血、缺氧程度，从而减轻继发性脑损害。

2.手术治疗

原发性脑挫裂伤多无须手术，但继发性脑损害引起颅内压增高乃至脑疝时需手术治疗。重度脑挫裂伤合并脑水肿患者当出现：①在脱水等降颅内压措施治疗过程中，患者意识障碍仍逐渐加深，保守疗法无效；②一侧瞳孔散大，有脑疝征象者；③CT 示成片的脑挫裂伤混合密度影，周围广泛脑水肿，脑室受压明显，中线结构明显移位；④合并颅内血肿，骨折片插入脑内，开放性颅脑损伤患者常需手术治疗。手术采取骨瓣开颅，清除失活脑组织，若脑压仍高，可行颞极和（或）额极切除的内减压手术，若局部无肿胀，可考虑缝合硬脑膜，但常常需敞开硬脑膜行去骨瓣减压术。广泛脑挫裂伤、脑水肿严重时可考虑两侧去骨瓣减压。脑挫裂伤后期并发脑积水者可行脑室引流、分流术。术后颅骨缺损者 3 个月后行颅骨修补。

3.康复治疗

可行理疗、针灸、高压氧疗法。另外，可给予促神经功能恢复药物，如胞磷胆碱、脑生素等。

三、脑干损伤

脑干损伤是一种特殊类型的脑损伤,是指中脑、脑桥和延髓受损伤。原发性脑干损伤占颅脑损伤的 2%~5%,因造成原发性脑干损伤的暴力常较重,脑干损伤常与脑挫裂伤同时存在,其伤情也较一般脑挫裂伤严重。

(一)损伤机制

1.直接外力作用所致脑干损伤

(1)加速或减速伤时,脑干与小脑幕游离缘、斜坡和枕骨大孔缘相撞击而致伤,其中以脑干被盖部损伤多见。

(2)暴力作用时,颅内压增高,压力向椎管内传递时,形成对脑干的冲击伤。

(3)颅骨骨折的直接损伤。

2.间接外力作用所致脑干损伤

间接外力作用所致脑干损伤主要见于坠落伤和挥鞭样损伤。

3.继发性脑干损伤

颞叶钩回疝、脑干受挤压导致脑干缺血。

(二)病理

1.脑干震荡

临床有脑干损伤的症状和体征,光镜和电镜特点同脑震荡。

2.脑干挫裂伤

表现为脑干表面的挫裂及内部的点片状出血。继发性脑干损伤时,脑干常扭曲变形,内部有出血和软化。

(三)临床表现

1.意识障碍

原发性脑干损伤患者,伤后常立即发生昏迷,昏迷为持续性,时间多较长,很少出现中间清醒或中间好转期,如有,应想到合并颅内血肿或其他原因导致的继发性脑干损伤。

2.瞳孔和眼运动改变

瞳孔和眼运动改变与脑干损伤的平面有关。中脑损伤时,初期两侧瞳孔不等大,伤侧瞳孔散大,对光反应消失,眼球向下外倾斜;两侧损伤时,两侧瞳孔散大,眼球固定。脑桥损伤时,可出现两瞳孔极度缩小,两侧眼球内斜,同向偏斜或两侧眼球分离等征象。

3.去大脑强直

去大脑强直是中脑损伤的表现,头部后仰,两上肢过伸和内旋,两下肢过伸,躯体呈角弓反张状态。开始可为间断性发作,轻微刺激即可诱发,以后逐渐转为持续状态。

4.锥体束征

锥体束征是脑干损伤的重要体征之一。包括肢体瘫痪、肌张力增高,腱反射亢进和病理反射出现等。在脑干损伤早期,由于多种因素的影响,锥体束征的出现常不恒定。但基底部损伤时,体征常较恒定。如脑干一侧损伤则表现为交叉性瘫痪。

5.生命体征变化

(1)呼吸功能紊乱:脑干损伤常在伤后立即出现呼吸功能紊乱。当中脑下端和脑桥上端的呼吸调节中枢受损时,出现呼吸节律的紊乱,如陈-施呼吸;当脑桥中下部的长吸中枢受损时,可出现抽泣样呼吸;当延髓的吸气和呼气中枢受损时,则发生呼吸停止。在脑干继发性损害的初期,如小脑幕切迹疝形成时,先出现呼吸节律紊乱,陈-施呼吸,在脑疝的晚期颅内压继续升高,小脑扁桃体疝出现,压迫延髓,呼吸即先停止。

(2)心血管功能紊乱:当延髓损伤严重时,表现为呼吸心跳迅速停止,患者死亡。较高位的脑干损伤时出现的呼吸循环紊乱常先有一兴奋期,此时脉搏缓慢有力,血压升高,呼吸深快或呈喘息样呼吸。以后转入衰竭,脉搏频速,血压下降,呼吸呈潮式,终于心跳呼吸停止。一般呼吸停止在先,在人工呼吸和药物维持血压的条件下,心跳仍可维持数天或数月,最后往往因心力衰竭而死亡。

(3)体温变化:脑干损伤后有时可出现高热,这多由于交感神经功能受损,出汗的功能障碍,影响体热的发散所致。当脑干功能衰竭时,体温则可降至正常以下。

6.内脏症状

(1)上消化道出血:为脑干损伤应激引起的急性胃黏膜病变所致。

(2)顽固性呃逆。

(3)神经源性肺水肿:是由于交感神经兴奋,引起体循环及肺循环阻力增加所致。

(四)辅助检查

1.腰椎穿刺

脑脊液压力正常或轻度增高,多呈血性。

2.颅骨 X 线平片

颅骨骨折发生率高,亦可根据骨折的部位,结合受伤机制推测脑干损伤的情况。

3.颅脑 CT、MRI 扫描

原发性脑干损伤表现为脑干肿大,有点片状密度增高区,脚间池、桥池、四叠体池及第四脑室受压或闭塞。继发性脑疝的脑干损伤除显示继发性病变的征象外,还可见脑干受压扭曲向对侧移位。MRI 可显示脑干内小出血灶与挫裂伤,由于不受骨性伪影影响,显示较 CT 清楚。

4.颅内压监测

有助于鉴别原发性或继发性脑干损伤,继发性者可有颅内压明显升高,原发性者升高不明显。脑干听觉诱发电位(BAEP),可以反映脑干损伤的平面与程度。

(五)诊断与鉴别诊断

原发性脑干损伤伤后即出现持续性昏迷状态并伴脑干损伤的其他症状、体征,而不伴有颅内压增高,可借 CT,甚至 MRI 检查以明确脑干损伤并排除脑挫裂伤、颅内血肿,以此也可与继发性脑干损伤相鉴别。脑干损伤平面的判断除依据脑干听觉诱发电位外,还可以借助各项脑干反射加以判断。随脑干损伤部位的不同,可出现相应平面生理反射的消失与病理反射的引出。

1.生理反射

(1)睫脊反射:刺激锁骨上区引起同侧瞳孔扩大。

(2)额眼轮匝肌反射:用手指牵拉患者眉梢外侧皮肤并固定之,然后用叩诊锤叩击手指,引起同侧眼轮匝肌收缩闭目。

(3)垂直性眼前庭反射或头眼垂直反射:患者头俯仰时双眼球与头的动作呈反方向上下垂直移动。

(4)瞳孔对光反射:光刺激引起瞳孔缩小。

(5)角膜反射:轻触角膜引起双眼轮匝肌收缩闭目。

（6）嚼肌反射：叩击颏部引起咬合动作。

（7）头眼水平反射或水平眼前庭反射：头左右转动时双眼球呈反方向水平移动。

（8）眼心反射：压迫眼球引起心率减慢。

2.病理反射

（1）掌颏反射：轻划手掌大鱼际肌处皮肤引起同侧颏肌收缩。

（2）角膜下颌反射：轻触角膜引起闭目，并反射性引起翼外肌收缩使下颌向对侧移动。

（六）救治原则与措施

原发性脑干损伤病情危重，死亡率高，损伤较轻的小儿及青年可以恢复良好，一般治疗措施同重型颅脑损伤。尽早气管切开，亚低温疗法，防治并发症。原发性脑干损伤一般不采用手术，继发性脑干损伤，着重于及时解除颅内血肿、脑水肿等引起急性脑受压的因素，包括手术及减轻脑水肿的综合治疗。

四、下丘脑损伤

下丘脑损伤系指颅脑损伤过程中，由于颅底骨折或头颅受暴力打击，直接伤及下丘脑，而出现的特殊的临床综合征。

（一）损伤机制与病理

下丘脑深藏于颅底蝶鞍上方，因此暴力作用方向直接或间接通过下丘脑时，皆可能导致局部损伤。此外，小脑幕切迹下疝时亦可累及此区域。

下丘脑损伤时，常出现点、灶状出血，局部水肿软化以及神经细胞的坏死，亦有表现为缺血性变化，常可累及垂体柄及垂体，构成严重神经内分泌紊乱的病理基础。

（二）临床表现

1.意识及睡眠障碍

下丘脑后外侧区与中脑被盖部均属上行网状激动系统，维持人生理觉醒状态，因而急性下丘脑损伤时，患者多呈嗜睡、浅昏迷或深昏迷状态。

2.体温调节障碍

下丘脑具有体温调节功能，当下丘脑前部损害时，机体散热功能障碍，可出现中枢性高热；其后部损伤出现产热和保温作用失灵而引起体温过低；如合并结节部损伤，可出现机体代谢障碍，体温将更进一步降低，如下丘脑广泛损伤，则体温随环境温度而相应升降。

3.内分泌代谢功能紊乱

（1）下丘脑视上核、室旁核受损或垂体柄视上核垂体束受累：致抗利尿激素合成释放障碍，引起中枢性尿崩。

（2）下丘脑-垂体-靶腺轴的功能失调：可出现糖、脂肪代谢的失调，尤其是糖代谢的紊乱，表现为高血糖，常与水代谢紊乱并存，可出现高渗高糖非酮性昏迷，患者极易死亡。

4.自主神经功能紊乱

下丘脑的自主神经中枢受损，可出现血压波动，或高或低，以低血压多见。血压不升伴低体温常是预后不良征兆。呼吸功能紊乱表现为呼吸浅快或减慢。视前区损害可发生急性神经源性肺水肿。消化系统主要表现为急性胃黏膜病变，引起上消化道出血，重者可出现胃十二指肠穿孔。

5.局部神经体征

主要是鞍区附近的脑神经受累体征,包括视神经、视束、滑车神经等。

(三)辅助检查

1.颅骨 X 线平片

多伴颅底骨折,骨折线常经过蝶骨翼、筛窦、蝶鞍等部位。

2.颅脑 CT 扫描

颅脑 CT 扫描可显示下丘脑不规则的低密度、低信号的病变区,鞍上池消失或有蛛网膜下腔出血,第三脑室前部受压消失。另外,还可见颅底骨折及额颞底面脑挫裂伤征象。

(四)诊断与鉴别诊断

孤立而局限的下丘脑原发损伤极为少见,在头颅遭受外伤的过程中,常出现多个部位的损伤,因此,下丘脑损伤的诊断常受到其他部位脑损伤引起的症状的干扰,在临床上只要具有一种或两种下丘脑损伤的表现,就应想到有下丘脑损伤的可能性。特别是鞍区及其附近有颅底骨折时,更应提高警惕。

(五)救治原则与措施

急性下丘脑原发性损伤是严重的脑损伤之一,治疗上按重型颅脑损伤的治疗原则进行。早期应注意采用强有力的措施控制高热和脑水肿。控制自主神经症状的发生、发展也是十分重要的。中枢性尿崩可采用替代疗法。

(程　勇)

第四节　开放性颅脑损伤

开放性颅脑损伤是颅脑各层组织开放伤的总称,包括头皮裂伤、开放性颅骨骨折及开放性脑损伤,而不是开放性脑损伤的同义词。硬脑膜是保护脑组织的一层坚韧纤维膜屏障,此层破裂与否,是区分脑损伤为闭合性或开放性的分界线。

开放性颅脑损伤的原因很多,大致划为两大类,即非火器伤与火器伤。

一、非火器性颅脑损伤

各种造成闭合性颅脑损伤的原因都可造成头皮、颅骨及硬脑膜的破裂,造成开放性颅脑损伤,在和平时期的颅脑损伤中,以闭合伤居多,开放性伤约占 16.8%,而后者中又以非火器颅脑损伤较多。

(一)临床表现

1.创伤的局部表现

开放性颅脑伤的伤因、暴力大小不一,产生损伤的程度与范围差别极大。创伤多位于前额、额眶部,亦可发生于其他部位,可为单发或多发,伤口整齐或参差不齐,有时沾有头发、泥沙及其他污物,有时骨折片外露,也有时致伤物如钉、锥、铁杆嵌顿于骨折处或颅内。头皮血运丰富,出血较多,当大量出血时,需考虑是否存在静脉窦破裂。

2.脑损伤症状

患者常有不同程度的意识障碍与脑损害表现,脑部症状取决于损伤的部位、范围与程度。其临床表现同闭合性颅脑损伤部分。

3.颅内压改变

开放性脑损伤时,因颅骨缺损,血液、脑脊液及破碎液化坏死的脑组织可经伤口流出,或为脑膨出,颅内压力在一定程度上可得到缓冲。如伴脑脊液大量流失,可出现低颅内压状态。创口较小时可与闭合性脑损伤一样,出现脑受压征象。

4.全身症状

开放性颅脑损伤时出现休克的机会较多,不仅因外出血造成失血性休克,还可由于颅腔呈开放性,脑脊液与积血外溢,使颅内压增高得到缓解,颅内压引起的代偿性血压升高效应减弱。同时伴有的脊柱、四肢及胸腹伤可有相应的症状及体征。

(二)辅助检查

1.X 线平片

颅骨的 X 线平片检查有助于对骨折的范围、骨碎片与异物在颅内的存留情况的了解。

2.颅脑 CT 扫描

颅脑 CT 扫描可显示颅骨、脑组织的损伤情况,能够对碎骨片及异物定位,发现颅内或脑内血肿等继发性改变。CT 较X 线平片更能清楚地显示 X 线吸收系数低的非金属异物。

(三)诊断

开放性颅脑损伤一般易于诊断,根据病史、检查伤口内有无脑脊液或脑组织,即可确定开放性损伤的情况。X 线平片及 CT 扫描更有利于伤情的诊断。少数情况下,硬脑膜裂口很小,可无脑脊液漏,初诊时难以确定是否为开放性脑损伤,而往往手术探查时才能明确。

(四)救治原则与措施

1.治疗措施

首先做创口止血、包扎、纠正休克,患者入院后有外出血时,应采取临时性止血措施,同时检查患者的周身情况,有无其他部位严重合并伤,是否存在休克或处于潜在休克。当患者出现休克或处于休克前期时,最重要的是先采取恢复血压的有力措施,加快输液、输血,不必顾虑因此加重脑水肿的问题,当生命体征趋于平稳时,才适于进行脑部清创。

2.手术原则

(1)早期清创:按一般创伤处理的要求,尽早在伤后 6 h 内进行手术。在目前有力的抗生素防治感染的条件下,可延长时限至伤后 48 h。

(2)彻底清创手术的要求:早期彻底清除术,应一期缝合脑膜,将开放性脑损伤转为闭合性,经清创手术,脑水肿仍严重者,则不宜缝合硬脑膜,而需进行减压术,避免发生脑疝。

(3)并存脏器伤时,应在输血保证下,迅速处理内脏伤,第二步行脑清创术。这时如有颅内血肿、脑受压危险,伤情特别危急,需有良好的麻醉处理,输血、输液稳定血压,迅速应用简捷的方法,制止内出血,解除脑受压。

(4)颅骨缺损一般在伤口愈合后 3~4 个月进行修补为宜,感染伤口修补颅骨至少在愈合半年后进行。

3.手术方法

应注意的是,术中如发现硬脑膜颜色发蓝、颅内压增高,疑有硬膜下血肿,应切开硬脑膜探查处理。脑搏动正常时,表明脑内无严重伤情,无必要切开探查,以免将感染带入脑部。开放性脑损伤的清创应在直视下进行,逐层由外及里冲净伤口,去除污物、血块,摘除碎骨片与异物,仔细止血,吸去糜烂失活的脑组织,同时要珍惜脑组织,不做过多的切除。保留一切可以保留的脑血管,避免因不必要的电凝或夹闭脑的主要供血动脉及回流静脉引起或加重脑水肿、脑坏死及颅内压增高。脑挫裂伤较严重,颅内压增高,虽经脱水仍无缓解,可容许做内减压术。清创完毕,所见脑组织已趋回缩、颅内压已降低的情况下,缝合硬脑膜及头皮。

钢钎、钉、锥等较粗大锐器刺入颅内,有时伤器为颅骨骨折处所嵌顿。如伤员一般情况好,无明显颅内出血症状者,不宜立即拔出,特别是位于动脉干与静脉窦所在处和鞍区的创伤。应摄头颅 X 线片了解颅内伤器的大小、形态和方位,如异物靠近大血管时,应进一步行脑血管造影,查明异物与血管等邻近结构的关系,据此制定出手术方案,术前做好充分的输血准备。行开颅手术时,先切除金属异物四周的颅骨进行探查,若未伤及静脉,扩大硬脑膜破口,在直视下,徐徐将异物退出,随时观察伤道深处有无大出血,然后冲洗伤道、止血,放置引流管,缝合修补硬脑膜,闭合伤口,术后 24～36 h 拔除引流管。

颅面伤所致开放性脑损伤,常涉及颌面、鼻窦、眼部及脑组织。

清创术的要求:①做好脑部清创与脑脊液漏的修补处理;②清除可能引起的创伤感染因素;③兼顾功能与整容的目的。手术时要先扩大额部伤口或采用冠状切口,翻开额部皮瓣,完成脑部清创与硬膜修补术,然后对鼻窦作根治性处理。最后处理眼部及颌面伤。

二、火器性颅脑损伤

火器性颅脑损伤是神经外科的一个重要课题。战争时期,火器性颅脑损伤是一种严重战伤,尤其是火器性颅脑穿通伤,处理复杂,死亡率高。在和平时期也仍然是棘手的问题。创伤医学及急救医学的发展,虽使火器性颅脑损伤的病理生理过程得到进一步阐明,火器性颅脑损伤的抢救速度、诊疗条件也有了很大的提高,但是其死亡率仍高。

(一)分类

目前按硬脑膜是否破裂将火器性颅脑损伤简化分为非穿通伤和穿通伤两类。

1.非穿通伤

常有局部软组织或伴颅骨损伤,但硬脑膜尚完整,创伤局部与对冲部位可能有脑挫裂伤,或形成血肿。此类多为轻、中型伤,少数可为重型。

2.穿通伤

穿通伤即开放性脑损伤。颅内多有碎骨片、弹片或枪弹存留,伤区脑组织有不同程度的破坏,并发弹道血肿的机会多,属重型伤,通常将穿通伤又分为以下几种。

(1)非贯通伤:只有入口而无出口,在颅内入口附近常有碎骨片与异物,金属异物存留在颅内,多位于伤道的最远端,局部脑挫裂伤较严重。

(2)贯通伤:有入口和出口,入口小,出口大。颅内入口及颅外皮下出口附近有碎骨片,脑挫裂伤严重,若伤及生命中枢,伤员多在短时间内死亡。

(3)切线伤:头皮、颅骨和脑呈沟槽状损伤或缺损,碎骨片多在颅内或颅外。

(4)反跳伤:弹片穿入颅内,受到入口对侧颅骨的抵抗,变换方向反弹停留在脑组织内,构成复杂伤道。

此外,按投射物的种类又可分为弹片伤、枪弹伤,也可按照损伤部位来分类,以补充上述的分类法。

(二)损伤机制与病理

火器性颅脑损伤的病理改变与非火器伤有所不同,伤道脑的病理改变分为三个区域。

1.原发伤道区

原发伤道区是反映伤道的中心部位,内含毁损液化的脑组织,与出血和血块交融,杂有颅骨碎片、头发、布片、泥沙以及弹片或枪弹等。伤道的近侧可由于碎骨片造成支道,间接增加脑组织损伤范围,远侧则形成贯通伤、盲管或反跳伤。脑膜与脑的出血容易在伤道内聚积形成硬膜外、硬膜下、脑内或脑室内血肿。伤道内的血肿可位于近端、中段与远端。

2.挫裂伤区

在原发伤道的周围,脑组织呈点状出血和脑水肿,神经细胞、少枝胶质细胞及星形细胞肿胀或崩解。致伤机制是由于高速投射物穿入密闭颅腔后的瞬间,在脑内形成暂时性空腔,产生超压现象,冲击波向周围脑组织传递,使脑组织顿时承受高压及相继的负压作用而引起脑挫裂伤。

3.震荡区

震荡区位于脑挫裂伤区周围,是空腔作用之间接损害,伤后数小时逐渐出现血循环障碍、充血、淤血、外渗及水肿等,但尚为可逆性。

另外,脑部可能伴有冲击伤,乃因爆炸引起的高压冲击波所致,脑部可发生点状出血、脑挫裂伤和脑水肿。

脑部的病理变化可随创伤类型、伤后时间、初期外科处理以及后期治疗情况而有所不同。脑组织的血液循环与脑脊液循环障碍,颅内继发性出血与血肿形成,急性脑水肿,并发感染等,皆可使病理改变复杂化。

(三)临床表现

1.意识障碍

伤后意识水平是判断火器性颅脑损伤轻重的最重要指标,是手术指征和预后估计的主要依据。但颅脑穿通伤有时局部有较重的脑损伤,可不出现昏迷。应强调连续观察神志变化过程,如伤员在伤后出现中间清醒期或好转期,或受伤当时无昏迷随后转入昏迷,或意识障碍呈进行性加重,都反映伤员存在急性脑受压征象。在急性期,应警惕创道或创道邻近的血肿,慢性期的变化可能为脓肿。

2.生命体征的变化

重型颅脑伤员,伤后多数立即出现呼吸、脉搏、血压的变化。伤及脑干部位重要生命中枢者,可早期发生呼吸紧迫,缓慢或间歇性呼吸,脉搏转为徐缓或细远,脉律不整与血压下降等中枢性衰竭征象。呼吸深而慢,脉搏慢而有力,血压进行性的升高变化是颅内压增高、脑受压和脑疝的危象,常指示颅内血肿。开放伤引起外出血,大量脑脊液流失,可引起休克和衰竭。出现休克时应注意查明有无胸、腹伤、大的骨折等严重合并伤。

3.脑损伤症状

伤员可因脑挫裂伤、血肿、脑膨出而出现相应的症状和体征。蛛网膜下腔出血可引起脑膜刺激征。下丘脑损伤可引起中枢性高热。

4.颅内压增高

火器伤急性期并发颅内血肿的机会较多,但弥漫性脑水肿更使人担忧,主要表现为头痛、恶心、呕吐及脑膨出。慢性期常是由于颅内感染、脑水肿，表现为脑膨出，意识转坏和视盘水肿，到一定阶段，反映到生命体征变化，并最终出现脑疝体征。

5.颅内感染

穿通伤的初期处理不彻底或过迟，易引起颅内感染。主要表现为高热、颈强直、脑膜刺激征。

6.颅脑创口的检查

这在颅脑火器伤是一项特别重要的检查。出入口的部位、数目、形态、出血、污染情况均很重要，出入口的连线有助于判断穿通伤是否横过重要结构。

（四）辅助检查

1.颅骨 X 线平片

对颅脑火器伤应争取在清除表面砂质等污染后常规拍摄颅片。拍片不仅可以明确是非贯通伤还是贯通伤，颅内是否留有异物，并了解确切位置，对指导清创手术有重要作用。

2.脑超声波检查

观察中线波有无移位作为参考。二维及三维超声有助于颅内血肿、脓肿、脑水肿等继发性改变的判断。

3.脑血管造影

在无 CT 设备的情况下，脑血管造影有很大价值，可以提供血肿的部位和大小的信息。脑血管造影还有助于外伤性颅内动脉瘤的诊断。

4.CT 扫描

颅脑 CT 扫描对颅骨碎片、弹片、创道、颅内积气、颅内血肿、弥漫性脑水肿和脑室扩大等情况的诊断，既正确又迅速，对内科疗效的监护也有特殊价值。

（五）诊断

作战时，因伤员多，检查要求简捷扼要，迅速明确颅脑损伤性质和有无其他部位合并伤。早期强调头颅 X 线平片检查，对明确诊断及指导手术有重要意义。晚期存在的并发症、后遗症可根据具体情况选择诊断检查方法：包括脑超声波、脑血管造影及 CT 扫描等。在和平时期，火器性颅脑损伤伤员如能及时被送往有条件的医院，早期进行包括 CT 扫描在内的各种检查，可使诊断确切，以利早期治疗。

（六）救治原则与措施

1.急救

（1）保持呼吸道通畅：简单的方法是把下颌向前推拉，侧卧，吸出呼吸道分泌物和呕吐物，也可插管过度换气。

（2）抢救休克：早期足量输血、输液和保持呼吸道通畅是战争与和平时期枪伤治疗的两大原则。

（3）严重脑受压的急救：伤员在较短时间内出现单侧瞳孔散大或很快双瞳变化，呼吸转慢，估计不能转送至手术医院时，则应迅速扩大穿通伤入口，创道浅层血肿常可涌出而使部分伤员获救，然后再考虑转送。

（4）创伤包扎：现场抢救只做伤口简单包扎，以减少出血，有脑膨出时，用敷料绕其周围，保护脑组织以免污染和增加损伤。强调直接送专科处理，但已出现休克或已有中枢衰竭征象者，应就地急救，不宜转送。尽早开始大剂量抗生素治疗，应用破伤风抗毒素（TAT）。

2.优先手术次序

大量伤员到达时,伤员手术的顺序大致如下。

(1)有颅内血肿等脑受压征象者,或伤道有活动性出血者,优先手术。

(2)颅脑穿通伤优先于非穿通伤手术,其中脑室伤有大量脑脊液漏及颅后窝伤也应尽早处理。

(3)同类型伤,先到达者,先作处理。

(4)危及生命的胸、腹伤优先处理,然后再处理颅脑伤;如同时已有脑疝征象,伤情极重,在良好的麻醉与输血保证下,两方面手术可同时进行。

3.创伤的分期处理

(1)早期处理(伤后72 h以内):早期彻底清创应于24 h以内完成,但由于近年有效抗生素的发展及应用,对于转送较迟、垂危或其他合并伤需要紧急处理时,脑部的清创可以推迟至72 h。一般认为伤后3~8小时最易形成创道血肿,故最好在此期或更早期清创。

(2)延期处理(伤后3~6 d):伤口如尚未感染,也可以清创,术后缝合伤口,置橡皮条引流,或两端部分缝合或不缝依具体情况而定。伤口若已感染,则可扩大伤口和骨孔,使脓液引流通畅,此时不宜脑内清创,以免感染扩散,待感染局限后晚期清创。

(3)晚期处理(伤后7 d以上):未经处理的晚期伤口感染较重,应先药物控制感染,若创道浅部有碎骨片,妨碍脓液引流,也可以扩大伤口,去除异物,待后择期进一步手术。

(4)二期处理(再次清创术):颅脑火器伤可由于碎骨片、金属异物的遗留、脑脊液漏及术后血肿等情况进行二次手术。

(七)清创术原则与方法

麻醉、术前准备、一般清创原则基本上与平时开放性颅脑损伤的处理相同,在战时,为了减轻术后观察和护理任务,宜多采用局麻或只有短暂的全身麻醉。开颅可用骨窗法和骨瓣法,彻底的颅脑清创术要求修整严重污染或已失活的头皮、肌肉及硬脑膜,摘尽碎骨片,确实止血。对过深难以达到的金属异物不强求在一期清创中摘除。清创术后,颅内压下降,脑组织下塌,脑搏动良好,冲净伤口,缝合修补硬脑膜,缝合头皮,硬脑膜外可置引流1~2 d。

对于脑室伤,要求将脑室中的血块及异物彻底清创,充分止血,术毕用含抗生素的生理盐水冲净伤口,对预防感染有一定作用,同时可做脑室引流。摘出的碎骨片数目要与X线平片之数目核对,避免残留骨片形成颅内感染的隐患。新鲜伤道中深藏的磁性金属异物和弹片,可应用磁性导针伸入伤道吸出。颅脑贯通伤出口常较大,出口的皮肤血管也易于损伤,故清创常先从出口区进行。若入口处有脑膨出或血块涌出,则入口清创优先进行。

下列情况需行减压术,硬脑膜可不予缝合修补:①清创不彻底;②脑挫裂伤严重,清创后脑组织仍肿胀或膨出;③已化脓之创伤,清创后仍需伤道引流;④止血不彻底。

(八)术后处理

脑穿通伤清创术后,需定时观察生命体征、意识、瞳孔的变化,观察有无颅内继发出血、脑脊液漏等。加强抗脑水肿、抗感染、抗休克治疗。保持呼吸道通畅,吸氧。躁动、癫痫、高热时,酌情使用镇静药、冬眠药和采用物理方法降温,昏迷瘫痪伤员,定时翻身,预防肺炎、压疮和泌尿系感染。

(九)颅内异物存留

开放性颅脑损伤,特别是火器伤常有金属弹片及碎骨片、草木、泥沙、头发等异物进入颅内。

当早期清创不彻底或因异物所处部位较深,难以取出时,异物则存留于颅内。异物存留有可能导致颅内感染,其中碎骨片易伴发脑脓肿,而且可促使局部脑组织退行性改变,极少数金属异物尚可有位置的变动,从而加重脑损伤,从而需手术取出异物。摘除金属异物的手术指征:①直径大于1 cm的金属异物因易诱发颅内感染而需手术;②位于非功能区、易于取出且手术创伤及危险性小;③出现颅内感染征象或顽固性癫痫及其他较严重的临床症状者;④合并有外伤性动脉瘤者;⑤脑室穿通伤,异物进入脑室时,由于极易引起脑室内出血及感染,且异物在脑室内移动可以损伤脑室壁,常需手术清除异物。手术方法可分为骨窗或骨瓣开颅直接手术取出异物及采用立体定向技术用磁性导针或异物钳取出异物。前者有造成附加脑损伤而加重症状的危险,手术宜沿原伤道口进入,避开重要功能区,可应用于表浅部位及脑室内异物取出。近年来,由于立体定向技术的发展,在X线颅骨正侧位片及头部CT扫描准确定位及监控下,颅骨钻孔后,精确地将磁导针插入脑内而吸出弹片;或利用异物钳夹出颅内存留的异物。此种方法具有手术简便,易于接受,附加损伤少等优点,但当吸出或钳夹异物有困难时,需谨慎操作,以免损伤异物附近的血管而并发出血。手术前后需应用抗生素预防感染,并需重复注射 TAT。

(程　勇)

第五节　外伤性颅内血肿

一、概述

外伤性颅内血肿在闭合性颅脑损伤中占10%左右,在重型颅脑损伤中占40%～50%。

(一)颅内血肿的分类

1.按血肿症状出现的时间分类

(1)特急性血肿:3 h以内出现血肿症状者。

(2)急性血肿:伤后3 d内出现症状者。

(3)亚急性血肿:伤后3 d至3周出现症状者。

(4)慢性血肿:伤后3周以上出现症状者。

2.按血肿在颅腔内部位不同分类

(1)硬脑膜外血肿:血肿位于颅骨和硬脑膜之间。

(2)硬脑膜下血肿:血肿位于硬脑膜和蛛网膜之间。

(3)脑内血肿:血肿位于脑实质内。

(4)特殊部位血肿:脑室内出血,出血在脑室系统内;颅后窝血肿,血肿位于颅后窝;脑干血肿,血肿位于脑干。

3.按血肿数目多少分类

(1)单发性血肿:颅内出现单一血肿。

(2)多发性血肿:两个以上同部位不同类型的血肿或不同部位的血肿。

4.按血肿是否伴脑挫裂伤分类

(1)单纯性血肿:不伴有脑挫裂伤的血肿。

（2）复合性血肿：血肿部位伴脑挫裂伤。

此外，CT扫描的出现又引出以下两种概念。①迟发性颅内血肿：即伤后首次CT扫描未发现血肿，当病情变化再次CT检查发现了血肿。②隐匿性颅内血肿：伤后病情稳定，无明显症状，经CT扫描发现了颅内血肿。

（二）病理生理

正常时，颅腔的容积是脑的体积、颅内血容量和颅内脑脊液量三者之和。外伤后颅内形成血肿，为维持正常颅内压，血肿形成早期，机体借颅内血管的反射性收缩使血容量减少，并将一部分脑脊液挤压到椎管内，以及脑脊液分泌减少，吸收速度增加代偿。但这种代偿有一定限度。脑脊液可代偿的容量约占颅腔总量的5％左右，即相当于70 mL，血容量可供代偿容量约25 mL。但颅内血肿大多都伴有脑挫裂伤及脑水肿，因此，血肿即使小于70 mL，也可产生急性脑受压及失代偿的表现。一般认为，幕上急性血肿超过30 mL，幕下急性血肿超过10 mL，即可产生症状而需手术处理。机体失代偿后可经以下环节形成恶性循环。

1.脑血液循环障碍

颅内压增高，脑静脉回流受阻，脑血流淤滞，引起脑缺氧和毛细血管通透性增强，产生脑水肿和颅内压增高。

2.脑脊液循环障碍

脑血循环的淤滞，导致脑脊液分泌量增加和吸收量减少，脑水肿加重，闭塞了脑池和蛛网膜下腔特别是环池和枕大池。当脑疝形成时，中脑导水管受压，脑脊液循环障碍，致使颅内压进一步增高。

3.脑疝形成

当血肿体积不断增大，压迫同侧大脑半球，导致颞叶沟回疝，压迫中脑致使导水管处脑脊液循环障碍。幕上颅内压急剧增高，压力向下传达到颅后窝，促使小脑扁桃体经枕骨大孔下疝，延髓受压，生命中枢衰竭，导致患者死亡。

（三）临床表现

1.颅内压增高症状

（1）头痛、恶心、呕吐：为头部外伤的早期常见症状，如在急性期或亚急性期并发血肿者，头痛加剧，恶心、呕吐频繁。对慢性血肿则不明显。

（2）生命体征改变：急性颅内血肿引起的颅内压增高，可导致库欣（Cushing）征，表现为血压升高，脉压增大，脉搏和呼吸减慢。

（3）意识障碍：颅内血肿患者的意识障碍变化多有"中间清醒期"或"中间好转期"，即患者伤后出现原发性昏迷，当患者神志转清或意识障碍有好转时，由于颅内出血的存在，血肿不断增大，颅内压增高或脑疝形成，再次出现昏迷。某些颅内血肿伴严重脑挫裂伤，如原发昏迷程度加重，应考虑到有脑水肿或多发颅内血肿的可能。

（4）躁动：为颅内压急剧增高或脑疝发生前的临床表现。

（5）视盘水肿：亚急性或慢性血肿，以及少数急性血肿均可出现视盘水肿。

2.局灶症状

颅内血肿的局灶体征是伤后逐渐出现的，这与脑挫裂伤后立即出现的局灶症状有所不同。

3.脑疝症状

幕上血肿造成小脑幕切迹疝，表现为意识丧失，血肿同侧瞳孔散大，对光反射消失和对侧偏瘫等。少数患者由于脑干被推向对侧,致使对侧的大脑脚与小脑幕游离缘相挤压,出现脑疝同侧的偏瘫,这在血肿定位时应予以注意。

脑疝晚期则可出现双侧瞳孔散大、固定和去脑强直,进一步发生枕骨大孔疝,出现病理性呼吸,最终导致呼吸停止。

（四）辅助检查

1.颅骨 X 线平片

了解有无颅骨骨折,骨折线的走行和其与硬脑膜外血肿的关系,对判断头部着力部位、出血来源和血肿的位置、类型有帮助。钙化松果体的移位,对判断幕上血肿的定位有帮助。

2.超声波探查

简单易行,便于动态观察。单侧的血肿可出现中线波移位;发展中的血肿,初次检查时中线波可无明显移位,但随着血肿增大,复查中将发现中线波明显移位,但额底、颞底和两侧性血肿,中线波常不出现移位。

3.脑血管造影

在无 CT 扫描的条件下,脑血管造影仍然是较好的诊断方法,但对已出现脑疝症状者切忌做此项检查,防止因造影延迟手术时间,造成不良后果。

4.CT 扫描

在外伤性颅内血肿的检查中,CT 扫描是目前最为理想的方法。它可以准确地判断血肿的类型、大小、位置和数目,以及同时伴有的颅骨、脑组织损伤的情况,便于同时处理。

（五）诊断与鉴别诊断

根据患者的头部外伤史,进行性颅内压增高的症状、体征以及局灶体征,及时行 CT 扫描,将有利于颅内血肿的早期诊断。当伤情发展到脑疝形成时,应抓紧时间直接进行钻孔探查。在临床上,外伤性颅内血肿应与以下疾病进行鉴别。

1.脑挫裂伤

局灶神经体征伤后立即出现,颅内压增高症状多不明显。鉴别手段主要靠 CT 扫描。

2.脑血管意外

发病时患者突然感到剧烈头痛、头昏,然后意识丧失而昏倒。因病种不同可有不同的病史和临床特点,有时合并轻度头部外伤时,在临床上难以鉴别。经 CT 扫描了解血肿的部位和类型将有助于鉴别诊断。

3.脂肪栓塞

常伴有四肢长骨骨折,伤后患者情况良好,但数小时或数月后,出现头痛、躁动、癫痫发作和意识障碍,全身皮肤可有散在小出血点。

（六）救治原则与措施

患者伤后无意识障碍及颅内压增高,CT 示血肿量小、中线结构移位不明显、脑室系统无明显受压,无局灶性神经系统体征可行保守疗法,余者多需手术治疗,清除血肿。手术指征:①意识障碍逐渐加重;②颅内压增高,颅内压监测 ICP＞12.7 kPa,并呈进行性升高;③有局灶性神经系统体征;④CT 示幕上血肿量大于 30 mL,幕下大于 10 mL,中线结构移位大于 1 cm,脑池、脑室受压明显;⑤在脱水、利尿保守治疗中病情恶化者;⑥硬脑膜外血肿不易吸收,指征须放宽;⑦颞叶、颅后窝血肿易致脑疝,需密切观察病情变化,在脑疝出现前及早手术。

二、硬脑膜外血肿

硬脑膜外血肿位于颅骨内板与硬脑膜之间,占外伤性颅内血肿的30%左右,在闭合性颅脑损伤中其发生率为2%~3%。临床统计资料显示外伤性硬脑膜外血肿以急性多见,约占86.2%,亚急性血肿占10.3%,慢性者少见,占3.5%;在我国1978年全国神经精神科学会上将伤后3 h内出现典型颅内血肿症状及体征者定为特急性血肿,以加强此类患者的救治工作,硬膜外血肿呈特急性表现者在各类外伤性血肿中较为多见。硬膜外血肿多为单发,多发者少见,但可合并其他类型血肿,构成复合型血肿,其中以外伤着力点硬膜外血肿合并对冲部位硬膜下血肿较为常见,脑内血肿少见。硬膜外血肿可见于任何年龄患者,以15~40岁青壮年较为多见。儿童因颅内血管沟较浅且颅骨与脑膜粘连紧密,损伤脑膜动脉及脑膜剥离机会少,硬膜外血肿少见。

(一)急性硬膜外血肿

1.病因与病理

急性硬脑膜外血肿的常见原因是颅骨骨折致脑膜中动脉或其分支撕裂出血,于颅骨内板和硬膜之间形成血肿,以额颞部及颞顶部最为常见。脑膜中动脉经颅中窝底的棘孔进入颅内,沿脑膜中动脉沟走行,在翼点处分为前后两支,翼点处颅骨较薄,发生骨折时脑膜中动脉及其分支均可被撕裂,其主干出血形成血肿以额部为主,前支出血形成血肿多位于额部或额顶部,后支出血血肿多位于颞顶或颞部。脑膜中动脉出血凶猛,血肿可迅速增大,数小时内产生脑疝,特急性硬膜外血肿多见于此处出血者。前额部外伤或颅前窝骨折,可损伤筛前动脉及其分支(脑膜前动脉),于额极部或额底部形成硬膜外血肿,此处血肿形成较慢且临床少见,易于漏诊。有时骨折损伤与脑膜中动脉伴行的脑膜中静脉,因出血缓慢,血肿多为亚急性或慢性,临床少见。矢状窦、横窦可因相应部位骨折使其撕裂出血造成矢状窦旁血肿、颅后窝血肿或骑跨静脉窦的硬膜外血肿。板障静脉或穿通颅骨的导血管因骨折引起出血,可于硬膜外间隙形成血肿,临床可以遇见,但较静脉窦出血所致血肿形成更为缓慢。有时头部外伤后,并无骨折,但外力可使硬膜与颅骨分离,致微小血管撕裂形成硬膜外血肿,多位于外伤着力点处,形成缓慢且血肿较小。

血肿的大小、出血速度是影响患者病情的两大因素,出血速度快血肿迅速形成者,即使血肿量较小,因颅内压增高来不及代偿,早期即出现脑受压及颅内压增高症状。大脑半球凸面急性血肿,向下向内挤压脑组织,形成颞叶沟回疝,产生临床危象。亚急性与慢性血肿可因颅内血液与脑脊液的减少,以代偿颅内压的缓慢增高,即使血肿较大,仍可无脑疝形成。若血肿量继续增加(大于100 mL),颅内压代偿失调,可出现危象。若救治不及时,则可致生命危险。

2.临床表现

(1)意识障碍:急性硬膜外血肿多数伤后昏迷时间较短,少数甚至无原发昏迷,说明大多数脑原发损伤比较轻。有原发昏迷者伤后短时间内清醒,后血肿形成并逐渐增大,颅内压增高及脑疝形成,出现再昏迷,两次昏迷之间的清醒过程称为"中间清醒期"。各种颅内血肿中,急性硬膜外血肿患者"中间清醒期"最为常见;部分无原发昏迷者伤后3 d内出现继发昏迷,早期检查不细致容易漏诊;原发脑损伤严重,伤后持续昏迷或仅表现意识好转后进行性加重,无典型中间清醒期,颅内血肿征象被原发脑干损伤或脑挫裂伤掩盖,易漏治。

(2)颅内压增高:在昏迷或再昏迷之前,因颅内压增高,患者表现剧烈头痛、恶心、呕吐、躁动不安、血压升高、脉压增大、心跳及呼吸缓慢等。

(3)神经系统体征:幕上硬膜外血肿压迫运动区、语言中枢、感觉区,可出现中枢性面瘫、偏瘫、运动性失语、感觉性失语、混合性失语、肢体麻木等,矢状窦旁血肿可单纯表现下肢瘫。小脑幕切迹疝形成后,出现昏迷,血肿侧瞳孔散大,对光反应消失,对侧肢体瘫痪,肌张力增高,腱反射亢进,病理反射阳性等 Sturge-Weber 综合征(脑面血管瘤病)表现。脑疝形成后可短期内进入脑疝晚期,出现双瞳孔散大、病理性呼吸、去大脑强直等。若不迅速手术清除血肿减压,将因严重脑干继发损害,致生命中枢衰竭死亡。偶见血肿迅速形成,致脑干向对侧移位嵌压于对侧小脑幕上,首先表现对侧瞳孔散大,同侧肢体瘫痪等不典型体征,需要立即辅助检查确诊。幕下血肿出现共济失调、眼球震颤、颈项强直等,因颅后窝体积狭小,其下内侧为延髓和枕骨大孔,血肿继续增大或救治不及时,可因枕骨大孔疝形成突然出现呼吸、心跳停止而死亡。

3.辅助检查

(1)颅骨 X 线平片:颅骨骨折发生率较高,约 95% 显示颅骨骨折。

(2)脑血管造影:血肿部位显示典型的双凸镜形无血管区,伤后数小时内造影者,有时可见对比剂外渗;矢状窦旁或跨矢状窦的硬脑膜外血肿,造影的静脉及静脉窦期,可见该段的矢状窦和注入静脉段受压下移。

(3)CT 扫描:表现为呈双凸镜形密度增高影,边界锐利,骨窗位可显示血肿部位颅骨骨折。同侧脑室系统受压,中线结构向对侧移位。

(4)MRI:多不用于急性期检查,形态与 CT 表现相似,呈梭形,边界锐利,T_1 加权像为等信号,其内缘可见低信号的硬脑膜,T_2 加权像为低信号。

4.诊断

依据头部外伤史,着力部位及受伤性质,伤后临床表现,早期 X 线颅骨平片等,可对急性硬膜外血肿做初步诊断。出现剧烈头痛、呕吐、躁动、血压增高、脉压加大等颅内压严重增高,或偏瘫、失语、肢体麻木等体征时,应高度怀疑颅内血肿,尽快行 CT 检查协助诊断。

5.鉴别诊断

急性硬膜外血肿应与硬膜下血肿、脑内血肿、局限性脑水肿及弥散性脑肿胀等进行鉴别诊断。

(1)硬膜下血肿及脑内血肿:与硬膜外血肿比较,受伤暴力较重,顶枕及颞后部着力对冲性损伤多见,中间清醒期少见,意识障碍进行性加重多见,颅骨骨折较少见(约 50%),CT 显示硬膜下及脑内不规则高密度影,脑血管造影为硬膜下无血管区及脑内血管抱球征。

(2)局限性脑水肿及弥散性脑肿胀:与各种血肿比较,受伤暴力更重,亦多见于对冲性损伤,原发损伤重,原发脑干损伤多见,伤后昏迷时间长,意识相对稳定,部分患者可有中间清醒期,水肿及肿胀以一侧为主者,临床表现与血肿相似。脑血管造影可见血管拉直,部分显示中线移位;CT 见病变区脑组织呈低密度影及散在点片状高密度出血灶,脑室、脑池变小。多数患者对脱水、激素治疗有效,重症者 24~48 h 内严重恶化,脱水、激素治疗及手术效果均不理想,预后差。

6.救治原则与措施

急性硬膜外血肿原则上确诊后应尽快手术治疗。早期诊断,尽量在脑疝形成前手术清除血肿并充分减压,是降低死亡率、致残率的关键。CT 可清晰显示血肿的大小、部位、脑损伤的程度等,使穿刺治疗部分急性硬膜外血肿成为可能,且可连续扫描动态观察血肿的变化,部分小血肿可保守治疗。

(1)手术治疗。①骨瓣或骨窗开颅硬膜外血肿清除术:适用于典型的急性硬膜外血肿。脑膜中动脉或其分支近端撕裂、静脉窦撕裂等出血凶猛,短时间形成较大血肿,已经出现严重颅内压高症状和体征或早期颞叶沟回疝表现,应立即行骨瓣开颅清除血肿,充分减压并彻底止血,术后骨瓣复位,避免二次颅骨修补手术;若患者已处于双侧瞳孔散大、病理性呼吸等晚期脑疝表现,为了迅速减压,可先行血肿穿刺放出血肿的液体部分,达到部分减压的目的,再进行其他术前准备及麻醉,麻醉完毕后采用骨窗开颅,咬开骨窗应足够大,同时行颞肌下减压。骨瓣打开或骨窗形成后,即已达到减压的目的,血肿清除应自血肿周边逐渐剥离,遇有破裂的动静脉即电凝或缝扎止血;脑膜中动脉破裂出血可电凝、缝扎及悬吊止血,必要时填塞棘孔,血肿清除后仔细悬吊硬膜,反复应用生理盐水冲洗创面,对所有出血点进行仔细止血,防止术后再出血。硬膜外血肿清除后,若硬膜张力高或硬膜下发蓝,疑有硬膜下血肿时,应切开硬膜探查,避免遗漏血肿。清除血肿后硬膜外置橡皮条引流 24~48 h。②穿刺抽吸液化引流治疗急性硬膜外血肿:部分急性硬膜外血肿位于颞后及顶枕部,因板障出血或脑膜动静脉分支远端撕裂出血所致,出血相对较慢,血肿形成后出现脑疝亦较慢,若血肿量大于 30 mL,在出现意识障碍及典型小脑幕切迹疝之前,依据 CT 摄片简易定位,应用一次性穿刺针穿刺血肿最厚处,抽出血肿的液体部分后注入尿激酶液化血肿,每天 1~3 次,血肿可于 2~5 d 内完全清除。穿刺治疗急性硬膜外血肿应密切观察病情变化,及时复查 CT,若经抽吸及初次液化后血肿减少低于 1/3 或症状无明显缓解,应及时改用骨瓣开颅清除血肿。

(2)非手术治疗:急性硬膜外血肿量低于 30 mL,可表现头痛、头晕、恶心等颅内压增高症状,但一般无神经系统体征,没有 CT 扫描时难以确定血肿的存在,经 CT 扫描确诊后,应用脱水、激素、止血、活血化瘀等治疗,血肿可于 15~45 d 吸收。保守治疗期间动态 CT 监测,血肿量超过 30 mL 可行穿刺治疗,在亚急性及慢性期内穿刺治疗,血肿多已部分或完全液化,抽出大部分血肿,应用液化剂液化 1~2 次即可完全清除血肿。

(二)亚急性硬膜外血肿

外伤第 4 天至 3 周内出现临床症状及体征的硬膜外血肿为亚急性硬膜外血肿,CT 应用以后亚急性硬膜外血肿的发现率明显增加,约占硬膜外血肿的 10.5%,但应与迟发性硬膜外血肿的概念结合起来进行诊断。

1.病因与病理

亚急性硬膜外血肿外伤暴力多较轻,着力点处轻微线形骨折,致局部轻微渗血,逐渐形成血肿;亦可无骨折,在受伤的瞬间颅骨轻微变形,后靠其弹性迅速复原,但已造成颅骨与硬膜剥离,致颅骨内面与硬膜表面微小血管损伤出血,形成血肿并逐渐增大。存在颅底骨折脑脊液漏者,因颅内压明显低于正常,亦是血肿变大的因素之一。脑膜中动脉及其分支因外伤产生假性动脉瘤破裂也是亚急性硬膜外血肿形成的可能原因之一。因血肿形成缓慢,颅内压可通过降低脑脊液分泌量、减少颅内血液循环总量进行代偿,出现临床症状较慢且相对较轻。亚急性硬膜外血肿早期为一血凝块,一般在第 6~9 d 即出现机化,逐渐在硬膜面形成一层肉芽组织,血肿出现钙化现象是慢性血肿的标志,较大的血肿 CT 可显示其包膜及其中心液化。

2.临床表现

本病多见于青壮年男性,好发于额、顶、颞后及枕部,因其从事生产劳动及其他户外活动多,且其硬脑膜与颅骨连接没有妇女、儿童及老人紧密。因颅内压增高缓慢,可长时间处于颅内压慢性增高状态,头痛、头晕、恶心、呕吐等逐渐加重,延误诊治者可出现意识障碍、偏瘫、失语等。

3.辅助检查

（1）CT扫描：表现为稍高、等或低密度区，呈梭形，增强CT扫描可有血肿内缘的包膜强化，有助于等密度血肿的诊断。

（2）MRI：硬膜外血肿在亚急性期与慢性期 T_1、T_2 加权图像均为高信号。

（3）脑血管造影：可见颅骨内板下梭形无血管区。

4.诊断及鉴别诊断

明确的外伤史，X线平片见到骨折，结合临床表现可做出初步诊断，个别外伤史不明确者要与慢性硬膜下血肿及其他颅内占位性病变进行鉴别。及时的CT、MRI或脑血管造影可以确诊。

5.治疗及预后

对已经出现意识障碍的患者，应及时手术治疗，CT显示血肿壁厚，有增强及钙化者，行骨瓣开颅清除血肿，内侧壁应周边缓慢剥离，仔细止血，血肿清除后硬膜悬吊，外置橡皮条引流，骨瓣完整保留；部分亚急性期血肿液化良好，可行穿刺血肿抽吸液化引流治疗。个别症状轻微、意识清楚、血肿量低于 30 mL 患者，可应用非手术治疗，期间密切观察病情，并动态 CT 监测，多数 30～45 d 可完全吸收。此类患者处理及时得当，多预后良好且无后遗症。

（三）慢性硬膜外血肿

1.发生率

由于诊断慢性硬膜外血肿的时间文献中报道不一，因此，其发生率悬殊也就很大。慢性硬膜外血肿占硬膜外血肿的比率在 3.9%～30%。

2.发生机制

慢性硬膜外血肿的发生机制目前尚不明确，但与慢性硬膜下血肿发生机制不同。多数人用出血速度来解释血肿形成过程。Gallagher（1968 年）提出"静脉出血"观点，他认为脑膜中静脉的解剖位置比脑膜中动脉更易受损。但 Ford 认为静脉出血不能造成硬膜剥离，故他不同意"静脉出血"的观点。Clavel（1982 年）认为用"出血源"来解释慢性硬膜外血肿的发生是不全面的，因为在相当部分慢性硬膜外血肿患者术中未发现有明确的出血源。Mclaurin 及 Duffner（1993 年）认为血肿的部位、血肿大小、颅腔容积的代偿作用、颅骨骨折及个体耐受差异是慢性硬膜外血肿形成的主要因素，而出血源则是次要的。因为52%～67%的慢性硬膜外血肿位于额顶部，此部位的出血源多为静脉窦、板障静脉出血，缓慢出血过程所致的颅内压增高可因脑脊液的排出而代偿，此处硬脑膜粘连紧密，不易迅速形成血肿。另外，硬膜外出血可通过颅骨骨折缝透入骨膜下或帽状腱膜下而减少或吸收。颅骨骨折发生同时造成硬膜剥离而发生的渗血，形成慢性硬膜外血肿可解释部分病例术中找不到出血源的原因。另外，有人提出外伤性假性脑膜中动脉瘤破裂也是发生慢性硬膜外血肿的原因之一。

3.临床表现

慢性硬膜外血肿可以无症状或中间清醒期长达数月、数年，甚至数十年。幕上慢性硬膜外血肿常表现为进行性头痛、恶心呕吐，轻度嗜睡，动眼、滑车神经麻痹、视盘水肿以及偏瘫，行为障碍等。幕下者则以颈部疼痛和后组脑神经、小脑受累为主要表现。

4.诊断标准

多数人认为以头外伤 12～14 d 以上诊断为慢性硬膜外血肿最为合理，因为此时显微镜下才能发现有血肿机化或钙化，而在亚急性硬膜外血肿（伤后 48 h 至 13 d）中则没有血肿机化这种组织学改变。

5.辅助检查

(1)CT：慢性硬膜外血肿几乎均发生在幕上，且主要发生在额、顶部。多数慢性硬膜外血肿在 CT 平扫中呈双凸透镜形低密度区的脑外病变表现，亦可呈等密度或高密度影。强化 CT 扫描可减少漏诊率。强化 CT 中慢性硬膜外血肿呈周边高密度影，周边强化除血肿部位硬膜本身强化外，还与硬膜外层表面形成富含血管的肉芽组织有关。血肿亦可有钙化或骨化。绝大多数患者合并有颅骨骨折，其发生率要比急性硬膜外血肿更高。文献中报道合并颅骨骨折的发生率在 $75\%\sim100\%$，平均为 93%。

(2)MRI：对小而薄的慢性硬膜外血肿，MRI 发现率比 CT 要高。典型病例均表现为 T_1 及 T_2 加权像上硬膜外高信号。

6.治疗与手术病理所见

慢性硬膜外血肿可以自行机化、吸收。因此，对于症状轻微、意识清醒、血肿小于 $3\ cm\times1.5\ cm$ 的病例可在 CT 动态观察下保守治疗。但是，保守治疗病例中偶有数月、数年后病情恶化或发生迟发性癫痫或再出血者。对已液化的慢性硬膜外血肿可行钻孔引流术，但多数情况下，为了清除机化的血凝块或寻找出血源应行开颅清除血肿。术中可见机化的血凝块或发生液化形成血肿。一般认为慢性硬膜外血肿液化形成包膜的时间在 5 周左右。部分病例血肿亦可发生骨化，血肿处硬膜上，亦可见有一薄层炎性肉芽组织，富含不成熟的小血管，这是慢性血肿刺激产生的，尤其多见于青年患者。

7.预后

慢性硬膜外血肿的预后与诊断和治疗是否延误及恰当密切相关。绝大多数患者预后良好。综合文献报告 83 例患者，1 例死亡，死亡率 1.2%，有 2 例患者遗有永久性神经功能缺陷。

三、硬膜下血肿

硬膜下血肿为颅内出血积聚于硬脑膜下腔，占外伤性颅内血肿的 40% 左右，是最常见的继发性颅脑损伤。临床上多分为复合型硬膜下血肿和单纯型硬膜下血肿，前者与脑挫裂伤、脑内血肿或硬膜外血肿合并存在，脑皮质动静脉出血，血液积聚在硬脑膜和脑皮质之间，这类硬膜下血肿多因减速性损伤所致，即头部在运动中损伤，尤其是对冲性损伤所致的硬膜下血肿，一般原发性脑损伤较重，病情恶化迅速，伤后多持续昏迷，并且昏迷程度逐渐加深，部分有中间清醒期或中间好转期，早期缺乏特异性症状，易与硬膜外血肿混淆。当血肿增大到一定程度时，可出现脑疝形成、瞳孔散大，并迅速恶化，预后不良，死亡率较高；单纯型硬膜下血肿系桥静脉损伤所致，受伤暴力轻，合并轻微脑损伤或无原发脑损伤，血液积聚于硬脑膜和蛛网膜之间，出血缓慢，多呈亚急性或慢性表现。临床上根据血肿出现症状的时间将硬膜下血肿分为急性、亚急性和慢性三种类型。

(一)急性硬膜下血肿

1.病因与病理

减速性损伤所引起的对冲性脑挫裂伤，血肿常在受伤的对侧，为临床最常见者；加速性损伤所致的脑挫裂伤，血肿多在同侧。一侧枕部着力，因大脑在颅腔内相对运动，凸凹不平的前、中颅窝底可致对侧额颞部脑挫裂伤及血管撕裂发生复合性硬膜下血肿；枕部中线着力易致双侧额叶、颞极部血肿；头部侧方着力时，同侧多为复合性硬膜下血肿或硬膜外血肿，对侧可致复合性或单纯性硬膜下血肿；前额部的损伤，青年人受伤暴力大可形成复合性血肿，单纯性硬膜下血肿少见，

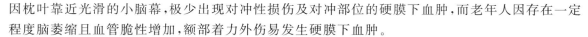

因枕叶靠近光滑的小脑幕,极少出现对冲性损伤及对冲部位的硬膜下血肿,而老年人因存在一定程度脑萎缩且血管脆性增加,额部着力外伤易发生硬膜下血肿。

2.临床表现

急性硬膜下血肿多合并较重脑挫伤,临床分类大多数为重型颅脑损伤,伤后原发昏迷多较深,复合性硬膜下血肿中间清醒期少见,多表现意识障碍进行性加重,部分有中间意识好转期,少部分出现中间清醒期。在脑挫伤的基础上随着血肿形成出现脑疝进入深昏迷。颅内压增高症状如呕吐、躁动比较常见;生命体征变化如血压升高、脉压增大、呼吸及脉搏缓慢、体温升高等明显;伤后早期可因脑功能区的损伤和血肿的压迫产生相应的神经系统体征,如中枢性面舌瘫及偏瘫、失语、癫痫等;出现小脑幕切迹疝时出现同侧瞳孔散大、眼球固定,对侧肢体瘫痪,治疗不及时或无效可迅速恶化出现双侧瞳孔散大、去大脑强直及病理性呼吸,进入濒危状态。特急性颅内血肿常见于减速性对冲性损伤所致硬膜下血肿。单纯性急性硬膜下血肿多有中间清醒期,病情进展相对较慢,局部损伤体征少见,颅内压增高表现及出现小脑幕切迹疝后表现与复合性硬膜下血肿相似。

3.辅助检查

(1)颅骨 X 线片:颅骨骨折的发生率较硬膜外血肿低,约为 50%。血肿的位置与骨折线常不一致。

(2)脑血管造影:一侧脑表面的硬脑膜下血肿表现为同侧脑新月形无血管区,同侧大脑前动脉向对侧移位;两侧性硬脑膜下血肿的一侧脑血管造影显示为同侧脑表面的新月形无血管区,而大脑前动脉仅轻度移位或无移位。额底和颞底的硬膜下血肿,脑血管造影可无明显变化。

(3)CT 扫描:表现为脑表面的新月形高密度影,内侧皮层内可见点片状出血灶,脑水肿明显,同侧侧脑室受压变形,中线向对侧移位,是目前颅脑损伤、颅内血肿首选且最常用的确诊依据。

(4)MRI:可清晰显示血肿及合并损伤的范围和程度,但费时较长,有意识障碍者不能配合检查,多不应用于急性期颅脑损伤患者。

4.诊断

依据头部外伤史,受伤原因及受伤机制,原发昏迷时间较长或意识障碍不断加深,并出现颅内压增高的征象,特别是早期出现神经系统局灶性体征者,应高度怀疑有急性硬膜下血肿的可能,应及时行 CT 检查确诊。

5.鉴别诊断

(1)急性硬膜外血肿:典型的硬膜外血肿的特点是原发性脑损伤较轻,有短暂的意识障碍,中间清醒期比较明显,继发性昏迷出现时间的早晚与血管损伤的程度和损伤血管的直径有关。病情发展过程中出现剧烈的头痛、呕吐、躁动不安等;并有血压升高、脉搏和呼吸缓慢等颅内压增高的表现。CT 扫描原发脑伤少见,颅骨内板下表现为双凸形高密度区。

(2)脑内血肿:急性硬膜下血肿与脑内血肿受伤机制、临床表现均极为相似,脑内血肿相对少见,病情进展较缓慢,脑血管造影、CT、MRI 均可对两者鉴别、确诊。

(3)弥散性脑肿胀:伤后短暂昏迷,数小时后再昏迷并迅速加重,且多见于顶枕部着力减速性对冲伤,单纯依据受伤机制和临床表现难以进行鉴别,CT 扫描显示一个或多个脑叶水肿、散在点片状出血灶,发展迅速或治疗不及时预后均极差。

6.治疗及预后

急性硬膜下血肿患者,病情发展迅速,确诊后应尽快手术治疗,迅速解除脑受压和减轻脑缺氧,是提高手术成功率和患者生存质量的关键。

(1)手术治疗。①骨窗或骨瓣开颅血肿清除术:是治疗急性硬膜下血肿最常用的手术方式,适应于病情发展快,血肿定位明确,血肿以血凝块为主,钻孔探查难以排出或钻孔冲洗引流过程中新鲜血液不断流出者,手术应暴露充分,清除血肿及挫碎、坏死的脑组织,仔细止血;清除血肿后脑肿胀明显应脑内穿刺,发现脑内血肿同时清除,血肿蔓延至颅底者,应仔细冲洗基底池;术中出现颅内压增高及脑膨出,有存在颅内多发血肿或开颅过程中继发远隔部位血肿的可能,应结合受伤机制对额、颞及脑深部进行探查,或行术中 B 超协助诊断,发现其他血肿随之予以清除;未发现合并血肿行颞肌下减压或去骨瓣减压,减压充分者硬膜缝合下置橡皮条或橡皮管引流24～48 h,脑肿胀较重者硬膜减张缝合;合并脑室内出血者同时行脑室穿刺引流,术后脑疝无缓解可行小脑幕切开术。②内减压术:适用于严重的复合性硬膜下血肿,术前已经形成脑疝者,急性硬膜下血肿伴有严重的脑挫裂伤和脑水肿或脑肿胀时,颅内压增高,经彻底清除血肿及破碎的脑组织,颅内压不能缓解常需切除颞极及额极,作为内减压措施。③颞肌下减压术:将颞肌自颅骨表面充分剥离后,咬除颞骨鳞部及部分额骨及顶骨,骨窗可达 8～10 cm,然后放射状剪开硬膜达骨窗边缘,清除硬膜下血肿,反复冲洗蛛网膜下腔的积血,止血后间断缝合颞肌,颞肌筋膜不予缝合,以充分减压;一般多行单侧减压,必要时可行双侧颞肌下减压。④去骨瓣减压术:即去除骨瓣,敞开硬脑膜,仅将头皮缝合,以便减压,通常根据手术情况,决定是否行去骨瓣减压,并将骨窗加大,向下达颧弓向前达额骨眶突,使颞叶和部分额叶向外凸出减轻对脑干及侧裂血管的压迫。大骨瓣去除后,由于脑膨出导致的脑移位、变形和脑脊液流向紊乱,早期可致局部水肿加重,脑结构变形,增加神经缺损,晚期可导致脑软化、积液、穿通畸形及癫痫等并发症,应严格掌握指征。大骨瓣减压的指征为特重型颅脑损伤,急性硬膜下血肿,伴有严重的脑挫裂伤、脑水肿肿胀,清除血肿后颅内压仍很高;急性硬膜下血肿时间较长,术前已形成脑疝,清除血肿后减压不满意者;弥散性脑损伤,严重的脑水肿,脑疝形成,CT 扫描硬膜下薄层血肿或无血肿;术前双侧瞳孔散大,对光反应消失,去大脑强直。

(2)非手术治疗。急性硬膜下血肿就诊后应立即给予止血、脱水、吸氧、保持呼吸道通畅等抢救治疗。下列情况可在密切观察病情变化、动态 CT 监测下采用非手术治疗:①意识清楚,病情稳定,无局限性脑受压致神经功能受损,生命体征平稳;②CT 扫描血肿 40 mL 以下,中线移位小于 1 cm,脑室、脑池无显著受压;③颅内压监护压力在 3.3 kPa(25 mmHg)以下;④高龄、严重的心肺功能障碍、脑疝晚期双侧瞳孔散大自主呼吸已停者。

(二)亚急性硬膜下血肿

亚急性硬膜下血肿为伤后第 4 天到 3 周之内出现症状者,在硬膜下血肿中约占 5%。出血来源与急性硬膜下血肿相似,所不同的是损伤的血管较小,多为静脉性出血,原发性脑损伤也较轻,伤后很快清醒,主诉头痛,伴有恶心、呕吐,第 4 天后上述症状加重,可出现偏瘫、失语等局灶性神经受损的症状体征,眼底检查可见视盘水肿。若病情发展较缓,曾有中间意识好转期,3 d 后出现症状加重,并出现眼底水肿及颅内压增高症状,应考虑伴有亚急性硬膜下血肿,颅脑 CT 扫描显示脑表面的月牙形高密度影或等密度区,需注意脑室系统的变形、移位,磁共振成像(MRI)能直接显示血肿的大小、有无合并损伤及其范围和程度,尤其是对 CT 等密度期的血肿,由于红细胞溶解后高铁血红蛋白释放,T_1、T_2 均显示高信号,有特殊意义。脑超声波检查或脑血管造影检查亦有定位的价值。

亚急性硬膜下血肿的治疗可采用手术治疗和非手术治疗：①骨窗或骨瓣开颅术，同急性硬膜下血肿；②穿刺血肿抽吸液化引流术，亚急性硬膜下血肿多液化较完全，不以血凝块为主，大部分适合微创穿刺治疗，应用特制穿刺针于血肿中心处穿刺，抽出部分血肿，后注入尿激酶 1 万～2 万单位，每天 1～2 次，将凝固血肿液化后排出，亚急性硬膜下血肿病情较缓，脑损伤较轻，多预后良好。

（三）慢性硬膜下血肿

慢性硬膜下血肿为头部外伤三周以后出现血肿症状者，位于硬脑膜与蛛网膜之间，具有包膜。常见于老年人及小儿，以老年男性多见。发病率较高，约占各种颅内血肿的 10％，在硬膜下血肿中占 25％，双侧血肿发生率 10％左右。多数头部外伤轻微，部分外伤史缺乏，起病缓慢，无特征性临床表现，早期症状轻微，血肿达到一定量后症状迅速加重，临床上在经影像检查确诊之前，易误诊为颅内肿瘤、缺血或出血性急性脑血管病。

1.病因与病理

慢性硬膜下血肿的出血来源，许多学者认为，绝大多数都有轻微的头部外伤史，老年人由于脑萎缩，脑组织在颅腔内的移动度较大，容易撕破汇入上矢状窦的桥静脉，导致慢性硬膜下血肿，血肿大部分位于额颞顶部的表面，位于硬脑膜与蛛网膜之间，血肿的包膜多在发病后 5～7 d 开始出现，到 2～3 周基本形成，为黄褐色或灰色的结缔组织包膜。电镜观察，血肿内侧膜为胶原纤维，没有血管，外侧膜含有大量毛细血管网，其内皮血管的裂隙较大，基膜结构不清，通透性增强，内皮细胞间隙可见红细胞碎片、血浆蛋白、血小板，提示有渗血现象，导致血肿不断扩大。研究发现，血肿外膜中有大量嗜酸性粒细胞浸润，并在细胞分裂时有脱颗粒现象，这些颗粒基底内含有纤维蛋白溶解酶原，激活纤维蛋白溶解酶而促进纤维蛋白溶解，抑制血小板凝集，诱发慢性出血。

小儿慢性硬膜下血肿较为常见，多因产伤引起，其次为摔伤，小儿出生时头部变形，导致大脑表面汇入矢状窦的桥静脉破裂；小儿平衡功能发育不完善，头部摔伤常见。小儿以双侧慢性硬膜下血肿居多，6 个月以内的小儿发生率高，之后逐渐减少。除外伤以外，出血性疾病、营养不良、颅内炎症、脑积水分流术后等亦是产生小儿硬膜下血肿的原因。

2.临床表现

（1）慢性颅内压增高的症状：如头痛、恶心呕吐、复视等，查体眼底视盘水肿。

（2）智力障碍及精神症状：记忆力减退，理解力差，反应迟钝，失眠多梦，易疲劳，烦躁不安，精神失常等。

（3）神经系统局灶性体征：偏瘫、失语、同向偏盲，偏侧肢体麻木，局灶性癫痫等。

（4）幼儿常有嗜睡、头颅增大，囟门突出、抽搐、视网膜出血等。

（5）病情发展到晚期出现嗜睡或昏迷，四肢瘫痪，去大脑强直发作，癫痫大发作，查体一侧或双侧巴宾斯基（Babinski）征阳性。

3.辅助检查

（1）颅骨平片：可显示脑回压迹，蝶鞍扩大和骨质吸收，局部骨板变薄甚至外突。患病多年的患者，血肿壁可有圆弧形的条状钙化，婴幼儿患者可有前囟扩大，颅缝分离和头颅增大等。

（2）脑血管造影：可见颅骨内板下月牙形或梭形无血管区。

（3）CT 扫描：多表现为颅骨内板下方新月形、半月形或双凸透镜形低密度区，也可为高密度、等密度或混杂密度。单侧等密度血肿应注意侧脑室的受压变形及移位，同侧脑沟消失以及蛛网膜下腔内移或消失等间接征象。增强扫描可显示出血肿包膜。

（4）MRI 对于慢性硬膜下血肿的诊断：MRI 比 CT 扫描具有优势。MRI 的 T_1 加权像呈短于脑脊液的高信号。由于反复出血，血肿信号可不一致。形态方面同 CT 扫描。其冠状面在显示占位效应方面更明显优于 CT。

4.诊断

多数患者有头部轻微受伤史，部分患者因外伤轻微，至数月后出现颅内压高症状时外伤已难回忆。在伤后较长时间内无症状或仅有轻微头痛、头晕等症状，3 周以后出现头痛、呕吐、复视、偏瘫、精神失常等应考虑慢性硬膜下血肿。确诊可行 CT、MRI 检查。

5.鉴别诊断

慢性硬膜下血肿在确诊之前，特别是外伤史不明确者，易出现误诊，及时的影像学检查是减少误诊的关键，临床上应与以下疾病进行鉴别。

（1）颅内肿瘤：无外伤史，颅内压增高的症状多数较缓慢。根据肿瘤发生的部位及性质，相对较早出现神经系统局灶刺激或破坏的症状，如癫痫、肢体麻木无力、语言功能障碍、视力减退、脑神经症状、尿崩及内分泌功能障碍等，并进行性加重。头颅 CT、脑血管造影及 MRI 检查均可对两者做出鉴别。

（2）脑血栓形成：亦多见于老年人，但无外伤史，意识障碍表现较轻而局灶性症状表现较重，多为急性静止时发病，缓慢进展，颅脑 CT 显示脑血管分支供应区低密度阴影。

（3）神经官能症：头痛头晕，记忆力减退，失眠多梦，注意力不集中，反应迟钝等。查体无神经系统局灶体征，颅脑 CT 检查无阳性改变。

（4）慢性硬膜下积液：又称硬膜下水瘤，与慢性硬膜下血肿极为相似，积液为淡黄色或无色透明，蛋白含量高于正常脑脊液，低于血肿液体。硬膜下积液可演变成慢性硬膜下血肿，常需颅脑 CT 或 MRI 检查才能明确诊断。

（5）其他：应与正常颅内压脑积水、脑脓肿、精神分裂症、高血压脑出血等进行鉴别。

6.治疗

慢性硬膜下血肿的诊断明确后，均应采取手术治疗，多数疗效比较好，甚至有些慢性硬膜下血肿患者已经脑疝形成，出现昏迷及瞳孔散大，颅脑 CT 显示脑中线显著移位，及时手术仍可挽救生命，并有良好预后。手术方式及原则基本一致。

（1）钻孔血肿冲洗引流术：是治疗慢性硬膜下血肿的首选方式，方法简单、损伤小，局麻下进行，采用细孔钻颅可于病房床边进行，于血肿较厚的部位或顶结节处钻孔，引流并冲洗血肿腔，为冲洗引流彻底，可前后各钻一孔，冲洗完毕后接引流袋闭式引流 48～72 h。

（2）骨瓣开颅血肿清除术：适用于血肿内分隔、血肿引流不能治愈者、穿刺治疗术后复发者及血肿壁厚或已钙化的慢性硬膜下血肿患者。手术打开骨瓣后，可见硬膜肥厚，硬膜下发蓝，硬膜上切一小口，缓慢放出积血，减压太快有诱发远隔部位血肿的可能，然后剪开硬膜，血肿外侧壁与硬膜粘在一起翻开，血肿内膜贴在蛛网膜上，易于剥离，仔细剥离，在内外膜交界处剪断，严格止血。术毕，缝合硬膜，骨瓣复位，分层缝合帽状腱膜及皮肤各层，血肿腔内置橡皮管引流 2～4 d。

（3）前囟侧角硬脑膜下穿刺术：小儿慢性硬膜下血肿，前囟未闭者，可经前囟硬膜下穿刺抽吸血肿，经前囟外侧角采用 45°斜行穿向额或顶硬膜下，进针 0.5～1 cm 即有棕褐色液体抽出，每次抽出 15～20 mL，若为双侧应左右交替反复穿刺，抽出血肿亦逐渐变淡，CT 随访，血肿多逐渐减少。穿刺有鲜血抽出或经多次穿刺血肿无明显减少甚至增大者，应该行骨瓣开颅血肿清除术。

由于老年患者有程度不同的脑萎缩、慢性硬膜下血肿长时间压迫脑组织,术后脑膨起困难,血肿壁厚硬膜下腔不能闭合,慢性出血等原因可导致血肿复发,术后应采用头低位,卧向患侧,多饮水,并动态 CT 监测,若临床症状明显好转,即使脑不能完全复位,硬膜下仍有少量积液,可出院随诊,大部分患者硬膜下积液可完全消失。

(四)外伤性硬膜下积液

外伤性硬膜下积液是指硬膜下腔在外伤后形成大量的液体潴留。其发生率占颅脑外伤的 $0.5\% \sim 1\%$,占外伤性颅内血肿的 10%。

1.发病机制与病理

一般认为头外伤时,脑在颅内移动,造成脑池或脑表面的蛛网膜破裂并形成一个活瓣,使脑脊液进入硬膜下腔而不能回流,逐渐形成张力性液体潴留,覆盖于额、顶、颞表面,引起脑组织受压的表现。一般为 $50 \sim 60$ mL,多者在 100 mL 以上。临床上根据出现症状的不同分为急性、亚急性和慢性三种类型。急性期者液体多呈血性,即蛛网膜下腔出血,血性脑脊液进入硬脑膜下腔,亚急性者呈黄色液体,慢性者多为草黄色或无色透明液体。硬膜下积液的蛋白含量较正常脑脊液为高,但低于血肿液体。

2.临床表现

急性硬膜下积液的表现与急性、亚急性硬膜下血肿相似,但原发性脑损伤一般较轻,主要表现为颅内压升高与脑受压的局限性体征。病情的进展比硬膜下血肿缓慢。慢性者与慢性硬膜下血肿的症状相似,起病隐袭,往往不被注意,直到出现颅内压增高症状、精神障碍及脑受压征象才就诊。严重时出现昏迷、瞳孔散大、去大脑强直等脑疝症状。

3.辅助检查

(1)脑超声波检查:单侧硬膜下积液者可见中线移位,而双侧者则诊断困难。

(2)脑血管造影:造影所见同硬膜下血肿。单凭脑血管造影无法鉴别积液或血肿。

(3)CT 扫描:显示为新月形低密度影,CT 值 7 Hu 左右,近于脑脊液密度。占位表现较硬膜下血肿轻。硬膜下积液可发展为硬膜下血肿,可能系再出血所致,其 CT 值可升高。

(4)MRI:无论急性或慢性硬膜下积液,在 MRI 上均呈新月形长 T_1 与长 T_2 信号,信号强度接近于脑脊液。

4.诊断

根据轻度头外伤后继而出现的颅内压增高及脑受压征象及脑 CT 扫描或 MRI 的特征性表现,一般都能做出定位、定性诊断。部分病例因囊液蛋白含量高或伴出血,CT 及 MRI 的表现不典型,难与硬膜下血肿鉴别。

5.救治原则与措施

急性硬膜下积液可用钻孔引流,钻孔后切开硬脑膜排液后放置引流管,多数病例可顺利治愈。慢性硬膜下积液的治疗上与慢性硬膜下血肿相似,钻孔探查证实后,采用闭式引流的方法,引流 $2 \sim 3$ d 即可治愈。硬膜下积液量较少者可暂保守治疗,部分病例可自行消散,亦可演变为慢性硬膜下血肿。如复查 CT 发现积液增加或临床症状加重,应及时手术治疗。

四、脑内血肿

外伤后在脑实质内形成血肿为脑内血肿。可发生于脑组织的任何部位,常见于对冲性闭合性颅脑损伤患者,少数见于凹陷骨折及颅脑火器伤患者。脑内血肿多以最大径为 3 cm 以上,血

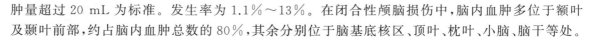

肿量超过 20 mL 为标准。发生率为 1.1％～13％。在闭合性颅脑损伤中，脑内血肿多位于额叶及颞叶前部，约占脑内血肿总数的 80％，其余分别位于脑基底核区、顶叶、枕叶、小脑、脑干等处。

（一）急性脑内血肿

1.病因与病理

急性脑内血肿即伤后 3 d 内血肿形成并产生临床症状及体征，以额叶及颞叶前部和底侧最为常见，约占脑内血肿总数的 80％，多与脑挫裂伤及硬膜下血肿并存，系因顶后及枕部着力外伤致额极、颞极和额颞叶底面严重脑挫裂伤，皮层下动静脉撕裂出血所致。因着力点处直接打击所致冲击伤或凹陷骨折引起的脑内血肿较少见，约占 10％，可见于额叶、顶叶、颞叶、小脑等处。因脑受力变形或因剪力作用致脑深部血管撕裂出血所致基底核区、脑干及脑深部血肿罕见；急性脑内血肿在血肿形成初期为一血凝块，形状多不规则，或与挫伤、坏死脑组织混杂；位于脑深部、脑干、小脑的血肿形状多相对规则，周围为受压水肿、坏死脑组织包绕。脑深部血肿可破入脑室使临床症状加重。

2.临床表现

急性外伤性脑内血肿的临床表现，与血肿的部位及合并损伤的程度相关。额叶、颞叶血肿多因合并严重脑挫伤或硬膜下血肿，表现为颅内压增高症状及意识障碍，而缺少定位症状与体征。脑叶血肿及挫伤累及主要功能区或基底核区血肿可表现偏瘫、偏身感觉障碍、失语等，小脑血肿表现同侧肢体共济及平衡功能障碍，脑干血肿表现严重意识障碍及中枢性瘫痪。顶枕及颞后着力的对冲性颅脑损伤所致脑内血肿患者，伤后意识障碍较重且进行性加重，部分有中间意识好转期或清醒期，病情恶化迅速，易形成小脑幕切迹疝。颅骨凹陷骨折及冲击伤所致脑内血肿，脑挫伤相对局限，意识障碍少见且多较轻。

3.辅助检查

（1）脑超声波检查：较其他类型的血肿更有意义，多有明显的中线波向对侧移位，有时可见血肿波。

（2）脑血管造影：根据脑内血肿所处部位不同，显示相应的脑内占位病变血管位置的改变。但在颅内看不到无血管区的改变。

（3）CT 扫描：表现为圆形或不规则形均一高密度肿块，CT 值为 50～90 Hu，周围有低密度水肿带，伴脑室池形态改变，中线结构移位等占位效应。常伴有脑挫裂伤及蛛网膜下腔出血的表现。

（4）MRI：多不用于急性期脑内血肿的检查。多表现为 T_1 等信号，T_2 低信号，以 T_2 低信号更易显示病变。

4.诊断与鉴别诊断

急性外伤性脑内血肿，在 CT 应用之前，难以与脑挫伤、局限性脑水肿性肿胀、硬膜下血肿等鉴别，脑血管造影对脑内血肿的诊断有帮助，受伤机制、伤后临床表现、超声波检查等可做出初步定位，诊断性穿刺、手术探查是确诊和治疗的方法。CT 问世以来，及时 CT 扫描可以确定诊断。脑内血肿 CT 扫描显示高密度团块，周围为低密度水肿带，合并脑挫伤程度及是否并发急性硬膜外血肿亦多可清楚显示。

5.治疗及预后

急性脑内血肿以手术为主，多采用骨瓣或骨窗开颅，合并硬膜下血肿时先予清除，后探查清除脑内血肿和坏死脑组织，保护主要功能区脑组织，血肿腔止血要彻底，内减压充分者骨瓣保留，脑组织肿胀明显者去骨瓣减压。血肿破入脑室者,术后保留脑室引流。急性脑内血肿经 CT 确诊,患者表现颅内压增高症状,神志清楚,无早期脑疝表现,可采用 CT 定位血肿穿刺引流治疗或立体定向血肿穿刺排空术。穿刺治疗脑内血肿,应密切观察病情变化并动态 CT 随访,个别患者若症状体征加重或 CT 显示局部占位效应加重,应及时改行开颅血肿清除术。脑内血肿量大或合并损伤严重者,病情恶化迅速,死亡率高达 50%;单纯性血肿、病情进展较慢者,及时手术或穿刺治疗,预后多较好。血肿量低于 30 mL,临床症状轻,位于非主要功能区,无神经系统体征,意识清楚,颅内压监测低于 3.3 kPa(25 mmHg)者可采用非手术治疗。

(二)亚急性脑内血肿

亚急性脑内血肿指外伤后 3 d 至 3 周内出现临床症状及体征的脑内血肿。多位于额叶、基底核区、脑深部、颞叶等处,顶枕叶、小脑、脑干罕见,因其原发伤多较轻且不合并硬膜下血肿,位于脑叶者预后好,位于基底核者因与内囊关系密切,偏瘫、失语等后遗症可能较重。

1.病因与病理

造成亚急性脑内血肿的外伤暴力相对较轻,为对冲性及冲击性损伤,外伤时脑组织各部分相对运动产生的剪力作用损伤脑深部小血管,致其撕裂,出血缓慢,形成血肿并逐渐增大,于亚急性期内出现临床症状。脑内血肿形成 4～5 d 以后,开始出现液化,血肿逐渐变为酱油样或棕褐色陈旧液体,周围为胶质增生带;2～3 周后血肿变为黄褐色囊性病变,表面有包膜形成,周围脑组织内有含铁血黄素沉着,皮层下血肿局部脑回增宽、平软。老年人血管脆性增加,易破裂出血形成血肿。

2.临床表现

亚急性脑内血肿多见于老年人,伤后多有短暂意识障碍,伤后立刻 CT 扫描多为正常,后逐渐表现头痛、头晕、恶心、呕吐、视盘水肿、血压升高、脉搏与呼吸缓慢等颅内压增高表现;基底核区血肿早期出现偏瘫、失语,额颞叶皮层下血肿可出现癫痫大发作。

3.辅助检查

(1)CT 扫描:初为高密度,随血肿内血红蛋白分解,血肿密度逐渐降低,边界欠清,3 周左右为等密度,2～3 个月后为低密度。

(2)MRI:T_1、T_2 加权像多均为高信号,周围有 T_1 加权像低信号水肿带相衬,显示清楚。

4.诊断与鉴别诊断

头部外伤史,伤后 4 d 至 3 周内出现颅内压增高症状及体征可对亚急性脑内血肿做出初步诊断,应与亚急性硬膜下血肿和硬膜外血肿进行鉴别,及时 CT 检查可以确定诊断;脑血管造影可排除硬膜外血肿及硬膜下血肿,个别外伤史不确切的亚急性脑内血肿病例应与颅内肿瘤鉴别。

5.治疗与预后

亚急性脑内血肿确诊后,因其多不并发严重脑挫伤,脑内血肿单独存在,且有程度不同的液化,穿刺抽吸或立体定向穿刺血肿排空治疗,临床疗效极佳,前者依据 CT 简易定位,局麻下进行,穿刺血肿中心抽出大部分血肿后注入尿激酶液化引流 3 d 内可清除全部血肿,本方法迅速有效;立体定向穿刺血肿排空术,定位精确,但操作过程复杂。CT 显示血肿量低于 30 mL,临床症状轻微,可采用非手术治疗。极少数慢性脑内血肿,已完全囊变,无占位效应,颅内压正常,除合并难治性癫痫外,一般不做特殊处理。

(三)迟发性外伤性脑内血肿

迟发性外伤性脑内血肿在文献中虽早有报道,但自 CT 扫描应用以后,才较多地被发现,并引起人们重视。

1.发病机制

目前认为外伤后迟发性血肿的形成与以下几种因素有关：①脑损伤局部二氧化碳蓄积，引起局部脑血管扩张，进一步产生血管周围出血；②血管痉挛引起脑局部缺血，脑组织坏死，血管破裂多次出血；③脑损伤区释放酶的代谢产物，损伤脑血管壁引起出血；④与外伤后弥散性血管内凝血和纤维蛋白溶解有关。此外，治疗过程中控制性过度换气、过度脱水致颅内压过低，均可加重出血。

2.临床表现

大部分迟发性外伤性脑内血肿患者的原发伤不重，患者在经过一阶段好转或稳定期，数天或数周后又逐渐或突然出现意识障碍，出现局灶性神经体征或原有症状体征加重，部分患者的原发伤可以很重，伤后意识障碍亦可一直无改善或加重。复查CT才证实为迟发性脑内血肿。

3.诊断与鉴别诊断

迟发性脑内血肿的诊断主要依靠反复的CT扫描，脑血管造影。其病史诊断要满足以下四点：①无脑血管病；②有明确头外伤史；③伤后第一次CT扫描无脑内血肿；④经过一个好转期或稳定期后出现卒中发作。

在鉴别诊断上，此种"迟发性卒中"与高血压性脑出血不同，在年龄、血肿分布和病史等方面可以区别。对于脑血管畸形、颅内动脉瘤和肿瘤内出血，在有外伤史的情况下，术前难以截然区分，脑血管造影、CT检查和病程的特点有助于鉴别诊断。脑CT特点是血肿呈混杂密度，血肿内有陈旧出血和新旧不同时间的出血，并呈扩张性占位性病变表现。

4.救治原则与措施

确诊后应及早作骨瓣开颅，清除血肿多能恢复良好。

五、特殊部位血肿

（一）脑室内出血

外伤性脑室内出血并非少见，而且常出现在非危重的患者中。这是由于邻近脑室的脑内血肿破入脑室，或脑穿通伤经过脑室系统，伤道的血流入脑室，或来自脑室壁的出血所致。

1.损伤机制

（1）外伤性脑室内出血大多伴有广泛性脑挫裂伤及脑内血肿，脑室邻近的血肿穿破脑室壁进入脑室。

（2）部分患者为单纯脑室内出血伴轻度脑挫裂伤。这是由于外伤时脑室瞬间扩张，造成室膜下静脉撕裂出血。脉络丛的损伤出血极为少见。

脑室内的少量血液，可被脑脊液稀释而不引起脑室系统梗阻；大量者可形成血肿，堵塞室间孔、第三脑室、导水管或第四脑室，引起脑室内脑脊液循环梗阻。

2.临床表现

患者伤后大多意识丧失，昏迷程度重，持续时间长，有些患者意识障碍可较轻。多缺乏局部体征，患者可有剧烈头痛、呕吐、高热及脑膜刺激症状。极少数患者可呈濒死状态。

3.辅助检查

CT表现为脑室内的高密度出血。如果脑内血肿破入脑室，可见半球内的血肿腔。当血肿较大造成脑室梗阻时，可见双侧脑室扩大。

4.诊断

CT 应用以前,脑室内出血的诊断较困难,多在钻颅和(或)开颅探查中,穿刺脑室后确诊。CT 的出现,不仅使本病能得以确诊,而且可了解出血的来源,血肿在脑室内的分布以及颅内其他部位脑挫裂伤和颅内血肿的发生情况。

5.救治原则与措施

治疗措施主要先进行脑室持续引流,以清除血性脑脊液和小的血块。当患者意识情况好转,脑脊液循环仍不通畅,脑室引流拔除困难时,及时进行分流手术。

对于单侧脑室内大血肿和并发硬脑膜外、硬脑膜下或脑内血肿者,应手术清除。

(二)颅后窝血肿

颅后窝血肿较为少见,但由于其易引起颅内压急骤升高而引起小脑扁桃体疝,直接或间接压迫延髓而出现中枢性呼吸、循环衰竭,因此病情多急而险恶,应及早行手术以清除血肿,抢救脑疝,挽救患者生命。

1.损伤机制

颅后窝血肿主要见于枕部着力伤,常因枕骨骨折损伤静脉窦或导静脉而致,以硬脑膜外血肿多见,血肿多位于骨折侧,少数可越过中线累及对侧,或向幕上发展,形成骑跨性硬脑膜外血肿,当小脑皮质血管或小脑表面注入横窦的导静脉撕裂时,可形成硬脑膜下血肿,发病急骤,更易形成脑疝。小脑内血肿为小脑半球脑挫裂伤、小脑内血管损伤而形成的血肿,常合并硬脑膜下血肿,预后差。颅后窝血肿可直接或间接压迫脑脊液循环通路使颅内压升高而形成脑疝,或直接压迫脑干,从而使患者呼吸循环衰竭,危及患者生命。颅后窝血肿多因枕部着力的冲击伤而致,在对冲部位额极额底,颞极与颞底等部位易发生对冲性脑挫裂伤及硬脑膜下血肿或脑内血肿。

2.临床表现

(1)多见于枕部着力伤:着力点处皮肤挫裂伤或形成头皮血肿,数小时后可发现枕下部或乳突部皮下淤血(Battle 征)。

(2)急性颅内压增高:头痛剧烈,喷射性呕吐,烦躁不安,Cushing 反应,出现呼吸深慢、脉搏变慢、血压升高等,亚急性及慢性者,可有视盘水肿。

(3)意识障碍:伤后意识障碍时间较长,程度可逐渐加重。或有中间清醒期后继续昏迷。

(4)局灶性神经系统体征:小脑受累可出现眼球震颤、共济失调、伤侧肌张力减低等;脑干受累可出现交叉瘫痪,锥体束征,去大脑强直等。

(5)颈项强直:一侧颈肌肿胀,强迫头位,为其特征性表现。

(6)脑疝征:生命体征紊乱,呼吸骤停可较早发生。瞳孔可两侧大小不等,伴小脑幕切迹疝时可有瞳孔散大、对光反射消失等。

3.辅助检查

(1)X 线平片:汤氏位片可显示枕部骨折,人字缝分离等。

(2)CT 扫描:可显示高密度血肿,骨窗可显示骨折。

(3)MRI 扫描:CT 扫描因颅后窝骨性伪影可影响病变显示,需 MRI 检查,符合血肿 MRI 各期表现。

4.诊断

有枕部着力的外伤史,出现颈项强直、强迫头位,Battle 征,头痛剧烈呕吐等临床表现时,即怀疑颅后窝血肿存在,进一步需行 CT 扫描予以确诊,必要时需行 MRI 检查。

5.救治原则与措施

诊断一旦明确或高度怀疑颅后窝血肿并造成急性脑受压症状者,应行手术清除血肿或钻孔探查术。钻孔探查术可根据枕部皮肤挫裂伤部位采取枕部旁正中切口或枕后正中直切口钻孔探查,X线显示有枕骨骨折者可于骨折线附近钻孔探查。CT显示血肿者,可按血肿所在部位标出切口位置,于血肿处或骨折线附近钻孔。发现血肿后,按血肿范围扩大骨窗,上界不超过横窦,下界可达枕大孔附近,清除血肿及碎裂失活脑组织。若颅内压仍高,可咬开枕大孔后缘及寰椎后弓,敞开硬脑膜,行枕肌下减压术。对于骑跨横窦的硬脑膜外血肿,需向幕上扩大骨窗,保留横窦处一骨桥,然后清除血肿,为了减少出血,应先清除横窦远处血肿,后清除其附近血肿。若横窦损伤所致血肿,可用明胶海绵附于横窦破孔处止血。颅后窝血肿可伴有额、颞部脑挫裂伤或硬脑膜下血肿,必要时可开颅清除碎裂组织及血肿。

（三）脑干血肿

脑干血肿的诊断一般需CT及MRI检查。CT扫描可显示脑干内高密度出血灶,但因颅骨伪影的原因,常常显示病变欠佳。MRI可较清楚地显示脑干血肿,急性期T_2呈低信号,较易识别。MRI信号随血肿内血红蛋白的变化而变化,进入亚急性期,T_1呈高信号,T_2亦从低信号到高信号转变。脑干血肿多不需手术治疗,治疗措施同脑干损伤。当急性期过后,若血肿量大且压迫效应明显,可开颅后,用空针穿刺吸除血肿或选择脑干血肿最为表浅部切小口,排出血肿。

六、外伤性硬膜下积液演变为慢性硬膜下血肿

1979年Yamada首先报道3例硬膜下积液演变为慢性硬膜下血肿,此后此类报道逐渐增多。

（一）演变率

外伤性硬膜下积液演变为慢性硬膜下血肿的概率文献中报道为11.6%～58%。Lee等报道69例外伤性硬膜下积液8例演变为慢性硬膜下血肿;Koizumi等观察38例外伤性硬膜下积液演变为慢性硬膜下血肿有4例;Yamada等报道24例外伤性硬膜下积液有12例演变为慢性硬膜下血肿;Ohno等报道外伤性硬膜下积液演变为慢性硬膜下血肿的演变率高达58%;刘玉光等报道外伤性硬膜下积液演变为慢性硬膜下血肿占同期外伤性硬膜下积液住院患者的16.7%。

（二）演变机制

外伤性硬膜下积液演变为慢性硬膜下血肿的机制单靠一种理论不能完全解释,目前有以下几种观点。

(1)硬膜下积液是慢性硬膜下血肿的来源,这是因为硬膜下长期积液形成包膜并且积液逐渐增多,导致桥静脉断裂或包膜壁出血,并且积液中纤维蛋白溶解亢进,出现凝血功能障碍,使出血不止而形成慢性血肿,这也可以解释为什么外伤性硬膜下积液演变为慢性硬膜下血肿常发生在积液1个月以后(包膜形成后)。

(2)慢性硬膜下血肿实际上是急性硬膜下出血转变而来的,其理由是仅根据CT上的低密度不能完全排除急性硬膜下出血而诊断为硬膜下积液,从而误认为慢性硬膜下血肿是由硬膜下积液演变而来,但这不能解释发生外伤性硬膜下积液与急性硬膜下血肿变为低密度区时间上的差异,因为硬膜下积液常发生在伤后1周之内,而急性硬膜下血肿变为低密度灶慢性血肿往往需2周以上。

(3)硬膜下积液发生性状改变,其蛋白质含量高或混有血液成分,易导致外伤性硬膜下积液

演变为慢性硬膜下血肿。

（4）再次头部外伤导致积液内出血,发展为慢性硬膜下血肿。

（三）临床特点

外伤性硬膜下积液演变为慢性硬膜下血肿的病例具有以下临床特点:①发病年龄两极化,常发生在 10 岁以下小儿或 60 岁以上老人,这可能与小儿、老人的硬膜下腔较大有关。②常发生在积液量少、保守治疗的慢性型病例中,这是因为在少量积液的保守治疗过程中,积液可转变为水瘤,包膜形成后发生包膜出血而导致慢性血肿;而早期手术打断了积液转变为水瘤及包膜形成的过程,故外伤性硬膜下积液演变为慢性硬膜下血肿不易发生在手术治疗的病例。③致病方式常为减速损伤。④合并的颅脑损伤常常很轻微。

（四）治疗与预后

文献报道中,无论是手术治疗还是保守治疗均无死亡发生,因此,这类患者预后良好。从临床恢复过程来看,多主张早期手术钻颅引流治疗,但是对于症状不明显的少量慢性硬膜下血肿可在 CT 动态观察下保守治疗。

（程　勇）

第六节　颅内压增高与脑疝

一、概述

颅内压增高症是神经外科常见临床病理综合征,是颅脑损伤、脑肿瘤、脑出血、脑积水和颅内炎症等所共有征象,由于上述疾病使颅腔内容物体积增加,导致颅内压持续在 2.0 kPa 以上,从而引起的相应的综合征,称为颅内压增高症。了解颅内压的调节和颅内压增高发生机制是学习和掌握神经外科学的重点和关键。

（一）颅内压的形成与正常值

颅腔容纳着脑组织、脑脊液和血液三种内容物,当儿童颅缝闭合后及成人颅腔的容积是固定不变的,为 1 400～1 500 mL。颅腔内的上述三种内容物,使颅内保持一定的压力,称为颅内压（intracranial pressure,ICP）。由于颅内的脑脊液介于颅腔壁和脑组织之间,一般以脑脊液的静水压代表颅内压力,通过侧卧位腰椎穿刺或直接脑室穿刺测量来获得该压力数值,成人的正常颅内压为 0.7～2.0 kPa,儿童的正常颅内压为 0.5～1.0 kPa。临床上颅内压还可以通过采用颅内压监护装置,进行持续的动态观察。

（二）颅内压的调节与代偿

颅内压可有小范围的波动,它与血压和呼吸关系密切,收缩期颅内压略有增高,舒张期颅内压稍下降;呼气时压力略增,吸气时压力稍降。颅内压的调节除部分依靠颅内的静脉血被排挤到颅外血液循环外,主要是通过脑脊液分泌和吸收的增减来调节。当颅内压高于正常范围的时候,脑脊液的分泌逐渐减少,而吸收增加,使颅内脑脊液量减少,以抵消增加的颅内压。相反,当颅内压低于正常范围时,脑脊液的分泌增多而吸收减少,使颅内脑脊液量减少,以维持颅内压不变。另外,当颅内压增高时,有一部分脑脊液被挤入脊髓蛛网膜下腔,也起到一定的调节颅内压的作用。脑脊液的总量占颅腔总容积的 10%,血液则依据血流量的不同占总容积的 2%～11%,所以一般而言允许颅内增加的临界容积约为 5%,超过此范围,颅内压开始增高,当颅腔内容物体积增大或颅腔容量缩减超过颅腔容积的 8%～10%,则会产生严重的颅内压增高。

（三）颅内压增高的原因

引起颅内压增高的原因可分为三大类。

（1）颅腔内容物的体积增大,如脑组织体积增大(脑水肿),脑脊液增多(脑积水),颅内静脉回流受阻或过度灌注,脑血流量增加,使颅内血容量增多。

（2）颅内占位性病变使颅内空间变小,如颅内血肿、脑肿瘤、脑脓肿等。

（3）先天性畸形使颅腔的容积变小,如狭颅症、颅底凹陷症等。

（四）颅内压增高的病理生理

1.影响颅内压增高的因素

（1）年龄:婴幼儿及小儿的颅缝未闭合或尚未牢固融合,颅内压增高可使颅缝裂开而相应地增加颅腔容积,从而缓和或延长了病情的进展。老年人由于脑萎缩使颅内的代偿空间增多,故病程亦较长。

（2）病变的扩张速度:1965 年 Langlitt 在狗的颅内硬脑膜外放置一小球囊,每小时将 1 mL体液注入囊内,使之逐渐扩张。开始由于有上述颅内压调节功能的存在,颅内压的变动很小或不明显;随着球囊的继续扩张,调节功能的逐渐耗竭,颅内压增高逐渐明显。当颅内液体在注入4 mL时终于达到一个临界点,这时只要向囊内注入极少量液体,颅内压就会有大幅度的升高,释放少量液体颅内压即显著下降。这种颅腔内容物的体积与颅内压之间的关系可以用曲线来表示,称为体积/压力关系曲线。颅内压力与体积之间的关系不是线性关系而是类似指数关系,这种关系可以说明一些临床现象,如当颅内占位性病变时,随着病变的缓慢增长,可以长期不出现颅内压增高症状,一旦由于颅内压代偿功能失调,则病情将迅速发展,往往在短期内即出现颅内高压危象或脑疝;如原有的颅内压增高已超过临界点,释放少量脑脊液即可使颅内压明显下降,若颅内压增高处于代偿的范围之内(临界点以下),释放少量脑脊液仅仅引起微小的压力下降,这一现象称为体积压力反应(volume pressure response,VPR)。

（3）病变部位:在颅脑中线或颅后窝的占位性病变,由于病变容易阻塞脑脊液循环通路而发生梗阻性脑积水,故颅内压增高症状可早期出现而且严重。颅内大静脉窦附近的占位性病变,由于早期即可压迫静脉窦,引起颅内静脉血液的回流或脑脊液的吸收障碍,使颅内压增高症状亦可早期出现。

（4）伴发脑水肿的程度:脑寄生虫病、脑脓肿、脑结核瘤、脑肉芽肿等由于炎症性反应均可伴有较明显的脑水肿,故早期即可出现颅内压增高症状。

（5）全身系统性疾病:尿毒症、肝性脑病、毒血症、肺部感染、酸碱平衡失调等都可引起继发性脑水肿而致颅内压增高。高热往往会加重颅内压增高的程度。

2.颅内压增高的后果

颅内压持续增高,可引起一系列中枢神经系统功能紊乱和病理变化。主要病理改变包括以下 6 点。

（1）脑血流量的降低,脑缺血甚至脑死亡:正常成人每分钟约有 1 200 mL 血液进入颅内,通过脑血管的自动调节功能进行调节。

正常的脑灌注压为 9.3～12.0 kPa(70～90 mmHg),脑血管阻力为 0.2～0.3 kPa(1.5～

2.3 mmHg)，此时脑血管的自动调节功能良好。如因颅内压增高而引起的脑灌注压下降，则可通过血管扩张，以降低血管阻力的自动调节反应使脑血流量增加，从而保证了脑血流量的稳定。如果颅内压不断增高使脑灌注压低于 5.3 kPa(40 mmHg)时，脑血管自动调节功能失效，这时脑血管不能再做相应的进一步扩张以减少血管阻力，脑血流量随之急剧下降，就会造成脑缺血。当颅内压升至接近平均动脉压水平时，颅内血流几乎完全停止，患者就会处于严重的脑缺血状态，甚至出现脑死亡。

（2）脑水肿：颅内压增高可直接影响脑的代谢和血流量从而产生脑水肿，使脑的体积增大，进而加重颅内压增高。脑水肿时液体的积聚可在细胞外间隙，也可在细胞内。前者称为血管源性脑水肿，后者称为细胞中毒性脑水肿。血管源性脑水肿多见于脑损伤、脑肿瘤等病变的初期，主要是由于毛细血管的通透性增加，导致水分在神经细胞和胶质细胞间隙潴留，促使脑体积增加所致。细胞毒性脑水肿可能是由于某些毒素直接作用于脑细胞而产生代谢功能障碍，使钠离子和水分子潴留在神经和胶质细胞内所致，但没有血管通透性的改变，常见于脑缺血、脑缺氧的初期。在颅内压增高时，由于上述两种因素可同时或先后存在，故出现的脑水肿多数为混合性，或先有血管源性脑水肿以后转化为细胞中毒性脑水肿。

（3）Cushing 反应：Cushing 于 1900 年曾用等渗盐水灌入狗的蛛网膜下腔以造成颅内压增高，当颅内压增高接近动脉舒张压时，血压升高、脉搏减慢、脉压增大，继之出现潮式呼吸，血压下降，脉搏细弱，最终呼吸停止，心脏停搏而导致死亡。这一试验结果与临床上急性颅脑损伤所见情况十分相似，颅内压急剧增高时，患者出现血压升高（全身血管加压反应）、心跳和脉搏缓慢、呼吸节律紊乱及体温升高等各项生命体征发生变化，这种变化即称为库欣(Cushing)反应。这种危象多见于急性颅内压增高病例，慢性者则不明显。

（4）胃肠功能紊乱及消化道出血：部分颅内压增高的患者可首先出现胃肠道功能的紊乱，出现呕吐、胃十二指肠出血及溃疡和穿孔等。这与颅内压增高引起下丘脑自主神经中枢缺血而致功能紊乱有关。亦有人认为颅内压增高时，消化道黏膜血管收缩造成缺血，因而产生广泛的消化道溃疡。

（5）神经源性肺水肿：在急性颅内压增高病例中，发生率达 5%～10%。这是由于下丘脑、延髓受压导致 α-肾上腺素能神经活性增强，血压反应性增高，左心室负荷过重，左心房及肺静脉压增高，肺毛细血管压力增高，液体外渗，引起肺水肿，患者表现为呼吸急促，痰鸣，并有大量泡沫状血性痰液。

二、颅内压增高

颅内压增高是神经外科临床上最常见的重要问题，尤其是颅内占位性病变的患者，往往会出现颅内压增高症状和体征。颅内压增高会引发脑疝危象，可使患者因呼吸循环衰竭而死亡，因此对颅内压增高及时诊断和正确处理，十分重要。

（一）颅内压增高的类型

根据病因不同，颅压增高可分为两类。①弥散性颅内压增高：由颅腔狭小或脑实质的体积增大而引起，其特点是颅腔内各部位及各分腔之间压力均匀升高，不存在明显的压力差，因此脑组织无明显移位。临床所见的弥散性脑膜脑炎、弥散性脑水肿、交通性脑积水等所引起的颅内压增高均属于这一类型。②局灶性颅内压增高：因颅内有局限的扩张性病变，病变部位压力首先增高，使附近的脑组织受到挤压而发生移位，并把压力传向远处，造成颅内各腔隙间的压力差，这种压力差导致脑室、脑干及中线结构移位。患者对这种颅内压增高的耐受力较低,压力解除后神经功能的恢复较慢且不完全,这可能与脑移位和脑局部受压引起的脑血管自动调节功能损害有关。由于脑局部受压较久,该部位的血管长期处于张力消失状态,管壁肌层失去了正常的舒缩能力,因此血管管腔被动地随颅内压的降低而扩张,管壁的通透性增加并有渗出,甚至发生脑实质内出血性水肿。

根据病变发展的快慢不同,颅内压增高可分为急性、亚急性和慢性三类。①急性颅内压增高:见于急性颅脑损伤引起的颅内血肿、高血压性脑出血等。其病情发展快,颅内压增高所引起的症状和体征严重,生命体征(血压、呼吸、脉搏、体温)变化剧烈。②亚急性颅内压增高:病情发展较快,但没有急性颅内压增高那么紧急,颅内压增高的反应较轻或不明显。多见于发展较快的颅内恶性肿瘤、转移瘤及各种颅内炎症等。③慢性颅内压增高:病情发展较慢,可长期无颅内压增高的症状和体征,病情发展时好时坏。多见于生长缓慢的良性肿瘤、慢性硬脑膜下血肿及其他破坏性或浸润性病变。

急性或慢性颅内压增高均可导致脑疝发生。脑疝发生后,移位脑组织被挤进小脑幕裂孔、硬脑膜裂隙或枕骨大孔中,压迫脑干,产生一系列紧急症状。脑疝发生又可加重脑脊液和血液循环障碍,使颅内压力进一步增高,从而使脑疝更加严重。

(二)引起颅内压增高的疾病

能引起颅内压增高的常见中枢神经系统疾病如下。

1.颅脑损伤

由于颅内血管损伤而发生的颅内血肿,脑挫裂伤伴有的脑水肿是外伤性颅内压增高常见原因。外伤性蛛网膜下腔出血,血块沉积在颅底脑池而引起的脑脊液循环障碍,以及红细胞阻塞蛛网膜颗粒所引起的脑脊液吸收障碍等,也是颅内压增高的常见原因。其他如外伤性蛛网膜炎及静脉窦血栓形成或脂肪栓塞亦可致颅内压增高,但较少见。

2.颅内肿瘤

颅内肿瘤出现颅内压增高者占80%以上。一般肿瘤体积愈大,颅内压增高愈明显。但肿瘤大小并非是引起颅内压增高的程度的唯一因素,肿瘤的部位、性质和生长速度也有重要影响。例如,位于脑室或中线部位的肿瘤,虽然体积不大,但由于堵塞室间孔、中脑导水管和第四脑室脑脊液循环通路,易产生梗阻性脑积水,因而颅内压增高症状可早期出现而且显著。位于颅前窝和颅中窝底部或位于大脑半球凸面的肿瘤,有时瘤体较大但颅内压增高症状出现较晚;而一些恶性胶质瘤或脑转移癌,由于肿瘤生长迅速,且肿瘤周围伴有严重的脑水肿,故多在短期内即出现较明显的颅内压增高。

3.颅内感染

脑脓肿患者多数有明显的颅内压增高。化脓性脑膜炎亦多引起颅内压增高,并随着炎症的好转,颅内压力亦逐渐恢复。结核性脑膜炎晚期,因脑底部炎症性物质沉积,使脑脊液循环通路受阻,往往出现严重的脑积水和颅内压增高。

4.脑血管疾病

由多种原因引起的脑出血都可造成明显的颅内压增高。颅内动脉瘤和脑动静脉畸形发生蛛网膜下腔出血后,由于脑脊液循环和吸收障碍形成脑积水,而发生颅内压增高。颈内动脉血栓形成和脑血栓,脑软化区周围水肿,也可引起颅内压增高。如软化灶内出血,则可引起急剧的颅内压增高,甚至可危及患者生命。

5.脑寄生虫病

脑囊虫病引起的颅内压增高原因:①脑内多发性囊虫结节可引起弥散性脑水肿;②单个或数个囊虫在脑室系统内阻塞导水管或第四脑室,产生梗阻性脑积水;③葡萄状囊虫体分布在颅底脑池时引起粘连性蛛网膜炎,使脑脊液循环受阻。脑棘球蚴病或脑血吸虫性肉芽肿,均在颅内占有一定体积,由于病变较大,因而产生颅内压增高。

6.颅脑先天性疾病

婴幼儿先天性脑积水多由于导水管的发育畸形,形成梗阻性脑积水;颅底凹陷和先天性小脑扁桃体下疝畸形,脑脊液循环通路在第四脑室正中孔或枕大孔区受阻;狭颅症,由于颅缝过早闭合,颅腔狭小,限制脑的正常发育,引起颅内压增高。

7.良性颅内压增高

良性颅内压增高又称假脑瘤综合征,以脑蛛网膜炎比较多见,其中发生于颅后窝者颅内压增高最为显著。颅内静脉窦(上矢状窦或横窦)血栓形成,由于静脉回流障碍引起颅内压增高。其他代谢性疾病、维生素 A 摄入过多、药物过敏和病毒感染所引起的中毒性脑病等均可引起颅内压增高。但多数颅内压增高症状可随原发疾病好转而逐渐恢复正常。

8.脑缺氧

心搏骤停或昏迷患者呼吸道梗阻,在麻醉过程中出现喉痉挛或呼吸停止等均可发生严重脑缺氧。另外,癫痫持续状态和喘息状态(肺性脑病)亦可导致严重脑缺氧和继发性脑水肿,从而出现颅内压增高。

(三)颅内压增高的临床表现

颅内压增高的主要症状和体征如下。

1.头痛

这是颅内压增高最常见的症状之一,程度不同,以早晨或晚间较重,部位多在额部及两颞,可从颈枕部向前方放射至眼眶。头痛程度随颅内压的增高而进行性加重。当用力、咳嗽、弯腰或低头活动时常使头痛加重。头痛性质以胀痛和撕裂痛为多见。

2.呕吐

当头痛剧烈时,可伴有恶心和呕吐。呕吐呈喷射性,易发生于饭后,有时可导致水、电解质紊乱和体重减轻。

3.视盘水肿

视盘水肿是颅内压增高的重要客观体征之一。表现为视神经乳头充血,边缘模糊不清,中央凹陷消失,视盘隆起,静脉怒张,动脉曲张扭曲。若视盘水肿较长期存在,则视盘颜色苍白,视力减退,视野向心缩小,称为视神经继发性萎缩。此时如果颅内压增高得以解除,往往视力的恢复并不理想,甚至继续恶化和失明。

以上三者是颅内压增高的典型表现,称之为颅内压增高"三主征"。颅内压增高的三主征各自出现的时间并不一致,可以其中一项为首发症状。颅内压增高还可引起一侧或双侧外展神经麻痹和复视。

4.意识障碍及生命体征变化

疾病初期意识障碍可出现嗜睡,反应迟钝。严重病例,可出现昏睡、昏迷、伴有瞳孔散大、对光反应消失、发生脑疝,去脑强直。生命体征变化为血压升高,脉搏徐缓,呼吸不规则,体温升高等病危状态甚至呼吸停止,终因呼吸循环衰竭而死亡。

5.其他症状和体征

头晕、猝倒。头皮静脉怒张、血压升高、脉搏徐缓。在小儿患者可有头颅增大、颅缝增宽或分裂、前囟饱满隆起。头颅叩诊时呈破罐声及头皮和额眶部浅静脉扩张。

（四）颅内压增高的诊断

通过全面而详细地询问病史和认真地神经系统检查，可发现许多颅内疾病在引起颅内压增高之前已有一些局灶性症状与体征，由此可做出初步诊断。如小儿的反复呕吐及头围迅速增大，成人的进行性剧烈头痛、癫痫发作，进行性瘫痪及各种年龄患者的视力进行性减退等，都应考虑到有颅内占位性病变的可能。应注意鉴别神经功能性头痛与颅内压增高所引起的头痛的区别。当发现有视盘水肿及头痛、呕吐三主征时，颅内压增高的诊断大致可以肯定。但由于患者的自觉症状常比视盘水肿出现得早，应及时地做以下辅助检查，以尽早诊断和治疗。

1.CT 扫描

CT 是诊断颅内占位性病变的首选辅助检查措施。它不仅能对绝大多数占位性病变做出定位诊断，而且还有助于定性诊断。CT 具有无创伤性特点，易于被患者接受。

2.MRI

在 CT 不能确诊的情况下，可进一步行 MRI 检查，以利于确诊。

3.脑血管造影

脑血管造影主要用于疑有脑血管畸形或动脉瘤等疾病的病例。数字减影血管造影（DSA）不仅使脑血管造影术的安全性大大提高，而且图像清晰，使疾病的检出率提高。

4.头颅 X 线摄片

颅内压增高时，可见颅骨骨缝分离，指状压迹增多，鞍背骨质稀疏及蝶鞍扩大等。对于诊断颅骨骨折、垂体瘤所致蝶鞍扩大以及听神经瘤引起内听道孔扩大等，具有重要价值。但单独作为诊断颅内占位性病变的辅助手段现已较少用。

5.腰椎穿刺

腰穿测压对颅内占位性病变患者有一定的危险性，有时引发脑疝，故应当慎重进行。

（五）治疗原则

1.一般处理

凡有颅内压增高的患者，应留院观察。密切观察神志、瞳孔、血压、呼吸、脉搏及体温的变化，以掌握病情发展的动态。有条件时可做颅内压监护，根据监护中所获得压力信息来指导治疗。频繁呕吐者应暂禁食，以防吸入性肺炎。不能进食的患者应予补液，补液量应以维持出入液量的平衡为度，补液过多可促使颅内压增高恶化。注意补充电解质并调整酸碱平衡。用轻泻剂来疏通大便，不能让患者用力排便，不可做高位灌肠，以免颅内压骤然增高。对意识不清的患者及咳痰困难者要考虑做气管切开术，并保持呼吸道通畅，防止因呼吸不畅而使颅内压更加增高。给予氧气吸入有助于降低颅内压。病情稳定者需尽早查明病因，以明确诊断，尽早进行去除病因的治疗。

2.病因治疗

颅内占位性病变，首先应考虑做病变切除术。位于手术易达到部位的良性病变，应争取做根治性切除；不能根治的病变可做大部切除、部分切除或减压术；有脑积水者可行脑脊液分流术，将脑室内液体通过特制导管分流入蛛网膜下腔、腹腔或心房。颅内压增高已引起急性脑疝时，应分秒必争进行紧急抢救或手术处理。

3.降低颅内压治疗

适用于颅内压增高但暂时尚未查明原因或虽已查明原因但仍需要非手术治疗的病例。高渗性利尿剂选择应用的原则:意识清楚,颅内压增高程度较轻的病例,先选用口服药物;有意识障碍或颅内压增高症状较重的病例,则宜选用静脉或肌内注射药物。

常用口服的药物:①氢氯噻嗪 25～50 mg,每天 3 次;②乙酰唑胺 250 mg,每天 3 次;③氨苯蝶啶 50 mg,每天 3 次;④呋塞米 20～40 mg,每天 3 次;⑤50％甘油盐水溶液 60 mL,每天 2～4 次。

常用的可供注射的制剂:①20％甘露醇 250 mL,快速静脉滴注,每天 2～4 次;②20％尿素转化糖或尿素山梨醇溶液 200 mL,静脉滴注,每天 2～4 次;③呋塞米 20～40 mg,肌内或静脉注射,每天 1～2 次。此外,也可采用浓缩 2 倍的血浆 100～200 mL 静脉注射;20％人血清蛋白 20～40 mL 静脉注射,对减轻脑水肿、降低颅内压有效。

4.激素应用

地塞米松 5～10 mg 静脉或肌内注射,每天 2～3 次;氢化可的松 100 mg 静脉注射,每天 1～2 次;泼尼松 5～10 mg 口服,每天 1～3 次,可减轻脑水肿,有助于缓解颅内压增高。

5.冬眠低温疗法或亚低温疗法

有利于降低脑的新陈代谢率,减少脑组织的氧耗量,防止脑水肿的发生与发展,对降低颅内压亦起一定作用。

6.脑脊液体外引流

有颅内压监护装置的病例,可经脑室缓慢放出脑脊液少许,以缓解颅内压增高。

7.巴比妥治疗

大剂量戊巴比妥钠或硫喷妥钠注射可降低脑的代谢,减少氧耗及增加脑对缺氧的耐受力,使颅内压降低。但需在有经验的专家指导下应用。在给药期间,应做血药物浓度监测。

8.辅助过度换气

目的是使体内 CO_2 排出。当动脉血的 CO_2 分压每下降 0.1 kPa(1 mmHg)时,可使脑血流量递减 2％,从而使颅内压相应下降。

9.抗生素治疗

控制颅内感染及防止感染,可根据致病菌药物敏感试验选用适当的抗生素。预防用药应选择广谱抗霉素,术前和术后应用为宜。

10.对症治疗

对患者的主要症状进行治疗,疼痛者可给予镇痛剂,但应忌用吗啡和哌替啶等类药物,以防止对呼吸中枢的抑制作用,而导致患者死亡。有抽搐发作的病例,应给予抗癫痫药物治疗。烦躁患者给予镇静剂。

三、急性脑疝

(一)概念

颅内某分腔占位性病变或弥散性脑肿胀,使颅内局部或整体压力增高,形成压强差,造成脑组织移位、嵌顿,导致脑组织、血管及脑神经受压,产生一系列危急的临床综合征,称为脑疝。简而言之,脑组织被挤压突入异常部位谓之脑疝。

（二）脑疝的分类及命名

颅内硬脑膜间隙及孔道较多，因而脑疝可以发生的部位也较多，目前尚无统一命名。按照颅脑的解剖部位，临床工作中较多见的脑疝有四类。

1.小脑幕孔疝

（1）小脑幕孔下降疝：最常见，小脑幕上压力高于幕下压力时所引起。多见于幕上占位性病变。但幕下病变引起梗阻性脑积水，导致脑室系统幕上部位（侧脑室及第三脑室）明显扩张时，亦可出现小脑幕上压力高于幕下。靠近幕孔区的幕上结构（海马回、钩回等）随大脑、脑干下移而被挤入小脑幕孔。

由于幕孔区发生疝的部位不同，受累的脑池和突入的脑组织也不同，故此类脑疝又分为三种：①脚间池疝（颞叶钩回疝）；②环池疝（海马回疝）；③四叠体池（大脑大静脉池）疝。以上几种脑疝以脚间池疝较多见。

（2）小脑幕孔上升疝：此病为颅后凹占位性病变引起，多与枕骨大孔疝同时存在。其症状和预后较钩回疝更为严重。

2.枕骨大孔疝

枕骨大孔疝是由于小脑扁桃体被挤入枕骨大孔及椎管内，故又称为小脑扁桃体疝。

3.大脑镰下疝

大脑镰下疝疝出脑组织为扣带回，它被挤入大脑镰下的间隙，故又称为扣带回疝。

4.蝶骨嵴疝

蝶骨嵴疝是额叶后下部被推挤进入颅中窝，甚至挤入眶上裂、突入眶内。

（三）脑疝形成机制

1.小脑幕孔疝

（1）局部解剖学特点：小脑幕是一个横铺于颅腔后部的硬脑膜组织，它将颅腔分为幕上幕下两个空间，其间有幕孔相通。幕孔呈卵圆形，纵径长于横径，其前缘游离。幕孔及邻近结构造成脑疝病变的解剖学基础：①颞叶内侧的海马沟及海马回正常情况下即位于小脑幕切迹游离缘的上方，其内侧跨过小脑幕孔游离缘，因此当外侧有占位性病变向内下挤压时，海马沟或海马回易于挤入幕孔之内造成脑疝；②脑干中脑部分，动眼神经及血管等重要结构均由幕孔通过；③基底动脉的分支小脑上动脉和大脑后动脉，分别走行于小脑幕切迹下方和上方，两动脉之间有动眼神经向前伴行；④中脑与幕孔之间有脑池，是脑脊液循环由幕下通向幕上的重要通道，此处前方为脚间池，两侧为环池，后方是四叠体池。

（2）脑疝形成机制：小脑幕孔疝多因一侧幕上占位性病变或脑水肿较为严重，从而造成颅内压力不平衡，特别是颞部压力的推动，使病变一侧的脑组织向压力较低的对侧及小脑幕下移位。因颅骨不具有弹性，小脑幕也较坚硬，这时位于小脑幕切迹上内方的海马沟或海马回即被挤入小脑幕孔的间隙内，从而形成了脑疝。脑疝形成后阻塞了脚间池、环池或四叠体池，并且压迫中脑和动眼神经及重要血管。这样就会发展成为如下的恶性循环。

小脑幕孔疝形成后，由于疝出的脑组织挤压中脑及动眼神经、大脑后动脉，并阻塞环池和导水管的脑脊液循环，从而促使颅内压不断增高，脑缺氧、缺血严重，如未及时抢救阻止这一恶性循环，即会使局部性的病变引起全局性病变，从而导致整个中枢神经系统的功能衰竭而死亡。

一般来说，广泛性的脑水肿，脑脊液梗阻性脑积水，及颅内两侧对称的占位病变，由于是弥散性颅内压增高，脑疝多发生于中线部位，即使形成海马沟或海马回疝，也往往为双侧疝。凡是足以引起脑组织侧移位的占位病变,脑疝常发生在病变同侧的小脑幕切迹处。颅内前方如有占位性病变,脑疝即发生在病变的后方。颅内幕上后方如有占位病变,脑疝即发生在病变前方。

接近小脑幕孔区的占位性病变,如颞叶及内囊部位的病变,最易形成颞叶钩回疝(前位疝)。顶枕部的占位性病变,易于形成海马回疝(后位疝)。幕孔周围质地坚韧的病变,如蝶骨嵴内侧脑膜瘤,由于病变本身的覆盖阻挡了小脑幕孔间隙,所以反而可以妨碍脑疝的形成。

2.枕骨大孔疝

(1)解剖特点:枕大孔为卵圆形,其前后径约为 3.5 cm,横径约为 3 cm。其下缘相当于延髓与脊髓相连接处。枕骨大孔的上缘相邻为延髓,下缘为颈髓,后上邻近小脑扁桃体及小脑延髓池。除脑干外还有副神经、椎动脉、脊前和脊后动脉通过此孔。

(2)发生机制:颅后窝容量较小,对颅内压增高缓冲力有限。当颅内压增高传导至颅后窝占位病变时,由于周围为颅骨,上方为坚实的小脑幕,因此可发生两种脑疝。其一,邻近枕骨大孔后上方的小脑扁桃体被推挤入小脑延髓池,进而推入枕大孔突入椎管内,压迫延髓和上颈髓即形成小脑扁桃体疝,与此同时小脑延髓往往下降移位。其二,幕下压力增高,为求得空间代偿,邻近小脑幕孔区的小脑上蚓部及小脑前叶向上移动,严重者即可发生上升性小脑幕切迹疝;如小脑扁桃体疝急性发生,可由于疝出组织对延髓压迫导致延髓水肿、淤血、出血、软化等病理改变,加以脑脊液循环障碍和血管改变,致迅速出现延髓功能(生命中枢)衰竭。如系颅后窝原发病灶,因病程发展缓慢,颅压缓慢增高,则可出现慢性小脑扁桃体疝。随后是小脑扁桃体缓缓地坠入椎管内,并无明显脑疝症状。但在这种病变基础上,如有用力咳嗽、挣扎、外伤、施行腰椎穿刺并快速大量放出脑脊液等诱因,即可引起脑脊液动力改变,使枕骨大孔疝骤然恶化,出现延髓危象,甚至突然呼吸停止。

综上所述,小脑幕上的病变容易引起小脑幕孔下降疝,小脑幕下病变易引起枕骨大孔疝。但从脑疝发生机制考虑,小脑幕上病变有可能引起以下两类脑疝:即小脑幕孔下降疝(其中包括种类型与一侧完全疝或双侧疝)及枕骨大孔疝。幕下占位性病变有可能引起以下三类脑疝:即枕骨大孔疝,小脑幕孔上升疝及小脑幕孔下降疝。

颅内占位性病变,有时还可并发其他部位的脑疝,成为多发性脑疝。这种情况多见于晚期脑疝病例。如小脑幕孔疝常合并有大脑镰下疝及蝶骨嵴疝等,往往使病情更加错综复杂。

3.大脑镰下疝(扣带回疝)

当一侧大脑半球有占位病变,除海马沟回小脑幕孔疝入外,病变侧的大脑内侧面扣带回也在大脑镰下前 2/3 部位向对侧疝入,因大脑镰后 1/3 与胼胝体接近,而其前 2/3 则与胼胝体有一段距离。一般扣带回疝不引起特殊症状,但有时由于扣带回疝可使大脑前动脉狭窄,使本侧额叶内侧面或旁中央小叶出现血液循环障碍,甚至软化,出现对侧下肢运动和深感觉障碍以及排尿障碍等。但此种并发症并不常见。

(四)脑疝的分期

根据脑疝病程发展规律,在临床上可分为以下三期。

1.脑疝前驱期(初期)

脑疝前驱期(初期)指脑疝即将形成前的阶段。主要症状:患者突然发生或逐渐发生意识障碍,剧烈头痛,烦躁不安,频繁呕吐以及轻度呼吸深而快,脉搏增快,血压增高,体温上升等。以上症状是由于颅内压增高使脑缺氧程度突然加重所致。

2.脑疝代偿期(中期)

脑疝代偿期(中期)指脑疝已经形成,脑干受压迫,但机体尚能通过一系列调节作用代偿,勉强维持生命的阶段。此期全脑损害引起症状为昏迷加深,呼吸深而慢,缓脉,血压、体温升高等。另外,由于脑干受压,局灶性体征可有一侧瞳孔散大,偏瘫或锥体束征出现等。

3.脑疝衰竭期(晚期)

由于脑疝压迫,脑干功能衰竭,代偿功能耗尽。主要表现深度昏迷,呼吸不规律,血压急速波动并逐渐下降,瞳孔两侧散大而固定,体温下降,四肢肌张力消失。如不积极抢救,终因脑干功能衰竭死亡。

脑疝各期持续时间长短和临床表现的特点,取决于导致脑疝的原发病灶性质、部位和脑疝发生类型等因素。例如,急性颅脑损伤后所致脑疝,病程短促,多数一天之内即结束全部病程。而某些诱因(如腰穿)造成的急性枕骨大孔疝,往往呼吸突然停止而死亡,就无法对病程进行分期。

(五)脑疝的临床表现

1.小脑幕孔疝的临床表现

(1)意识障碍:患者在颅内压增高的基础上,突然出现脑疝前驱期症状(即烦躁不安、呕吐、剧烈头痛、呼吸深快、血压升高等),以后意识模糊,逐渐昏迷,但也可昏迷突然出现。昏迷往往逐渐加深,至脑疝衰竭期进入深昏迷。因此颅内压增高病变患者突然发生昏迷或昏迷逐渐加重,应当认为是脑疝的危险信号。脑疝出现昏迷的原因,一般认为是由于颅内压增高时脑缺氧,以及位于中脑部位的网状结构受脑疝的压迫,尤其中脑背盖部缺氧、出血,使中脑-间脑上升性网状结构受到损害所致。

从解剖关系来看,小脑幕孔疝较早出现意识障碍,是因为易影响网状结构上行激活系统所致。相反,枕骨大孔疝尤其是慢性枕骨大孔疝发生意识障碍往往不明显或出现较晚。

(2)生命体征的改变:脑疝前驱期,呼吸深快,脉搏频数,血压升高。脑疝代偿期,呼吸深慢,脉搏缓慢,血压高。脑疝衰竭期,呼吸抑制、不规则,脉搏细弱,血压急速波动至衰竭。

以上表现是由于脑疝初期因颅内压增高,脑血循环障碍,脑缺氧,血中二氧化碳蓄积,兴奋呼吸中枢,呼吸变深变快。血压升高,从而代偿脑组织对血液和氧气需要。至脑疝代偿期,颅内压增高及脑缺氧严重,使呼吸和心血管中枢再加强其调节作用来克服脑缺氧,血压更加增高,甚至收缩压可超过 26.7 kPa(200 mmHg),同时脉搏缓慢有力。这种缓脉的出现是由于血压骤然升高,通过心跳抑制中枢反射作用使心搏变慢的结果。也有人认为这是由于迷走神经受到刺激所致。脑疝衰竭,因呼吸和心血管中枢受到严重损害,失去调节作用,从而使呼吸变慢,血压下降,脉搏细弱和不规则;甚至呼吸停止,循环衰竭。一般为呼吸首先停止,而心跳和血压仍可维持一段时间。呼吸首先停止的原因,是因为呼吸中枢较心血管中枢敏感,易于衰竭,或因为延髓内呼吸中枢位置低于心血管中枢,枕骨大孔疝时呼吸中枢易先受压,所以呼吸最先停止。呼吸停止而心跳继续维持的原因可能与心脏的自动节律有关,因为此时有试验证明心血管中枢调节作用已经完全丧失。

脑疝时体温升高主要是由于位于视丘下部的体温调节中枢受损害,交感神经麻痹,汗腺停止排汗,小血管麻痹,使体内热量不能发散,加上脑疝时肌肉痉挛和去大脑强直产热过多,使体温升高。

(3)眼部症状:脑疝时首先是脑疝侧瞳孔缩小,但时间不长,易被忽略;以后病变侧瞳孔逐渐散大,光反射减弱,而出现两侧瞳孔不等大现象;最后脑疝衰竭期双侧瞳孔全部散大,直接和间接光反应消失。在病变瞳孔出现变化的前后,可出现眼肌麻痹,最后眼球固定。

小脑幕孔下降疝时眼部症状主要是由于同侧动眼神经的损害所致。动眼神经是一种混合神经,其中包含有两种不同作用的神经纤维,一种是副交感神经纤维支配缩瞳肌和睫状肌;另一种是运动神经纤维,支配除上斜肌及外直肌以外的其余眼外肌。钩回疝时,瞳孔首先发生改变的原因,有人认为副交感神经纤维分布在动眼神经的上部,当脑干向内向下移位时,使大脑后动脉压迫动眼神经,最初仅仅是副交感神经受到刺激,所以瞳孔缩小(刺激现象),以后因神经麻痹而致瞳孔散大,支配眼外肌的运动神经纤维直径细并且对损伤敏感,所以脑疝发生首先出现瞳孔改变。但以上仍然难以解释临床上各种复杂现象,其原理有待于进一步研究。

(4)对侧肢体瘫痪或锥体束损伤:由于颞叶钩回疝压迫同侧大脑脚,损伤平面在延髓锥体束交叉以上,使支配对侧肢体的锥体束受到损伤。依据压迫程度不同可以出现不同程度对侧肢体偏瘫或轻偏瘫或锥体束征阳性。

少数病例也有出现同侧肢体偏瘫及锥体束征者,这可能是由于海马回及钩回疝入小脑幕孔内将脑干挤向对侧,使对侧大脑脚在小脑幕切迹游离缘上挤压较重所致。极个别情况,属于解剖变异,锥体束纤维可能未行交叉而下降。小脑幕疝时出现同侧动眼神经麻痹及对侧肢体偏瘫,即形成交叉性瘫痪。这是中脑受损的典型定位体征(Weber 综合征)。

(5)去大脑强直:脑疝衰竭期,患者表现为双侧肢体瘫痪或间歇性或持续性四肢伸直性强直。往往同时伴有深昏迷,两侧瞳孔极度散大,呼吸不规则,高热等生命体征危重变化。去大脑强直是由于脑疝挤压,在脑干红核及前庭核之间形成横贯性损伤,破坏了脑干网状结构下行抑制系统的结果。其四肢伸直性强直与去大脑皮质后上肢屈曲、下肢伸直性强直不同,后者的损伤部位是两侧大脑皮质或两侧内囊损害。

去大脑强直是病情危重,预后不良的表现之一。持续时间越长,预后越差。至脑疝晚期肌张力完全丧失,常为临近死亡征兆。

2.枕骨大孔疝的临床表现

(1)枕颈部疼痛及颈肌强直:慢性枕骨大孔疝时,除有颅内压增高症状外,常因小脑扁桃体下疝至颈椎管内,上颈脊神经根受到压迫和刺激,引起枕颈部疼痛及颈肌强直以至强迫头位。慢性枕骨大孔疝,有时因某一诱因(如用力咳嗽,腰穿放出大量脑脊液或过度搬运头部等)而引起脑疝急剧恶化,出现延髓危象甚至死亡。

(2)呼吸受抑制现象:由于小脑扁桃体对延髓呼吸中枢的压迫,表现为呼吸抑制,呼吸缓慢或不规则,患者此时往往神志清楚但烦躁不安。脑疝晚期,呼吸首先停止。

(3)瞳孔:由于枕大孔疝不直接影响动眼神经,所以不出现动眼神经受压症状。但这种脑疝发生时,初期常为对称性瞳孔缩小,继而散大,光反射由迟钝变成消失。这是由于急性脑缺氧损害动眼神经核的结果。

(4)锥体束征阳性:枕骨大孔疝时,由于延髓受压,可以出现双侧锥体束征阳性。一般由于小脑同时受累,故肌张力和深反射一并消失,锥体束征也可以不出现。而常表现为四肢肌张力减低。

(5)生命体征改变及急性颅压增高表现同小脑幕孔疝。

(六)诊断

1.病史及临床体征

注意询问是否有颅压增高症的病史或由慢性脑疝转为急性脑疝的诱因。颅压增高症患者神志突然昏迷或出现瞳孔不等大,应考虑为脑疝。颅压增高患者呼吸突然停止或腰穿后出现危象,应考虑可能为枕骨大孔疝。诊断小脑幕孔疝的瞳孔改变应注意下列各种情况。

(1)患者是否应用过散瞳或缩瞳剂,是否有白内障等疾病。

(2)脑疝患者如两侧瞳孔均已散大,不仅检查瞳孔,尚可以检查两眼睑提肌肌张力是否有差异,肌张力降低的一侧,往往提示为动眼神经首先受累的一侧,常为病变侧。当然也可对照检查肢体肌张力,锥体束征及偏瘫情况以确定定位体征。

(3)脑疝患者两侧瞳孔散大,如经脱水剂治疗和改善脑缺氧后,瞳孔改变为一侧缩小,一侧仍散大,则散大侧常为动眼神经受损侧,可提示为病变侧。

(4)脑疝患者,如瞳孔不等大,瞳孔较大侧光反应灵敏,眼外肌无麻痹现象,而瞳孔较小侧睑提肌张力低,这种情况往往提示瞳孔较小侧为病侧。这是由于病侧动眼神经的副交感神经纤维受刺激而引起的改变。

体检时如仅凭瞳孔散大一侧定为病变侧,而忽略眼外肌改变及其他有关体征即进行手术检查,则有时会发生定病变侧错误,因此应当提高警惕。

脑外伤后即刻发生一侧瞳孔散大,应考虑到是原发性动眼神经损伤。应鉴别为眶尖或眼球损伤所致。

2.腰椎穿刺

脑疝患者应禁止腰穿。即使有时腰穿所测椎管内压力不高,并不能代表颅内压正常,由于小脑扁桃体疝可以梗阻颅内及椎管内的脑脊液循环。

3.X线检查

颅骨平片(正侧位),注意观察松果体钙化斑有无侧移位及压低或抬高征象。

4.头颅超声检查

了解是否有脑中线波移位或侧脑室扩大,以确定幕上占位性病变侧别。个别病例可见肿瘤或血肿之病理波。

5.脑血管造影术

颞叶钩回部疝时除表现有幕上大脑半球占位性病变的特点之外,还可见大脑后动脉及脉络丛前动脉向内移位。小脑幕孔上升疝时相反。慢性小脑扁桃体疝时,气脑造影往往气体不能进入第四脑室内而积存在椎管中,有时可显示出扁桃体的阴影。

6.CT扫描检查

小脑幕孔疝时可见基底池(鞍上池)、环池、四叠体池变形或消失。下疝时可见中线明显不对称和移位。

7.MRI检查

可观察脑疝时脑池变形、消失情况,清晰度高的MRI可直接观察到脑内结构如钩回、海马回、间脑、脑干及小脑扁桃体。

(七)预防

(1)对于颅压增高症患者应早期诊断,早期治疗,以预防病变突然恶化,引起脑疝发生。

(2)颅压增高症患者补液原则:①每天输液总量要少,一般成人患者总量为1 500~2 000 mL;②输液速度要慢,以预防颅压骤然升高;③静脉输入的液体,宜采用高渗葡萄糖溶液,一般采用10%葡萄糖溶液为主。

(3)运送和搬运患者应尽量防止震动,检查患者时也应注意防止用力过大,如过猛地搬动患者的头颈部等。

（4）体位：颅内压增高症患者宜采用头高位，一般采用头高位 5°～15°，以利于颅内静脉血回流。

（5）腰椎穿刺不要快速大量放出脑脊液。颅压增高症患者腰椎穿刺时，应当谨慎，最好采用细针并密闭测量颅压。

（八）治疗

1.急救措施

脑疝发生后患者病情突然恶化，医务人员必须正确、迅速、果断地奋力抢救。其急救措施，首先应当降低颅内压力。

（1）脱水降颅压疗法：由于脑水肿是构成脑疝恶性病理循环的一个重要环节，因此控制脑水肿发生和发展是降低颅压的关键之一。颅内占位性病变所导致的脑疝，也需要首先应用脱水药物降低颅压，为手术治疗争得一定时间，为开颅手术创造有利条件。因此在脑疝紧急情况下，应首先选用强力脱水剂由静脉快速推入或滴入。

脱水疗法的原理：脱水药物降低颅内压力其原理可分为两类。一是高渗透性脱水药物，二是全身利尿性药物。

高渗透性脱水药物是通过静脉快速大量注射高渗药物溶液，使血液内渗透压增高，由于血-脑屏障作用，该种大分子药物不易进入脑及脑脊液内，在一定时间内，血液与脑组织之间形成渗透压差，从而使脑组织及脑脊液的水分被吸收入血液内，这部分水分再经肾脏排出体外，因而使脑组织脱水。同时因血液渗透压增高及血管反射功能，抑制脉络丛的滤过和分泌功能，脑脊液量减少，使颅内压力降低。此类药物如高渗尿素溶液、甘露醇、高渗葡萄糖溶液等。

利尿性药物的作用是通过增加肾小球的过滤和抑制肾小管的再吸收，尿量排出增加，使全身组织脱水，从而降低颅压。此类药物如依他尼酸、呋塞米、乙酰唑胺（Diamox）、氢氯噻嗪等。

脱水降颅压疗法的并发症：长时间应用强力脱水药物，可引起机体水和电解质的紊乱，如低钾和酸中毒等现象。颅脑损伤和颅内血肿患者，脱水降颅压疗法可以使这类患者病情延误或使颅内出血加剧。因此，在颅脑损伤患者无紧急病情时，一般伤后 12 h 内不用脱水药物而严密观察。脱水疗法可能导致肾功能损害。心血管功能不全者，可能引起心力衰竭。

应用脱水降颅压疗法的注意事项：①高渗溶液的剂量和注入的速度直接影响脱水降颅压的效果，一般用量越大，颅压下降越明显，持续时间越长；注入速度越快，降颅压效果越好。②高渗溶液内加入氨茶碱 250 mg 或激素（氢化可的松 100～200 mg）可增强降颅压效果。③在严重脑水肿和颅压增高发生脑疝的紧急情况下，应当把 20％甘露醇作为首选药物，足量快速静脉推入或滴入，为进一步检查和治疗做好准备，但应注意纠正水、电解质紊乱。

（2）快速细孔钻颅脑室体外持续引流术：颅内占位性病变尤其是颅后窝或中线部位肿瘤，室间孔或导水管梗阻时，即出现脑室扩大。在引起脑疝危象时，可以迅速行快速细孔钻颅，穿刺脑室放液以达到减压抢救目的。应用脱水药未达到治疗效果者行脑室穿刺放液，脑室体外引流常常可以奏效。婴幼儿患者，也可以行前囟穿刺脑室放液。对于幕上大脑半球占位性病变所致小脑幕孔疝时不适宜行脑室引流，这类引流可加重脑移位。

2.去除病因的治疗

对已形成脑疝的病例，及时清除原发病灶是最根本的治疗方法。一般在脑疝代偿期或前驱期，清除原发病灶后，脑疝大多可以自行复位。但在脑疝衰竭期，清除原发病灶外，对某些病例还需要处理脑疝局部病变。处理脑疝局部的方法有以下几种。

（1）小脑幕孔疝：切开小脑幕游离缘，使幕孔扩大，以解除"绞窄"，或直接将疝出脑组织还纳复位。有时在清除原发病灶颅压降低情况下，刺激患者的气管，引起咳嗽，以帮助脑疝还纳。

（2）枕骨大孔疝：清除原发病灶外，还应将枕骨大孔后缘、第一颈椎后弓椎板切除，并剪开寰枕筋膜，以充分减压，解除绞窄并使疝下的脑组织易于复位或者直接将疝出的小脑扁桃体予以切除以解除压迫。

由巨大脑脓肿、慢性硬脑膜下血肿引起的脑疝，可以先行体外引流以降低颅压，待患者情况稳定后再考虑开颅手术。

3.减压手术

原发病灶清除后，为了进一步减低颅压，防止术后脑水肿，或者原发病灶无法清除，则常常需要进行减压手术。减压术的目的，是为了减低颅压和减轻脑疝对脑干的压迫。例如，囊虫病、脑肿胀、脑水肿、广泛蛛网膜炎症粘连等疾病，原发病变不可能一举清除，也可行减压术。常做的减压术：①颞肌下减压术；②枕肌下减压术；③内减压术。

前两者减压时，切除之骨窗应够大，硬脑膜切开要充分，以达到减压之目的，后者应切除"哑区"之脑组织。对于颅内压很高的颅脑损伤合并血肿者，还可以考虑大骨片减压或双额叶切除减压等。

4.椎管内加压注射脑疝还纳术

当颅后窝或中线部位占位性病变，突然发生脑疝以致呼吸停止的紧急情况下，一方面行人工呼吸及快速细孔钻颅，脑室体外引流并应用脱水降颅压疗法；另一方面注射呼吸兴奋药物，若此时患者呼吸仍不恢复，为使疝出之小脑扁桃体复位还纳至颅内，减少对延髓的压迫和牵拉，在颅压降低的前提下，作腰椎穿刺椎管内快速注射生理盐水 50～100 mL，使椎管压力升高，将疝出之小脑扁桃体推回颅内。推入液体同时，可见到脑室体外引流管的液体快速流出，有时可收到一定效果。

5.其他治疗

脑疝形成的患者，无论其原发疾病性质如何，均处于十分紧急危险状态。因此在以上治疗或手术前后均应注意其他各方面的治疗。其中包括支持疗法；氧气吸入及保持呼吸道通畅，如气管切开术；促进中枢神经系统代谢药物治疗，如应用三磷酸腺苷、辅酶 A、细胞色素 C、核苷酸等以促进细胞代谢消除脑肿胀。其他药物如激素治疗及促进中枢神经系统兴奋和清醒的药物，如甲氯芬酯、乙胺硫脲等亦可应用。

在抢救脑疝过程中，无论是否手术，或手术前后，应注意纠正水、电解质紊乱，合理应用降颅压、抗感染、解除脑缺氧（如吸氧及高压氧舱等）等各项措施，从而对脑疝患者进行积极正确有效的抢救。

（程　勇）

第七节　壳核出血

一、概述

壳核出血是最常见的脑出血，约占全部脑出血的 60%。

壳核是豆状核的一部分，豆状核是基底节的主要核团，与尾状核共同组成纹状体，是锥体外系的重要组成成分。豆状核位于内囊外侧,与内囊前肢、膝部及后肢相邻。豆状核分为内侧的苍白球和外侧的壳核两部分,内侧的苍白球血管稀少,很少出血。

壳核的血管来自大脑中动脉的深穿支——豆纹动脉的外侧组,易发生破裂出血,故又被称为"出血动脉"。

二、病理

壳核直接或通过苍白球间接与内囊相邻,所以壳核出血多压迫内囊或破坏内囊。壳核出血也可破入脑室,常在尾状核丘脑沟处破入脑室,也可经侧脑室体部外侧壁或三角部破入。

三、临床表现

（一）一般症状

壳核出血时,头痛、呕吐很常见,为颅内压增高及血液破入脑室后刺激脑膜所致。血液直接或间接进入蛛网膜下腔时可出现脑膜刺激征。出血量大时,患者可出现意识障碍,优势半球壳核出血可出现各种不同程度的失语。

（二）"三偏"征

壳核出血常出现典型的"三偏"征,即病灶对侧偏身瘫痪、偏身感觉障碍及对侧同向性偏盲。

这是由于壳核出血破坏或压迫内囊后肢而造成的。有时壳核出血也可只表现为"二偏",这是内囊后肢受到不完全损害所致。

（三）壳核出血的临床分型

壳核出血临床上可简单地分为前型、后型和混合型。

（1）前型壳核出血临床症状较轻,除头痛、呕吐外,常有共同偏视及对侧中枢性面、舌瘫,肢体瘫痪轻或无。优势侧前型壳核出血因为破坏了壳核前部、累及内囊前肢和尾状核头部常可出现失语。

（2）后型壳核出血常出现典型的"三偏"征,共同偏视,可有构音障碍,失语少见。

（3）混合型壳核出血临床症状较重,除兼有上述二型的症状外,常出现意识障碍。

各型壳核出血破入脑室后,可出现脑膜刺激征。

四、实验室检查及特殊检查

头部 CT 是诊断壳核出血的最好方法,表现为壳核部位高密度影（图 2-3）。可根据头部 CT 确定壳核出血的量、扩展方向、是否破入脑室及分型。

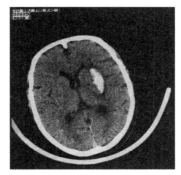

图 2-3　壳核出血

五、诊断

高血压患者,突然出现头痛、呕吐,典型的"三偏"征,应考虑壳核出血的可能,检查头部 CT 即可确诊。

六、治疗

壳核出血量小于 30 mL 时,应内科保守治疗。出血量在 30～50 mL,经内科治疗后症状逐渐加重,出现意识障碍或脑疝时,应考虑手术治疗。出血量超过 50 mL 时,应手术治疗。

七、预后

壳核出血的预后除年龄及并发症外,主要取决于出血量的大小。

八、预防

积极预防和治疗高血压病、动脉硬化。

(王晓毅)

第八节 丘脑出血

一、概述

丘脑出血是由于高血压动脉硬化等原因所致的丘脑膝状动脉或丘脑穿通动脉破裂出血。占全部脑出血的 24％左右。

1936 年 Lhimitt 首次报告丘脑出血。其后,Fisher 于 1959 年对丘脑出血的临床及病理进行了较系统的研究,提出了丘脑出血的 3 个临床特点:①感觉障碍重于运动障碍;②眼球运动障碍,尤其是垂直注视麻痹;③主侧丘脑出血可引起失语。

1970 年以来,CT 应用于临床后,提高了丘脑出血的诊断率,并且能够确定血肿的部位、大小、血肿量、扩展方向及是否穿破脑室等,使我们对丘脑出血有了更深的认识。

丘脑是一对卵圆形的灰质团块,每个长约为 38 mm,宽约为 14 mm,斜卧于中脑前端。中间有一 Y 形内髓板,把丘脑大致分成内、外二大核群,内侧核群与网状结构及边缘系统有重要关系,外侧核群与身体的各种感觉及语言功能密切相关。丘脑膝状动脉位于丘脑外侧,丘脑穿通动脉位于丘脑内侧。

二、病因

丘脑出血的病因与一般脑出血相同,主要为高血压动脉硬化。

三、病理

丘脑出血量不大时,可仅局限于丘脑内或主要在丘脑。丘脑内侧出血为丘脑穿通动脉破裂所致,多向内扩展破入脑室,可形成第三脑室和第四脑室铸型,亦可逆流入双侧侧脑室。丘脑外侧出血是丘脑膝状动脉破裂所致,常向外发展破坏内囊甚至苍白球和壳核,也常于侧脑室三角部和体部处破入侧脑室。丘脑出血也可向下发展,挤压和破坏下丘脑,甚至延及中脑,严重时可形成中心疝。

四、临床表现

(一)头痛、呕吐、脑膜刺激征

同其他脑出血一样,丘脑出血后的高颅压及血液破入脑室,使临床上出现头痛、呕吐、脑膜刺激征。

(二)眼部症状

约31%的患者出现双眼上视不能。约15%的患者出现双眼内下斜视,有人描述为盯视自己的鼻尖,曾被认为是丘脑出血的特征性症状。上述临床症状是丘脑出血向后、向下发展影响了后联合区和中脑上丘所致。8%的患者可出现出血侧的霍纳征,即睑裂变窄、瞳孔缩小及同侧面部少汗,是由于交感神经中枢受影响所致。13%的患者可出现共同偏视,系由于影响了在内囊中行走的额叶侧视中枢的下行纤维所致。

(三)意识障碍

43%的患者出现不同程度的意识障碍。丘脑本身为网状结构中非特异性上行激活系统的最上端,因此丘脑出血时常常影响网状结构的功能,产生各种意识障碍。这是丘脑出血比壳核出血及脑叶出血等更易出现意识障碍的原因。

(四)精神症状

13%的患者可出现精神症状,表现为定向力、计算力、记忆力减退,还可有情感障碍,表现为淡漠、无欲或欣快。多见于丘脑内侧出血破坏了丘脑与边缘系统及额叶皮质之间的相互联系,扰乱了边缘系统及大脑皮质的正常精神活动所致。丘脑出血所致的精神症状一般持续2~3周。

(五)语言障碍

丘脑出血的患者可出现语言障碍,包括构音障碍和失语。两侧丘脑出血均可出现构音障碍,而失语仅见于优势侧丘脑出血。表现为音量减小,严重者近似耳语,语流量减少,无自发性语言,运动性失语,常伴有听觉及阅读理解障碍。丘脑性失语属皮质下失语,多数学者认为与丘脑腹外侧核的损害有关。1968年Bell对50例帕金森病患者进行丘脑腹外侧核低温冷冻治疗,观察到34例患者出现构音障碍,17例患者出现语音减低,10例患者出现失语。丘脑腹外侧核有大量纤维投射到Broca区,据认为对皮质语言中枢起着特殊的"唤起"(alerting)作用。也有人认为丘脑腹前核或丘脑枕核在丘脑性失语中起重要作用。语言障碍多见于丘脑外侧出血,多于3周内恢复或明显减轻。

(六)运动障碍

丘脑出血出现肢体瘫及中枢性面舌瘫是由于血肿压迫和破坏内囊所致。约24%的患者肢体瘫痪表现为下肢瘫痪重于上肢,上肢瘫痪近端重于远端。国外学者把这种现象称之为丘脑性不全瘫,国内崔得华称之为丘脑性分离性瘫痪,是丘脑出血的特有症状,被认为与内囊内的纤维排列顺序有关。

有报道丘脑出血时可出现感觉性共济失调和不自主运动,但临床上很少见到。

（七）感觉障碍

丘脑是感觉的中继站，约 72％的患者出现感觉减退或消失，且恢复较慢。丘脑损害时，感觉障碍的特点是上肢重于下肢，肢体远端重于近端，深感觉重于浅感觉。但在丘脑出血时这种现象并不十分明显。丘脑出血时感觉障碍一是破坏了丘脑腹后外侧核和内侧核，二是影响了内囊后肢中的感觉传导纤维。

丘脑出血时可出现丘脑痛，是病灶对侧肢体的深在或表浅性的疼痛，性质难以形容，可为撕裂样、牵扯样、烧灼样，也可为酸胀感。疼痛呈发作性，难以忍受，常伴有情绪及性格改变，一般止痛药无效，抗癫痫药如苯妥英钠和卡马西平常可收到明显效果。现在认为丘脑痛的发病机制与癫痫相似，多见于丘脑的血管病，常在发病后半年至一年才出现，丘脑出血急性期并不多见。我们对 35 例丘脑出血的患者进行了 3 年的随访观察，其中 10 例患者出现了丘脑痛，约占 28.5％。2 例病后即出现丘脑痛，2 例病后 1 年出现，3 例病后 2 年时出现，3 例病后 2 年半时才出现。

（八）尿失禁

很多意识清醒的丘脑出血患者出现尿失禁，多见于出血损伤丘脑内侧部的患者，一般可持续2～3 周。丘脑的背内侧核被认为是内脏感觉冲动的整合中枢，它把整合后的复合感觉冲动传到前额区。丘脑出血时损害了背内侧核的整合功能，导致内脏感觉减退，使额叶排尿中枢对膀胱控制减弱而出现尿失禁。

（九）其他症状

丘脑出血时，患者可出现睡眠障碍，表现为睡眠周期的紊乱、昼夜颠倒，部分患者有睡眠减少，可能与网状结构受影响有关。

有报道丘脑出血时可出现丘脑手，表现为掌指关节屈曲，指间关节过度伸直，伴有手的徐动。有人认为是手的深感觉障碍所致，也有人认为是肌张力异常引起的。

（十）丘脑出血的临床分型

丘脑出血在临床上并没有一个广为接受的分型，为了便于了解病变部位与症状的关系，可简单分为三型。

1.内侧型

血肿局限在丘脑内侧或以内侧为主。临床主要表现为精神症状、尿失禁、睡眠障碍，而感觉障碍、运动障碍、语言障碍均较轻或无。

2.外侧型

血肿局限在丘脑外侧或以外侧为主。临床上以偏瘫、偏侧感觉障碍为主，伴有偏盲时，可为典型的"三偏"征，常伴有语言障碍。

3.混合型

血肿破坏整个丘脑，可表现上述两型的症状。上述三型破入脑室时，可出现脑膜刺激征。

五、实验室检查及特殊检查

头部 CT 是诊断丘脑出血的最佳方法，可直观地显示血肿的位置、大小及扩展情况（图 2-4）。

六、诊断

有高血压病史，突然出现头痛、呕吐，并有下列症状之一者：双眼上视受限、双眼内下斜视、霍纳征、丘脑性分离性瘫痪，应考虑有丘脑出血的可能。头部 CT 发现有高密度影即可确诊。

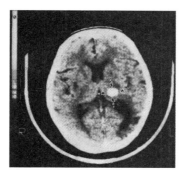

图 2-4　丘脑出血

七、治疗

丘脑出血因其位置较深,手术损伤大,术后常有严重的后遗症,临床上多主张保守治疗。

当出现以下两种情况时,可考虑手术治疗:血肿量超过 10 mL,临床症状进行性加重或出现脑疝时,可考虑做血肿清除术,一般认为以施行血肿部分清除术为好,尽量少作血肿完全清除术;丘脑出血破入脑室引起急性梗阻性脑积水时,可考虑作脑室引流术。

八、预后

(一)急性期预后

头部 CT 扫描有下列情况者预后较差:血肿直径大于 3.5 cm 或血肿量超过 13 mL,伴发急性梗阻性脑积水,中线结构向对侧移位超过 3 mm,环池、四叠体池受压消失或缩小。

(二)恢复期预后

内侧型丘脑出血预后较好,出现的精神症状、睡眠障碍及尿失禁多在一个月内消失,少数患者可不遗留任何症状。

外侧型丘脑出血预后较差,出现的感觉障碍持续时间较长,部分患者不能恢复,少部分患者还可出现丘脑痛;外侧型出血波及内囊而引起的肢体瘫痪也可持续很长时间,多数患者难以完全恢复。

九、预防

积极预防和治疗高血压病和动脉硬化。

(王晓毅)

第九节　脑　干　出　血

一、概述

脑干包括中脑、脑桥和延髓。脑干是脑神经核集中的地方,也是除嗅觉和视觉外所有感觉和运动传导束通过的地方,脑干网状结构也在脑干内,它是维持清醒状态的重要结构。当脑干受到损伤时,可出现脑神经麻痹、肢体瘫痪、感觉障碍和意识障碍等。

脑干出血是指非外伤性的中脑、脑桥和延髓出血。脑干出血约占全部脑出血的10%,其中脑桥出血最多见,中脑和延髓出血则较少。

脑干的主要结构如下。

(一)中脑

(1)神经核:动眼神经核、滑车神经核、红核、黑质及位于上丘内的双眼垂直注视中枢等。

(2)传导束:皮质脊髓束、皮质延髓束、内侧纵束、脊髓丘脑束等。

(3)网状结构。

(4)供应动脉:旁中央动脉(来自后交通动脉、基底动脉及大脑后动脉)、短旋动脉(来自脚间丛、大脑后动脉及小脑上动脉)、长旋动脉(来自大脑后动脉)共三组。

(二)脑桥

(1)神经核:面神经核、展神经核、前庭蜗神经核、三叉神经核及外展神经旁核(脑桥双眼侧视运动中枢)等。

(2)传导束:皮质脊髓束、皮质延髓束、脊髓丘脑束、内侧纵束等。

(3)网状结构。

(4)供应动脉:来自基底动脉的分支旁中央动脉、短旋动脉及长旋动脉,共三组。

(三)延髓

(1)神经核:疑核、迷走神经背核、三叉神经脊束核、舌下神经核、薄束核及楔束核等。

(2)传导束:皮质脊髓束、脊髓丘脑束等。

(3)网状结构。

(4)供应动脉:延髓的动脉来自脊前动脉、脊后动脉、椎动脉和小脑后下动脉,也可分为旁中央动脉、短旋动脉、长旋动脉三组。

二、病因

(一)高血压病

高血压病是脑干出血的主要原因。

(二)血管畸形

一般认为,延髓出血多为血管畸形所致。动脉瘤、动脉炎及血液病等亦可是脑干出血的原因,但均少见。

三、病理

(一)中脑

1.出血动脉

出血动脉主要为位于大脑脚内侧的动眼动脉起始部动脉破裂出血。

2.出血部位

出血部位多位于中脑腹侧尾端靠近中线的部位,也可位于被盖部。

3.血肿扩展

血肿扩展包括:①向背侧破入大脑导水管;②向上破入丘脑和第三脑室;③向腹侧破入脚间池;④向下波及脑桥;⑤向对侧扩展。

4.血肿大小

有学者统计 48 例中脑出血,血肿量最小 0.29 mL,血肿量最大 10 mL。

(二)脑桥

1.出血动脉

供应脑桥的动脉中,旁中央动脉最易破裂出血,原因是旁中央动脉自基底动脉发出后,其管腔突然变细,且血流方向与基底动脉相反,使血管壁易受损害而形成微动脉瘤,而且血管内的压力也最易受基底动脉血压的影响,在血压突然升高时破裂出血。所以,有人也把旁中央动脉称为脑桥的出血动脉。

2.出血部位

按血肿所在位置分为被盖部、基底部和被盖基底部(血肿同时累及被盖部和基底部),以基底部和被盖基底部多见。

3.血肿扩展

脑桥出血可向上波及中脑甚至丘脑,但很少向下侵及延髓。脑桥出血经常破入第四脑室,但很少破入蛛网膜下腔。

4.血肿大小

有学者统计 214 例脑桥出血,血肿量最小为 0.16 mL,最大为 17.8 mL。国外有学者报告被盖基底部出血可达 20 mL,累及中脑者可达 40 mL。但出血量多在 10 mL 以下,以 2~5 mL 多见。

(三)延髓

延髓出血临床非常少见,病理资料也很少。血肿多位于延髓的腹侧,有时可波及脑桥下部,但很少破入第四脑室。血肿大小为直径 1~2 cm。

四、临床表现

(一)中脑出血

1.轻症中脑出血

中脑出血量较小时,表现为中脑局限性损害的症状,意识障碍轻,预后好。

(1)Weber 综合征:一侧中脑腹侧出血时,可损害同侧的动眼神经和大脑脚,出现同侧动眼神经麻痹及对侧肢体瘫痪。

(2)垂直注视麻痹:当中脑出血累及上丘时,可以出现双眼上下视不能或受限。

(3)不全性动眼神经麻痹或核性眼肌麻痹:当出血量很小时,血肿没有波及大脑脚和上丘,所以临床上可无肢体瘫痪和垂直注视麻痹。

(4)嗜睡:因为中脑出血多累及中脑被盖部的网状结构,所以多数中脑出血的患者出现嗜睡。

2.重症中脑出血

中脑出血量较大时,出现昏迷、去大脑强直,很快死亡。

(1)昏迷:大量出血破坏了中脑网状结构,患者发病后很快出现昏迷。

(2)瞳孔:双侧瞳孔中度散大,是由于双侧缩瞳核损害所致,也可表现出瞳孔不等大。

(3)四肢瘫或去脑强直:双侧大脑脚损害可出现四肢瘫,中脑破坏严重时可出现去脑强直。

(二)脑桥出血

脑桥出血临床并不少见,约占全部脑出血的 10%。过去曾经认为昏迷、针尖样瞳孔、高热及四肢瘫是典型脑桥出血的表现,但近几年随着 CT 的普及和 MRI 的临床应用,发现上述临床表现仅是少部分重症脑桥出血的症状,大部分脑桥出血的出血量不大,并没有上述的典型表现,而仅表现出脑桥局部损害的一些症状,如交叉瘫和脑桥的一些综合征。临床上发现,如果脑桥出血量大于 5 mL 时,患者的病情多较重,出现上述所谓的"典型症状";而出血量低于 5 mL 时,则仅出现脑桥局部损害的症状,所以,我们把出血量大于 5 mL 的脑桥出血又称为重症脑桥出血,小于 5 mL 的脑桥出血又称为轻症脑桥出血,现分述如下。

1.重症脑桥出血

(1)昏迷:由于大量出血破坏了位于脑桥被盖部的脑干网状结构,患者发病后很快出现昏迷,且多为深昏迷。出现深昏迷者,预后不良,多数死亡。

(2)瞳孔缩小:重症脑桥出血患者的瞳孔常极度缩小,呈针尖样,是脑桥内下行的交感神经纤维损伤所致。

(3)高热:由于损伤了联系下丘脑体温调节中枢的交感神经纤维,临床上出现高热,有时可达到 40 ℃以上。早期出现高热者,预后不良。

(4)四肢瘫痪:重症脑桥出血多出现四肢瘫痪,双侧病理反射。少数患者可出现去大脑强直,预后不良。

(5)其他:部分患者可出现上消化道出血,呕吐咖啡样物、黑便。累及脑桥呼吸中枢时,出现中枢性呼吸衰竭。

2.轻症脑桥出血

(1)头痛、头晕,恶心、呕吐。

(2)意识障碍轻或无,或为一过性,多为嗜睡,少数患者可有昏睡。

(3)交叉性症状:即同侧的脑神经麻痹(同侧的面神经麻痹、展神经麻痹或同侧的面部感觉障碍)伴对侧肢体瘫痪、感觉障碍。

(4)出血量很小时,也可只表现为单一的脑神经麻痹或单纯肢体瘫痪。

(5)偶有患者表现为同侧的中枢性面、舌瘫和肢体瘫,是由于血肿位于脑桥上部腹侧,损伤了皮质脊髓束的同时,损伤了还没交叉到对侧的皮质脑干束。此时需与大脑半球出血相鉴别。

(6)眼部症状:共同偏视(凝视瘫痪肢体)、霍纳征、眼震。

(7)脑桥综合征。①一个半综合征:表现为双眼做水平运动时,出血侧眼球不能内收和外展(一个),对侧眼球不能内收、但能外展(半个),并伴水平眼震,是血肿位于一侧脑桥下部被盖部,损害了同侧的内侧纵束和旁外展核所致。②内侧纵束综合征:又称为前核间性眼肌麻痹,表现为双眼做水平运动时,出血侧眼球不能内收,同时对侧眼球外展时出现水平眼震,是由出血侧内侧纵束损伤所致。③共济失调-轻偏瘫综合征:由于出血侧额桥束和部分锥体束受损害,表现为对侧肢体轻偏瘫伴共济失调。④脑桥外侧综合征:表现为同侧的面神经与展神经麻痹,对侧的肢体瘫痪,是由于血肿位于脑桥腹外侧,影响了同侧的展神经核与面神经核或其神经根,同时损害了锥体束所致。⑤脑桥内侧综合征:表现为双眼向病灶对侧凝视,对侧肢体瘫痪,是由于血肿影响了旁外展核及锥体束。

(三)延髓出血

延髓出血临床非常少见,国内文献报道不足 20 例。发病年龄较轻,平均年龄 39 岁。病因中以血管畸形多见。

延髓出血多以眩晕、呕吐、头痛起病,伴有眼震、吞咽困难、交叉性感觉障碍、偏瘫或四肢瘫。

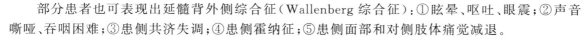

部分患者也可表现出延髓背外侧综合征（Wallenberg 综合征）：①眩晕、呕吐、眼震；②声音嘶哑、吞咽困难；③患侧共济失调；④患侧霍纳征；⑤患侧面部和对侧肢体痛觉减退。

延髓出血量较大时，患者发病后即刻昏迷，很快死亡。

五、实验室检查及特殊检查

（一）CT

头部 CT 是诊断脑干出血最常用的方法，分辨率好的 CT 能发现绝大部分的脑干出血。当出血量很小或出血时间长时，尤其是延髓出血时，CT 可漏诊。

（二）MRI

MRI 不作为脑干出血的常规检查，只有当出血量很小或出血时间较长时，尤其临床疑为延髓出血，CT 不能确定诊断时，MRI 可明确诊断。

六、诊断

高血压患者，突然出现头痛、呕吐，有脑干损害的症状，应考虑脑干出血的可能，检查头部 CT 或 MRI 即可确诊。

七、治疗

脑干出血因脑干细小而结构复杂，又有呼吸、循环中枢存在，故手术难度极大，虽有脑干出血手术治疗成功的报道，但国内开展不多。所以，脑干出血仍以内科保守治疗为主，与其他脑出血相同。

八、预后

脑干出血与其他脑出血相比，死亡率高，预后差。

九、预防

同其他脑出血。

（王晓毅）

第十节　小　脑　出　血

一、概述

小脑出血的发病率约占全部脑出血的 10% 左右。小脑出血发病突然，症状不典型，常累及脑干和（或）阻塞第四脑室，易出现枕大孔疝导致死亡。临床医师应对本病有充分认识，及时利用 CT 等检查手段，以提高诊治水平。

二、病因

小脑出血的病因仍以高血压动脉硬化为主，统计国内报告的 438 例小脑出血中，有高血压病者286例，占65.29%，合并糖尿病者占11.6%。年龄较长者以高血压动脉硬化为主，儿童及青少年以脑血管畸形多见，其他少见的病因有血管瘤、血液病等。

三、病理

小脑出血的部位：70%～80%位于半球，20%～30%位于蚓部。小脑半球出血一般均位于齿状核处，外观见出血侧半球肿胀，切面见蚓部向对侧移位。血肿可穿破第四脑室顶流入第四脑室，血量较多时可经导水管流入第三脑室及侧脑室，致导水管及脑室扩张积血，严重时可使导水管的直径扩张至0.8 cm，全部脑室扩张。血液亦可穿破皮质进入蛛网膜下腔。有的血肿虽未穿破脑室，但出血肿胀的小脑可挤压第四脑室使其变窄，影响脑脊液循环，也可挤压脑干、特别是脑桥的被盖部，有时小脑中脚亦可被出血破坏。小脑半球出血时，有的可出现小脑上疝，致中脑顶盖部受压变形。小脑出血使颅后窝压力明显增高，易出现枕大孔疝引起死亡。

四、临床特征

文献报告本病的发病年龄为9～83岁，平均60.2岁，以60岁以上为多，统计328例小脑出血患者，60岁以上者198例（60.3%）。大部分患者有高血压病史。大约75%的患者于活动或精神紧张时发病，个别患者也可在睡眠中发病。发病突然，常出现头痛、头晕、眩晕、频繁呕吐、眼震及肢体共济失调，40%的患者有不同程度意识障碍。其临床症状大致可分为3组。

（一）小脑症状

可出现眩晕（54%）、眼震（33%）、肌张力降低（51%）、共济失调（40%）及言语障碍。意识清楚者可以查出上述体征，特别是蚓部或前庭小脑纤维受损者眼震明显，眼震多为水平性，偶见垂直性。半球出血者同侧肢体肌张力降低，出现共济失调；蚓部出血出现躯干性共济失调。病情严重发病后很快昏迷者，上述症状及体征常被脑干受损等继发症状所掩盖，难以查出，故易被误诊。

（二）脑干受损症状

小脑位于脑桥、延髓的背部，出血肿胀的小脑挤压脑干使之移位，或血肿破坏小脑脚侵及脑干，或血肿破入第四脑室使第四脑室、导水管扩张积血、其周围灰质受压水肿和（或）血液由破坏的室管膜直接渗入脑干均可出现脑干症状，常见的症状如下。

1.瞳孔缩小

据文献报道可见于11%～30%的患者。

2.眼位异常

可出现共同偏视、眼球浮动或中央固定。

3.脑神经麻痹

最常见的是周围性面瘫（23.7%～36.8%），面瘫程度一般不重，少数患者可见外直肌力弱。

4.其他

如病理反射（＋）等。

（三）高颅压及脑膜刺激征

头痛、呕吐及脑膜刺激征都是小脑出血常见的症状。小脑出血时呕吐较一般颅内出血更为严重，往往为频繁呕吐，其原因除高颅压外，更重要的是脑干受侵特别是第四脑室底受累，因此频繁呕吐是小脑出血时较重要的症状。小脑出血时高颅压症状明显的原因除出血占位外，血液破入脑室扩张积血或凝血块或肿胀的小脑阻塞脑脊液循环引起梗阻性脑积水进一步使颅压增高，极易发生枕大孔疝引起死亡。曾有意识尚清的小脑出血患者,在门诊送往 CT 室检查过程中即发生枕大孔疝死亡。因此,疑诊为小脑出血的患者,即使意识清楚,亦应警惕有发生枕大孔疝的可能。

由于小脑出血的出血量不同、是否穿破脑室、有无脑干受压等情况不同,临床症状轻重不等,大致可分为 4 型。

1.重型

出血量多,血肿穿破脑室,很快昏迷,脉搏减慢,眼球浮动或分离斜视等脑干受压症状,预后不良,常于短期内死亡。

2.轻型

出血量少,未破入脑室,血肿可被吸收,多治愈。

3.假瘤型

起病较缓慢,头痛、呕吐,有明显小脑体征,颅压增高,适于手术治疗。

4.脑膜型

主要出现颈项强直及脑膜刺激征,预后较好。

五、辅助检查

(一)CT 检查

自 CT 应用于临床以后,小脑出血才得以在生前明确诊断,因此 CT 检查是本病的首选检查项目。它不仅可以确定出血部位、范围、出血量,并可确定有无穿破脑室及脑室内积血情况,对诊断和治疗均十分必要。统计文献报告的 328 例小脑出血,出血量为 15～54 mL 不等,以 8～21 mL 多见,＞15 mL 者占 36.9%;约 25% 显示第四脑室受压,有的可见环池及四叠体池消失。此外,尚可观察第三脑室与侧脑室是否有积血或扩大。有时小脑出血量很少,颅后窝伪影较多,必要时可行颅后窝薄扫以助诊断。

(二)其他检查

疑为脑血管畸形、血管瘤等病因引起的小脑出血,应作 MRI、MRA 或 DSA 等检查以明确病因。

六、诊断及鉴别诊断

由于小脑出血缺乏特异性症状,因此凡是突然眩晕、头痛(特别是后枕部疼痛)、频繁呕吐、瞳孔缩小、肢体共济失调、意识障碍迅速加重者,应高度怀疑小脑出血,立即护送进行头部 CT 检查以明确诊断。在未作头部 CT 以前,要注意与蛛网膜下腔出血、脑干出血或梗死、椎-基底动脉供血不足、大脑半球出血相鉴别,要仔细查体,注意有无眼震、瞳孔大小及眼位、肢体肌张力及共济运动情况。某些患者还可出现强迫头位,对疑似患者可依据 CT 结果以资鉴别。

七、治疗

(一)内科治疗

内科治疗适用于出血量＜15 mL、意识清楚、临床及 CT 所见无脑干受压症状、血肿未破入脑室系统者。可用脱水降颅压及脑保护治疗,与一般脑出血相同,但应密切观察病情,一旦症状加重,应复查头部 CT,以进一步了解血肿及其周围水肿变化情况,以决定是否需要手术治疗。

（二）手术治疗

血肿≥15 mL、或血肿直径＞3 cm者，可考虑手术治疗；出血量≥20 mL、或有脑干受压征、或血肿破入脑室系统并出现梗阻性脑积水者，应紧急手术清除血肿，否则可能随时发生脑疝死亡；如小脑出血由血管畸形或血管瘤破裂所致，可手术治疗。

八、预后

由于目前诊断和治疗及时，小脑出血的死亡率已降至10％～20％，存活者多数恢复良好，生活可自理，甚至恢复工作。

（王晓毅）

第十一节　颅内血管畸形

颅内血管畸形是脑血管先天发育异常性病变。由于胚胎期脑血管胚芽发育障碍形成的畸形血管团，造成脑局部血管的数量和结构异常，并影响正常脑血流。可发生在任何年龄，多见于40岁以前的青年人，占60％～72％。可见于任何部位，但大脑半球发生率最高，为45％～80％，8％～18％在内囊、基底节或脑室；也有国外学者报道脑室内及其周围的血管畸形占所有血管畸形的8％，发生于颅后窝的血管畸形占10％～32％。有6％为存在两个以上同一种病理或不同种病理的多发性颅内血管畸形，有的甚至同时存在十多个互不相连的海绵状血管瘤。

由于颅内血管畸形的临床和病变的多样化，其分类意见亦不同，目前临床主要采用 Russell和Rubinstein分类方法将颅内血管畸形分为四类：①脑动静脉畸形；②海绵状血管瘤；③毛细血管扩张；④脑静脉畸形。这些血管畸形的组成及血管间的脑实质不同。

一、脑动静脉畸形

脑动静脉畸形又称脑血管瘤、血管性错构瘤、脑动静脉瘘等。在畸形的血管团两端有明显的供血输入动脉和回流血的输出静脉。虽然该病为先天性疾病，但大多数患者在若干年后才表现出临床症状，通常50％～68％可发生颅内出血，其自然出血率每年为2％～4％，首次出血的病死率近10％，致残率更高。其发病率报道不一，美国约为0.14％，有学者回顾一般尸检和神经病理尸检资料，发现其发病率为0.35％～1.1％，回顾4 069例脑解剖，脑动静脉畸形占4％。与动脉瘤发病率比较，国外的资料显示脑动静脉畸形比脑动脉瘤少见，综合英美两国24个医疗中心收治的脑动静脉畸形和动脉瘤患者的比率是1∶6.5。

（一）病因及发病机制

在胚胎早期原始脑血管内膜胚芽逐渐形成管道，构成原始血管网，分化出动脉和静脉且相互交通，若按正常发育，动静脉之间应形成毛细血管网，如若发育异常，这种原始的动静脉的直接交通就遗留下来而其间无毛细血管网相隔，因无正常的毛细管阻力，血液直接由动脉流入静脉，使动脉内压大幅度下降，可由正常体循环平均动脉压的90％降至45％～62％，静脉因压力增大而扩张，动脉因供血增多而变粗，又有侧支血管的形成和扩大，逐渐形成迂曲缠绕、粗细不等的畸形血管团，血管壁薄弱处扩大成囊状。因畸形血管管壁无正常动静脉的完整性而十分薄弱，在病变部位可有反复的小出血,也由于邻近的脑组织可有小的出血性梗死软化,使病变缺乏支持也容易发生出血,血块发生机化和液化,再出血时使血液又流入此腔内,形成更大的囊腔,病变体积逐渐增大;由于病变内的动静脉畸形管壁的缺陷和薄弱,长期经受增大的血流压力而扩大曲张,甚至形成动脉瘤样改变。这些均构成了动静脉畸形破裂出血的因素。

(二)病理

1.分布

位于幕上者约占90%,幕下者约为10%,左右半球的发病率相同。幕上的动静脉畸形大多数累及大脑皮质,以顶叶受累为最多,约占30%,其次是颞叶约占22%,额叶约占21%,顶叶约占10%。脑室、基底节等深部结构受累约占10%,胼胝体及其他中线受累者占4%~5%。幕上病变多由大脑中动脉和大脑前动脉供血,幕下者多由小脑上动脉供血或小脑前下动脉或后下动脉供血。

2.大小和形状

脑动静脉畸形的大小差别很大,巨大者直径可达10 cm以上,可累及整个大脑半球,甚至跨越中线;微小者直径在1 cm以下,甚至肉眼难以发现,脑血管造影不能显示。畸形血管团的形状不规则,血管管径粗细不等,有时细小,有时极度扩张、扭曲,甚至走行迂曲呈螺旋状。大多数表现为卵圆形、球形或葡萄状,约有40%的病例表现出典型形状,为圆锥形或楔形。畸形的血管团一般成楔形分布,尖端指向脑室壁。

3.形态学

脑动静脉畸形是一团发育异常的,由动脉、静脉及动脉化的静脉组成的血管团,无毛细血管存在,病变区内存在胶质样变的脑组织是其病理特征之一。镜下见血管壁厚薄不等,偶有平滑肌纤维多无弹力层。血管内常有血栓形成或机化及钙化,并可伴有炎性反应。血管内膜增生肥厚,有的突向管腔内,使之部分堵塞。内弹力层十分薄弱甚至缺失,中层厚薄不一。血管壁上常有动脉硬化样斑块及机化的血凝块,有的血管可扩张成囊状。静脉可有纤维变或玻璃样变而增厚,但动静脉常难以区别。

病变血管破裂可发生蛛网膜下腔出血、脑内或脑室内出血,常形成脑内血肿,偶可形成硬膜下血肿。因多次反复的小出血,病变周围有含铁血黄素沉积使局部脑组织发黄,邻近的甚至较远的脑组织因缺血营养不良可有萎缩,局部脑室可扩大;颅后窝病变可致导水管或第四脑室阻塞产生梗阻性脑积水。

(三)临床分级

脑动静脉畸形差异很大,其大小、部位、深浅及供血动脉和引流静脉均各不相同。为便于选择手术对象、手术方式、估计预后及比较手术治疗的优劣,临床上将动静脉畸形进行分级,常用的分级方法有以下几种。

Spetzler分级法从三个方面对脑动静脉畸形评分,共分5级:①根据畸形团大小评分;②根据畸形团所在部位评分;③根据引流静脉的引流方式评分。将三个方面的评分相加即为相应级别,表2-1。

(四)临床表现

绝大多数脑动静脉畸形患者可表现出头痛、癫痫和出血的症状,也有根据血管畸形所在的部位表现出相应的神经功能障碍者;少数患者因血管畸形较小或是隐性而不表现出任何症状,往往是在颅内出血后被诊断,也有是在查找癫痫原因时被发现。

表 2-1　Spetzler-Martin 的脑动静脉畸形的分级记分表

AVM 的大小	计分	AVM 部位	计分	引流静脉	计分
小型(最大径<3 cm)	1	非功能区	0	仅浅静脉	0
中型(最大径 3～6 cm)	2	功能区	1	仅深静脉	1
大型(最大径>6 cm)	3				

1.颅内出血

颅内出血是脑动静脉畸形最常见的症状,约 50％的患者为首发症状,一般多发生在 30 岁以下年龄较轻的患者,高峰年龄较动脉瘤早,为 15～20 岁。为突然发病,多在体力活动或情绪激动时发生,也有在日常活动及睡眠中发生者。表现为剧烈头痛、呕吐,甚至意识不清,有脑膜刺激症状,大脑半球病变常有偏瘫或偏侧感觉障碍、偏盲或失语;颅后窝病变可表现有共济失调、眼球震颤、眼球运动障碍及长传导束受累现象。颅内出血除表现为蛛网膜下腔出血外,可有脑内出血、脑室内出血,少数可形成硬膜下血肿。较大的脑动静脉畸形出血量多时可引起颅压升高导致脑疝而死亡。出血可反复发生,约 50％以上患者出血 2 次,30％出血 3 次,20％出血 4 次以上,最多者可出血十余次,再出血的病死率为 12％～20％。再出血时间的间隔,少数患者在数周或数月,多数在 1 年以上,有的可在十几年以后发生,平均为 4～6 年。有报道 13％的患者在 6 周以内发生再出血。小型、隐匿型、位置深在和向深部引流的脑动静脉畸形极易出血,动静脉畸形越小,其阻力越大,易出血;位于深部的动静脉畸形的供血动脉较短,病灶内的压力大,也易出血。

与颅内动脉瘤比较,脑动静脉畸形出血的特点是出血年龄早、出血程度轻、早期再出血发生率低,出血后发生脑血管痉挛较一般动脉瘤轻,出血危险程度与年龄、畸形血管团大小及部位有关。

2.癫痫

癫痫也是脑动静脉畸形的常见症状,发生率为 28％～64％,其发生率与脑动静脉畸形的大小、位置及类型有关,位于皮质的大型脑动静脉畸形及呈广泛毛细血管扩张型脑动静脉畸形的发生率高。癫痫常见于 30 岁以上年龄较大的患者,约有半数患者为首发症状,在一部分患者为唯一症状。癫痫也可发生在出血时,以额、顶叶动静脉畸形多见。病程长者抽搐侧的肢体逐渐出现轻瘫并短小细瘦。癫痫的发作形式以部分性发作为主,有时具有 Jackson 型癫痫的特征。动静脉畸形位于前额叶者常发生癫痫大发作,位于中央区及顶叶者表现为局灶性发作或继发性全身大发作,颞叶病灶表现为复杂性、部分性发作,位于外侧裂者常出现精神运动性发作。癫痫发生的原因主要是由于脑动静脉畸形的动静脉短路,畸形血管团周围严重盗血,使脑局部出现淤血性缺血,脑组织缺血乏氧所引起;另外,动静脉短路血流对大脑皮质的冲击造成皮质异常放电,也可发生癫痫;由于出血或含铁血黄素沉着使病变周围神经胶质增生形成致病灶;畸形血管的点燃作用尤其是颞叶可伴有远隔处癫痫病灶。

3.头痛

约 60％的患者有长期头痛的病史,16％～40％为首发症状,可表现为偏头痛、局灶性头痛和全头痛,头痛的部位与病灶无明显关系,头痛的原因与畸形血管扩张有关。当动静脉畸形破裂时头痛变得剧烈且伴有呕吐。

4.神经功能障碍

约 40％的患者可出现进行性神经功能障碍,其中 10％者为首发症状。表现的症状由血管畸形部位、血肿压迫、脑血循环障碍及脑萎缩区域而定。主要表现为运动或感觉障碍,位于额叶者可有偏侧肢体及颜面肌力减弱,优势半球可发生语言障碍;位于颞叶者可有幻视、幻嗅、听觉性失语等;位于顶枕叶者可有皮质性感觉障碍、失读、失用、偏盲和空间定向障碍等;位于基底结者常见有震颤、不自主运动、肢体笨拙,出血后可发生偏瘫等;位于脑桥及延髓的动静脉畸形可有锥体束征、共济失调、听力减退、吞咽障碍等脑神经麻痹症状,出血严重者可造成四肢瘫、角弓反张、呼吸障碍等。神经功能障碍的原因主要与下列因素有关:①脑盗血(动静脉畸形部位邻近脑区的动脉血流向低压的畸形区,引起局部脑缺血称为脑盗血)引起短暂脑缺血发作,多见于较大的动静脉畸形,往往在活动时发作,其历时短暂,但随着发作次数的增加,持续时间加长,瘫痪程度也加重;②由于脑盗血或血液灌注不充分所致的缺氧性神经细胞死亡,以及伴有的脑水肿或脑萎缩引起的神经功能障碍,见于较大的动静脉畸形,尤其当病变有部分血栓形成时,这种瘫痪持续存在并进行性加重,有时疑为颅内肿瘤;③出血引起的神经功能障碍症状,可因血肿的逐渐吸收而减轻甚至完全恢复正常。

5.颅内杂音

颅内血管吹风样杂音占脑动静脉畸形患者的2.4%~38%,患者感觉自己脑内及头皮上有颤动及杂音,但别人听不到,只有动静脉畸形体积较大且部位较浅时,才能在颅骨上听到收缩期增强的连续性杂音。横窦及乙状窦的动静脉畸形可有颅内血管杂音。主要发生在颈外动脉系统供血的硬脑膜动静脉畸形,压迫同侧颈动脉杂音减弱,压迫对侧颈动脉杂音增强。

6.智力减退

可呈现进行性智力减退,尤其在巨大型动静脉畸形患者,因严重的脑盗血导致脑的弥散性缺血和脑的发育障碍。也有因频繁的癫痫发作使患者受到癫痫放电及抗癫痫药物的双重抑制造成智力减退。轻度的智力减退在切除动静脉畸形后可逆转,较重者不易恢复。

7.眼球突出

动静脉畸形眼球突出位于额叶或颞叶、眶内及海绵窦者可有眼球突出。

8.其他症状

动静脉畸形引流静脉的扩张或破裂造成的血肿、蛛网膜下腔或脑室内出血,均可阻塞脑脊液循环通路而引起脑水肿,出现颅内压增高的表现。脑干动静脉畸形可引起复视。在婴儿及儿童中,因颅内血循环短路,可有心力衰竭,尤其是病变累及大脑大静脉者,心衰甚至可能是唯一的临床症状。

(五)实验室检查

1.脑脊液

出血前多无明显改变,出血后颅内压在1.92~3.84 kPa,脑脊液呈血性。

2.脑电图

多数患者有脑电图异常,发生在病变同侧者占70%~80%,如对侧血流紊乱缺血时,也可表现异常;因盗血现象,有时一侧大脑半球的动静脉畸形可表现出双侧脑电图异常;深部小的血管畸形所致的癫痫用立体脑电图可描记出准确的癫痫灶。脑电图异常主要表现为局限性的不正常活动,包括α波节律的减少或消失,波率减慢,波幅降低,有时出现弥散性θ波,与脑萎缩或脑退行性改变的脑电图相似;脑内血肿者可出现局灶性β波;幕下动静脉畸形可表现为不规则的慢波;约一半有癫痫病史的患者表现有癫痫波形。

3.核素扫描

一般用^{99m}Tc或^{199}Hg作闪烁扫描连续摄像,90%～95%的幕上动静脉畸形出现阳性结果,可做定位诊断。直径在2 mm以下的动静脉畸形不易发现。

（六）影像学检查

1.头颅X线平片

有异常发现者占22%～40%,表现为病灶部位钙化斑、颅骨血管沟变深加宽等,颅底平片有时可见破裂孔或棘孔扩大。颅后窝动静脉畸形致梗阻性脑积水者可显示有颅内压增高的现象。出血后可见松果体钙化移位。

2.脑血管造影

蛛网膜下腔出血或自发性脑内血肿应进行脑血管造影或磁共振血管造影（MRA）,顽固性癫痫及头痛提示有颅内动静脉畸形的可能,也应行脑血管造影或MRA。通过造影可显示畸形血管团的部位、大小及其供血动脉有无动脉瘤和引流静脉数量、方向及有无静脉瘤样扩张,畸形团内有否伴有动静脉瘘及瘘口的大小,对血管畸形的诊断和治疗具有决定性的作用,但仍有约11%的患者因其病变为小型或隐型,或已被血肿破坏或为血栓所闭塞而不能被脑血管造影发现。

一般小的动静脉畸形进行一侧颈动脉造影或一侧椎动脉造影,可显示出其全部供血动脉及引流静脉;大的动静脉畸形应行双侧颈动脉及椎动脉造影,可以了解全部供血动脉、引流静脉和盗血情况,必要时可进行超选择性供血动脉造影以了解其血管结构和硬脑膜动脉供血情况。颞部动静脉畸形常接受大脑中动脉、后动脉及脉络丛前的供血,故该处的动静脉畸形应同时做颈动脉及椎动脉造影。额叶动静脉畸形常为双侧颈内动脉供血;顶叶者多为双侧颈内动脉及椎动脉系统供血,故应行全脑血管造影。实际上为了显示脑动静脉畸形的血流动力学改变,发现多发性病灶或其他共存血管性病变,对脑动静脉畸形患者均应进行全脑血管造影。三维脑血管造影能更清楚地显示动脉与回流静脉的位置,对指导术中夹闭病灶血管十分有利;数字减影血管造影可消除颅骨对脑血管的遮盖,能更清楚地显示出供血动脉与引流静脉及动静脉畸形的细微结构。三维数字减影血管造影能进行水平方向的旋转,具有较好的立体感,有利于周密地设计手术切除方案。该方法尤其适用于椎-基底动脉系统和硬脑膜动静脉畸形的观察,也可用于检查术后的血管分布情况及手术切除的程度。

脑动静脉畸形的脑动脉造影影像是最具特征性的。在动脉期摄片上可见到一团不规则的扭曲的血管团,有一根或数根粗大的供血动脉,引流静脉早期出现于动脉期摄片上,扭曲扩张导入颅内静脉窦。半数以上的动静脉畸形还可显示出深静脉和浅静脉的双向引流。病变远侧的脑动脉不充盈或充盈不良。如不伴有较大的脑内血肿,一般脑动静脉畸形不引起正常脑血管移位。因脑动静脉畸形的动脉血不经过毛细血管网而直接进入静脉系统,故经动脉注射造影剂后立刻就能见到引流静脉。由于大量的动静脉分流,使上矢状窦、直窦或横窦内血流大量淤积而使皮质静脉淤滞,造影剂可向两侧横窦或主要向一侧横窦引流。大的动静脉畸形常有一侧或两侧横窦管径的扩大;脑膜或脑膜脑动静脉畸形,横窦扩大甚至可扩大几倍;脑动静脉畸形的血管管壁薄,在血流的压力下易于扩张,引流静脉扩张最明显,甚至局部可形成静脉瘤,静脉窦也有极度扩大。

在超选择性血管造影见到畸形血管的结构:①动脉直接输入血管团;②动脉发出分支输入病灶;③与血流有关的动脉扩张形成动脉瘤;④不在动静脉畸形供血动脉上的动脉瘤;⑤动静脉瘘;⑥病灶内的动脉扩张形成动脉瘤;⑦病灶内的静脉扩张形成静脉瘤;⑧引流静脉扩张。

3.CT 扫描

虽然不像血管造影能显示病变的全貌,但可同时显示脑组织和脑室的改变,亦可显示血肿的情况,有利于发现较小的病灶和定位诊断。无血肿者 CT 平扫表现出团状聚集或弥漫分布的蜿蜒状及点状密度增高影,其间为正常脑密度或小囊状低密度灶,增强后轻度密度增高的影像则更清楚;病灶中高密度通常是局灶性胶质增生、新近的出血、血管内血栓形成或钙化所引起;病灶中的低密度表示小的血肿吸收或脑梗死后所遗留的空腔、含铁血黄素沉积等;病灶周围可有脑沟扩大等局限性脑萎缩的表现,颅后窝可有脑积水现象。有血肿者脑室可受压移位,如出血破入脑室则脑室内呈高密度影像;新鲜血肿可掩盖血管畸形的影像而难以辨认,应注意观察血肿旁的病变影像与血肿的均匀高密度影像不同,有时血肿附近呈现蜿蜒状轻微高密度影,提示可能有动静脉畸形;也有报道血肿边缘呈弧形凹入或尖角形为动静脉畸形血肿的特征。血肿周围表现出程度不同的脑水肿;动静脉畸形引起的蛛网膜下腔出血,血液通常聚集在病灶附近的脑池。如不行手术清除血肿,经 1～2 个月后血肿自行吸收而形成低密度的囊腔。

4.MRI 及 MRA

MRI 对动静脉畸形的诊断具有绝对的准确性,对畸形的供血动脉、血管团、引流静脉、出血、占位效应、病灶与功能区的关系均能明确显示,即使是隐性脑动静脉畸形往往也能显示出来。主要表现是圆形曲线状、蜂窝状或葡萄状血管流空低信号影,即动静脉畸形中的快速血流在 MRI 影像中显示为无信号影,而病变的血管团、供血动脉和引流静脉清楚地显示为黑色。

动静脉畸形的高速血流血管在磁共振影像的 T_1 加权像和 T_2 加权像上都表现为黑色,回流静脉因血流缓慢在 T_1 加权像表现为低信号,在 T_2 加权像表现为高信号;畸形血管内有血栓形成时,T_1 和 T_2 加权像都表现为白色的高信号,有颅内出血时也表现为高信号,随着出血时间的延长 T_1 加权像上信号逐渐变成等或低信号,T_2 加权像上仍为高信号;钙化部位在 T_1 和 T_2 加权像上看不到或是低信号。磁共振血管造影不用任何血管造影剂便能显示脑的正常和异常血管、出血及缺血等,能通过电子计算机组合出全脑立体化的血管影像,对蛛网膜下腔出血的患者是否进行脑血管造影提供了方便。

5.经颅多普勒超声(TCD)

经颅多普勒超声是运用定向微调脉冲式多普勒探头直接记录颅内一定深度血管内血流的脉波,经微机分析处理后计算出相应血管血流波形及收缩期血流速度、舒张期血流速度、平均血流速度及脉搏指数。通过颞部探测大脑中动脉、颈内动脉末端、大脑前动脉及大脑后动脉;通过枕骨大孔探测椎动脉、基底动脉和小脑后下动脉;通过眼部探测眼动脉及颈内动脉虹吸部。正常人脑动脉血流速度从快到慢的排列顺序是大脑中动脉、大脑前动脉、颈内动脉、基底动脉、大脑后动脉、椎动脉、眼动脉、小脑后下动脉。随着年龄的增长血流速度减慢;脑的一侧半球有病变则两个半球的血流速度有明显差异,血管痉挛时血流速度加快,血管闭塞时血流速度减慢,动静脉畸形时供血动脉的血流速度加快。术中利用多普勒超声帮助确定血流方向和动静脉畸形血管结构类型,区分动静脉畸形的流入和流出血管,深部动静脉畸形的定位,动态监测动静脉畸形输入动脉的阻断效果和其血流动力学变化,有助于避免术中因血流动力学变化所引起的正常灌注压突破综合征等并发症。经颅多普勒超声与 CT 扫描或磁共振影像结合有助于脑动静脉畸形的诊断。

(七)诊断与鉴别诊断

1.诊断

年轻人有突然自发性颅内出血者多应考虑此病,尤其具有反复发作性头痛和癫痫病史者更

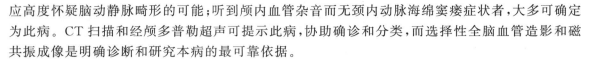

应高度怀疑脑动静脉畸形的可能;听到颅内血管杂音而无颈内动脉海绵窦瘘症状者,大多可确定为此病。CT扫描和经颅多普勒超声可提示此病,协助确诊和分类,而选择性全脑血管造影和磁共振成像是明确诊断和研究本病的最可靠依据。

2.应注意与下列疾病相鉴别

(1)海绵状血管瘤:是年轻人反复发生蛛网膜下腔出血的常见原因之一,出血前无任何症状和体征,出血后脑血管造影也无异常影像,CT扫描图像可显示有蜂窝状的不同密度区,其间杂有钙化灶,增强后病变区密度可略有增高,周围组织有轻度水肿,但较少有占位征象,见不到增粗的供血动脉或扩大而早期显影的引流静脉。磁共振影像的典型表现为T_2加权像上病灶呈现网状或斑点状混杂信号或高信号,其周围有一均匀的为含铁血黄素沉积所致的环形低信号区,可与脑动静脉畸形做出鉴别。

(2)血供丰富的胶质瘤:因可并发颅内出血,故须与脑动静脉畸形鉴别。该病为恶性病变,病情发展快、病程短,出血前已有神经功能缺失和颅内压增高的症状;出血后症状迅速加重,即使在出血不明显的情况下,神经功能障碍的症状也很明显,并日趋恶化。脑血管造影中虽可见有动静脉之间的交通与早期出现的静脉,但异常血管染色淡、管径粗细不等,没有增粗的供血动脉,引流静脉也不扩张迂曲,有较明显的占位征象。

(3)转移癌:绒毛膜上皮癌、黑色素瘤等常有蛛网膜下腔出血,脑血管造影中可见有丰富的血管团,有时也可见早期静脉,易与脑动静脉畸形混淆。但血管团常不如动静脉畸形那么成熟,多呈不规则的血窦样,病灶周围水肿明显且常伴有血管移位等占位征象。转移癌患者多数年龄较大,病程进展快。常可在身体其他部位找到原发肿瘤,以作鉴别。

(4)脑膜瘤:有丰富血供的血管母细胞性脑膜瘤的患者,有抽搐、头痛及颅内压增高的症状。脑血管造影可见不正常的血管团,其中夹杂有早期的静脉及动静脉瘘成分,但脑膜瘤占位迹象明显,一般没有增粗的供血动脉及迂曲扩张的引流静脉,供血动脉呈环状包绕于瘤的周围。CT扫描图像可显示明显增强的肿瘤,边界清楚,紧贴于颅骨内面,与硬脑膜粘着,表面颅骨有被侵蚀现象。

(5)血管网状细胞瘤:好发于颅后窝、小脑半球内,其血供丰富易出血,须与颅后窝动静脉畸形鉴别。血管网状细胞瘤多呈囊性,瘤结节较小位于囊壁上。脑血管造影中有时可见扩张的供血动脉和扩大的引流静脉,但较少见动静脉畸形那样明显的血管团。供血动脉多围绕在瘤的周围。CT扫描图像可显示有低密度的囊性病变,增强的肿瘤结节位于囊壁的一侧,可与动静脉畸形区别。但巨大的实质性的血管网状细胞瘤鉴别有时比较困难。血管网状细胞瘤有时可伴有血红细胞增多症及血红蛋白的异常增高,在动静脉畸形中从不见此种情况。

(6)颅内动脉瘤:是引起蛛网膜下腔出血的常见原因,其严重程度大于动静脉畸形的出血,发病年龄较大,从影像学上很容易鉴别。应注意有时动静脉畸形和颅内动脉瘤常并存。

(7)静脉性脑血管畸形:常引起蛛网膜下腔出血或脑室出血,有时有颅内压增高的征象。有时在四叠体部位或第四脑室附近可阻塞导水管或第四脑室而引起阻塞性脑积水。在脑血管造影中没有明显的畸形血管团显示,仅可见一根增粗的静脉带有若干分支,状似伞形。CT扫描图像可显示能增强的低密度病变,结合脑血管造影可做出鉴别诊断。

(8)Moyamoya病(烟雾病):症状与动静脉畸形类似。脑血管造影的特点是可见颈内动脉和大脑前、中动脉起始部有狭窄或闭塞,大脑前、后动脉有逆流现象,脑底部有异常血管网,有时椎-基底动脉系统也可出现类似现象,没有早期显影的扩大的回流静脉,可与动静脉畸形鉴别。

（八）治疗

脑动静脉畸形的治疗目标是使动静脉畸形完全消失并保留神经功能。治疗方法有显微手术、血管内栓塞、放疗,各有其特定的适应证,相互结合可以弥补各自的不足,综合治疗是治疗动静脉畸形的趋势。综合治疗可分为:①栓塞(或放疗)＋手术;②栓塞(或手术)＋放疗;③栓塞＋手术＋放疗。不适合手术者可行非手术疗法。

1.手术治疗

(1)脑动静脉畸形全切除术:仍是最合理的根治方法,即杜绝了出血的后患,又除去了脑盗血的根源,应作为首选的治疗方案。适用于1～3级的脑动静脉畸形,对于4级者因切除的危险性太大,不宜采用,3级与4级间的病例应根据具体情况决定。

(2)供血动脉结扎术:适用于3～4级和4级脑动静脉畸形及其他不能手术切除但经常反复出血者。可使供血减少,脑动静脉畸形内的血流减慢,增加自行血栓形成的机会,并减少盗血量。但因这种手术方式没有完全消除动静脉之间的沟通点,所以在防止出血及减少盗血方面的疗效不如手术切除方式,只能作为一种姑息性手术或作为巨大脑动静脉畸形切除术中的前驱性手术时应用。

2.血管内栓塞

由于栓塞材料的完善及介入神经放射学的不断发展,血管内栓塞已成为治疗动静脉畸形的重要手段。对于大型高血流量的脑动静脉畸形;部分深在的重要功能区的脑动静脉畸形;供血动脉伴有动脉瘤;畸形团引流静脉细小屈曲使引流不畅,出血可能性大;高血流量动静脉畸形伴有静脉瘘,且瘘口较多或较大者,均可实施血管内栓塞的治疗。栓塞方法可以单独应用,也可与手术切除及其他方法合用。

3.立体定向放疗

立体定向放疗是在立体定向手术基础上发展起来的一种新的治疗方法。该方法利用先进的立体定向技术和计算机系统,对颅内靶点使用1次大剂量窄束电离射线,从多方向、多角度精确地聚集于靶点上,引起放射生物学反应而达到治疗疾病的目的。因不用开颅,又称为非侵入性治疗方法。常用的方法有γ-刀、X-刀和直线加速器。立体定向放疗适用于:①年老体弱合并有心、肝、肺、肾等其他脏器疾病,凝血机制障碍,不能耐受全麻开颅手术;②动静脉畸形直径＜3 cm;③病变位于丘脑、基底节、边缘系统和脑干等重要功能区不宜手术,或位于脑深部难以手术的小型动静脉畸形;④仅有癫痫、头痛或无症状的动静脉畸形;⑤手术切除后残留的小部分畸形血管;⑥栓塞治疗失败或栓塞后的残余部分。

4.综合治疗

(1)血管内栓塞治疗后的显微手术治疗(栓塞＋手术)。手术前进行血管内栓塞有如下优点:①可使畸形团范围缩小,血流减少,盗血程度减轻,术中出血少,易分离,利于手术切除;②可消除动静脉畸形深部供血动脉和在手术中较难控制的深穿支动脉,使一部分认为难以手术的病例能进行手术治疗;③对并发畸形团内动脉瘤反复出血者,能闭塞动脉瘤,防止再出血;④对大型动静脉畸形伴有顽固性癫痫或进行性神经功能障碍者有较好的控制作用;⑤术前分次栓塞可预防术中及术后发生正常灌注压突破(NPPB)。采用术前栓塞可明显提高治愈率,降低致残率和病死率。一般认为栓塞后最佳手术时机是最后1次栓塞后1～2周,也有报道对大型动静脉畸形采用分次栓塞并且在最后一次栓塞的同时开始手术。

(2)放疗后的显微手术治疗(放疗＋手术)。术前进行放疗的优点:①放疗后可形成血栓,体积缩小,使残余动静脉畸形易于切除;②放疗后动静脉畸形血管减少,术中出血少,易于操作,改善手术预后;③放疗后可把大型复杂的动静脉畸形转化成较简单的动静脉畸形,易于手术,提高成功率;④放疗可闭塞难以栓塞的小血管,留下大的动静脉瘘可采用手术和(或)栓塞治疗。

(3)血管内治疗后的放疗(栓塞+放疗)。放疗前栓塞的优点:①使动静脉畸形范围缩小,从而减少放射剂量,减轻放疗的边缘效应且不增加出血的危险;②可闭塞并发的动脉瘤,减少放疗观察期间和动静脉畸形血栓形成期间再出血的概率;③可闭塞对放疗不敏感的动静脉畸形伴发的大动静脉瘘。

(4)显微手术后的放疗(手术+放疗)。对大型复杂的动静脉畸形可先行手术切除位于浅表的动静脉畸形,然后再对深部、功能区的动静脉畸形进行放疗,可提高其治愈率,并可防止一次性切除巨大动静脉畸形发生的正常灌注压突破。

(5)栓塞+手术+放疗的联合治疗。对依靠栓塞和(或)手术不能治愈的动静脉畸形可用联合治疗的方法。

5.自然发展

如对动静脉畸形不给予治疗,其发展趋势有以下几种。

(1)自行消失或缩小:该情况极为罕见,多因自发血栓形成使动静脉畸形逐渐缩小。主要见于年龄大、病灶小、单支或少数动脉供血的动静脉畸形,但无法预测哪一个病例能有此归宿,故仍须施行适合的治疗方法。

(2)保持相对稳定:动静脉畸形在一段时间内不增大也不缩小,临床上亦无症状,但在若干年后仍破裂出血。

(3)不再显影:第一次出血恢复后不再发生出血,脑血管造影也不显影。主要由于动静脉畸形小,出血引起局部组织坏死使动静脉畸形本身破坏,或是颅内血肿压迫使畸形区血流减少,导致广泛性血栓形成而致。

(4)增大并反复破裂出血:这是最常见的一种结局。随着脑盗血量的不断增多,动静脉畸形逐渐增大并反复出血,增加致残率和病死率。一般认为30岁以下年轻患者的动静脉畸形易于增大,故应手术切除,一方面可预防动静脉畸形破裂,另一方面可预防其进行性增大所导致的神经功能损害,更重要的是不会失去手术治疗的机会,因为病灶增大使那些原本能手术切除的动静脉畸形变得不能切除了。

二、硬脑膜动静脉畸形

硬脑膜动静脉畸形是指单纯硬脑膜血管,包括供血动脉、畸形团和引流静脉异常,多与硬脑膜动静脉瘘同时存在,常侵犯侧窦(横窦及乙状窦)和海绵窦,也有位于直窦区者。约占颅内动静脉畸形的12%。硬脑膜动静脉畸形可分为两种,即静脉窦内动静脉畸形和静脉窦外动静脉畸形,以第一种多见。

(一)病因及发病机制

可能与以下因素有关。①体内雌激素水平改变,致使血管弹性降低,脆性增加,扩张迂曲,由于血流的冲击而容易形成畸形血管团,所以女性发病率高;②静脉窦炎及血栓形成:正常情况下脑膜动脉终止于窦壁附近,发出许多极细的分支营养窦壁硬膜并与静脉有极为丰富的网状交通,当发生静脉窦炎和形成血栓时,静脉回流受阻,窦内压力增高,可促使网状交通开放而形成硬脑膜动静脉畸形;③外伤、创伤、感染:颅脑外伤、开颅手术创伤、颅内感染等,可致静脉窦内血栓形成,发展成硬脑膜动静脉畸形或是损伤静脉窦附近的动脉及静脉,造成动静脉瘘;④先天性因素:血管肌纤维发育不良,血管弹性低易扩张屈曲形成畸形团,有学者报道,在妊娠5～7周时子宫内环境出现损害性改变,可致结缔组织退变造成起源血管异常而发生硬脑膜动静脉畸形。

(二)临床表现

1.搏动性耳鸣及颅内血管杂音

血管杂音与脉搏同步,呈轰鸣声。病灶接近岩骨时搏动性耳鸣最常见,与乙状窦和横窦有关的颅后窝硬脑膜动静脉畸形的患者约70%有耳鸣,与海绵窦有关的硬脑膜动静脉畸形中,耳鸣约占42%。有耳鸣的患者中约40%可听到杂音,瘘口小,血流量大者杂音大。

2.颅内出血

颅内出血占43%～74%,多由粗大迂曲壁薄的引流静脉破裂所致,尤其是扩张的软脑膜静脉。颅前窝及小脑幕的动静脉畸形常引流到硬脑膜下的静脉,易发生出血,可形成蛛网膜下腔出血、硬脑膜下出血、脑内血肿。

3.头痛

多为钝痛或偏头痛,也有持续性剧烈的搏动性头痛者,在活动、体位变化或血压升高时加重。海绵窦后下方区的硬脑膜动静脉畸形尚可引起三叉神经痛。其原因主要有:①静脉回流受阻、静脉窦压力增高、脑脊液循环不畅使颅内压增高;②扩张的硬脑膜动静脉对硬脑膜的刺激;③小量硬脑膜下或蛛网膜下出血刺激脑膜;④病变压迫三叉神经半月节;⑤向皮质静脉引流时脑血管被牵拉。

4.颅内压增高

其原因:①动静脉短路使静脉窦压力增高,脑脊液吸收障碍和脑脊液压力增高;②反复少量的出血造成脑膜刺激性反应;③静脉窦血栓形成造成静脉窦内压力增高;④曲张的静脉压迫脑脊液循环通路,约4%的患者有梗阻性脑积水,3%的患者有视盘水肿和继发性视神经萎缩。

5.神经功能障碍

受累的脑组织部位不同其表现各异,主要有言语、运动、感觉、精神和视野障碍,有癫痫、眩晕、共济失调、抽搐、半侧面肌痉挛、小脑或脑干等症状。

6.脊髓功能障碍

脊髓功能障碍发生率低,约为6%。颅后窝,尤其是天幕和枕大孔区的病变可引流入脊髓的髓周静脉网,引起椎管内静脉压升高,产生进行性脊髓缺血病变。

(三)影像学检查

1.头颅X线平片

有的患者可见颅骨上血管压迹增宽,脑膜中动脉的增宽占29%。颅底位可见棘孔增大,有时病变表面的颅骨可以增生。

2.脑血管造影

表现为脑膜动脉与静脉窦之间异常的动静脉短路。供血动脉常呈扩张,使在正常情况下不显影的动脉,如天幕动脉等也能显示。病变位于颅前窝,其供血动脉为硬脑膜动脉及眼动脉之分支筛前动脉;病变位于颅中窝海绵窦附近,供血动脉可来自脑膜中动脉、咽升动脉、颞浅动脉、脑膜垂体干前支,静脉引流至海绵窦;病变位于横窦或乙状窦附近,供血动脉可来自脑膜垂体干、椎动脉硬脑膜分支、枕动脉、脑膜中动脉及咽升动脉,静脉引流至横窦或乙状窦。引流静脉有不同程度的扩张,严重者呈静脉曲张和动脉瘤样改变,一般引流静脉顺流入邻近的静脉窦,当静脉窦内压力增高后,可见逆行性软脑膜静脉引流,有时不经静脉窦而直接引流入软脑膜静脉,个别者可进入髓周的静脉网。引流静脉或静脉窦常在动脉期显影,但较正常的循环时间长。常伴有静脉窦血栓形成。对有进行性脊髓病变的患者,如脊髓磁共振影像和椎管造影见髓周静脉扩张,而脊髓血管造影阴性,应进行脑血管造影以排除有颅内动静脉畸形引起的髓周静脉所致。硬脑膜动静脉畸形者脑血管造影的表现,有3个特点:①软脑膜静脉逆行引流;②引流静脉呈动脉瘤样扩张;③向 Galen 静脉引流时,明显增粗迂曲。

3.CT 扫描

CT 扫描可见白质中异常的低密度影是静脉压增高引起的脑水肿;有交通性或阻塞性脑积水;出血者可见蛛网膜下腔出血、脑内或硬脑膜下血肿;静脉窦扩张。增强后 CT 可见扩张的引流静脉所致的斑片或蠕虫样血管影;有时可见动脉瘤样扩张;脑膜异常增强。三维 CT 血管造影可显示异常增粗的供血动脉和扩张的引流静脉及静脉窦,但对瘘口和细小的供血动脉不能显示。

4.磁共振影像

可显示脑水肿、脑缺血、颅内出血、脑积水等改变,可显示 CT 不能显示的静脉窦血栓形成、闭塞、血流增加等。

(四)诊断

选择性脑血管造影是目前确诊和研究该病的唯一可靠手段。选择性颈内动脉和椎动脉造影,可以除外脑动静脉畸形,并确认动脉的脑膜支参与供血的情况;颈外动脉超选择造影可显示脑膜的供血动脉及畸形团的情况,以寻找最佳治疗方法和手术途径;可了解引流静脉及其方向、畸形团大小、有无动静脉瘘和脑循环紊乱情况等。常见部位硬脑膜动静脉畸形有如下几种。

1.横窦-乙状窦区硬脑膜动静脉畸形

以耳鸣、颅内杂音和头痛最为常见,其次是颅内出血和神经功能障碍,如视力障碍、运动障碍、癫痫、眩晕、脑积水等。其供血动脉主要是来自枕动脉脑膜支、脑膜中动脉后颞枕支、咽升动脉的神经脑膜支和耳后动脉,其次是颈内动脉的天幕动脉和椎动脉的脑膜后动脉,偶尔锁骨下动脉的颈部分支也参与供血。静脉引流是经过硬膜窦或软脑膜血管,大多数患者伴有静脉窦血栓。

2.海绵窦区硬脑膜动静脉畸形

以眼部症状、耳鸣和血管杂音最为常见。可有眼压升高、复视、眼肌麻痹、视力减低、突眼、视盘水肿和视网膜剥离。有时引流静脉经冠状静脉或海绵间窦进入对侧海绵窦,可使对侧眼上静脉扩张,表现为双眼结膜充血,如患侧眼上静脉有血栓形成,可使患侧眼球正常而对侧眼球充血。其供血主要来自颈外动脉,包括颈内动脉的圆孔动脉、脑膜中动脉及咽升动脉神经脑膜干的斜坡分支,也可来自颈内动脉的脑膜垂体干和下外侧干。静脉引流入海绵窦,软脑膜静脉引流较少见,约占10%。

3.颅前窝底硬脑膜动静脉畸形

颅前窝底硬脑膜动静脉畸形很少见。临床症状以颅内出血最常见,常形成额叶内侧脑内血肿,尚有眼部症状,由于眼静脉因回流障碍变粗,出现突眼、球结膜充血、眼压增高、视野缺损和眼球活动障碍;如果病灶破坏嗅沟骨质,破裂后进入鼻腔,可有癫痫和鼻出血的症状;亦常见耳鸣和血管杂音。其供血动脉主要是筛前、后动脉及其分支,其次是脑膜中动脉、颞浅动脉和颌内动脉等。

4.小脑幕缘区硬脑膜动静脉畸形

常见的症状是颅内出血、脑干和小脑症状及阻塞性脑积水,有的患者因髓周静脉压力高而产生脊髓症状,少见耳鸣和颅内杂音。其供血动脉主要是脑膜垂体干的分支天幕动脉、颈外动脉的脑膜中动脉和枕动脉;此外,还有大脑后动脉天幕支、小脑上动脉天幕支、脑膜后动脉、咽升动脉、脑膜副动脉、颈外动脉下外侧干也参与供血。引流静脉多为软脑膜静脉,也可经 Galen 静脉、脑桥静脉和基底静脉引流,部分可引流入髓周静脉网。约 57% 的软脑膜静脉发生瘤样扩张。

5.上矢状窦和大脑凸面区硬脑膜动静脉畸形

很少见,常见症状是头痛,其次是颅内出血,也可有失明、失语、癫痫、杂音、偏瘫等症状。主要供血动脉是脑膜中动脉、枕动脉和颞浅动脉的骨穿支,眼动脉和椎动脉的脑膜支。经软脑膜静脉引流进入上矢状窦,引流静脉大多有曲张。

(五)治疗

硬脑膜动静脉畸形的治疗原则是永久、完全地闭塞动静脉瘘口,目前尚无理想的方法处理所有的病变。常用的治疗方法有保守治疗、颈动脉压迫、血管内治疗、手术切除、放疗及联合治疗。

1.保守观察或颈动脉压迫法

病变早期再出血率较低、症状轻、畸形团较小者,可行保守治疗,轻者可自愈。也可应用颈动脉压迫法,以促进血栓形成。压迫方法是用手或简单的器械压迫患侧颈总动脉,30 分/次,3 周可见效。压迫期间注意观察有无脑缺血引起的偏瘫及意识障碍。

2.血管内治疗

血管内栓塞已成为主要的治疗途径,除颅前窝底区病变外,所有部位的硬脑膜动静脉畸形都可应用血管内栓塞方法治疗。栓塞途径有经动脉栓塞、经静脉栓塞和联合动静脉栓塞。经动脉栓塞适用于以颈外动脉供血为主,供血动脉与颈内动脉、椎动脉之间无危险吻合,或虽有危险吻合,但用超选择性插管可避开;颈内动脉或椎动脉的脑膜支供血,应用超选择性插管可避开正常脑组织的供血动脉,也可经动脉栓塞。经静脉栓塞的适应证是对窦壁附近硬脑膜动静脉畸形伴有多发动静脉瘘,动脉内治疗无效者;静脉窦阻塞且不参与正常脑组织引流者。

3.手术切除

适用于有颅内血肿者;病变伴有软脑膜静脉引流或已形成动脉瘤样扩张,有破裂可能者;有颈内动脉和椎动脉颅内分支供血者;硬脑膜动静脉瘘和脑动静脉畸形共存者。开颅翻开骨瓣时要十分小心,因在头皮、颅骨及硬脑膜间有广泛异常的血管,或是硬脑膜上充满了动脉化的静脉血管,撕破后可引起大出血。常用的手术方法如下。①引流静脉切除术:适用于病变不能完全切除或病变对侧伴有主要引流静脉狭窄时;②畸形病变切除术:适用于颅前窝底、天幕等部位的硬脑膜动静脉畸形;③静脉窦切除术:适用于横窦-乙状窦区术,且静脉窦已闭塞者;④静脉窦孤立术;⑤静脉窦骨架术等。

4.放疗

常规放疗及立体定向放疗仅作为栓塞或手术后的辅助治疗,或用于手术或栓塞有禁忌或风险较大者;畸形团较小也可用放疗,放疗可引起血管团内皮细胞坏死、脱落、增生等炎症反应,使管壁增厚闭塞。

5.联合治疗

硬脑膜动静脉畸形的供血常很复杂,有时单一的治疗方法很难达到目的,可采用联合治疗方法,如栓塞＋手术、栓塞＋放疗、手术＋放疗等。

6.其他方法

包括颈外动脉注入雌激素使血管闭塞及受累静脉窦的血栓形成。

三、海绵状血管瘤

海绵状血管瘤是由众多结构异常的薄壁血管窦聚集构成的团状病灶,也称海绵状血管畸形。可发生在中枢神经系统任何部位,但以大脑半球为最多见,72%～78%位于幕上,其中75%以上在大脑半球表面;20%左右位于幕下,7%～23%位于基底结、中脑及丘脑等深部结构;位于脑室系统者占3.5%～14%;也有位于脊髓的报道。在医学影像学应用之前,对该病的认识是在出现并发症而手术或尸检时发现。其发病率较低,可见于任何年龄,文献中报道,最小者是4个月,最大者是84岁,以20～40岁多见,无明显性别差异。海绵状血管瘤多数为多发,基因学和临床研究提示该病有家族史,并且家族性患者更易出现多发病灶,也可与其他类型的脑血管畸形同时存在。

(一)病理

海绵状血管瘤外观呈紫红色,为圆形或分叶状血管团,剖面呈海绵状或蜂窝状,血管壁无平滑肌或弹力组织,由单层内皮细胞组成,多数有包膜。病灶内可含有新旧出血、血栓、钙化或胶原间质,不含脑组织,有时病灶周边可呈分叶状突入邻近脑组织内,病灶周围脑实质常有含铁血黄素沉积、巨噬细胞浸润和胶质增生;少数可能有小的低血流供血动脉和引流静脉。病灶大小为0.3～4.0 cm,也有报道其直径大于10 cm者。病灶大小可在很长时间内无变化,但也有报道病灶随时间而增大,并可能与病灶出血、血栓、钙化和囊肿有关。

(二)临床表现

1.癫痫

癫痫是病灶位于幕上患者最常见的症状,发生率约为62%。病灶位于颞叶、伴钙化或严重含铁血黄素沉积者癫痫发生率较高。有报道估计,单发海绵状血管瘤的癫痫发生率为1.51%,多发者为2.48%。各种癫痫类型都可出现。癫痫的发病原因多认为是由于病灶出血、栓塞和红细胞溶解,造成周围脑实质内含铁血黄素沉积和胶质增生,对正常脑组织产生机械或化学刺激而形成癫痫灶所致。

2.出血

几乎所有的海绵状血管瘤病灶均伴亚临床微出血,有明显临床症状的出血相对较少,为8%～37%。幕下病灶、女性尤其孕妇、儿童和既往有出血史者有相对高的出血率。首次明显出血后再出血的概率明显增加,每人年出血率为4.5%,无出血者每人年出血率仅为0.6%,总的来看,每人年出血率为0.7%～1.1%。出血可局限在病灶内,但一般多在海绵状血管瘤周围脑实质内,少数可破入蛛网膜下腔或脑室内,可有头痛、昏迷或偏瘫。与脑动静脉畸形比较,海绵状血管瘤的出血多不严重,很少危及生命。

3.局灶性神经症状

常表现为急性或进行性神经缺失症状,占16%～45.6%。位于颅中窝的病灶,向前可侵犯颅前窝,向后侵犯岩骨及颅后窝,向内可侵犯海绵窦、下丘脑、垂体和视神经,表现有头痛、动眼神经麻痹、展神经麻痹、三叉神经麻痹、视力减退和眼球突出等前组脑神经损伤的症状。患者可有肥胖、闭经、泌乳或多饮多尿等下丘脑和垂体损害的症状。

4.头痛

头痛不多见,主要因出血引起。

5.无临床症状

无任何临床症状或仅有轻度头痛,据近年的磁共振扫描统计,无症状的海绵状血管瘤占总数的11%~14%,部分无症状者可发展为有症状的病变,Robinson等报道40%的无症状患者在半年至2年后发展为有症状的海绵状血管瘤。

(三)影像学检查

1.颅骨X线平片

颅骨X线平片表现为病灶附近骨质破坏,无骨质增生现象。可有颅中窝底骨质吸收、蝶鞍扩大、岩骨尖骨质吸收及内听道扩大等;也有高颅压征象;部分病灶有钙化点,常见于脑内病灶。

2.脑血管造影

由于海绵状血管瘤的组织病理特点,血管造影很难发现该病,可能与病灶内供血动脉细小血流速度慢、血管腔内血栓形成及病灶内血管床太大、血流缓慢使造影剂被稀释有关。多表现为无特征的血管病变,动脉相很少能见到供血动脉和病理血管;静脉相或窦相可见病灶部分染色。如果缓慢注射造影剂使动脉内造影剂停留的时间延长,可增强病变血管的染色而发现海绵状血管瘤。颅中窝底硬脑膜外的海绵状血管瘤常有明显的染色,很像是一个脑膜瘤,但从影像学特点分析,脑膜瘤在脑血管造影动脉期可早染色及可见供血动脉,有硬脑膜血管和头皮血管增多、扩张。

3.CT扫描

脑外病灶平扫时表现为边界清楚的圆形或椭圆形等密度或高密度影,也可呈混杂密度影。有轻度增强效应,有时可见环状强化,周围无水肿。脑内病变多显示为边界清楚的不均匀高密度影,常有钙化斑注射对比剂后有轻度增强或不增强。如病灶较小或等密度可漏诊。在诊断海绵状血管瘤上CT扫描的敏感性和特异性低,不如磁共振成像。

4.MRI

具有较高的敏感性和特异性,是目前确诊和评估海绵状血管瘤的最佳检查方法。典型的表现是在T_2加权像上有不均一高强度信号病灶,周围伴有低密度信号环,应用顺磁性造影剂后,病灶中央部分有强化效应,病灶周围无明显水肿,也无大的供血或引流血管。当伴有急性或亚急性出血时,显示出均匀高信号影。如有反复多次出血,则病灶周围的低信号环随时间而逐渐增宽。应该注意的是有时海绵状血管瘤与脑动静脉畸形在鉴别诊断上很困难,一些磁共振影像上表现得非常典型的海绵状血管瘤病灶,实际上是栓塞的脑动静脉畸形或是具有海绵状血管瘤与脑动静脉畸形混合性病理特征的脑血管畸形。Zimmerman等指出,海绵状血管瘤的出血一般不进入脑室或蛛网膜下腔,而隐匿性或小的脑动静脉畸形的出血常进入脑脊液循环系统。因为真正的脑动静脉畸形无包膜,出血常向阻力最小的方向突破而进入脑脊液,海绵状血管瘤出血常进入病灶中的血管窦腔内而不进入周围的脑组织或脑室系统,仔细观察出血的情况有助于诊断。

(四)治疗

1.保守治疗

适用于偶然发现的无症状的患者;有出血但出血量较少不引起严重神经功能障碍者;仅发生过1次出血,且病灶位于深部或重要功能区,手术风险大者;以癫痫发作为主,用药能控制者;不能确定多发灶中是哪个病灶引起症状者以及年龄大体质弱者。在保守期间应注意症状及病灶的变化情况。

2.手术切除

手术指征是有明显出血;有显著性局灶性神经功能缺失症状;药物不能控制的顽固性癫痫;

单发的无症状的年轻患者,或是准备妊娠的青年女性,其病灶位置表浅或是在非重要功能区者。

3.放疗

应用 γ-刀或 χ-刀治疗,可使病灶缩小和减少血供,但易出现放射性脑损伤的并发症。目前仅限于手术难于切除的或位于重要功能区的有明显症状者,并应适当减少周边剂量以防止放射性脑损伤。

(王晓毅)

第十二节 癫 痫

一、癫痫外科治疗的基本原理

癫痫的基本原因是脑皮质内出现高幅的爆发性的放电区域,称"产痫灶"。在未发作时,产痫灶好像是一簇火种,不断地发出异常放电,在脑皮质或头皮上可以记录到尖波或棘波。在合适的条件下产痫灶的活动突然活跃起来,向周围扩展,引起邻近神经元的同样放电,并沿着一定的神经通路传向远处,于是引起一次癫痫发作。因此,对于产痫灶的深入了解,特别是关于它的生物学特性、确切的位置及界线、放电时的能量来源、放电活动的扩散及传播途径的规律等,将对手术控制癫痫发作具有重大实际意义。

(一)间歇期的活动

在头皮上或暴露的脑皮质上做脑电波描记可以见到棘波活动,一般认为是鉴定癫痫的一个标志。这种棘波电位来自神经元的突触后活动,与神经元体部、轴突的动作电位关系不大,胶质细胞不参与这种电位的形成。因此,用脑电图中棘波活动来确定脑皮质中病灶的定位及手术中确定癫痫灶的位置是有一定价值的。但是在任何神经元的集结点上,对同步的突触输入都可用发放棘波的形式来反应,因此单凭这点还有不足,还可出现误解。例如,在脑皮质上的某一小范围内用士的宁处理,可使该区诱发棘波,表面上看它与痫性棘波十分相似。如果记录是在远离发放点的脑皮质上进行,那么就很难区别这是用士的宁诱发的皮层放电,还是由远处产痫灶经单突触投射扩散而来的棘波。因此,除了棘波发放以外,还需要增加其他的鉴定标准,这就要求对"产痫灶"内各神经元群(神经核)或各个神经元进行检查。采用微电极技术在猴的试验性癫痫中已经取得很多线索,可以见到在产痫灶的神经元中有多种过度活动形式。其中最常见的是间隙期放电。这是一种有规则的、反复的动作电位爆发,其频率达 200 次/秒以上,甚至可达 900 次/秒,在一次爆发过程中频率往往只有增高而不减少,爆发常于 1 s 内重复 5～15 次,比较刻板;在每一阵爆发中很少再有棘波发放。爆发还有一个特征就是每一阵的第一个放电后面都随有一较长的间歇。另外,其随后的放电波都具有一波切迹。见到这些特征即可以肯定地认为这是棘波灶的发源地或称起步点。产生这爆发波的神经元称起步神经元。在治疗癫痫的手术过程中,对产痫灶中的神经元,也进行了同样的检查,证实人的癫痫与猴的试验性癫痫中所见的情况完全相似,高频率的爆发性放电与在猴的试验性癫痫中所见的完全一样,而且第一个波后有一较长的间歇。由于正常脑内神经元不会出现这样的高频爆发,可以预料这种放电信号将对邻近的神经元引起超出寻常的影响。以正常脊髓运动神经元为例,如果它的许多突触终端中有 2% 受到不同步的传入信号影响,就能使它从静止状态下变为能产生慢节律的放电细胞,或使它原有的放电频率大大增加。据估计,运动神经元的输入中只要有 8% 达到 20 次/秒频率,就可使该神经元变为有较高放电频率的细胞。癫痫神经元的放电频率远远超过 20 次/秒,常常可达到200~900 次/秒。若将癫痫发作时的频率按 200 次/秒计算,那么只需要它投射到另一神经元的 80 个突触点上,就可使该神经元发生突触后高频放电。每一个脑皮质神经元约有6 万个突触点,这样只要有不到 0.2% 的突触点受到癫痫放电的兴奋就可以成为另一个放电细胞。由此可见,癫痫爆发放电的传布比正常脑皮质神经元的放电形式其效率要高得多。在癫痫灶内可以有一群这样的原发癫痫爆发神经元,它们与四周正常神经元的突触联系相当广泛,使正常神经元不断地参与到癫痫灶内从而扩大了癫痫灶的范围。这就造成即使在细胞水平,仍不容易区别出哪一个神经元是癫痫的起始者,哪一个是跟随者。

产痫灶在形态上也有其特征。灶内神经元的数目减少,保留的神经元体积变小,为增生的星形细胞所隔开。在 Golgi 染色中可见树突的数量大为减少,树突的外形也变得异常。这种变化越离产痫灶远越不明显。这与电生理记录到的情况是完全一致的,在产痫灶区内可以记录到最大的过度单位活动,离开该区数毫米处活动就渐趋正常了。从癫痫神经元的形态改变及它不能被通常所用的方法所激发,提示这种神经元是失去部分神经突触的神经元。正如肌肉失去了神经支配很容易发生过度收缩一样,去神经的神经元极易产生过度活动。在癫痫患者中常可见脑部有因外伤、肿瘤、血管病变、缺氧性改变所引起的瘢痕,这引起神经元群失去部分树突。有证据表明,癫痫的起步活动是始于这些有病变的树突。正常神经元的突触活动使局部突触后膜去极化。而起于病变树突的缓慢突触电位降低了细胞体膜电位,使低阈的细胞膜被激化而触发了一动作电位。在癫痫神经元中,去神经的病损突触处发生"漏电"并形成一定电位。另外,机械的变形也可引起局部去极化而形成电位。这些电位合在一起可触发轴突近端或始端的反复放电。另一种可能是动作电位可发生于癫痫神经元膜以外的其他不正常部位,其中最可能的是树突。当余下的突触冲动输入到这神经元时可以触发一阵放电。树突的异常包括膜的变化,有钾的漏出。如组织间液钾的浓度超出了阈值,即可触发一重复的放电过程。病灶处的瘢痕改变或星形细胞的代谢活动都可使细胞外钾离子浓度维持于高水平,故都趋向于加重这一过程。此外,参与反复活动的细胞轴突终端兴奋性也有改变,单独一个棘波发放就可使轴突发生一连串反复的动作电位。有人认为这可能是由于能形成电位的钠泵被激活的结果。这种反复的轴突发放也使肌肉及脊髓内单突触反射发生反复放电。钾离子的增加加剧了这一过度极化过程。已经证实在癫痫灶内确有大量钾离子的渗入。目前公认的抗痫药苯妥英钠的药理作用就在于抑制脊髓内的强直后放电及强直后电位。以上机制提供了见于癫痫灶内的一些放电类型,并解释了癫痫爆发的第 1 个棘波后面有一较长的间歇的特征。

(二)发作期的活动

上述间歇期活动不定期地变得强烈起来,终于发展成一次癫痫抽搐,这时的活动称发作期的活动。发生这种活动的机制尚不很清楚。精神紧张、代谢紊乱,均可能具有作用;女患者的经期中亦较易引起发作;饮酒常为促使发作的诱因。很多发作出现于睡眠的某些周期,可能与脑皮质的兴奋性在这些周期中有增高之故。通过癫痫神经元单细胞电活动记录,可以发现原来间歇期爆发放电的频率不断增加,直至达到1 000 次/秒,于是就引起该癫痫神经元的强直性放电,癫痫发作即告开始。

癫痫灶内的爆发放电循两个途径传布:快速地将癫痫放电通过皮层的投射径路传向远处组

织,这一传布方式称弥漫性或全身性传布。较缓慢地在局部传布至邻近大脑皮质,称局部传布。

局部传布最显见的实例为 Jackson 的扩散型癫痫。在脑皮质上局部放电范围扩散的速度约为 5 mm/min。因此,它引起邻近皮层的放电常需数分钟。这种扩散的机制很可能与癫痫神经元于过度活动时释放出大量钾离子入组织间液,引起邻近神经元的去极化,使癫痫阈值降低有关,但亦不排除局部神经元之间的突触间传布的可能性。

全身性传布是通过癫痫神经元的轴突将发作初期的信号广泛地扩散到脑的各部,包括所有与该轴突有直接联系的结构,如皮层下核群、基底核、丘脑、中脑的网状结构等。远离病灶区的神经元在受到高频的传入冲动后,出现膜的过度去极化及发放强直性动作电位的反应,通过它们的轴突投射又激发了另一批神经元,这样使发作过程变为全身性。临床的表现形式将取决于最初发放的神经元。做癫痫神经元细胞内电记录可发现有强直与阵挛两种过程,随着出现一较持续的过度极化现象,在这以后有一特征性的发作后电静止现象。产生这种抑制现象的机制尚不很清楚,但有学者提出这可能是丘脑内侧或中脑网状结构抑制环路积极活动的结果,也是癫痫发作所以能突然自行停止的机制。

(三)其他改变

当癫痫发作不久,受到影响的皮层区域血流量明显地增加,同时脑部能量的消耗大于它的补充,因此脑内能量储备显著减少。尽管此时葡萄糖的摄取增加并迅速转化为乳酸等代谢产物,但距需要仍有不足,因此当发作停止后,脑内出现反应性充血。过去曾一度认为代谢的不足是癫痫后发生抑制的原因,在近年的研究中未能得到令人信服的证据。同样,能量代谢的改变是癫痫发作的基础一说亦存在很多疑问。从形态及生理上看许多迹象都表明膜的异常可能与产痫灶内神经元的特性改变有关。神经元内外单价阳离子在分布上的差别主要是依据镁的成分及钠、钾三磷酸腺苷酶系统。细胞的呼吸代谢对维持这一系统起着重大的作用,因有 30%～50% 的细胞能量是由阳离子转移速度来控制的。在产痫灶内神经元膜的稳定性具有一些缺陷,相信不久在这方面可能会引出新的结论来。

(四)遗传因素

癫痫具有遗传因素已为一般所公认,特别是失神性小发作及颞叶癫痫,往往是由不规则的常染色体显性基因传递。曾有人调查脑电图中显示有棘慢波癫痫患者的后代,发现同胞中在脑电图中出现有棘慢波改变者高达 37%。而正常对照组患者的后代同胞中只有 5% 有这种现象。另外,调查局灶性癫痫而手术的患者的家族及其子代同胞,发现在脑电图上出现异常的比例要比对照组显著增高。此外,癫痫患者尚有家族性低"惊厥阈值",任何皮层损害都较容易触发癫痫发作。

二、癫痫的分类

长期以来,出于人们对于各种癫痫发作的确切机制不够清楚,脑部涉及的解剖部位不够明确,引起发作的原因又各不相同,致使癫痫发作的统一分类难以决定。临床医师往往根据各自的需要制订了按年龄、发作表现、脑电图改变、解剖部位、病因、药物治疗的反应等各种分类方法。这些方法至今尚有较大实用意义。自 1964 年以来,在国际抗癫痫协会的努力下曾集合部分专家意见制订了一套癫痫统一分类的国际方案,1969 年又做了修订。这套分类虽被认为是国际上通用的标准分类,但仍有许多方面未能被普遍接受。1979 年 10 月我国的部分神经病学工作者与脑电图专业人员在青岛举行了癫痫座谈会,对癫痫的分类做了讨论,最后在国际统一分类的基础

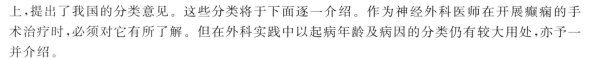

上,提出了我国的分类意见。这些分类将于下面逐一介绍。作为神经外科医师在开展癫痫的手术治疗时,必须对它有所了解。但在外科实践中以起病年龄及病因的分类仍有较大用处,亦予一并介绍。

(一)根据癫痫起病年龄的分类

起病年龄的不同癫痫的病因亦有不同,因此可根据患者起病的年龄大致推测病因,有助于做出临床诊断(见表 2-2)。

表 2-2　根据癫痫起病年龄分类

起病年龄(岁)	癫痫名称	常见病因(按次序排列)
0～2	新生儿癫痫	围生期损伤、代谢紊乱、先天畸形
3～10	儿童期癫痫	围生期损伤、发热惊厥、脑损伤、特发性癫痫
11～20	青少年期癫痫	特发性癫痫、脑损伤、围生期损伤
21～35	成人癫痫	颅脑损伤、脑肿瘤、围生期损伤
36～55	中年期癫痫	脑肿瘤、颅脑损伤、动脉粥样硬化
56～70	衰老期癫痫	动脉粥样硬化、颅内新生物

(二)根据癫痫发作的病因分类

1.有大脑病变者

(1)扩张性病变:新生物、脑脓肿、脑寄生虫病。

(2)脑瘢痕形成:脑损伤、脑部感染后。

(3)脑局部萎缩:脑受压、脑缺血、脑部感染后。

(4)脑内囊变:脑血管栓塞后、脑出血后。

(5)弥漫性脑病变:脑变性病、脑感染后、脑硬化。

(6)脑血管病:脑动脉粥样硬化、脑动静脉血管畸形、脑梅毒。

(7)其他:脑先天畸形。

2.未能查见脑部病变者

(1)脑中央性癫痫(特发性癫痫):脑皮质下功能紊乱。

(2)中毒及发热性癫痫:脑外原因。

(3)低血糖性癫痫:脑外原因。

(4)其他:血管神经及循环中断等。

(三)根据癫痫灶部位分类

局灶性大脑癫痫(症状性癫痫)放电部位主要为大脑半球灰质、大脑皮质;脑中央性癫痫放电部位为脑干上部、脑中央系统;非局限的大脑性癫痫放电部位弥漫分散,或脑外原因。

(四)根据发作时的表现及脑电图特征分类

大发作脑电图中脑波节律较快,精神运动发作脑电图中脑波节律缓慢,小发作快活动与慢活动交替出现(每秒 3 次波),变异性小发作不典型的快波与慢波结合。

(五)国际统一分类

1.部分性发作或开始于局部的发作

(1)部分性发作表现为简单的症状:①运动性症状(包括 Jackson 扩展型、阵挛型、强直型、逆转型及姿势性发作);②感觉性症状(包括躯体感觉、特殊感觉如视、听、旋转、味、嗅等);③自主神经性症状(如胃肠、血管、呼吸、泌尿生殖系症状);④综合性症状(以上各种症状的综合)。

(2)部分性发作表现为复杂的症状:①有意识障碍;②精神运动性包括自动症、复杂行为等;③精神感觉性包括幻觉、错觉、妄想等;④自主神经性如自主神经功能紊乱、性功能改变等;⑤思维性如意识紊乱、记忆减退、识别障碍、强迫思维、朦胧状态等;⑥情绪性如恐惧、欣快、抑郁、攻击性反应、儿童行为问题等。

(3)部分性发作有继发的全身性扩展:多数为强直阵挛性。

2.全身性发作起病时就有两侧对称性发作

(1)失神发作:简单的及复杂的。

(2)强直阵挛性发作即大发作。

(3)婴儿痉挛发作(又称过度节律紊乱)。

(4)阵挛性发作。

(5)强直性发作。

(6)强直阵挛性发作。

(7)无张力性发作(又称垂头发作)。

(8)不动性发作。

3.单侧或以单侧为主的发作

单侧或以单侧为主的发作见于新生儿或婴幼儿,临床及脑电图表现与上述婴儿痉挛相同,但放电活动主要限于一侧。

4.不能分类的发作

由于资料或记录不全的发作都包括在内。

(六)我国1979年制订的癫痫分类方案

1.部分性(局灶性)发作

(1)具有简单症状的部分性发作:单纯运动性、单纯感觉性、特殊感觉性、扩延性(Jackson型发作)、局限发作继发全身性发展,其他如转侧性、躯体抑制性、失语性等。

(2)具有复杂症状的部分性发作:复杂部分性发作(颞叶癫痫发作)包括单纯意识障碍、精神运动性发作(行为自动症、口咽自动症)、精神感觉性发作、情感障碍及以上各类的综合。

2.全身性发作

(1)全身性惊厥发作:强直阵挛性发作(大发作),强直性发作(儿童多见),阵挛性发作(儿童多见),肌阵挛发作,婴儿痉挛,变异性小发作(Lennox-Gastaut综合征)。

(2)全身性非惊厥性发作:典型失神小发作、失张力性发作、自主神经性发作、混合性发作、其他如癫痫持续状态、反射性癫痫及以上不能分类的发作。

注意不要将失神小发作与大发作的不完全发作相混淆。

三、癫痫的临床表现

神经外科医师在选择病例进行手术治疗之前,必须对各种不同类型的癫痫有一概要的认识。在临床上许多局灶性发作尽管在脑电图记录中可见到不正常放电灶,但通过仔细地检查却找不到病因;反之在全身性发作中尽管脑电图中没有明确的局灶性放电灶,但有的却病因明确。为此这里将把较常见的癫痫类型的表现做一简要介绍。

（一）婴儿期癫痫

在此期内婴儿大脑发育尚未成熟,脑神经元的兴奋阈值比较低,发生惊厥的机会极为普遍。如在此期内发作频繁,可使脑的发育受阻,脑内正常神经元的数目减少,脑重量不足,引起患儿的智力发展迟缓,癫痫的机会增多。在婴儿期发病率最高的是 4 个月之前,此后则发病率渐次减少。发作的表现常为眼、口角、脸部或肢体的分散抽搐,很少为全身性抽搐。如出现全身性抽搐则常同时伴有呼吸抑制。这种抽搐发作的预后较差,约 1/4 的患儿最终将导致死亡,另有半数则发作反复出现。因此对这类癫痫发作应力求找出原因并加以纠正,尽快地控制发作,每多发 1 次都可给婴儿造成不可逆的损害而导致痴呆。婴儿期癫痫发作的常见病因如下。

1.代谢紊乱或中毒

代谢紊乱或中毒见于血钙过低、低血糖、低血镁、血钠过低或过高、血胆红素过高、碱中毒、B 族维生素缺乏症、窒息、血氨过高症等。

2.遗传因素

遗传因素常见于精氨酸尿症、苯丙酮尿症、酪氨酸尿症、多发性神经纤维瘤病、结节硬化症、家族性脾性贫血（Gau-Cher 病）、家族性黑矇性白痴（Tay-Sachs 病）、类脂质细胞增多症（Niemann-Pick 病）、先天性大脑发育畸形及第 13/16 染色体三体畸形等。

3.损伤性病变

损伤性病变如分娩时的颅内出血、窒息等。

4.脑血管性病变

脑血管性病变如非损伤性颅内出血、维生素 K 缺乏、血小板缺乏性紫癜、脑动静脉血管畸形、先天性颅内动脉瘤、主动脉弓先天狭窄、特发性蛛网膜下腔出血等。

5.感染性疾病

感染性疾病如脑脊髓膜炎、脑炎、败血症、脑脓肿、弓形体脑瘤等。

（二）婴儿性痉挛

婴儿性痉挛常发生于 5～6 个月以后的婴儿。主要表现为发作时患儿头颈部及躯体突然前屈,伴有两臂外展,亦可相反,头及躯体向后伸。如发作较晚,患儿已能坐起时,则常引起向前跌倒。发作一般历时短暂,但较频繁,甚至可数秒即发作 1 次。发作对脑损害很大,可导致患儿的智力发育迟缓,甚至退步。在脑电图上可见高度的节律紊乱,常有较多的棘波或连续多个棘波发放,甚至阵发的棘波或棘慢复合波,中间夹杂较正常的波形。本发作常于 3～4 岁时自动停发而代之以其他类型的癫痫。临床上这种发作可分为隐源性及症状性两类。后者的主要病因:①围生期的脑损伤;②预防接种,如百日咳疫苗接种后;③其他如先天畸形、代谢障碍、中枢神经感染、结节硬化等。预后取决于发病年龄的早晚。发病晚者患儿已有相当智力,如诊断及处理及时,则预后常较良好。反之则预后不良。后遗症中常见者为痉挛性双侧瘫或四肢瘫,或脑发育不全。治疗用大剂量促肾上腺皮质激素（AGTH）常有较好效果,安定类药物（如硝西泮、氯硝西泮）亦能控制发作,不需手术治疗。

（三）Lennox-Gastaut 综合征

Lennox-Gastaut 又称变异性小发作,多发生于 1 岁后的幼儿,婴儿痉挛如迁延不愈,到这时常不易与本综合征相鉴别。主要表现为患儿突然做点头的发作伴有坠跌及不典型的失神。有各种自动症如喃喃自语、吞咽动作或手的短暂摆动等。睡眠中出现发作者较多,并常有短暂的阵挛或抽搐。脑电图上可见每秒 1.5～2 次的棘慢复合波,但有时亦可与婴儿痉挛的脑电图很相似。

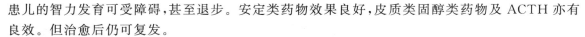

患儿的智力发育可受障碍,甚至退步。安定类药物效果良好,皮质类固醇类药物及 ACTH 亦有良效。但治愈后仍可复发。

（四）肌阵挛性发作

多见于 3 岁以上的儿童,其主要表现为全身或部分的肌阵挛性抽搐伴有跌倒,头部或躯干常突然倾倒。本病的发生机制可能是由于神经系统内抑制作用损害后引起的释放现象,常为大脑弥漫性病变后的结果。但如病变只局限于一侧大脑半球则表现只出现于单侧。脑电图改变很像典型的小发作,可见反复发生的不典型棘慢波或多个棘慢复合波,频率 1.5～2 次/秒。气脑检查时约有半数不到的患儿有脑室系统的扩大,脑皮质活检常可证实有亚急性硬化性全脑炎、慢性非特异性脑炎或脑脂质沉积症等。肌阵挛发作一般可分为 3 类。

1.意向性肌阵挛

意向性肌阵挛由运动或动作所诱发,少数亦可由光、声音或感觉刺激所诱发。肌肉的抽搐很短暂,好像腱反射中的肌肉跳动一样。

2.反复性肌阵挛

反复性肌阵挛没有任何诱因,肌肉的抽搐时发时止,没有规律性。

3.大群肌阵挛

阵挛主要影响躯干的大群肌肉,使身体突然前屈如鞠躬状,有些像婴儿痉挛中的"Salam"发作。

（五）典型小发作

典型小发作属全身性癫痫的一种,主要见于儿童,常发生于 3 岁以上的儿童,至 15 岁以后则又渐趋少见。本病具有较明显的遗传倾向,由常染色体显性基因遗传。主要表现为短时间的意识丧失伴有轻微运动症状。发作突然,常无先兆。终止亦很突然,不留有任何后遗症状。发作时脸部及眼睑有节律性跳动,可能有尿失禁,历时短暂,一般 5～30 s 不等。患者都能维持当时姿势,很少倒地。瞬即恢复意识,患者自觉如入梦境。发作一般每天 1～2 次,但频繁时可多达百余次,甚至有连续发作者,称之为小发作持续状态。脑电图中可见典型的弥漫性 3 次/秒棘慢复合波,过度换气时更易出现。本症预后较好,至青春期发作常自行停止。如发病起于 5 岁以前的小儿,其智力常低于正常儿童,发病于 5～10 岁者,智力常无影响。发病在 10 岁以后者则发作可持续较久,50％患者可转变为大发作。典型小发作需与颞叶癫痫中的失神发作相鉴别。后者发作不规则常伴有自主神经紊乱症状、嗅及味幻觉、舔舌、咀嚼、吞咽等动作。脑电图中有不规则棘波发放起源于颞叶,向他处扩散。治疗以乙琥胺或三甲双酮为主。两者均有效,但以前者毒性较小,故应首先选用。

（六）特异性大发作

特异性大发作又名强直阵挛性发作,是最多见的全身性癫痫发作,多见于 5 岁以后的儿童及青少年。发作没有先兆,抽搐从一开始就起源于全身。其特征为先有一阵全身肌肉的突然强直性收缩,伴有喉头尖声鸣叫,随即意识丧失、倒地。接着肌肉逐步松弛,5～10 s 后出现肢体伸屈性阵挛,同时并有自主神经功能紊乱如血压升高、瞳孔散大、面部潮红、呼吸暂停、发绀、流涎出汗、立毛肌收缩、喉头分泌增多等。随着喉头肌肉的抽动,口中涌出白沫或血性泡沫。在肌肉短暂松弛期中膀胱括约肌亦放松,在以后的阵挛抽搐中小便即自动流出。在整个发作期中意识是昏迷的,发作停止以后意识仍不会马上恢复。这一意识昏迷阶段称发作后期,可持续数分钟至数十分钟不等。

（七）发作停止期

阵挛抽搐突然停止,全身肌肉放松,甚至完全松弛。心跳变慢、瞳孔恢复至正常状态并出现光反应。全身肌肉又慢慢恢复张力,并出现反射。皮肤反射亦再度出现,双侧出现 Babinski 征阳性。患者意识渐渐恢复,如发作历时短暂,可于数分钟内清醒,如发作历时较长则常有较长时间的深睡眠状态,需数小时甚至十余小时才能完全清醒。清醒后患者常感疲惫乏力、头痛,甚至精神错乱或行为失常,称癫痫后精神症。一般于休息后均较快恢复。功能恢复以感觉、运动及语言功能恢复较快。记忆功能恢复较慢,过去记忆恢复在先,近期记忆恢复在后。

大发作时左右两侧一般应是对称性的,但有时两侧可不一致,这种不同步的发作可认为是两种发作凑合在一起,是癫痫大发作中的一种变异。

引起大发作的诱因常见的有强光刺激、突然中断巴比妥类药物治疗、戒酒、各种代谢障碍、外毒素等。不像部分性癫痫,这种发作发生于深度睡眠中者较少,即有发生多数是在慢睡眠中,而不是在快速眼动期中。

脑电图表现是比较典型的。在发作前常先出现多次弥漫的多棘慢波发放,接着有一短暂的低活动期历时 $1\sim3$ s。发作时在整个头皮上都可记录到分布弥漫、波幅对称的并不断递增的10 次/秒波。以后其频率可减慢至 8 次/秒以下。由于此时患者全身肌肉抽搐,大量的肌电活动干扰着真正的脑电活动。当发作停止,脑电活动出现一休止期,波幅变为平坦,可历时数十秒钟以上,以后逐渐又恢复到发作前或间歇期活动。

大发作的治疗一般用苯妥英钠、苯巴比妥、卡马西平等,一般不做外科治疗。

（八）成年期的癫痫发作

成年期的癫痫发作又称晚发性癫痫,一般指首次发作在 20 岁以上的成人癫痫,占癫痫总数的17%～33%。患者脑部多数可有局部结构上的病变或受到某些生化、生理、病理上的影响,常被称作症状性癫痫。但在各项详尽的检查下仍可有 27%～36% 不能明确其病因。在已查明的病因中有肿瘤、损伤、产伤,血管性疾病包括脑动静脉血管畸形、动脉粥样硬化、急性脑缺血,感染、炎症（梅毒或结核）、寄生虫病、变性疾病、慢性酒精中毒等。癫痫的发作类型以各种局灶性感觉与运动性癫痫及精神运动性癫痫为多。根据统计,由于肿瘤及脑血管性病变引起者 50%～60% 为局灶性发作,由损伤引起者约 40% 为局灶性发作。

（九）局灶性发作

常先有某一局部的主观感受如针刺、发麻或痉挛感等称之为先兆,它的性质及出现部位有助于推测病灶的所在位置。此时患者常无意识障碍,但实际上这已是痫性发作的起始。这种感受逐步扩散,其传布途径常沿着中枢神经的功能分布进行,并出现运动性或肌肉阵挛性抽搐,扩散多限于一侧半球,产生偏身的进展性抽搐,又称 Jackson 发作。一般历时半分钟至数分钟即行停发。发作肢体有暂时性瘫痪,称 Todd 瘫痪。有时发作亦可扩散至全脑,引起全身抽搐,这时一如上述大发作患者意识丧失,全身抽动,称局限性发作有继发性全身扩散。在脑电图中可在局部记录到局灶性发放灶,以棘波或尖波形式出现,没有3 次/秒的棘慢波发放。神经系统检查包括神经放射学检查及 CT 扫描,常可明确局部病变,但也有只能见到脑室的扩大或局部脑皮质萎缩,有 1/4～1/3 的病例仍可完全无病变发现。对于这后一类病例常需继续追踪观察,定期复查,以免遗漏微小而一时发现不到的病变。局灶性发作的临床类型很多,常根据首发症状的表现来命名,可分为感觉性发作、感觉运动性发作、运动性发作、旋转性发作、姿势性发作、语言抑制性发作、内脏性发作及精神运动性发作等。

（十）内脏性发作

内脏性发作是局灶性发作中的一种特殊类型，病灶主要涉及脑岛及其邻近的颞叶组织。发作以出现内脏功能紊乱为主要表现，有腹部不适、心悸、多汗、胃纳不佳、恶心、呕吐、呼吸急促或迟缓甚至暂停、小便失禁及瞳孔变化等。

（十一）精神运动性发作

精神运动性发作是局灶性癫痫中较常见的形式，占癫痫总数的 20％～30％。病变多数位于颞叶的内侧部故又称颞叶癫痫。近年来，由于开展了大量颞区的电刺激研究，对颞叶的生理作用有了新的认识，促进了对颞叶癫痫的理解。为便于对颞叶癫痫的描述，有必要先介绍颞叶的功能。

1.颞叶的解剖生理

颞叶外侧及内侧的皮层具有译义及听觉的功能，在优势侧的颞叶外侧皮层尚有语言功能。颞叶内侧部的海马结构、杏仁核均属于边缘系统并与自主神经功能及行为的调节有关。颞叶皮质与杏仁核及海马结构有纤维相互联系。海马结构与杏仁核之间也有纤维相互联系。在与颞叶以外的结构联系中颞叶皮质与颞叶内侧结构有较大差异。颞叶皮质与丘脑的背部联系，其通路经内囊。颞叶内侧结构则与隔区、视前区、下丘脑及中脑盖部联系，其通路有二：①背侧终纹从背侧绕过内囊及基底核背侧；②腹侧束，经内囊及基底核腹侧达无名质，使杏仁核与丘脑内侧发生联系。另外，额叶眶区皮质有纤维进入杏仁核，并从杏仁核与丘脑的背内侧核相连接。左侧丘脑受损时，这一通路将对记忆的缺损具有重大作用。海马结构包括齿状回、Ammon 角及穹隆柱，与隔区、下丘脑前部及乳头体有相互纤维联系，并通过上升与下降通路与下丘脑的其他区域及中脑盖的正中部相连。这样，海马与杏仁核都与脑干的网状结构、下丘脑相连，并以下丘脑成为这一系统的交接点。感觉冲动传到海马的路径是很不明确的，多数是经脑干的网状结构，且为非特异性的。从以上描述可见颞叶的外侧皮质与杏仁、海马结构在功能上是有很大区别的。

2.临床表现

颞叶癫痫的产痫灶可位于不同部位，放电区域不仅可涉及颞叶外侧皮层并可涉及岛叶皮质、杏仁核、海马结构及与这些结构相联系的中线及脑干内核群，甚至还可涉及对侧的同名区域，因此其临床表现复杂多样。一般可分为下列 4 种类型。

（1）自动症及精神运动性发作：表现为意识障碍及精神错乱，但对环境尚能保持接触，开始时可有简单的症状如幻嗅、幻味、幻听、眩晕及自主神经功能紊乱如血压波动、出汗、面红、流泪、瞳孔改变等。接着患者有记忆障碍，常有"熟悉感"或"陌生感"，或出现强迫性意念或梦境状态，然后出现自动症，患者在无意识状态下做各种似有目的的动作如游走、登高、驾车、饮食或其他习惯活动。发作大多持续数分钟至数十分钟，也有持续达数小时或数天者，可反复发作，但很少有出现持续状态者。发作后常有历时较长的精神错乱或嗜睡状态。醒后患者常完全不能回忆发作时的情况，或仅凭经验知道自己已经发过病。

（2）错觉或幻觉性发作：其表现与上述自动症开始前的先兆相似，但发作仅止于此而不再扩展为自动症。幻错觉常为刻板性并可反复发作。熟悉感或梦境状态较为突出，常伴有视物缩小或视物放大。听觉或视觉的灵敏度亦有改变。

（3）内脏及自主神经性发作：常伴随自动症发作，包括内脏感觉异常如胃气上升、腹痛、胸闷、心悸、头痛、头胀、血压升高、心动过速、肠鸣增多、皮肤变色、瞳孔改变等。

（4）情绪及情感障碍：主要表现为恐惧、莫名的忧虑或欢乐、暴躁发怒、忧郁或悲伤，可伴有上述自主神经的功能失调。

3.发病机制

引起颞叶癫痫的主要病变为颞叶内侧部的瘢痕形成,称切迹硬化。其致病原因是幼年时曾患有缺氧缺血或临产期曾发生颅脑损伤而有过脑切迹疝的结果。小儿多次反复的发热惊厥,可导致痫阈很低的颞叶内部结构的缺氧或缺血而形成切迹硬化。在后天的病变中最常见的是缓慢生长的肿瘤、脑动静脉血管畸形及各种局部退行性病变。除海马及杏仁核可经常发现病变外,有时还可在小脑、丘脑的背内核及颞叶以外的脑皮质中也见到病变。

脑电图表现主要为局灶性的 $4\sim6$ 次/秒的棘波、尖波或棘慢波,位于一侧颞叶或额颞部及侧裂的前部,有时亦可见于双侧,特别是慢性长期病例。如有局灶性慢波活动则一般均指示有局部病理改变存在。但往往有许多病例在间歇期头皮上记录不到脑电异常活动,这时有必要做特殊电极描记。如蝶骨电极,将针形电极插入蝶骨的底面来描记脑电活动;咽喉电极,将电极置于鼻咽部内做描记或脑深电极描记,将针形多股电极插入脑内做描记,常能取得有助于诊断的记录。声、光及过度换气可以诱发,但采用致痫剂诱发则不属常规,仅于迫不得已时采用之。确诊颞叶癫痫并找出其产生病灶常需做反复多次的脑电描记。只有在多次记录中取得了同样的结果,并结合临床才能做出较正确的结论。除此以外,为了明确是否有颞部病灶存在尚应做各种神经放射学检查,包括脑血管造影及 CT 扫描等。

(十二)外伤性癫痫

外伤性癫痫是头部外伤后最严重的并发症之一,它可出现于伤后早期即伤后数天之内,也可出现于伤后晚期即几个月甚至几年以后。由于它的频繁发作及难以控制,加上本症对患者所带来的身心痛苦及严重的心理影响,常驱使患者迫切求医,强烈要求治疗。本病的发生率各家统计数字不等。据估计,约有 30% 的头部损伤将发生此并发症。火器性损伤较闭合性损伤更为常见,前者约为 42.1% 发生癫痫而后者约为 14.3%。损伤的部位、范围及昏迷时间的长短为发生癫痫的重要因素。脑膜破损者特别是在额叶及顶叶者机会更多。由于近代战伤外科的进展,头部火器伤的一次清创彻底性较前提高很多,对减少头部火器伤的死亡率起了相当大的作用,但对于外伤性癫痫的发生率则并未显示有大幅度的下降,可能是由于术后的存活率增多,使癫痫病例也有相应的增多之故。

非火器性头部损伤发生癫痫多见于较严重的病例,患者在伤前都无癫痫史,伤后可出现大发作、小发作或精神运动性发作,也有只表现为短暂的意识丧失。早期出现的癫痫多出现于伤后的 1 周以内,最早者甚至可在伤后 1 h 之内。儿童较成年人为多见,有颅骨骨折、局灶性神经功能障碍者及颅内血肿者,早期发生癫痫者较多。晚发的外伤性癫痫其发生率约为 5%,但在有急性颅内血肿的病例其发生率可达 31%。另外,约有 1/4 的早发癫痫将有晚发癫痫。有颅骨凹陷骨折者 15% 将有晚发癫痫。此外,硬脑膜破裂及有局灶性神经功能障碍的病例均有较高的发生率。晚发癫痫多数发生于伤后 1 年以内,但有 25% 可发生于伤后 4 年以后。发作类型以局限性发作为多,约占 40%。颞叶癫痫次之约占 25%。

早发癫痫脑电图改变常以广泛的慢活动较常见,正常频率受抑制并有高幅的慢活动,后者被认为是外伤性癫痫的特征。在晚发癫痫中则可见有局灶性棘波,但并非每 1 例都如此,约有 1/4 的患者在脑电图中从不出现异常波形,另有约 20% 的患者头 3 个月内没有脑电图异常,因此脑电图检查只有在反复多次的检查中才能提供诊断上的帮助。外伤性癫痫的预防应重于治疗,对开放性颅脑损伤应争取尽早进行彻底清创,将血肿、异物及失去生机的脑组织碎块、碎骨片统统

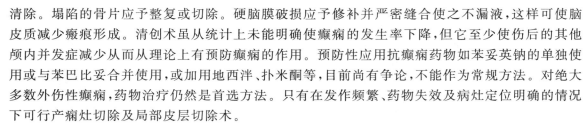

清除。塌陷的骨片应予整复或切除。硬脑膜破损应予修补并严密缝合使之不漏液，这样可使脑皮质减少瘢痕形成。清创术虽从统计上未能明确使癫痫的发生率下降，但它至少使伤后的其他颅内并发症减少从而从理论上有预防癫痫的作用。预防性应用抗癫痫药物如苯妥英钠的单独使用或与苯巴比妥合并使用，或加用地西泮、扑米酮等，目前尚有争论，不能作为常规方法。对绝大多数外伤性癫痫，药物治疗仍然是首选方法。只有在发作频繁、药物失效及病灶定位明确的情况下可行产痫灶切除及局部皮层切除术。

（十三）反射性癫痫

在对癫痫发作过程的详细了解时，常可发现发作可由种种不同的诱因所激发，其中颇多为不寻常的因素，于是就有人给以各种命名，如动作诱发性癫痫、声音诱发癫痫、弈棋性癫痫、闭眼诱发性癫痫、接触性癫痫、阅读性癫痫等，但总的这类癫痫发作都是由于患者脑部某些神经元的痫阈较低，遇到较特殊的稍强大的刺激时，可循一定的通路传至这些敏感易发的神经元引起一次痫性放电，因此可概称反射性癫痫。

1.光敏性癫痫

光敏性癫痫多见于儿童，强光如日光，或突然从暗处到达亮处如从电影院出来最易引起发作。但也有在观看电视时为电视屏的光所诱发。闪动的光源较之普通静止的光更具刺激性。发作形式常见的是失神性小发作或肌阵挛性发作，但也可为不典型的大发作。服用相应的抗癫痫药可以阻止其发作。

2.阅读性癫痫

阅读性癫痫发生于阅读书报以后，可在阅读开始数分钟或阅读了相当时间后发生。一般都先有下颌关节出现摩擦声或感到下颌颤动，阅读即受干扰，随着颤动越来越剧烈，终于扩散及全身，引起全身性大发作。并非每次阅读都能诱发，当疲劳、情绪不佳时则发作机会增多。阅读时过分集中注意或精神紧张亦易引起发作，但一般与刊物的内容无甚关系。阅读时出现下颌颤动或出现脑电图改变者对诊断最有帮助。本发作的基本原理认为是与阅读过程中眼球运动所引起的反复的本体感觉冲动激发了脑干网状结构的不正常活动及三叉神经运动核的兴奋放电，产生下颌肌的肌阵挛样活动。这种刺激冲动的叠加导致了一次大发作。大声朗读更容易引起发作，因这时本体感觉冲动的兴奋性更为强烈，持续集中注意也具有同样的强化作用。这种患者多数为脑中央型癫痫，但也有报道有后枕部局灶病变的继发性癫痫可出现这种发作。

3.运动或动作诱发性癫痫

运动或动作诱发性癫痫多数发生于儿童，发作常是在一次突然的动作后发生，且大多发生在休息阶段，发作以下肢开始为多，先有一阵强直性痉挛，可影响全身，然后局限于动作的肢体。在站立的情况下突然开步，或在步行时突然加快步伐如从步行进入跑步时都较易引起发作。发作时患肢强直痉挛，呈半屈曲状，痉挛很快向同侧上肢扩展引起跌倒。患者意识不丧失，也没有阵挛发生。产生这种癫痫的原理是由肌腱及肌纤维来的本体感觉冲动循上升束传至丘脑的腹后核。这里的神经元处于过度兴奋状态，很易受传入冲动而放电，这又使皮层下结构如基底核等发生不正常放电，从而引起发作。在间歇期的脑电图中可见到慢波与棘波。给予抗痫药可使发作停止或频率及程度减少。本病常有遗传倾向，呈显性遗传。

4.听觉诱发性癫痫

突然的声响引起各种癫痫发作，惊吓虽也起着作用，但发作常对声响的频率具有高度的选择性，例如有的患者只听到教室内的钟声才发病，有的只听到音乐而发病，后者又称音乐诱发型癫痫。大多数这类患者在脑皮质上,特别是颞叶区有不正常的产痫灶。有时患者听到声响后有情感上的反应。

5.其他

有报道当患者看到特殊物品如别针等即可引起发作。也有单纯触觉可引起发作,如擦一侧脸部,甚至只要谈及擦脸就可引起发作。其他曾报道过的反射性癫痫的诱发因素有闭眼、啼哭、笑、弈棋、咳嗽等。

四、癫痫的手术治疗

（一）脑皮质切除术

手术的目的是切除脑皮质中的产痫灶。手术的疗效与产痫灶切除得是否完全关系密切。根据产痫灶所在的部位不同做不同的切口。除要求能暴露产痫灶的部位外,尚需将大脑半球的中央区（中央前回及后回）,及大脑的外侧裂也暴露,便于在手术中做脑皮质电刺激及脑皮质电波描记,因此切口都偏向于大些。脑皮质电刺激的目的是在确定脑皮质的不同功能部位,特别是运动中枢及语言中枢的位置,以便手术中避免损伤它。脑皮质电波描记的目的在于确定产痫灶的位置,只有将产痫灶的位置详加标明以后才能做到恰如其分地完全切除,从而取得最佳的手术效果。本手术适用于各种局灶性难治性癫痫,其中最常见者为损伤后的癫痫。

1.手术步骤

（1）术前准备:术前 3 d 适当减少抗痫药的用量,使脑电图中的改变容易显示,但剂量亦不宜减得过多以致引起癫痫的发作而妨碍手术的进行。在手术当天早上不再服抗痫药,但小量苯巴比妥作为术前的镇静剂仍可照服。术前 24 h 开始口服地塞米松或可的松,术中及术后均用静脉滴注维持药量,直至患者能恢复口服为止。

（2）麻醉:除儿童病例及极少数不能合作的病例需用静脉麻醉外,其他 15 岁以上的患者都可采用局部麻醉或针刺麻醉。在手术前晚应使患者睡眠良好。入手术室时给皮下注射阿托品 0.4 mg。如做静脉麻醉,用氟哌啶醇及芬太尼滴注,使之入睡。在做电刺激及脑皮质电图描记时,需叫醒患者并不断与其讲话,以保持清醒并取得合作。

（3）切口:做头皮切口前先用 0.25％普鲁卡因溶液做头皮浸润。切口应根据术前脑电图所示的产痫灶位置来设计。如产痫灶位于额叶,可用"C"字形切口,其内侧可暴露中线,外侧到达侧裂,后面要暴露出中央前回。如产痫灶位于脑中央区,可做"Ω"形切口,以暴露中央前回及后回为主,但还需暴露出外侧裂,以便对岛盖部皮层进行电刺激及电描记。如产痫灶在大脑半球的后半部,则可用"C"字形切口,但前面仍要暴露出脑中央区。一般皮肌瓣是作为一层掀开的,颅骨瓣则做成游离的,以后用金属丝固定。

（4）脑皮质电刺激:在暴露的脑皮质上先用矩形脉冲波行单极或双极刺激。刺激的参数为波宽 2 ms,频率 60 次/秒,强度以能引起患者最明确的反应为度,不能太大以免诱发出抽搐。可先从 1 V 开始（或0.5 mA开始）,然后以0.5 V 的幅度递增,直至出现明确的运动反应（表现肌肉的抽动或跳动）或感觉反应（表现为局部的针刺或跳动异样感）为止。在每一刺激点上贴上数码小纸片作为标记并记录其相应的部位,刺激完毕后摄像记录。在优势侧半球需标记出语言中枢的位置,为此在刺激过程中让患者不断诉数或重复讲一句话。发现语言中断时即表明该点为语言有关区,用数字小纸片标记。电刺激后即随以脑皮质电图描记,在每一刺激点附近都可记录到神经元的后放电现象,如放电幅度特高、持续时间特长者或有棘波放电者均表明为与癫痫发作可能有关的产痫区。但这时的电刺激的强度应回复到低值,再逐渐递增,如能诱发出患者惯常所感觉的先兆时,则该区即为发作的产痫灶。但能取得这样明确的定位是不多的,多数只是在皮层电图上出现棘波发放。在这些发放区贴上醮以 γ-氨基-β-羟基丁酸(GABOB)溶液的棉片,棘波发放立即消失则更明确表明它与产痫灶有关。如用 GABOB 后不能消除棘波发放表明该处的异常电波可能来自深部,需要进行深部电极描记。

(5)皮层切除:根据脑皮质电图及脑深部电图中棘波灶的部位确定需手术切除的范围。原则是既要尽可能地完全切除产痫灶,又必须保全脑的重要功能区。因此,在切除时应先从小范围开始,逐步补充扩大。先用白丝线将计划切除的部位圈出,摄像记录。尽量将切除的边界限于脑沟,将不拟切除的部位用塑料薄膜隔离保护。用双极电凝将切除区脑表面的软脑膜电灼切开。切口向周围延伸直达切除圈的边缘,环绕此边缘将软脑膜都切开。再切开脑皮质直达脑白质。用细吸引管将皮层切口顺切除圈伸延。在灰白质交界面将整块皮层切除。亦可用吸引器逐步将该区内的皮层灰质吸除。遇较大的供应动脉可用银夹止血,一般均用双极电凝止血。

(6)切除后脑皮质电图记录:将电极放于切除区周围的脑皮质上,重复脑皮质电图记录如上述。如仍有较多尖棘波存在,表明产痫灶切除不够,应再扩大切除范围。手术常需多次反复,逐步扩大切除范围,每次切除后都应重复脑皮质记录,一直到消除产痫灶为止。但如切除范围已牵涉到脑功能区时,则应采取保守态度,以免术后造成严重残缺。切除完成后应再摄影记录。

(7)缝合:缝合前止血应十分彻底。脑皮质切面的碎块组织均需清理干净,并将软脑膜边缘覆盖脑皮质的切面。硬脑膜要严密缝合,硬脑膜外用橡皮软管或橡皮条引流 24 h。

(8)术后护理:抗痫药应继续应用,术后头 3～4 d 可经静脉或肌内注射给药,以后仍恢复口服。剂量应根据药物血浓度测定来调节。补液量在术后初期每天限制于 1 500 mL。除有较剧烈的呕吐外,一般可于术后第 2 天进流质饮食。术后继续静脉给地塞米松或氢化可的松,头 3～4 d 可给大量,以后逐渐递减,7～10 d 后完全停用。

2.晚期处理

抗痫药应继续维持,可常规应用苯妥英钠 300 mg/d 及苯巴比妥 120 mg/d,至少 2 年,或按药物血浓度调节到有效剂量后维持 2 年。每 3～6 月复查脑电图 1 次。如术后没有癫痫发作,脑电图中亦未再见棘波灶,则第 3 年开始可将苯妥英钠减至 200 mg/d,苯巴比妥 60 mg/d,如仍然未发作,则于第 3 年末完全停药。如减药期中癫痫复发,则立即恢复原有剂量。

3.手术合并症及并发症

本手术安全性高,手术死亡率低。

(二)颞前叶切除术

本手术适用于颞叶癫痫。在术前检查中已证明患者的产痫灶位于一侧颞叶,但术前至少应有 3 次以上的检查记录符合这一结论。为了使诊断更为明确,常需加做颅底电极及蝶骨电极记录并采用过度换气、声光刺激及睡眠记录,有时尚需用戊四氮诱发试验。

手术前准备、麻醉、术前及麻醉前用药与脑皮质切除术时相同。

1.手术步骤

切口用大"C"形皮瓣状,暴露范围后达中央前回,内侧到达正中线旁 2～3 cm 处,前达颞叶尖及额极,下至颧弓。暴露脑皮质后,先用电刺激鉴定出中央前回,如手术是在大脑的优势半球,还需鉴定出额叶的岛盖部语言区,方法与皮层切除术中所介绍者同。分别将各部位用数字或字母小纸片标记,然后用电刺激及脑皮质电图记录寻找产痫灶。因颞叶癫痫的产痫灶多数位于外侧裂深部岛盖皮层或杏仁核周围的灰质内,故常需用深电极才能将它揭示出来。在确定此产痫灶时必须多次重复,只有每次反应都能重现时,才可肯定下来。电刺激及脑皮质电图中的产痫灶都应正确地记录于消毒的脑解剖图上,以便留作日后分析与评价手术疗效之用。同时这种脑图对于疗效不满意的病例是否需再次手术也是一种重要的参考性资料。在这种脑图上应记录手术区的范围、各功能区的位置、切除的范围等,切除颞前叶的方法与上述脑皮质切除术基本相同,但切除的组织要比脑皮质切除多很多。为了使切除的标本较为完整,以便研究其病理改变,可按以下程序进行。先将大脑外侧裂的蛛网膜切开,顺外侧裂将大脑额叶与颞叶分开。将进入颞叶前部的小动脉及静脉分支——电凝切断。注意搜索大脑中动脉并妥加保护,不使受到影响。从大脑外侧裂的静脉中鉴定出 Labbe 静脉。这是一支较大的交通静脉,越过颞叶外侧面皮层,导入横窦。在此静脉的前方切开颞叶外侧面上的软脑膜,用细吸引管将颞叶皮层行冠状切开,逐渐深入,直达侧脑室的下角。此切口需切经颞叶的上中下三回,并将此三回均切断。在侧脑室下角内可见到脉络丛。从侧脑室下角的内侧壁切入,另一方面从大脑外侧裂的底部向外切开。两个切口终于沟通,这时颞前叶部与岛叶之间连接部已被切断。向外侧牵开已部分断离的颞前叶外侧部皮层,可暴露出颞叶内侧部的钩回、海马及杏仁核等结构,与更内侧的视束及中脑的外侧膝状体仅有薄层蛛网膜及脉络丛沟相隔开。在脉络丛沟内可见到大脑后交通动脉、脉络丛前动脉及基底静脉,再向后可见到大脑脚的外侧部。这些结构均需小心保护,勿使受伤。仔细看清此时颞前叶与大脑半球基底部相连的颞叶干的下半部。自前向后将它断离,即可取下整块颞前叶,包括它内侧的杏仁、海马结构。经这样切除的病例不仅能看到切除标本内的主要病变,而且产痫灶亦切得比较完全,术后疗效亦较理想。重复脑皮质及脑深部结构的电波描记,证实产痫灶确已消除后即可摄像记录,并缝合切口。

2.术后疗效的评定

评定颞前叶切除术的手术疗效有两种方法,各有其优缺点,可以相互补充,以臻完善。

(1)脑电图记分法:脑电图记分法是比较患者术后与术前脑电图的阳性率所得到的比值。在每次脑电图检查中根据是否有癫痫异常波将脑电图分为阳性与阴性。阳性脑电图占所有脑电图检查总数的比率,即为脑电图的阳性率。手术后的脑电图阳性率与手术前的阳性率之比即为评价疗效的客观指标。如比值为 0,则表示所有术后记录均为阴性,疗效优异。一般此数值介于0~1 表示术后有进步。如此值为1 表示不变,如数值大于 1 表示恶化。在第 1 类有进步的病例中又可根据数值的大小分为优、良、可、微等级。<0.1 者为优,0.1~0.25 为良,0.26~0.5 为可,0.5 以上者为微效。

(2)临床记分法:临床记分法是根据对患者术后定期随访所得的结果判定的。如术后患者完全停发,记 1 分;如发作次数显著减少,记 2 分;发作不变,记 3 分,发作增多或加剧,记 4 分。将患者历年随访检查所得的记分总和除以随访的年数即可得一指数,按数的大小可分为 5 级,代表5 种不同疗效。指数为 1,表示术后从未发作过,属优;指数为 1.01~1.39,表示发作很少或仅偶有发作,属良;指数为1.40~1.79,表示发作显著减少,属可;指数为1.80~1.99,表示发作中度减少,属微效;指数>2,表示发作依然或甚至增多,属无效。

3.手术并发症

本手术较安全,手术总死亡率约 1.4%。多数患者术后恢复顺利,但亦有少数出现并发症。其中以无菌性脑膜炎、硬脑膜下血肿、短暂语言障碍、轻偏瘫、同向性偏盲或象限盲、记忆减退及精神症状等较常见。多数可自行逐渐恢复,亦有一部分成为终身遗患。

4.手术疗效

对癫痫发作的控制取决于产痫灶的切除是否完全。产痫灶全切除的病例术后约有33%癫痫发作完全停止,只有20%左右手术失败。而产痫灶切除不全的病例癫痫发作完全停发者只占5%,手术失败约占50%。对患者的社交及经济问题的改善情况由于患者术前伴有精神或人格失常,术后约30%这种症状保持不变,33%症状消失,另37%仍有症状但改变形式。另外,术前原来没有精神症状或人格改变的病例,约有23%可出现这类症状,由此可见术后有精神障碍的总人数将没有大的改变。对脑电图改变的效果,与临床效果大致一致,在术后癫痫发作停止的患者中约半数病例术后EEG中的异常减少,另有42.5%患者的EEG异常完全消失。在术后无效的患者中,只有5%患者的EEG完全正常,而67%的EEG保持不变或有加重。

(三)选择性杏仁核海马切除术

由于颞前叶切除术的效果与颞叶内侧部结构切除得是否完全有很大关系,且在颞前叶切除的标本中发现病变多数限于颞叶内侧面,而颞叶外侧面的脑皮质大多都属正常且具有一定的功能,使人们提出能否单纯只做颞叶内侧部结构即杏仁核、海马的切除而保留颞叶外侧的皮层。近年来,显微神经外科的发展,解决了这一问题。在显微外科的特殊暴露及良好照明下,杏仁核、海马结构可以得到清晰的暴露,使切除更为彻底,疗效更为理想。

1.手术步骤

手术准备、麻醉及术前用药同前。头部需用特制头架固定。在患侧翼部作一小切口,下端到达颧弓前端,将颞肌与颅骨分离,紧靠颞叶颅底做一游离骨瓣。硬脑膜做半圆形切口,用缝线将硬膜牵开,即可暴露出外侧裂的前端。分裂外侧裂的蛛网膜,吸去脑脊液,使脑组织逐渐下缩,增加颅内空间。找到颈内动脉、大脑中动脉、大脑前动脉及大脑中动脉的分支颞极动脉、颞前动脉,并注意识别大脑后交通动脉及脉络丛前动脉。在颞上回的内侧面上相当于颞极动脉与颞前动脉之间做一长为1.5~2.0 cm的切口,用脑针穿刺侧脑室下角,穿到后沿针切入侧脑室下角,并将切口向后深入2 cm。在脑室内确定脉络丛、海马结构、脉络丛沟及血管等结构,用微组织钳将杏仁核的上、前、外及内侧基底部组织做小块活检,标本送病理及生化检验。在软脑膜下先将钩回切除。此时透过透明的软脑膜及蛛网膜可以看到大脑脚的外侧部、动眼神经、视束、后交通动脉、脉络丛前动脉及基底静脉。小心切开脉络丛沟,防止损及脉络丛前动脉及其供应视束的分支。将视束小心地与海马结构分开,在脑室颞角底上自前方沿海马脚做一弧形的切口,向后切到三角汇合区。将来自颞后动脉的供应海马及海马旁回的血供一一电凝切断。最后在接近外侧膝状体平面处将海马回横断,整块取出杏仁核、海马结构。局部用罂粟碱溶液敷贴以防止动脉痉挛。切除的组织约长为4 cm、宽为1.5 cm、厚为2 cm,去除颞叶前方的牵开器后,颞叶即自动复位,覆盖切除部位。从颞叶的外表面看,一点也看不到颞叶内侧面的手术痕迹。在CT图像上,相当于颞叶内侧面可见有一条状低密度区。术后处理与脑皮质切除术同,抗痫药应继续服用,如术后2年不再发作,第3年起可改用单味药再观察1年,如仍保持不发作可逐渐停药。

2.手术疗效

有学者曾报道此手术27例,均为长期应用抗痫药(平均13年)治疗而失效者,患者发作频繁而丧失社交与劳动能力。术后随访了6~73个月,平均随访期21个月。有22例癫痫完全停发,2例发作明显减少,另3例保持不变,没有1例加重者。术后脑电图及神经心理学检查证实神经功能良好,半数以上患者智力进步,没有明显的神经功能障碍。

（四）大脑半球切除术及大脑半球次全切除术

这是 1950 年 Krynauw 首先创用的治疗婴儿脑性瘫痪的手术方法。对于脑部有多发的产瘫灶或产瘫灶活动广泛，累及整个半球的病例亦可用此法治疗。对于婴儿脑性瘫痪的病例，常有较明显的偏瘫、完全性同向偏盲、智力发育迟缓，并有反复发作的顽固性癫痫。通过检查如发现一侧大脑半球尚完好，即可考虑行病侧半球切除术来治疗。手术对癫痫的效果最好，但对偏瘫及偏盲不会有明显的改善，暴躁的性格可以变得温顺，智力在消除癫痫发作的长期影响、停服抗痫药及加强术后的教育与训练下亦可较术前容易取得好转或进步的效果。本手术亦适用于除婴儿性脑性瘫痪以外的其他大脑半球弥漫性病变。有人亦用于治疗广泛的面脑血管瘤病。

术前为了确定患儿一侧大脑半球比较正常，应进行一系列检查及记录，包括出生时的窒息情况、发病情况、治疗经过、抗痫药的种类及剂量、神经系统检查、反复多次的脑电图记录、气脑造影、脑血管造影、神经心理学检查及 CT 扫描等。常可发现患侧大脑半球有脑回萎缩、脑室扩大、脑室巨大穿通畸形、蛛网膜囊及在脑动脉造影中有时出现大脑中动脉闭塞等情况。一旦诊断确定，手术宜早做，可以减少病变大脑对正常脑的抑制作用。如患者有智能不断退步、性情暴躁、行为不正等情况时更宜抓紧早日手术。

1.手术步骤

全身麻醉，采用广大皮骨瓣切口，但不需跨越中线。切除主要为大脑半球的皮层，要保留基底核及丘脑。进入颅腔后，先分开外侧裂，找出大脑中动脉，在此动脉分叉的近侧用银夹阻断。保留纹丘动脉。自前向后将脑表面的大脑上静脉——电凝切断，牵开大脑半球，阻断并切断大脑前动脉。暴露胼胝体，并予以切断。在大脑半球后半部的内侧面上，顺大脑后动脉的主要分支追踪到大脑后动脉，在它从天幕裂孔边缘跨入幕上处，予以夹闭切断。分离进入横窦及乙状窦的各静脉分支。在切断的胼胝体下面进入侧脑室，确认尾状核沟，在此沟内切入，绕过豆状核切经内囊，最终与脉络丛沟相连。整块取出大脑半球。保留尾状核、丘脑及豆状核。将其表面之脉络丛用电灼烧去。缝合前颅内应仔细彻底止血，硬脑膜严密缝合以防术后脑脊液漏。术后处理同颞前叶切除术。术后常见的并发症为创口感染、颅内出血及急性脑干移位等。抗痫药应继续应用 2 年，如 2 年后癫痫已不发作，可逐渐减量，最后达到停药。术后 1~2 年可开始矫治因偏瘫或神经功能障碍所造成的缺陷或畸形。晚期的并发症中最常见的是大脑表面慢性含铁血黄素的沉积。

2.手术效果

根据文献报道的 116 例完全性半球切除的结果，93 例癫痫停发或显著减少，性格脾气及智力障碍亦均有不同程度的好转。5 例术后早期死亡，另有 5 例术后 1 年内因进行性脑功能障碍加重而死亡。手术死亡率为 4.3%。在做次全切除的 48 例中，28 例癫痫停发或显著好转，另 12 例癫痫发作次数减少约 50%。1 例术后早期死亡。手术死亡率 2.1%。

（五）大脑联合切断术

连接左右两大脑半球的白质纤维称联合纤维，包括胼胝体、海马联合、前联合、穹隆及丘脑的中间块等，切断这些联合纤维称大脑联合切断术，曾被用以治疗难治性癫痫。在少量临床试治中发现具有令人可喜的疗效。由于脑的联合纤维特别是胼胝体是癫痫放电从一侧半球扩散到另一侧的主要通路，如切断此通路将使产痫灶发放的高幅棘波局限于病侧半球而不再传播到对侧，从而使全身性抽搐转变为部分性抽搐。另外，由于沿途的神经元未被产痫灶的"火种"所"点燃"，放电神经元的总数减少，使全身性或部分性抽搐的阈值提高，因而抗痫药的需要量相应减少，原来属于难治性的癫痫,转变为易于控制,这就是大脑联合切断术的理论依据。将大脑的联合纤维包括胼胝体、海马联合、前联合、穹隆等都切断称完全性联合切断术,如只切断上述神经束的一部分称部分性联合切断术。在早期认为切断越完全疗效越佳,但这样做都需将脑室切开,术后患者常发生无菌性脑室炎,患者有长时间发热反应。现根据患者发作的情况不同,可以行选择性的联合切断术,同时改用显微神经外科技术进行手术,可以避免切开脑室的室管膜,减少了无菌性脑炎的机会,使手术的疗效得到改善。

1.手术适应证

(1)患有顽固性癫痫多年经正规药物治疗未能得到满意控制,患者每月至少仍有4次以上白天发病,使其不能正常生活者。

(2)患者对本手术的后果有充分的理解,并愿做此手术者。

(3)术后有恢复工作能力的可能者。

2.手术方法

术前准备同其他癫痫手术。为了能进一步弄清此手术是否能引起神经心理功能紊乱,术前应有较深入的全面检查,以便对术后的"裂脑"情况做对照。

手术在气管内麻醉下进行,体位用仰卧或半坐位均可。头部略向前屈,用头架固定头位。静脉内快速滴入20%甘露醇。

(1)切口:在顶后部右侧中线旁做一长为9 cm头皮切口,用牵开器撑开创口。在暴露的颅骨上用一直径为5 cm的环锯做锯孔,孔的内缘应跨越矢状窦,其前缘应位于鼻点与枕骨粗隆连线的中点之后约2 cm。瓣状切开硬脑膜。将大脑顶叶向外侧牵开,分离大脑纵裂内两大脑半球间的粘连及胼胝体表面的蛛网膜,放入自动牵开器。然后在放大16倍的显微镜下用细吸引管切割胼胝体的纤维束,自压部开始向前方伸展,深达侧脑室顶部的室管膜,但慎勿切开此膜。向后应完全切开胼胝体压部,并见到大脑大静脉。向前应切得越远越好,然后放入一块棉片作为标记。再做此手术第2部分。

将头部微仰,在鼻点后9 cm处为中心另做一切口。用同样大小的环锯在暴露的颅骨上做锯孔,孔的后缘要位于冠状缝之前。切开硬脑膜后,用同上的方法将胼胝体膝部、喙部纤维切断,向下将前连合亦切断,然后向后切,一直切到与胼胝体后部的切口相连,取出放置于该处的棉片标记。冲洗、止血后分别缝合前后两切口。

如患者的产痫灶位于大脑半球的前部,则只需做额联合切断术,上述手术的第一部分可以免去。位于其他部位的产痫灶则均需做联合完全切断术。

术中连续静脉滴入地塞米松10 mg,术后继续用此药,每6 h 4 mg,3 d后改为口服,并逐渐减量,第7天停药。术后继续用抗痫药,苯妥英钠每天300 mg,苯巴比妥每天90 mg或仍按血药浓度来调整抗痫药的剂量。

(2)术后情况:本手术损伤小,术后恢复迅速,很少并发症。人格行为方面亦不致有重大改变。做特殊"裂脑"的神经心理学检查时,可发现或推测胼胝体切割是否完全。在神经病学的临床检查中常不能发觉患者对认识、记忆、行为、思维等方面有明显的改变。

(3)疗效:本手术能改善癫痫发作的量和质,但不能使癫痫完全停发,因此它只是一种辅助性治疗,不能完全代替抗痫药。经联合切断术后癫痫发放的传播通路受阻,但仍可通过脑干内的联合纤维传导到对侧。

（六）癫痫的立体定向手术

用脑立体定向手术治疗癫痫的原理主要为：①确定脑内产痫灶的部位，然后用立体定向手术加以破坏，以控制癫痫的发作；②破坏皮层下某些传导癫痫的通路，以阻止癫痫的放电向远处传播。目前对这种手术治疗癫痫的认识还很不统一；损毁的目标结构，各有所好；制造损毁的手段，各不相同，加上人脑的解剖学上的差异，目标结构的空间坐标又很不统一，立体定向仪的本身误差等因素，使立体定向手术中所制造的损毁实际部位与假想中的部位存在着差距，这些因素都给手术疗效的评价造成困难。故有关这方面的工作尚有待继续研究发展，这里就不再赘述。

（七）小脑电刺激术

Cook 等在试验中发现刺激大脑皮质所引起的后放电可用刺激小脑皮质、小脑顶核、下橄榄核、脑桥脚或小脑脚等部位加以阻断。反之，切除或破坏小脑的这些部位则可使原来存在的慢性癫痫增加发作。这表明小脑具有对癫痫发作的抑制机制。用小脑电刺激来控制癫痫发作是利用机体内存在的自身抑制机制。近年来研究苯妥英钠的药理作用，发现在静脉注射苯妥英钠后，小脑内浦肯野细胞的放电速度及幅度均有增加，注药 90 min 后到达高峰，并可持续达数小时之久。在长期喂饲苯妥英钠的动物中也可看到浦肯野细胞的高幅放电。因此，认为苯妥英钠的抗痫作用很可能是由于它增强了小脑对癫痫发放的抑制作用。如切除动物的小脑，苯妥英钠的抗痫作用就显得减弱了。由此可以推测，如果采用电刺激方法来增强小脑的输出，将有利于对癫痫发作的控制。

（八）脑冷冻技术

Moseley 等发现产痫灶内的癫痫神经元对低温较为敏感，这一特点主要是癫痫神经元的细胞膜上的异常所导致的。试验证明降低脑的局部温度可使正在放电的神经元停止放电，于是癫痫发作亦停止了。复温以后癫痫也不复发。这一发现充分解释了 Tokuoka 等的报道，在 3 例有全身性癫痫及精神运动性癫痫发作的病孩，用 5 ℃～10 ℃的冷水灌洗脑室 1 h，使癫痫完全停发。冷水灌洗可限于硬脑膜下或同时与脑室一起灌洗。水温 5 ℃～15 ℃，时间 1 h。癫痫停发后复温，也不会使癫痫复发。如以后癫痫复发，可再继续用药物控制。

（张　震）

第十三节　帕金森病

一、概述

帕金森病（Parkinson disease，PD）或称震颤麻痹，是一种多发于中老年期的中枢神经系统变性疾病。首先由英国医师帕金森（James Parkinson）于 1817 年报道，1960 年，科学家在试验动物中偶然发现利血平可引起类似帕金森病的一系列症状，受这一事实的启发，他们对震颤麻痹死亡之病例的脑组织进行了单胺类物质的测定，才了解到这种患者纹状体内多巴胺含量较正常人为低。从此，该病的研究大大加速。目前，已知黑质和纹状体中多巴胺能神经元变性是本病的主要病理变化。震颤、肌强直和运动障碍为其主要特征。

本病在欧美国家 60 岁以上人群患病率 1‰，在我国为 0.81‰，目前我国有帕金森患者

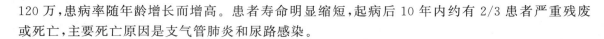

120万,患病率随年龄增长而增高。患者寿命明显缩短,起病后 10 年内约有 2/3 患者严重残废或死亡,主要死亡原因是支气管肺炎和尿路感染。

二、病因与分类

目前虽然已查明本病的主要病变是黑质变性,但引起黑质变性的原因至今不明,临床上常称此类帕金森病为原发性帕金森病;将那些因为感染、中毒、创伤、肿瘤、药物以及其他因素所致的帕金森病称为继发性帕金森病;而遗传变性和多系统变性等亦可产生与帕金森病类似的症状和病理改变,将此统称为帕金森综合征(Parkisonism)或震颤麻痹综合征。

三、病理

主要病理改变在黑质、苍白球、纹状体和蓝斑。黑质和蓝斑脱色是其肉眼变化特点。显微镜下最明显的变化是神经细胞变性和减少,黑色素细胞中的黑色素消失,胞体变性,黑质和纹状体中多巴胺含量显著减少,其减少与黑质变性的程度成正比,同时伴有不同程度神经胶质细胞增生。据报道,纹状体多巴胺含量下降到 50% 以上时才出现症状。残留的神经细胞胞内有 Lewy 小体形成,所有这些改变以黑质最明显,且黑质的致密带改变比网状带重。另一病理变化是进行性弥漫性脑萎缩,有脑萎缩者占 90% 以上,并且脑萎缩程度与年龄的大小、疾病的严重程度、类型和病程的长短有明显关系。

免疫细胞化学也揭示黑质多巴胺能神经元减少。帕金森病不仅多巴胺含量减少,而且基底核中多巴胺代谢产物高香草酸(homovanillic acid,HVA)、多巴胺合成的限速酶(酪氨酸羟化酶)和多巴胺脱羧酶也明显减少。脑内多巴胺能神经元大量丧失,多巴胺含量下降,使多巴胺绝对和相对不足而乙酰胆碱的兴奋作用相对增强,引起震颤麻痹。

四、临床表现

(一)震颤

为静止性、姿势性震颤,多从一侧上肢的远端开始,后渐扩展到同侧下肢及对侧上、下肢。早期随意运动时震颤减轻,情绪激动时加重,睡眠时消失。手部可形成搓丸样动作。

(二)肌强直

因患肢肌张力增高,关节被动运动时,可感到均匀的阻力,称为"铅管样强直";若合并有震颤则似齿轮样转动,称为"齿轮样强直"。躯干、颈、面部肌肉均可受累,患者出现特殊姿势,头部前倾,躯干俯屈,上肢之肘关节屈曲,腕关节伸直,前臂内收,下肢之髋及膝关节均略为弯曲。手足姿势特殊,指间关节伸直,手指内收,拇指对掌。

(三)运动障碍

平衡反射、姿势反射和翻正反射等障碍以及肌强直导致的一系列运动障碍。运动缓慢和减少,不能完成精细动作,出现"写字过小征"。步态障碍甚为突出,首先下肢拖拽,然后步伐变慢变小,起步困难,一旦迈步则向前冲,且越走越快,出现慌张步态。

(四)其他

自主神经系统症状可表现为大量出汗和皮脂腺分泌增加,且出汗仅限于震颤一侧。食管、胃以及小肠的运动障碍导致吞咽困难和食管反流,患者可有顽固性便秘。精神异常可表现为忧郁、多疑、智能低下及痴呆等。有时患者也有语言障碍。少数患者可有动眼危象。

五、诊断

（一）诊断要点

原发性帕金森病的诊断主要根据以下几点：①至少具备四个典型症状和体征（静止性震颤、少动、强直和位置性反射障碍）中的二个；②是否存在不支持诊断原发性帕金森病的不典型症状和体征，例如锥体束征、失用性步态障碍、小脑症状、意向性震颤、凝视麻痹、严重的自主神经功能障碍、明显的痴呆伴有轻度锥体外系症状等；③脑脊液中多巴胺的代谢产物高香草酸减少。

（二）诊断分级

目前分级的方法有多种，如 Hoehn 和 Yahr 修订分级、Schwab 和 England 日常活动修订分级、联合帕金森病评分分级和 Webster 评分。临床常用以评价病情程度和治疗效果较客观全面的是 Webster 评分法，其详细内容如下。

1.手部动作和书写

0分，无异常。1分，患者自述在拧毛巾、系衣扣、写字时感到困难，检查时手内转外转动作缓慢。2分，明显或中等程度手的轮替动作缓慢，一侧或双侧肢体有中等程度的功能障碍，书写明显困难。3分，严重的轮替动作困难，不能书写，不能系衣扣，应用食具明显困难。

2.僵硬

0分，未出现。1分，可出现颈肩部僵硬，反复运动后僵硬增加，一侧或双侧上肢有轻度休止状态下的僵硬。2分，颈肩关节中等度僵硬，患者在不服用药物情况下有休止性全身性僵硬。3分，颈肩严重僵硬，全身的休止性僵硬用药后也不能控制。

3.震颤

0分，未出现。1分，休止状态下手、头部震颤，振幅＜2.5 cm。2分，振幅＜10 cm，但患者能采取某种姿势控制震颤。3分，振幅＞10 cm，持续不能控制（小脑性意向性震颤除外），不能自己进食。

4.面部

0分，正常，无惊恐、嘴紧闭、忧郁、焦虑等表情。1分，面部表情障碍，嘴紧闭、忧虑、焦虑。2分，中等程度的面肌运动障碍，情绪变化引起面部表情变化迟钝，中等程度的焦虑、忧郁，有时出现张口流涎的表情。3分，面具脸，张口程度仅能张开 0.5 cm。

5.姿势

0分，正常，头部前倾，离开中线不超过 10 cm。1分，驼背，头部前倾，离开中线超过 13 cm。2分，开始上肢屈曲，头前屈明显，超过 15 cm，一侧或双侧上肢曲线形，但腕关节的水平位置低于肘关节的水平位置。3分，猿猴样步态，手呈屈曲样，指间关节伸直，掌指关节屈曲，膝关节屈曲。

6.上肢摆动

0分，双上肢摆动正常。1分，一侧上肢摆动不如对侧（行走时）。2分，一侧上肢在行走时无摆动，另一侧摆动变弱。3分，行走时双上肢无摆动。

7.步态

0分，步幅为 46～76 cm，转身不费力。1分，步幅为 30～46 cm，转身缓慢，时间延长，走路有时脚跟碰脚跟。2分，步幅为 15～30 cm，两脚跟拖地。3分，拖拽步态，步幅＜8 cm，有时走路常停步，转弯时非常慢。

8.皮脂腺分泌

0分,正常。1分,面部出汗多,无黏性分泌物。2分,面部油光样,为黏性分泌物。3分,头面部皮脂腺分泌明显增多,整个头面部为黏性分泌物。

9.语言

0分,声音清楚、响亮,别人可以理解。1分,声音开始嘶哑,音量、音调、语调变小,但能理解。2分,中等度嘶哑,声音弱,音量小,语调单调,音调变化迟缓,别人理解困难。3分,明显声音嘶哑,无力。

10.生活自理能力

0分,正常。1分,能自己单独生活,甚至从事原来的工作,但缓慢。2分,生活自理能力减退(尚能缓慢地完成大多数日常工作),在软床上翻身困难,从矮椅上站起困难等。3分,生活不能自理。

以上各项分为正常(0分)、轻度障碍(1分)、中度障碍(2分)及严重障碍(3分)。临床病情轻重程度按总分值可分为轻度(1~10分)、中度(11~20分)、重度(21~30分)。

六、治疗

帕金森病治疗的原则是使脑内多巴胺-乙酰胆碱系统重获平衡,或是补充脑内多巴胺的不足,亦或是抑制乙酰胆碱的作用而相对提升多巴胺的效应,或二者兼用,以达到缓解症状的目的。临床医师根据这一原则采用药物治疗和手术治疗。

(一)药物治疗

1.多巴胺替代疗法

此类药主要是补充多巴胺的不足,使乙酰胆碱-多巴胺系统重新获得平衡,而改善症状。多巴胺本身不能通过血-脑屏障,故选用其能够通过血-脑屏障的前体——左旋多巴,或者应用多巴胺脱羧酶抑制剂。

左旋多巴(Levodopa)可透过血-脑屏障,经多巴胺脱羧酶脱羧转化为多巴胺而发挥作用。开始应用时,每次125 mg,每天3次,在一周内渐增至每次250 mg,每天4次,以后每天递增125 mg,直至治疗量达3~6 g/d。不良反应有食欲差、恶心、呕吐、低血压及心律不齐。服药期间禁止与单胺氧化酶抑制剂和麻黄碱同时应用,与维生素 B_6 或氯丙嗪合用将降低疗效。

卡比多巴(Carbidopa,又称 α-甲基多巴肼)外周多巴胺脱羧酶抑制剂,本身不透过血-脑屏障,从而使低剂量的左旋多巴即可产生有效的多巴胺脑内浓度,并降低外周多巴胺的不良反应。主要与左旋多巴合用(信尼麦 Sinemet,卡比多巴:左旋多巴=1:4 或者 1:10)治疗帕金森病。有 10/100、25/250 和 25/100 三种片剂,分别含左旋多巴 100 mg、250 mg 和 100 mg,以及卡比多巴 10 mg、25 mg 和 25 mg。开始时用信尼麦 10/100 半片,每天 3 次,以后每隔数天增加一片,直至最适剂量为止。苄丝肼也是多巴胺脱羧酶抑制剂,与左旋多巴合用(美多巴 Madopar,苄丝肼:左旋多巴=1:4)治疗帕金森病,美多巴的用法与信尼麦类似。强直、呕吐、恶心、厌食、失眠、肌痉挛、异常动作为其不良反应。妊娠期间避免使用卡比多巴和左旋多巴。

长期服用左旋多巴可产生开关现象等不良反应,"开"是指多动,"关"是指本病三主征中的不动,出现开关现象的患者可于原来不动状态中突然变为多动,或于多动中突然变为不动。产生该现象的原因尚不清楚,但多巴胺受体状况的改变是值得注意的。因为多巴胺受体一方面神经超敏,另一方面又失敏。超敏很可能是突触后多巴胺受体(D_2)亚型增多,失敏可能是突触前多巴胺受体（D₃）亚型丧失，失去反馈调控功能，不能调节多巴胺的适度释放。目前对这类患者的有效药物是多巴胺受体激动剂麦角碱类衍生物。其中溴隐亭较常用，其作用机制不同于左旋多巴。溴隐亭作用时间较长，减少开关现象出现机会；它能有效地直接兴奋突触后多巴胺受体，而不涉及突触前多巴胺受体功能；溴隐亭是伴有部分阻滞作用的混合型激动剂，有多巴胺受体激动剂与阻滞剂的双重特性，这种混合型作用可能有助于阻滞多巴胺受体出现低敏反应。

2.抗胆碱能药物

此类药物抑制乙酰胆碱的作用，相应提升多巴胺的效应。常用的有：苯海索（Artane）2 mg，每天3次，可酌情适量增加；丙环定（Kemadrin）5～10 mg，每天 3 次；东莨菪碱（Scopol amine）0.2 mg，每天 3～4 次；甲磺酸苯扎托品（Benytro pine）2～4 mg，每天 1～3 次。甲磺酸苯扎托品通过阻滞纹状体突触对多巴胺的重摄取而起作用，治疗强直的疗效比震颤好，运动不能的疗效最差。此类药有头昏、眩晕、视物模糊、瞳孔散大、口干、恶心和精神症状等不良反应。老年人偶有尿潴留。青光眼和重症肌无力患者忌用。

3.溴隐亭（Bromocriptine）

激动纹状体的多巴胺受体，其疗效比左旋多巴差，但可用于对左旋多巴失效者。现多与左旋多巴或复方多巴合用，作为它们的加强剂。与左旋多巴合用时可产生幻觉。开始时每天 0.625 mg，缓慢增加，但每天量不超过 30 mg。不良反应有恶心、头痛、眩晕、疲倦。肝功能障碍时慎用，禁用于麦角碱过敏者。

各种药物治疗虽然能使患者的症状在一定时间内获得一定程度好转，皆不能阻止本病的自然进展。长期服用药物均存在疗效减退或出现严重不良反应的问题。另外，约 15% 的患者药物治疗无效。

（二）外科治疗

对于药物治疗无效的患者，常采用外科治疗。学者们曾进行脊髓外侧束切断术、大脑脚切断术、大脑皮质区域切除术、脉络丛前动脉结扎术、开颅破坏豆状襻和豆状束等手术，终因手术风险大、疗效差而废弃。立体定向手术治疗帕金森病始于 20 世纪 40 年代，丘脑腹外侧核毁损术和苍白球毁损术曾是治疗帕金森病的热门手段，但疗效不能够长期维持，且双侧损毁术并发永久性构音障碍和认知功能障碍的概率较高，逐渐被脑深部电刺激术取代。脑深部电刺激术是 20 世纪 70 年代发展起来的，它最早用于疼痛的治疗，具有可逆性、可调节性、非破坏性、不良反应小和并发症少等优点，可以通过参数调整达到对症状的最佳控制，长期有效，不存在复发问题，并保留新的治疗方法的机会，现已成为帕金森病外科治疗的首选方法。该技术于 1998 年在国内开展并逐渐推广，取得了良好的临床效果。

1.丘脑毁损术

（1）手术原理：毁损丘脑腹外侧核可阻断与帕金森病发病相关的两个神经通路。一个是苍白球导出系即从苍白球内侧部，经豆状襻、豆状束、丘脑腹外侧核前下部到达大脑皮质（6 区），阻断此通路，对解除肌强直有效。另一个来自对侧小脑，经结合臂、丘脑腹外侧核后部，到达大脑皮质（4 区），阻断此通路，对解除震颤有效。根据帕金森病的发病机制，肌强直系因 γ 运动系统受抑制所致，震颤系因 α 运动系统亢进所致。阻断此两通路可恢复 α 和 γ 运动系统的平衡，达到治疗效果。这两个系统均经丘脑下方 Forel 区，然后向上和稍向外，进入丘脑腹外侧核的下部。此区为毁损灶所在。

（2）手术适应证：①诊断明确的帕金森病，以震颤为主，严重影响生活和工作能力；②躯体一侧或双侧具有临床症状;③一侧曾行 Vim 损毁手术者,另一侧可行电刺激手术;④年龄在75岁以下,无重要器官严重功能障碍;⑤无手术禁忌证。

(3)手术禁忌证:①严重精神智能障碍、自主神经功能障碍及有假性延髓性麻痹者;②严重动脉硬化、心肾疾病、严重高血压、糖尿病、血液系统疾病及全身情况很差者;③主要表现为僵直、中线症状以及单纯的运动减少或运动不能者;④症状轻微,生活及工作无明显影响者。

(4)术前准备和评价:手术前应注意进行全面的体格检查。在手术过程中需要患者的完全配合,因此,对于言语表达能力困难的患者,术前应进行必要的训练,以便在手术过程中医师和患者之间能顺利交流。由于手术在局麻下进行,可不给予术前用药,以保证整个手术过程中观察患者症状。一般在术前 1 d 停药,对用药剂量大、对药物有依赖性的患者,可逐渐停药或不完全停药,只要在术中观察到症状即可;如果即使在"开"状态下患者症状仍然非常明显,则没有必要停药。术中应进行监护,保持生命体征平稳。术前应进行 PD 的震颤评分。

(5)手术步骤。靶点选择:丘脑腹外侧核包括腹嘴前核(Voa)、腹嘴后核(Vop)和腹内侧中间核(Vim),一般认为毁损 Voa 及 Vop 对僵直有效,毁损 Vop 及 Vim 对震颤有效,靠近内侧对上肢效果好,外侧对下肢效果好。靶点选择一般在 AC-PC 平面,后连合前 5~8 mm,中线旁开 11~15 mm。

靶点定位。①安装立体定向头架:患者取坐位,将立体定向头架固定于颅骨上,安装时要使头架不要左右倾斜,用耳锥进行平衡;前后方向与 AC-PC 线平行;②MRI 扫描:安装好定位框后,将患者头部放入 MRI 扫描圈内,调整适配器,使扫描线与头架保持平行;进行轴位 T_1 和 T_2 加权像扫描,扫描平面平行于 AC-PC 平面;扫描层厚为 2 mm,无间隔,将数据输入磁带或直接传输到计算机工作站。③靶点坐标计算:各种立体定向仪的靶点计算方法不尽相同,可以用 MRI 或 CT 片直接计算,但较繁琐,可采用先进的手术计划系统(Surgiplan System),这套系统具有准确、直观和快速的特点。④微电极记录和电刺激,微电极技术可以直接记录单个细胞的电活动,可以根据神经元的放电类型,提供良好的丘脑核团生理学分析基础。

一般认为,丘脑内治疗震颤有效的部位:①聚集着自发放电频率与震颤频率一致的神经元(震颤细胞);②电极通过时,机械的损伤或小的电流刺激能够抑制震颤。试验性的靶点位置位于生理学资料确定的 Vim 核。由于 Vim 核被认为是运动觉的中继核,Vim 核高频刺激引起对侧肢体的感觉异常。刺激 Vim 核还可引起对侧肢体的运动幻觉,如果电极针位置太低,也可引起其他特殊感觉,如眩晕、晕厥或恐惧等。判断电极针是否位于正确的另一参数是震颤的反应,在 Vim 核内低频刺激(2 Hz)方可引起震颤加重,而高频刺激则可使震颤减轻,如果高频刺激在 1~4 V 电压范围内使震颤减轻,则表明电极针位置良好。在 Vim 核内存在由内到外的体表部位代表区,Vim 的最靠内侧为口面部代表区,最外侧即靠近内囊部位是下肢代表区,中部为上肢代表区。靶点位置应与震颤最明显的肢体部位代表区相对应,因此上肢震颤时位置应稍偏内,下肢震颤时偏外,靠近内囊。

麻醉、体位和手术入路:患者仰卧位于手术床上,头部的高低以患者舒适为准,固定头架,常规消毒头部皮肤,铺无菌单,头皮切口位于冠状缝前中线旁开 2.5~3 cm,直切口长约为 3 cm,局部 1% 利多卡因浸润麻醉,切开头皮,乳突牵开器牵开。颅骨钻孔、电灼硬脑膜表面后,"十"字剪开,电灼脑表面,形成约为 2 mm 软脑膜缺损,用脑穿针试穿,确定无阻力,以使电极探针能顺利通过,将立体定向头架坐标调整至靶点坐标后,安装导向装置。

靶点毁损:核对靶点位置后,先对靶点进行可逆性的毁损,射频针直径为 1.1 mm 或 1.8 mm,

长度为2 mm,加热至 45 ℃,持续60 s,此时要密切观察对侧肢体震颤是否减轻,有无意识、运动、感觉及言语障碍。若患者症状明显改善,而又未出现神经功能障碍,则进行永久性毁损,一般温度为 60 ℃～85 ℃,时间60～80 s,超过上述温度和时间,毁损灶也不会增大。毁损从最下方开始,逐渐退针,根据丘脑的大小,可毁损 4～6 个点,毁损期间仍要密切注意患者肢体活动、感觉及言语情况,一旦出现损害症状,立即终止加热。毁损完毕后,缓慢拔除射频针,冲洗净术野,分层缝合皮肤。

(6)术后处理:手术结束后,在手术室内观察约 30 min,若无异常情况,将患者直接送回病房。最初24～72 小时内,继续进行心电监护及血压监测,并观察患者瞳孔、神志及肢体活动情况,直至病情稳定为止。应将血压控制在正常范围,以防颅内出血。患者可取侧卧位或仰卧位,无呕吐反应者可取头高位。手术当日即可进食,有呕吐者暂禁食。切口 5～7 d 拆线,患者一般术后 7～10 d 出院。

术后是否服药应根据具体情况,若手术效果满意,患者本人认为不用服药已经可达到满意效果,即使另一侧仍有轻微症状,也可不服药或小剂量服用非多巴胺类制剂。当然,如果另一侧症状仍很明显,严重影响患者生活,则需继续服用抗帕金森病药物,其服药原则是以最小剂量达到最佳效果。

(7)手术疗效:丘脑毁损术能改善对侧肢体震颤,在一定程度上改善肌强直。而对运动迟缓、姿势平衡障碍、同侧肢体震颤无改善作用。各家报道震颤消失的发生率在 45.8%～92.0%,41.0%～92.0%患者的肌强直得以改善。

(8)手术并发症:①运动障碍,多为暂时性,但少数可长期存在;偏瘫发生率约为 4%,平衡障碍约为 13%,异动症发生率为 1%～3%,多因定位误差、血管损伤、血栓和水肿等累及邻近结构所致。②言语障碍,术后发生率为 8%～13%。言语障碍表现为音量减小、构音障碍和失语症三种形式,多见于双侧手术与主侧半球单侧手术患者;言语功能障碍的发生与否,与术前言语功能无关,它们多为暂时性,常于数周后自行改善或消失;不过不少患者长期遗留有命名困难、持续言语症、言语错乱等。③精神障碍,发生率为 7%～8%。④脑内出血,可因穿刺时直接损伤血管或损毁灶局部出血,CT 检查可及时确诊并得到相应处理。

2.苍白球毁损术

(1)手术原理:在 PD 患者,由于黑质致密部多巴胺能神经元变性,多巴胺缺乏使壳核神经元所受到的正常抑制减弱,引起壳核投射于外侧苍白球(Gpe)的抑制性冲动过度增强,从而使 Gpe 对丘脑底核(STN)的抑制减弱,引起 STN 及其纤维投射靶点内侧苍白球(Gpi)的过度兴奋。STN 和 Gpi 的过度兴奋被认为是 PD 的重要生理学特征。这已被 1-甲基-4-苯基-1,2,3,6-四氢吡啶(MPTP)所致猴 PD 模型上的微电极记录和 2-脱氧葡萄糖摄取等代谢研究所证实。在 PD 患者也发现了类似的生理学和代谢改变。Gpi 过度兴奋的结果是通过其投射纤维使腹外侧丘脑受到过度抑制,从而减弱丘脑大脑皮质通路的活动,引起 PD 症状。一般认为 Gpi 电刺激术同苍白球毁损术(Posteroventral Pallidotomy,PVP)的作用原理一样,也是通过减弱内侧苍白球的过度兴奋或阻断到达腹外侧丘脑的抑制性冲动而实现抗 PD 作用的。

(2)手术适应证:①原发性帕金森病至少患有下列四个主要症状中的两个,静止性震颤、运动迟缓、齿轮样肌张力增高和姿势平衡障碍(其中之一必须是静止性震颤或运动迟缓);没有小脑和锥体系损害体征,并排除继发性帕金森综合征;②患者经过全面和完整的药物治疗,对左旋多巴治疗有明确疗效,但目前疗效明显减退,并出现症状波动(剂末和开关现象)和(或)运动障碍等不良反应;③患者生活独立能力明显减退,病情为中或重度;④无明显痴呆和精神症状,CT 和 MRI 检查没有明显脑萎缩;⑤以运动迟缓和肌强直为主要症状。

(3)手术禁忌证:①非典型的帕金森病或帕金森综合征;②有明显的精神和(或)智能障碍;③有明显的直立性低血压或不能控制的高血压;④CT 或 MRI 发现有严重脑萎缩,特别是豆状核萎缩,脑积水或局部性脑病变者;⑤近半年内用过多巴胺受体阻滞剂;⑥伴有帕金森病叠加症状,如进行性核上性麻痹及多系统萎缩;⑦进展型帕金森病迅速恶化者;⑧药物能很好控制症状者。

(4)术前准备和评价:患者要进行全面的术前检查,所有患者术前应进行 UPDRS 评分、Schwb 和 England 评分、Hoehn 和 Yahr 分级,还应对患者进行心理学测试、眼科学检查,术前常规进行 MRI 检查,以排除其他异常。术前 12 h 停用抗帕金森病药物,以便使患者的症状能在手术中表现出来,至少术前 2 周停用阿司匹林及非激素类抗炎药物。全身体检注意有无心血管疾病,常规行血尿常规、心电图、胸透等检查,长期卧床及行动困难的患者,应扶助下床活动,进行力所能及的训练,以增强心功能。高血压患者应用降压药物使血压降至正常范围。如果患者精神紧张,手术前晚应用适量镇静药物。

(5)手术步骤。靶点选择和定位:MRI 检查的方法基本上与丘脑电刺激术相同。由于 Gpi 位于视盘后缘水平、视束外侧的上方,为了精确地计算靶点,MRI 检查要清楚地显示视束。为使 MRI 能够很好地显示基底核的结构,可将 Gpe 和 Gpi 分别开来。在轴位像上,Gpi 通常占据一个矩形的前外侧的三角部分,这个矩形的范围是中线旁开 10~20 mm,在前后位像上 Gpi 从前连合一直延伸到前连合后 10 mm。Gpi 的靶点坐标是 AC-PC 中点前方 2~3 mm,AC-PC 线下方 4~6 mm,第三脑室正中线旁开17~23 mm。

微电极记录和微刺激:微电极记录和微刺激对于基底核的功能定位是一种重要手段。利用微电极单细胞记录的方法先后在猴和人证实,苍白球内、外侧核团的放电特征不同,并发现 PD 患者通常在苍白球腹内侧核放电活动明显增加。因此,通过记录和分析单细胞放电特征、主被动关节运动和光刺激对细胞放电影响以及电刺激诱发的肢体运动和感觉反应,可以确定电极与苍白球各结构及与其相邻的视束和内囊的关系及其准确部位。微电极记录通常在预定靶点 Gpi 上方 20~25 mm 就开始,根据神经元的不同放电形式和频率,可以确定不同的神经核团和结构(如内、外侧苍白球)。根据由外周刺激和自主运动所引起的电活动,可以确定 Gpi 感觉运动区的分布,而且微电极记录可以确定靶点所在区域神经元活动最异常的部位。微电极还可以被用于微刺激以确定视束和内囊的位置。应用微电极和微刺激在不同部位(内、外侧苍白球,视束,内囊)可记录到特征性电活动,通过微刺激所诱发的视觉反应(如闪光、各种色彩的亮点)和所记录到的闪光刺激诱发的电活动,可以确定视束的位置。微刺激所引起的强直性收缩、感觉异常等表现则可用于内囊的定位。

体位、麻醉与入路:基本同丘脑毁损术,头皮切口应为中线旁开 3~3.5 cm。

靶点毁损:基本同丘脑毁损术。

(6)术后处理:术后处理同丘脑电刺激术。

(7)手术疗效:苍白球毁损术对帕金森病的主要症状都有明显改善作用,尤其对运动迟缓效果好,它一般对药物治疗无效或"关"期的症状效果明显,它对药物引起的症状波动和运动障碍也有很好的效果,对步态障碍也有作用。苍白球毁损术能够改善帕金森病患者个人生活质量,提高其生命活力和社会功能,而又不引起明显的认知和精神障碍。

(8)手术并发症:最近的许多研究表明,苍白球毁损术是一种死亡率和致残率较低的相对比较安全的手术。苍白球毁损术有可能损伤视束及内囊,因为这些结构就在苍白球最佳毁损位点附近,发生率为3%～6%。苍白球毁损术急性并发症包括出血、癫痫、视觉障碍、术后语言困难或构音障碍、意识模糊、感觉丧失、偏瘫、认知障碍等;远期并发症很难预测,需定期随访和仔细询问。

3.脑深部电刺激术(deep brain stimulation,DBS)

(1)手术原理。①丘脑腹内侧中间核(Vim)电刺激术:由于DBS核毁损术作用于Vim都能减轻震颤,因而有人认为DBS可能是通过使受刺激部位失活发挥作用,而这种失活可能是通过一种去极化阻滞的机制而发生的,此外,DBS可能是激活神经元,但这种激活可能通过抑制或改善节律性神经元活动来阻滞震颤性活动;②苍白球内侧部(Gpi)电刺激术:Gpi电刺激术治疗帕金森病的机制可能与丘脑电刺激术类似,Gpi电刺激术引起的帕金森病运动症状的改善,很可能是因Gpi输出减少引起的,而Gpi输出的减少是通过去极化阻滞直接抑制(或阻滞)神经元活动,或者是激活对Gpi神经元有抑制作用的其他环路(即逆行激活)而产生的;③丘脑底核(STN)电刺激术:与Gpi电刺激术类似。

STN电刺激术对帕金森病的治疗作用也有几种可能的机制,包括:①电刺激直接使STN失活;②改变Gpi的神经元活动来激活STN,这种改变可能是降低,也可能是阻滞其传导或使其活动模式趋于正常化;③逆行激动Gpe,从而抑制STN及(或)丘脑的网状神经元,并最终导致丘脑神经元活动的正常化。

(2)电刺激装置与手术方法。①脑深部电刺激装置的组成:脉冲发生器(IPG),是刺激治疗的电源;刺激电极由4根绝缘导线统成一股线圈,有4个铝合金的电极点,每个电极长为1.2 mm,间隔为0.5 mm;延伸导线连接刺激电极和脉冲发生器;程控仪和刺激开关(磁铁)。②手术方法:局麻下安装头架,CT或MRI扫描确定靶点坐标,颅骨钻孔,安装导向装置;微电极进行电生理记录及试验刺激,进行靶点功能定位;植入刺激电极并测试,然后固定电极;影像学核实电极位置;锁骨下方植入脉冲发生器并连接刺激电极。③刺激参数的设置:DBS的刺激参数包括电极的选择,电压幅度、频率及宽度,常用的刺激参数:幅度为1～3 V,频率为135～185 Hz,脉宽为60～90 μs。患者可以根据需要自行调节,以获得最佳治疗效果而无不良反应或不良反应可耐受。可以24 h连续刺激,也可以夜间关机。

(3)脑深部电刺激术的优点:①高频刺激只引起刺激电极周围和较小范围(2～3 mm)内神经结构的失活,创伤性更小;②可以进行双侧手术,而少有严重及永久性并发症;③通过参数调整可以达到最佳治疗效果,并长期有效,即使有不良反应,也可通过调整刺激参数使之最小化;④DBS手术具有可逆性、非破坏性;⑤为患者保留新的治疗方法的机会。

(4)脑深部电刺激术的并发症:①设备并发症,发生率为12%,其中较轻微的并发症占了一半以上;感染的发生率仅为1%,而且仅在手术早期出现;设备完好率为99.8%。②手术本身的并发症,与毁损手术并发症类似,但发生率低于毁损手术。③治疗的不良反应,包括感觉异常、头晕等,多较轻微且能为患者接受。

(5)脑深部电刺激术的应用:Vim电刺激术,选择以震颤为主的帕金森患者是Vim慢性电刺激术较好的适应证,双侧或单侧DBS手术都有良好的效果。Vim慢性电刺激术对帕金森综合征患者的运动不能、僵直、姿势和步态障碍等症状是无效的。对一侧行毁损手术的患者,需要进行第二次另一侧手术以控制震颤,也是慢性电刺激术一个较好的适应证。术前准备,同丘脑毁损术。手术步骤,丘脑 Vim 慢性电刺激术的靶点选择和定位程序与丘脑毁损术是完全一致的,只是在手术的最后阶段,当靶点已经确定并进行合理验证之后,采用了另外两种不同的技术。丘脑 Vim 慢性电刺激术的手术程序可以分为四个步骤:①影像学解剖定位;②微电极记录和刺激;③电极植入并固定;④脉冲发生器的植入。

靶点选择:同丘脑毁损术一样,进行丘脑刺激术时其刺激电极置于丘脑 Vim,其最初解剖靶点位置为 AC-PC 平面、AC-PC 线中点后方 4~5 mm,中线旁开 11~15 mm。由于丘脑的解剖位置中存在个体差异,手术过程中还需对靶点进行生理学定位。

靶点定位:同丘脑毁损术。DBS 电极植入,将一个经过特殊设计的 C 形塑料环嵌入骨孔,这个 C 形环上有一个槽,可以卡住 DBS 电极,并可用一个塑料帽将电极固定在原位。将一个带针芯的套管插入到靶点上 10 mm 处,套管的内径略大于 DBS 电极针。拔出针芯,将电极针通过套管内插入,经过丘脑的脑实质推进剩余的靶点上 10 mm 到达靶点。用一个电极固定装置,用于当拔出套管时将 DBS 电极固定在原位,保证 DBS 电极不移位。去除套管后,电极嵌入骨孔环上的槽内,用塑料帽将电极固定在原位。在这一阶段,电极针通过一个延伸导线连接在一个手持式的脉冲发生器上,并进行刺激,以测试治疗效果和不良反应。在许多情况下,由于植入电极时对靶点的微小的机械性损伤,有时出现微毁损效应,即患者的症状减轻或消失,这说明靶点定位准确。如果在一个很低的阈值出现不良反应,应该将电极重新调整到一个更加适当的位置。当保证电极位于满意的位置时,将 DBS 电极连接在一个经皮导线上,待术后调试,也可直接进行脉冲发生器的植入。

脉冲发生器的植入:常用的脉冲发生器是埋入式的,可程控的,配有锂电池,可以发送信号维持几年。其植入的程序类似于脑室腹腔分流,患者全麻,消毒头皮、颈部及上胸部皮肤,术前给予静脉应用抗生素,患者取仰卧位,头偏向对侧,在锁骨下 3 cm 处作一长为 6 cm 的水平切口。在锁骨下切口与头皮之间做一皮下隧道,将电极线从锁骨下切口经皮下隧道送到皮下切口。电极线用 4 个螺钉与脉冲发生器相连并固定,在头皮切口处将 DBS 电极与电极线相连,缝合切口。

手术并发症:DBS 治疗震颤的并发症主要有三类:①与手术过程有关的并发症;②与 DBS 装置有关的并发症;③与 DBS 刺激有关的并发症。

立体定向手术导致的颅内出血发生率仅为 1%~2%。与 DBS 装置有关的并发症是机器失灵、电极断裂、皮肤溃烂及感染,这些并发症并不常见,发生率为 1%~2%。

与 Vim 刺激有关的并发症有感觉异常、头痛、平衡失调、对侧肢体轻瘫、步态障碍、构音不良、音调过低、局部疼痛等。应该注意的是,这些并发症是可逆的,而且症状不重。如果刺激强度能良好地控制震颤,这些并发症也是可以接受的。实际上,Vim 慢性电刺激术的不良反应本质上与丘脑毁损术的并发症相似,二者最大的区别是由 DBS 引起的不良反应是可逆的,而丘脑毁损术的不良反应是不可逆的。

手术效果:与丘脑毁损术相比,DBS 的优点是其作用是可逆性的。治疗震颤所用电刺激引起的任何作用,可以通过减少、改变或停止刺激来控制。DBS 另一个重要特征是可调整性,完全可以通过调整刺激参数使之与患者的症状和体征相适应。因此,DBS 技术的应用为药物难以控制震颤的手术治疗提供了新的手段。

Vim 刺激的效果已得到充分的证实,对帕金森病患者,震颤是 Vim 刺激唯一能够明显得到缓解的症状。治疗震颤最佳的刺激频率是 100 Hz 以上,抑制震颤的刺激强度为 1~3 V,在 Grenoble(1996)报道的一大宗病例中,Vim 刺激使 86% 的帕金森病患者震颤在术后 3 个月消失或偶尔出现轻微的震颤;6 个月时帕金森病患者震颤控制为 83%。Benabid 对 80 例 PD 患者行 118 例(侧)电极植入,随访 6 个月至 8 年,震颤的完全和近完全缓解率为 88%。

Gpi 电刺激术:靶点选择和定位同苍白球毁损术。Gpi 位于 AC-PC 中点前 2~3 mm,AC-PC 平面下方 5~6 mm,中线旁开 17~21 mm 处。研究发现,STN 活动的增强及其导致的 Gpi 活动增强在帕金森病中起重要的作用。应用苍白球腹后部切开术(PVP)对运动不能及僵直进行的有效治疗中得到证实,一组 117 例患者综合分析显示,UPDRS 运动评分改善率为 29%~50%。Laitinen(1992)统计苍白球切开术的并发症发生率为 14%,主要有偏瘫、失用、构音困难、偏盲等。双侧苍白球切开术更易致严重不良反应及并发症。而应用微电极记录及刺激术只能使这些并发症的发生率略有下降。尽管如此,用双侧 Gpi 刺激术治疗左旋多巴引起的运动障碍或开关运动症状波动时,所有患者的运动障碍都有改善。因此,Gpi 刺激术为双侧苍白球切开术的一种替代治疗,但 Gpi 刺激术后患者抗帕金森药物用量无明显减少。

STN 电刺激术:STN 电刺激术的靶点参数为 AC-PC 中点下方 2~7 mm,中线旁开 12~13 mm,但因为 STN 为豆状,体积小(直径约为 8 mm),而且周围没有标志性结构,故难以将刺激电极准确植入 STN。

Benabid 及其同事对有严重僵直及运动迟缓的患者进行 STN 刺激术证实,包括步态紊乱的所有 PD 特征性症状均有明显效果。一组 58 例病例综合分析,在双侧刺激下,UPDRS 运动评分改善率为 42%~62%,单侧者为 37%~44%。双侧 STN 刺激还可缓解 PD 患者书写功能障碍,一般认为 STN 是治疗 PD 的首选靶点。

STN 电刺激术较少有严重的不良反应。年老及晚期的帕金森病患者术后可能有一段意识模糊期,偶尔也伴有幻觉,时间从 3 周到 2 个月不等。近年来,STN 刺激术已被用于临床,与丘脑电刺激术及苍白球电刺激术相比,STN 刺激术似乎能对帕金森病的所有症状都起作用,还可以显著减少抗帕金森病药物的用量,并且其治疗效果比 Gpi 电刺激术更理想,STN 电刺激术主要适应证是开关现象,也能完全控制震颤。

总之,应用 DBS 治疗帕金森病,应根据需治疗的症状选择靶点。DBS 仅仅是在功能上阻滞了某些产生特殊帕金森病症状中发挥重要作用的靶点,但由于它具有疗效好、可逆、永久性创伤轻微、适于个人需要、能改变用药等优点,DBS 正成为立体定向毁损手术的替代治疗方法。

（张　震）

第十四节　星形细胞瘤

星形细胞瘤是最常见的脑胶质瘤之一,占全部脑胶质瘤的 17%~39.1%。根据病理及临床特点的不同,又可将此类肿瘤分为分化良好型及分化不良型两类,前者较多。在成年人中,星形细胞瘤多见于顶、颞叶,少见于枕叶;儿童则常发生于小脑半球,也可见于蚓部、脑干、丘脑、视神经、脑室旁等部位。这种肿瘤主要由成熟的星形细胞构成。可浸润性生长,也可边界完整。临床上病程较长。浸润性生长的星形细胞瘤难用手术完全切除,但术后复发较慢。边界完整的星形细胞瘤手术可完全切除,全切除后能获痊愈。

一、病理

根据病理形态,星形细胞瘤可分为三种类型,即原浆型、纤维型(又分为弥漫型和局灶型两种)和肥胖细胞型。原浆型和纤维型常混合存在,不易截然分开。

(一)原浆型星形细胞瘤

原浆型星形细胞瘤是最少见的一种类型,属分化良好型星形细胞瘤。多位于颞叶。部位表浅,侵犯大脑皮质,使受累脑回增宽、变平。肉眼观察,肿瘤呈灰红色质软易碎。切面呈半透明均匀胶冻样。深部侵入白质,边界不清。肿瘤内部常因缺血及水肿而发生变性,形成单个或多个囊肿,囊肿的大小和数目不定,其四周是瘤组织也可一大的囊肿壁内有一小的瘤结节。

在镜检下,肿瘤由原浆型星形细胞构成,胞质丰富呈均匀一致的粉红色,可以见到胞质突起。核圆形,大小一致,位于肿瘤细胞中心或偏一侧,有时可以见到核小体,核分裂少见。细胞形态和分布都很均匀,填充于嗜伊红间质中。后者状如蛛网,无胶质纤维。很少见到肿瘤血管增生现象,较纤维型星形细胞瘤生长活跃。

(二)纤维型星形细胞瘤

纤维型星形细胞瘤是常见类型,属于分化良好型星形细胞瘤。见于中枢神经系统的任何部位,以及各种年龄的患者。在儿童和青年中,较多见于小脑、脑干和下丘脑,在成人中多见于大脑半球。肿瘤中有神经胶质纤维,这是与原浆型的主要区别,并使肿瘤质韧且稍具弹性,有橡皮感。弥漫纤维型星形细胞瘤的切面呈白色,与周围脑白质不易区别,邻近皮质常被肿瘤浸润;色泽变灰变深,与白质的分界模糊。肿瘤中心可有囊肿形成,大小数目不定。局灶纤维型的边界光整,主要见于小脑,常有囊肿形成。有时囊肿巨大,使肿瘤偏于囊肿一侧,成为囊壁上的一个结节。这时囊肿实际不属于肿瘤。手术时只要将瘤结节切除,就已将瘤组织全部去除。有些囊肿位于肿瘤内,囊肿四周是肿瘤组织。

在镜检下,肿瘤细胞分化良好,如正常的星形细胞,形状、大小和分布都不均匀。细胞质很少或看不到,散在分布,细胞核大小相差不大,圆或椭圆形,核膜清楚,核内染色质中等。肿瘤内血管内皮细胞和外膜细胞增生,有时可以见到点状分布的钙化灶。间质中有丰富的神经胶质纤维,交叉分布于瘤细胞之间。

(三)肥胖细胞型星形细胞瘤

这类肿瘤生长较快,属分化不良型星形细胞瘤。比较少见,占脑星形细胞瘤的 1/4,多发生在大脑半球。肿瘤呈灰红色,切面均匀,质软。呈浸润性生长,但肉眼能见肿瘤边界。瘤内可有小囊肿形成。

镜检下见典型的肥胖细胞,体积肥大,呈类圆形或多角形,突起短而粗。分布致密,有时排列在血管周围,形成假菊花状。胞质均匀透明,略染伊红。细胞核卵圆形较小往往被挤到细胞的一侧,染色较浓。神经胶质纤维局限于细胞体周围。间质很少。

为便于临床掌握星形细胞瘤分化程度,Kernohan 建议将星形细胞瘤按其组织细胞学分化程度分为四级。这种分级方法,尽管有一定的缺点,但有利于病理及临床的联系。

Ⅰ级:分化良好的瘤细胞。排列疏散均匀,细胞大小较一致,有的甚至与正常的组织细胞相似。

Ⅱ级:细胞较多,排列较密,部分细胞大小不等,形状不整,无核分裂象。

Ⅲ～Ⅳ级:明显恶性,细胞密集,分化程度低,核分裂象较多或细胞大小不等,形状不整,呈多形性胶质母细胞瘤的改变,有的可见瘤巨细胞。

二、临床表现

高分化星形细胞瘤恶性度不高,生长缓慢。开始时症状很轻,进展亦缓慢,自出现症状至就诊时间较长,平均两年左右,有的可长达 10 年,可因囊肿形成而使病情发展加快,病程缩短,个别的可在一个月以内。一般位于幕下者出现颅内压增高较早,病程较短。症状取决于病变部位和肿瘤的病理类型和生物学特性。

各部位星形细胞瘤的症状表现有所不同。

(一)大脑半球星形细胞瘤

1.分类

(1)局灶原纤维型星形细胞瘤:占大脑星形细胞瘤的半数。性别分布相等。住院时平均年龄约 35 岁,以 21～50 岁为多见,占全数的 70%。病变部位以额叶为多见(40%),其次是颞叶(10%)。病程 2～4 年。

(2)浸润性纤维型星形细胞瘤:占大脑星形细胞瘤的 20%。性别分布相等。以 31～40 岁为多见(占 60%)。病变分布在颞、额、额顶诸叶的各占 40%、30%、20%。平均病程 3.5 年。

(3)肥胖细胞型星形细胞瘤:占大脑星形细胞瘤的 25%。男性占 60%。住院时年龄大致分布于 21～50 岁间(共占全数的 75%)。病变在额叶最多(40%),其次是颞叶(20%)。病程平均 2 年。

2.临床症状

(1)癫痫:约 60% 有癫痫发作,较生长快的其他神经胶质瘤为多见,肿瘤接近脑表面者易出现癫痫发作,一部分患者以癫痫发作为主要症状,可于数年后才出现颅内压增高症状及局部症状。癫痫发作形式与肿瘤部位有关,额叶肿瘤多为大发作,中央区及顶叶肿瘤多为局限性发作,颞叶肿瘤可出现沟回发作或精神运动性发作。

(2)精神症状:额叶范围较广泛的肿瘤或累及胼胝体侵及对侧者,常有精神症状,表现为淡漠、迟钝、注意力不集中、记忆力减退、性格改变,不知整洁、欣快感等。少数颞叶、顶叶肿瘤亦可有精神症状。

(3)神经系统局灶性症状:依肿瘤所在部位可出现相应的局部症状,在额叶后部前中央回附近者,常有不同程度的对侧偏瘫。在优势半球运动性或感觉性言语区者,可出现运动性或感觉性失语症。在顶叶者可有感觉障碍,特别是皮质感觉障碍。在顶叶下部角回及缘上回者,可有失读、失算、失用及命名障碍等。在颞枕叶累及视传导通路者可有幻视或视野缺损和偏盲。约 1/5 的患者无局部症状,大多为肿瘤位于额叶前部、颞叶前部"静区"者。

(4)颅内压增高症状:一般出现较晚。位于大脑半球非重要功能区的肿瘤,颅内压增高可为首发症状。少数患者可因肿瘤内囊肿形成或出血而急性发病,且颅内压增高症状较严重。

(5)其他:个别患者因肿瘤出血可表现为蛛网膜下腔出血症状。

(二)丘脑星形细胞瘤

1.丘脑性"三偏"症状

常有对侧感觉障碍,深感觉较浅感觉明显;丘脑性自发性疼痛并不常见;累及内囊时常伴有对侧轻偏瘫。丘脑枕部肿瘤可出现病变对侧同向偏盲。

2.共济失调

小脑红核丘脑系统受损者,可出现患侧肢体共济失调。

3.精神症状及癫痫发作

丘脑肿瘤时常出现精神症状(约占60%),表现为淡漠、注意力不集中、幼稚、欣快、激动或谵妄等,少见强迫性哭笑。约1/3的患者可出现癫痫。

4.颅内压增高症状

约2/3的患者出现,多在早期出现,为肿瘤侵犯第三脑室影响脑脊液循环所致。

5.其他症状

肿瘤向下丘脑发展时内分泌障碍较为突出,如影响到四叠体可出现瞳孔不等大,眼球上视障碍,听力障碍或耳鸣等症状。侵及基底核可有不自主运动。

(三)小脑星形细胞瘤

小脑星形细胞瘤占星形细胞瘤的1/4。3/5位于小脑蚓部和第四脑室,2/5位于小脑半球。儿童或青少年多见,平均年龄14岁,男女之比为2∶1。病程取决于病变部位:蚓部和第四脑室者引起脑积水,平均病程7个月;小脑半球者平均病程1.5年。

1.颅内压增高

颅内压增高为最常见的症状,出现较早,头痛、呕吐、视盘水肿。

2.后颅窝和小脑症状

位于小脑半球者表现患侧肢体共济运动失调,以上肢较明显,并有眼球震颤,肌张力降低、腱反射减弱等,位于蚓部者主要表现身体平衡障碍,走路及站立不稳。小脑肿瘤可有构音障碍及暴发性语言。亦常有颈部抵抗及强迫头位。晚期可出现强直性发作。常因急性严重颅内压增高引起,表现为发作性的去皮质强直,发作时意识短暂丧失,全身肌肉紧张,四肢伸直,呼吸缓慢,面色苍白,冷汗,一般数秒或数十秒即缓解。其发生原因可由于肿瘤直接压迫或刺激脑干,或小脑上蚓部通过小脑幕切迹向幕上疝出,引起脑干暂时性缺氧所致。

(四)脑干星形细胞瘤

脑干星形细胞瘤占星形细胞瘤的2%。70%的患者年龄在20岁以下,男女之比为3∶2。病变多位于脑桥,常侵及两侧脑干。早期出现患侧脑神经麻痹,如位于中脑可有动眼及滑车神经麻痹,在脑桥可有外展及面神经麻痹,在延髓可有面部感觉障碍及后组脑神经麻痹。同时出现对侧肢体运动及感觉障碍。肿瘤发展累及两侧时,则出现双侧体征。颅内压增高症状在中脑肿瘤出现较早,脑桥肿瘤出现较晚且较轻。

(五)视神经星形细胞瘤

视神经星形细胞瘤多见于儿童,亦见于成人。视神经呈梭形肿大,可发生于眶内或颅内,亦可同时受累,肿瘤呈哑铃形。发生于颅内者可累及视交叉,甚至累及对侧视神经及同侧视束。如继续增长可向第三脑室前部或向鞍旁发展。主要表现为患侧眼球突出,大多向外向下,视力减退。一般无眼球运动障碍。发生于颅内者可有不规则的视野缺损及偏盲。多产生原发性视神经萎缩,有的亦可出现视盘水肿。晚期可出现垂体下丘脑功能障碍。

三、辅助检查

(一)腰椎穿刺

多数脑脊液压力增高,白细胞计数多在正常范围,部分病例蛋白定量增高。

（二）头颅 X 线平片

约 80％ 的患者显示颅内压增高征，15％～20％ 可见肿瘤钙化。视神经肿瘤可见视神经孔扩大，并可致前床突及鞍结节变形。

（三）脑室造影

幕上肿瘤显示脑室移位或并有充盈缺损。小脑肿瘤表现第三脑室以上对称扩大，导水管下段前曲，第四脑室受压移位。脑干肿瘤表现导水管及第四脑室上部向背侧移位。

（四）脑血管造影

显示血管受压移位，肿瘤病理血管少见。

（五）CT 扫描

大多显示为低密度影像，少数为等密度或高密度影像，边缘不规则，如有囊肿形成则瘤内有低密度区，周围常有脑水肿带，但较轻，脑室受压移位，亦多较轻，注射对比剂后肿瘤影像多增强。一般 Ⅰ 级星形细胞瘤为低密度病灶，与脑组织分界清楚，占位效应常显著；Ⅱ～Ⅲ 级星形细胞瘤多表现为略高密度、混杂密度病灶或囊性肿块，可有点状钙化或肿瘤内出血；Ⅳ 级星形细胞瘤显示略高或混杂密度病灶，病灶周围水肿相当明显，境界不清。增强扫描，Ⅰ 级星形细胞瘤无或轻度强化，Ⅱ～Ⅳ 级星形细胞瘤明显强化，呈形态密度不一的不规则或环状强化。

（六）放射性核素扫描

可显示肿瘤区放射性核素浓集，但浓度常较低，影像欠清晰。

（七）MRI

MRI 呈长 T_1、长 T_2 信号，信号强度均匀，由于血-脑屏障受损不明显，周围水肿较轻，占位效应相对轻，肿瘤边界不清，不易与周围水肿鉴别。在 T_2 加权像甚至不易区别肿瘤的结构，但对肿瘤出血较 CT 显示为佳，同时由于蛋白渗出有时可见肿瘤在 T_1 加权像呈稍高斑片样信号异常。若做 Gd-DTPA 增强扫描，肿瘤多无对比增强。星形细胞瘤在 T_1 加权像呈混杂信号，以低信号为主，有时呈高信号表现，体现了瘤体内坏死或出血。T_2 加权像表现为高信号，信号强度一般不均匀。

四、治疗及预后

治疗以手术切除为主。幕上者根据肿瘤所在部位及范围，作肿瘤切除术、脑叶切除或减压术。大脑半球表浅部位的星形细胞瘤手术切除范围要适度，以不产生偏瘫、失语、昏迷，而又能达到减压目的为限。大脑半球深部星形细胞瘤可作颞肌下减压术。视神经肿瘤经前额开颅，打开眶顶及视神经管，切除肿瘤。视神经交叉和第三脑室星形细胞瘤作手术切除时，要避免损伤下丘脑。脑干肿瘤小的结节性或囊性者可在显微技术下作切除术。脑干星形细胞瘤引起阻塞性脑积水者，可作脑脊液分流手术，解除颅内压增高。多数学者认为脑干外生性肿瘤或位于延颈髓交界处的肿瘤可行手术治疗。国内有研究者提出脑干内局限性的星形细胞瘤应争取切除。浸润性的实质性小脑星形细胞瘤的手术原则与大脑半球表浅部肿瘤相似。小脑肿瘤一般作后颅窝中线切口，切除肿瘤。局灶性囊性的小脑星形细胞瘤如有巨大囊腔和偏于一侧的瘤结节，只要将瘤结节切除即可，囊壁不必切除。

多数星形细胞瘤难以做到全部切除，术后可给予化疗及放疗，以延长生存及复发时间。对大脑半球 Ⅰ～Ⅱ 级星形细胞瘤是否行术后放疗有争议。Leibel 分析发现对未能全切除的 Ⅰ～Ⅱ 级星形细胞瘤手术加放疗的 5 年存活率为 46％，而单纯手术者仅为 19％。但也有学者认为对 Ⅰ～

Ⅱ级星形细胞瘤术后放疗不能改善预后。对良性星形细胞瘤主张放疗的人认为可单纯行瘤床放疗,剂量为 30～45 Gy,疗程为6周。一般不主张预防性脊髓放疗。化疗的作用和治疗方案的选择目前尚处于摸索阶段,应用价值还有争议。

平均复发时间为2年半,复发者如一般情况良好,可再次手术。但肿瘤生长常加快,有的肿瘤逐渐发生恶性变,再次复发时间亦缩短。

术后平均生存3年左右。5年生存率为 14%～31%,幕下者较幕上者疗效为好,5年生存率达50%～57%。如能完全切除肿瘤,可恢复劳动能力并长期生存,有报告术后生存已达18年者。经手术与放射综合治疗的患者,五年生存率为 35%～54%。

影响其预后相关因素包括年龄、肿瘤大小、部位、组织学类型、病史长短及治疗等多个方面,而以肿瘤组织学性质、治疗情况等尤为重要。影响儿童大脑半球Ⅰ～Ⅱ级星形细胞瘤预后的主要因素是年龄,婴幼儿就诊时肿瘤一般较大,患儿的一般情况不好,因而手术耐受性差,手术危险性相对较大龄儿童高,预后也不如大龄儿童。巨大的肿瘤手术难于切除,而且手术损伤较大,预后不能令人满意。Mercuri 随访 29 例儿童星形细胞瘤 5～27 年,发现囊性星形细胞瘤预后最好。此外,病史较长,有癫痫发作及肿瘤有钙化者预后相对较好,因为这类肿瘤生长缓慢,瘤细胞分化较好,复发率较低。手术切除程度和术后是否放疗也是影响预后的主要原因之一。不论良、恶性星形细胞瘤只要能够达到全切除或近全切除,其术后生存期均明显长于部分切除肿瘤者。

(赵荣国)

第十五节 少突胶质细胞瘤

少突胶质细胞瘤占脑胶质瘤的 4%～12.4%,占颅内肿瘤的 2.6%,由少突胶质细胞形成,平均年龄 40 岁,男性占 60%。90% 位于幕上,其中 10% 左右由丘脑长出,突入侧脑室或第三脑室;其余位于大脑白质内,半数位于额叶。肿瘤生长缓慢,病程较长。有时可见肿瘤钙化。肿瘤虽呈浸润性生长,但肉眼边界清楚,有利于手术切除。切除后复发较慢。复发后再切除仍可获较好效果。

一、病理

肿瘤多位于皮质下,侵犯皮质和邻近的软脑膜;部位较深的可侵及脑室壁。亦可通过胼胝体侵至对侧。肿瘤多实质性,边界光整,可与正常脑组织分开,但无包膜,质地脆软,切面灰红色,常有钙化。有些肿瘤有黏液样变,质地如胶冻样。较大的肿瘤中心常有囊腔形成,也可有坏死,但多不显著。肿瘤钙化是少突胶质瘤的形态特点之一,钙盐多沉积在肿瘤的周边部分,比较均匀,不太致密。周围脑水肿较轻。

镜检下,肿瘤与四周脑组织分界不清,呈浸润性生长。细胞极丰富,形状均匀一致。胞核圆形,染色深。胞质少而透亮或染浅伊红色,胞膜清楚,故胞核似置于空盒之内。银染色能见少而短的细胞突起。细胞排列成条索状或片状。其中可杂有星形细胞或室管膜细胞。血管较多,可有内膜增生和血管周围结缔组织增生。血管壁可有钙化。典型少突胶质细胞瘤的组织学特点:①细胞密集,大小一致,细胞质呈空泡状,肿瘤细胞呈"蜂房"状排列在一起;②细胞核位于空泡状细胞质的中央,大小一致,分化良好,细胞核内染色质丰富,故胞核染色极浓;③常可见到肿瘤细胞之间有球形或不规则形钙化物沉着,甚至可以形成大病灶状钙化;④肿瘤血管丰富,但均为细小的毛细血管,分支穿插于肿瘤细胞之间,瘤组织内很少见到粗大血管分布;⑤有时肿瘤细胞围绕血管生长而形成酷似假菊花团形态,注意同室管膜瘤相鉴别。

有的肿瘤分化不良,细胞及核形状不规则,核分裂较常见,称为间变性或恶性少突胶质细胞瘤,或称少突胶质母细胞瘤。少突胶质细胞瘤和少突胶质母细胞瘤的不同之处在于,后者的组成细胞是少突胶质母细胞,与少突胶质细胞比较,少突胶质母细胞分化程度低,形状较圆,核较大而染色较浅,胞浆较多,核分裂象常见。有时有巨细胞形成,血管内皮细胞增生及大片组织坏死。这类肿瘤并不少见,约占少突胶质细胞系肿瘤的 1/4。少突胶质细胞瘤是否恶性变,形成胶质母细胞瘤,意见尚不一致。也许后者起源于混在少突胶质细胞瘤内的星形细胞。

二、临床表现

少突胶质瘤生长很慢,病程较长。症状取决于病变部位。自出现症状至就诊时间平均 2～3 年,侵入脑室阻塞脑脊液循环者则病程较短。

(一)癫痫发作

癫痫发作为最常见的症状,见于 52％～79％ 的病例,并常以此为首发症状。

(二)精神症状

精神症状亦较常见。精神症状常见于额叶患者,尤其是广泛浸润,沿胼胝体向对侧额叶扩展者,以情感异常和痴呆为主。

(三)偏瘫和偏侧感觉障碍

偏瘫和偏侧感觉障碍较常见,占 1/3,是由于肿瘤侵犯运动和感觉区所引起。

(四)颅内压增高症状

颅内压增高症状一般出现较晚,见于 55％ 的患者,除头痛、呕吐外,视力障碍和视盘水肿者约占 1/3。间变型肿瘤生长较快,临床特征与胶质母细胞瘤相似。

三、辅助检查

(一)头颅 X 线平片

头颅 X 线平片约半数可见钙化,有的报告高达 69％,呈絮状、片状或索条状。

(二)气脑、脑室和脑血管造影

造影检查一般只能定位,显示的影像与其他胶质细胞瘤相似。但血管造影几乎看不到肿瘤血管影。

(三)CT 扫描

CT 扫描多显示为低密度影,70％ 可见钙化,50％ 有周围脑水肿,但不广泛,注射造影剂后多数有不规则的影像增强。

(四)MRI

MRI 示长 T_1 长 T_2 信号,周围水肿易与肿瘤区分,若肿瘤内有较大的钙化,呈低信号。发生间变或恶性少突神经胶质瘤可有异常对比增强。在显示多灶性少突胶质瘤方面,MRI 优于 CT。

四、治疗

以外科手术切除为主,手术方法和原则与其他脑胶质瘤相同。术后进行放疗和化疗。由于肿瘤呈浸润性生长,术后几乎都要复发,但间隔时间较长。复发后再手术,仍能获得较满意的效果。

(李盛善)

第十六节　多形性胶质母细胞瘤

多形性胶质母细胞瘤过去称为多形性成胶质细胞瘤。由于这种肿瘤的细胞形态复杂,并非单独含有成胶质细胞,为了避免与恶性成胶质细胞瘤混淆,目前广泛使用多形性胶质母细胞瘤这个名称(简称胶母细胞瘤),需要注意的是,在胚胎发育中,并无胶质母细胞这种细胞。所谓胶母细胞瘤,只是这种肿瘤的称谓。按 Kernohan 的分类,属胶质细胞瘤Ⅳ级。其起源细胞可能是各种胶质细胞,但在肿瘤内已不再能找到起源细胞的原型。

胶母细胞瘤是最常见的脑胶质瘤之一,占脑胶质瘤的 25%～50%,也是最恶性的一种。患者的年龄多较大,85%介于 40～70 岁;男性较多见,占 55%～65%。成人胶母细胞瘤多位于额、顶、颞叶,枕叶少见,儿童多位于脑干。病程较短,肿瘤呈浸润性生长,生长迅速,手术切除肿瘤后复发较快。其预后是脑胶质瘤中最差的一种,是颅内肿瘤治疗上的一个重要研究课题。

一、病理

胶母细胞瘤体积常较大,多起源于脑白质中,大脑的前半部是好发部位,特别常见于额叶,颞叶次之,枕叶少见。肿瘤常沿神经纤维或血管方向呈浸润性生长,常侵犯几个脑叶。可侵犯大脑皮质,并可与硬膜粘连,或侵及深部结构,胼胝体常成为肿瘤跨越中线的桥梁。当额、顶、枕叶的胶母细胞瘤经胼胝体侵犯到对侧大脑半球时,冠状切面内肿瘤具有蝴蝶形的分布范围。或侵及脑室壁,并可突入脑室内。突出脑表面或突入脑室者,瘤细胞可随脑脊液播散,个别的可向颅外转移至肺、肝、骨或淋巴结。颞叶胶母细胞瘤常侵犯基底核。基底核和丘脑的胶母细胞瘤常经中间块侵入对侧丘脑,或经丘脑底和大脑脚侵入中脑。小脑的胶母细胞瘤较少见。

肉眼所见肿瘤边界常较光整,但实际瘤细胞浸润的区域远远超过这一边界。较表浅的胶母细胞瘤常侵犯和穿过大脑皮质并与硬脑膜黏着,手术易被误认为脑膜瘤。深在者常穿过室管膜突入脑室中。瘤的切面形状多不规则;有酱红色的肿瘤区、灰黄色的坏死区和暗红色的出血区,并可有囊肿形成(个数和大小不一),有的瘤腔中含有乳白色黏稠液体,易误认为脓液,但在镜检下没有脓细胞,仅为粉末状坏死物质。瘤组织柔软易碎,血供丰富,易出血,分化较好的区域质地较韧。周围脑组织明显水肿和肿胀,边界不清。

镜检见组成细胞有多种。①多角形细胞:不同大小和形状,聚集成堆而无特殊排列,分裂象多而不正常;②梭形细胞:有细长突起,状如成胶质细胞,交织成束,有时排列成假栅栏样,放射状指向中央坏死区,细胞内有胶质纤维;③星形母细胞:常围绕血管呈假菊花样;④多核巨细胞:常与多角形细胞混杂,大概是异常核分裂的产物;⑤星形细胞:常位于肿瘤的周边部分,可能是肿瘤周围正常脑组织中的星形细胞发展而成。

胶母细胞瘤的一个形态特点是瘤内血管改变:①主要影响小血管,特别是微血管;②血管增多扭曲,状如肾小球,称肾小球化;③血管内膜显著增生,突入管腔形成小堆,并可见核分裂象,有些血管甚至被增生内膜所阻塞。这种病态血管易于形成血栓,造成肿瘤的部分坏死。

生长特性:①胶母细胞瘤有沿白质中的神经束生长到远处的倾向,例如沿额顶束自额叶长到同侧顶叶,沿胼胝体长到对侧大脑半球,沿钩束自额叶长到颞叶等;②肿瘤侵入脑室后,可经脑脊液转移接种于远处脑室壁上和蛛网膜下腔,这种转移灶并不多见;③多中心性生长,有 4.9%～20% 的胶母细胞瘤,由几个独立的瘤中心组成,个别瘤中心常聚集在一处,有些在肿瘤主体邻近有卫星灶形成,肿瘤中心相互远离(在不同脑叶或两个大脑半球)的病例较少见,仅占全部肿瘤的 2.5%。

二、临床表现

胶母细胞瘤恶性程度很高。患者就医前的病程常在 1 年以内,其中 1 个月内者占 30%,3 个月内者占 60%,6 个月内者占 70%,偶尔也有病程较长者,超过 2 年者仅占 7%。这可能是由于肿瘤以较良性的类型开始,后演变为胶母细胞瘤。

在临床方面,除病程较短,症状发展较快外,并无特异的症状群。①颅内压增高:由于肿瘤增长迅速并有广泛脑水肿,颅内压增高症状明显,几乎均有头痛,大多有呕吐及视盘水肿,并多有视力减退;②癫痫:25%～30% 的患者有癫痫发作;③精神症状:肿瘤多位于额叶,故常有精神表现,表现为淡漠、迟钝、智力减退、甚至痴呆等;④脑局灶症状:依肿瘤所在部位产生相应的症状,约一半患者有不同程度的偏瘫,亦常有偏侧感觉障碍、失语、偏盲等。儿童的胶母细胞瘤常发生在脑干,早期症状为脑神经麻痹(常为多发性)和长束征表现,由导水管阻塞引起的颅内压增高症状出现于晚期。个别由于瘤内出血可表现为卒中样发病。

三、辅助检查

（一）脑脊液检查

除压力增高外可有蛋白量及白细胞数增多。特殊染色有时可见瘤细胞。

（二）放射性核素

局部放射性核素浓集较明显,见于 90% 以上的病例。

（三）头颅平片

头颅平片多显示颅内压增高征,少数由于病程短无颅内压增高表现。有的可见松果体钙化移位。

（四）脑室造影

脑室造影可显示脑室有明显受压移位,有的可见充盈缺损。额叶肿瘤有的可压迫阻塞室间孔,致两侧脑室不通。

（五）脑血管造影

脑血管造影可见脑血管受压移位。约 50% 显示肿瘤病理血管,粗细不匀,形式扭曲不整,呈细小点状或丝状,或扩张呈窦样,或有动静脉瘘早期静脉充盈。

（六）CT 扫描

CT 扫描显示为形状不规则、边缘不整齐影像,多数为混杂密度,少数为高密度。瘤内有囊腔者显示有低密度区。周围脑水肿广泛,脑室移位显著。注射对比剂后影像增强,呈结节状或环状增强。

（七）MRI

由于肿瘤发生间变,细胞密度及多形性增加,肿瘤血管增多,瘤内大片坏死并出血,T_1 加权图像上呈混杂信号,以低信号为主,间以更低信号或高信号,反映了瘤内坏死或出血;T_2加权图像上呈高信号,强度不均匀,间有许多曲线状或圆点状低信号区,代表肿瘤血管;在长 TR 短 TE（质子密度加权）图像上,肿瘤信号低于周围水肿信号,但肿瘤内部坏死区信号高于周围水肿信号;在 T_2 加权图像上,肿瘤内部坏死区其信号强度近乎周围水肿信号强度,瘤体信号强度相对减低。

四、治疗与预后

以手术治疗为主,切除肿瘤方法与星形细胞瘤相似,但无法做到全部切除,可尽量切除肿瘤,或同时做内或外减压术。肿瘤约 1/3 边界比较清楚,手术可做到肉眼全切除,另外 2/3 呈明显浸润性,如位于额叶前部、颞叶前部、枕叶者,可将肿瘤连同脑叶一并切除,这样效果较好。位于脑干、基底神经节及丘脑的肿瘤可在显微镜下切除,手术同时可做外减压术。术后给予放疗及化疗。术后症状复发时间一般不超过 8 个月,生存时间大多不过一年。术后同步放射化疗可延长生存期。

（李盛善）

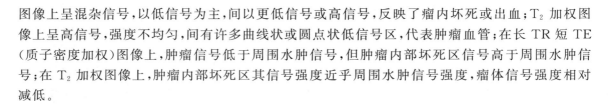

第十七节　颅内脂肪瘤

原发于颅内的脂肪瘤（intracranial lipomas,ICLs）是中枢神经系统较为少见的良性肿瘤,由脂肪组织发生,随着神经影像学的发展,对本病的报道日渐增多。

一、概述

颅内脂肪瘤在临床上发病率较低,Kazner 等在 3 200 例颅内肿瘤患者中通过 CT 检查发现了 11 例颅内脂肪瘤,约占 0.34%。颅内脂肪瘤可发生于各年龄组,无性别差异。可发生于颅内任何部位,但多见于中线周围,以胼胝体区多见。Maiuri 回顾了文献中的全年龄组 203 例,发现最常见的位置是胼胝体的体部,占 64%;位于四叠体池和环池的占 13%;位于漏斗及视交叉区的占 13%;位于桥小脑角的占 6%;位于侧裂的占 3%。颅内脂肪瘤常合并有其他中枢神经系统畸形,如胼胝体发育不全、透明隔缺如、脊柱裂、脑膨出、脑膜脑膨出、小脑蚓部发育不全、脑皮质发育不良等。

颅内原发的脂肪瘤,其发生机制仍存在着争议,有多种理论:①胚胎间质细胞的移位;②软脑膜脂肪细胞过度增生;③软脑膜上结缔组织的脂肪瘤化生;④增生的神经胶质细胞的脂肪变性;⑤神经管闭合时,隶属于中胚层的脂肪细胞被卷入其中;⑥胚胎形成过程中,原始脑膜的残留和异常分化,神经嵴向间质衍化的结果。多数学者倾向于认同最后一种理论,认为颅内脂肪瘤为一种先天性畸形,而非真正的肿瘤。Truwit 提出,起源于神经嵴的原始脑膜间充质组织在胚胎发育过程中常常被程序化地溶解和吸收,由此产生蛛网膜下腔;胼胝体的生长、发育是从其嘴部向压部开始的,如果其背侧的原始脑膜不被溶解吸收,而是分化成脂肪组织,阻碍了蛛网膜下腔的发生,也导致了相邻的胼胝体的严重发育不良,形成较大的脂肪瘤;在胚胎发育后期,胼胝体前部已大部分发育,如果与背侧胼胝体沟相邻的原始脑膜溶解、吸收和分化成蛛网膜下腔发生障碍,形成较小的脂肪瘤,位于胼胝体体部背侧,呈狭带状或呈 C 形绕在胼胝体压部;处于胚胎发育较晚阶段,脂肪瘤常伴有胼胝体发育不良或轻微畸形,从而在组织发生学上肯定了颅内脂肪瘤是原始脑膜间充质异常分化形成。

二、病理学

大体标本:脂肪瘤大小不一,可小如豆粒或大如香蕉。形状有卵圆形、细线状或柱状。瘤体呈金黄或黄白色,外面可有纤维结缔组织囊包绕,质地较韧,囊壁及周围脑组织可有不规则钙化。

镜下检查:肿瘤是由细纤维分隔的成熟脂肪细胞组成,周围由薄层纤维囊包裹,细胞核位于周边,有时可见齿状胞核,细胞间质为结缔组织,其内还可含有部分神经组织和血管结构,没有上皮样结构。

三、临床表现

半数以上的颅内脂肪瘤无明显症状,少数颅内脂肪瘤可在相应部位的头皮下有脂肪堆积。肿瘤多为检查时偶然发现,部分患者虽有症状,但无明显特异性。癫痫是颅内脂肪瘤最常见的症状,尤其是胼胝体脂肪瘤的患者癫痫发生率可达 60% 以上,绝大部分始于 15 岁以前,几乎均是局限性发作,有的发作频繁,药物难以控制。癫痫发生的原因可能是由于瘤体周围脑组织发生胶质变性对脑组织的刺激,也有可能与胼胝体联合纤维被阻断有关。除癫痫外,还可伴有智力低下、精神障碍、行为异常、性格改变、痴呆及记忆力减退等,有的儿童出现生长迟滞。其他部位的脂肪瘤多表现为该部位的一般占位性病变的症状和体征,如靠近脑室周围的脂肪瘤可引起梗阻性脑积水症状,桥小脑角区脂肪瘤可引起面、听神经及后组颅神经受累、脑干受压的表现。

四、影像学

颅内脂肪瘤的 CT 和 MRI 扫描表现较有特征性,具有重要的诊断价值。典型的颅内脂肪瘤在 CT 上表现为中线附近、均一的脂肪样低密度影,边界清楚,其 CT 值为 $-100 \sim -50$ Hu,增强后病灶不强化,亦无明显占位效应和周围脑组织水肿,常可伴有线状或点状钙化。由于颅骨在脑实质内产生伪影,时常影响肿瘤的检出,特别是位于脑干及其周围池内较小脂肪瘤的检出有较大困难。

MRI 表现上,病变主要分布于中线及其附近部位,并常伴有胼胝体发育不良等先天性畸形。不同部位其形态表现多样。病灶边缘清晰,无占位效应和瘤周水肿带,可显示棘状突起或锯齿样改变,沿脑沟、脑池生长,这是颅内脂肪瘤的特征性表现。脂肪瘤具有短的 T_1 弛豫值和长的 T_2 弛豫值,增强后无强化。在 STIR 序列中脂肪瘤中的脂肪完全被抑制,呈低信号,该序列为脂肪成分的定性提供了准确可靠的诊断手段。

五、诊断及鉴别诊断

多数脂肪瘤无症状,常为偶然发现。因其影像学特点较典型,诊断并不困难,但需与畸胎瘤、皮样囊肿、表皮样囊肿及蛛网膜囊肿相鉴别。脂肪瘤因不含有脱屑的上皮组织及其他的组织成分,故在 CT 和 MRI 上表现为均质性,而畸胎瘤和皮样囊肿因有多种组织成分共存,影像学上很少表现为均质性。此外,皮样囊肿及表皮样囊肿病灶虽然在 CT 上呈低密度,但 CT 值高于脂肪瘤组织。病变好发部位不同:畸胎瘤和皮样囊肿多位于第三脑室后方。表皮样囊肿常见于桥

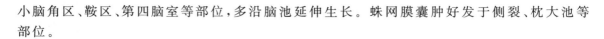

小脑角区、鞍区、第四脑室等部位,多沿脑池延伸生长。蛛网膜囊肿好发于侧裂、枕大池等部位。

六、治疗

目前,对于颅内脂肪瘤是否需要手术治疗仍然存在着争议,多数学者不主张直接手术切除肿瘤,其理由:①脂肪瘤与毗邻神经组织粘连紧密,且常包裹周围脑神经和血管,手术难以全切除病灶,勉强全切除常造成严重的神经功能损害;②肿瘤为良性,且生长缓慢,很少引起致命性的颅内压增高;③肿瘤所表现出的症状、体征并不完全是由脂肪瘤本身引起,可能为伴发的其他先天性畸形所致(额骨缺损,胼胝体发育不良等),手术切除后并不能明显改善症状和体征。

因此,对于无临床症状的患者,应密切随访,不需立即手术治疗。对于引起明显邻近结构受压表现的,如阻塞室间孔引起脑积水、桥小脑角区肿瘤引起神经损害表现或出现癫痫症状、经药物治疗无法控制者的患者,可考虑行手术切除。而对于伴有脑积水的可行分流术以缓解症状。

手术应以减轻病灶对邻近结构的压迫为主要目的,强调显微操作,不必强求全切除,因其为良性病变,生长缓慢,即使部分切除也可获得较长时期的症状缓解。Kiymaz 认为位于重要功能区或者与周围重要血管、神经关系密切(如胼胝体、鞍区、桥小脑角、脑干背侧等处)的脂肪瘤,手术很难达到全切除,如果为了达到全切除目的,可能会过度牵拉或损伤重要的血管及神经,以致遗留严重的并发症。对于切除后仍有癫痫的患者,需要继续服抗癫痫药物治疗。

七、预后

本病属良性病变,预后良好。Baeesa 及 Jallo 认为由于脂肪瘤属于良性肿瘤,生长缓慢,部分或大部切除后常能获得长时间的缓解。过去因手术例数少,效果不一,近年来手术效果较前有较明显的改善。

(李盛善)

第十八节　转移性脑肿瘤

原发肿瘤的来源最多为肺癌(50%),60%~70%为男性,其次为乳腺癌(11.5%)、消化系统肿瘤(10%)。有相当一部分转移瘤病例找不到原发病灶。经血流转移为最常见的途径,肿瘤细胞通过体循环进入脑内,如肺癌、乳腺癌、皮肤癌等多经此途径。头皮、颅骨附近发生的肿瘤可直接侵入脑内。

一、病理

转移性肿瘤可以发生在脑的任何部位,约75%长在幕上,25%长在幕下。肿瘤栓子沉积于脑动脉从皮质进入髓质时的分叉部,肿瘤多发生在血管分布最广泛的大脑中动脉供血区域。以额叶部位最多见,其次多发部位依次为顶叶、枕叶、颞叶、小脑。肿瘤多为单发或多发的结节,呈暗红色至灰白色,中心部多伴有坏死。半数以上的肿瘤边界清晰,血运较差,伴有明显的水肿带。分化高的瘤细胞镜下呈原发瘤的特点。

二、临床表现

转移性肿瘤无特征性症状,和其他恶性脑肿瘤有类似的表现:①急速发展的局灶性症状,如偏瘫、偏身感觉障碍、失语等;②颅内压增高表现,约 1/4 的患者有视盘水肿;③急速发生的精神症状,精神症状在 20%～30% 的病例发生,是区别于原发恶性脑肿瘤的特征。

三、影像学检查

(一)CT 扫描

平扫 CT 上可见到单个或多个低密度灶,中线结构移位,脑室受压等。几乎所有的病灶都有增强效应。增强 CT 的特点:①被明显增强的高密度灶,位于脑皮质,伴有明显的脑水肿;②被圆形增强的高密度灶,被广泛的脑水肿所包围;③多数病例可见环形增强。

(二)MRI 扫描

在显示小的瘤灶、颅后窝病灶、颅底转移及脑膜转移等方面优于 CT 检查。一般情况下,T_1 加权为低信号,T_2 加权为高信号,除多发肿瘤以外无特征性。肿瘤可被 Gd-GDTA 明显强化。另外,转移性腺癌的 T_2 加权多为低或等信号。常呈长 T_1、长 T_2 信号,伴有出血时,可见短 T_1 高信号,周围水肿明显。增强扫描很重要,可以发现平扫未发现的小瘤灶。并可确定有无脑膜的转移等。疑有颅底转移时,为突出强化病灶与周围结构的信号对比,增强扫描的同时要加脂肪抑制序列为好。

四、诊断

既往有肿瘤病史的患者,如果出现了头痛、恶心、呕吐等颅内压增高症状和局限性定位体征,应首先想到颅内转移的可能,诊断并不困难。对无癌瘤病史,中年以上的患者,出现颅内压增高和神经系统定位体征,在短期内病情进展迅速,CT 扫描如见脑皮髓质交界处圆形占位,增强效应显著,周围脑水肿明显,特别是多发病灶者,支持转移瘤的诊断。

五、鉴别诊断

多发转移瘤要和多中心胶质瘤、多发脑脓肿、多发结核球、淋巴瘤、脑猪囊尾蚴病、多发硬化等多种疾病进行鉴别;单发者也要和胶质瘤、淋巴瘤、脑脓肿等鉴别。合并出血时要注意和脑出血鉴别。鉴别诊断时,要密切结合临床病史及其他检查材料,不能仅仅以影像论病。单发者常需鉴别的肿瘤要点如下所述。

(一)胶质瘤

(1)胶质瘤很少有多发。

(2)胶质瘤患者无癌瘤病史。

(3)肿瘤周围的水肿不如转移癌明显。

(4)胶质瘤多发生在髓质,而转移癌多在皮髓质交界处发生。

(二)脑脓肿

囊性多发的转移癌和脑脓肿在 CT 影像上常常难以区分,但通过详细询问病史,可以鉴别。

六、治疗

由肺癌所致的脑转移,脑常常是唯一的转移器官,所以对多数病例应积极治疗(手术＋放疗)。

（一）手术治疗

对转移性脑肿瘤是否施行手术，有时很难做出判断。

1.相对适应证

（1）单发病灶全身状态好。

（2）病灶在手术后不至于遗留严重后遗症的部位，即病灶在大脑深部及优势半球时要特别注意。

（3）原发灶已全切除、全切者尚无症状。

（4）虽有颅外转移，但开颅手术时颅外转移没有构成直接危及生命的危险。

2.手术切除的方法及步骤

手术切除的方法及步骤同星形细胞瘤。

（二）放疗

对多发病灶不能手术的病例应施行放疗。全脑照射剂量为 30～40 Gy。对单发病灶的术后，应加以局部放射，剂量为 20～30 Gy。γ 刀对直径在 3 cm 以下的单发转移灶非常有效。对颅内压增高的患者要特别注意，应避免放射造成的颅内压增高、脑疝。

（三）化疗和免疫疗法

除绒癌以外，目前的治疗效果尚未得到确认。

（四）激素疗法

激素本身对肿瘤影响不大，但对减轻肿瘤周围的脑水肿却非常有效。对颅内压增高的病例应常规给予。

（李盛善）

第三章

心胸外科疾病

第一节　二尖瓣狭窄

一、病因与病理

(一)风湿热

虽然近几十年来风湿性心脏瓣膜病的发生率逐年降低,但仍是临床上二尖瓣狭窄(mitral stenosis,MS)的常见病因。风湿性心脏病患者中约25%为单纯二尖瓣狭窄,40%为二尖瓣狭窄并二尖瓣关闭不全。其中女性患者占2/3。一般而言,从急性风湿热发作到形成重度二尖瓣狭窄,至少需2年,在温带气候大多数患者能保持十年以上的无症状期。风湿热反复多次发作者易罹患二尖瓣狭窄。

风湿性二尖瓣损害,早期病理变化为瓣膜交界处和基底部发生水肿、炎症及赘生物形成,随后由于纤维蛋白的沉积和纤维性变,发生瓣叶交界处粘连、融合,瓣膜增粗、硬化、钙化,腱索缩短并相互粘连,限制瓣膜的活动与开放,致使瓣口狭窄,与鱼嘴或钮孔相似。一般后瓣病变程度较前瓣重,后瓣显著增厚、变硬、钙化、缩短,甚至完全丧失活动能力,而前瓣仍能上下活动者并不罕见。

(二)二尖瓣环及环下区钙化

常见于老年人退行性变。尸检发现,50岁以上人群中约10%有二尖瓣环钙化,其中糖尿病患者尤为多见,女性比男性多2~3倍,超过90岁的女性患者二尖瓣环钙化率高达40%以上。偶见于年轻人,可能与合并马方综合征(Maffan氏综合征)或钙代谢异常有关。

瓣环钙化可影响二尖瓣的正常启闭,引起狭窄和(或)关闭不全。钙化通常局限于二尖瓣的瓣环处,多累及后瓣。然而,最近研究表明,老年人二尖瓣环钙化,其钙质沉着主要发生于二尖瓣环的前方及后方,而非真正的瓣环处,钙化延伸至膜部室间隔或希氏束及束支时,可引起心脏传导功能障碍。

(三)先天性发育异常

单纯先天性二尖瓣狭窄甚为少见。

（四）其他罕见病因

如结缔组织疾病、恶性类癌瘤、多发性骨髓瘤等。

二、病理生理

正常人二尖瓣开放时瓣口面积为 4～6 cm²，当瓣口面积小于 2.5 cm² 时，才会出现不同程度的临床症状。临床上根据瓣口面积缩小程度不同，将二尖瓣狭窄分为轻度（2.5～1.5 cm²）、中度（1.5～1.0 cm²）、重度（<1.0 cm²）狭窄。根据二尖瓣狭窄程度和代偿状态分为如下 3 期（见图 3-1）。

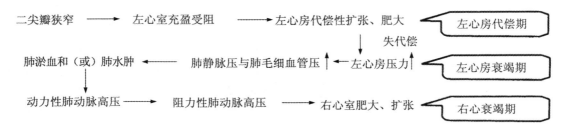

图 3-1　二尖瓣狭窄血流动力学

（一）左心房代偿期

轻度二尖瓣狭窄时，只需在心室快速充盈期、心房收缩期存在压力梯度，血液便可由左心房充盈左心室。因此左心房发生代偿性扩张及肥大以增强收缩力，延缓左心房压力的升高。此期内，临床上可在心尖区闻及典型的舒张中、晚期递减型杂音，收缩期前增强（左心房收缩引起）。患者无症状，心功能完全代偿，但有二尖瓣狭窄的体征（心尖区舒张期杂音）和超声心动图改变。

（二）左心房衰竭期

随着二尖瓣狭窄程度的加重，左心房代偿性扩张、肥大及收缩力增强难以克服瓣口狭窄所致血流动力学障碍时，房室压力梯度必须存在于整个心室舒张期，房室压力阶差在 2.7 kPa（20 mmHg）以上，才能维持安静时心排血量，因此左心房压力升高。由于左心房与肺静脉之间无瓣膜存在，当左心房压力升至3.3～4.0 kPa（25～30 mmHg）时，肺静脉与肺毛细血管压力亦升至 3.3～4.0 kPa（25～30 mmHg），超过血液胶体渗透压水平，引起肺毛细血管渗出。若肺毛细血管渗出速度超过肺淋巴管引流速度，可引起肺顺应性下降，发生呼吸功能障碍和低氧血症，同时，血浆及血细胞渗入肺泡内，可引起急性肺水肿，出现急性左心房衰竭表现。本期患者可出现劳力性呼吸困难，甚至端坐呼吸、夜间阵发性呼吸困难，听诊肺底可有湿啰音，胸部 X 线检查常有肺淤血和（或）肺水肿征象。

（三）右心力衰竭期

长期肺淤血可使肺顺应性下降。早期，由于肺静脉压力升高，可反射性引起肺小动脉痉挛、收缩，肺动脉被动性充血而致动力性肺动脉高压，尚可逆转。晚期，因肺小动脉长期收缩、缺氧，致内膜增生、中层肥厚，肺血管阻力进一步增高，加重肺动脉高压。肺动脉高压虽然对肺毛细血管起着保护作用，但明显增加了右心负荷，使右心室壁肥大、右心腔扩大，最终引起右心力衰竭。此时，肺淤血和左心房衰竭的症状反而减轻。

三、临床表现

(一)症状

1.呼吸困难和乏力

当二尖瓣狭窄进入左心房衰竭期时,可产生不同程度的呼吸困难和乏力,是二尖瓣狭窄的主要症状。前者为肺淤血所引起,后者是心排血量减少所致。早期仅在劳动、剧烈运动或用力时出现呼吸困难,休息即可缓解,常不引起患者注意。随狭窄程度的加重,日常生活甚至静息时也感气促,夜间喜高枕,甚至不能平卧,须采取半卧位或端坐呼吸,上述症状常因感染(尤其是呼吸道感染)、心动过速、情绪激动、心房颤动诱发或加剧。

2.心悸

心慌和心前区不适是二尖瓣狭窄的常见早期症状。早期与偶发的房性期前收缩有关,后期发生心房颤动时心慌常是患者就诊的主要原因。自律性或折返活动引起的房性期前收缩,可刺激左心房易损期而引起心房颤动,由阵发性逐渐发展为持续性。而心房颤动又可引起心房肌的弥漫性萎缩。导致心房增大及不应期、传导速度的更加不一致,最终导致不可逆心房颤动。快心室率心房颤动时,心室舒张期缩短,左心室充盈减少,左心房压力升高,可诱发急性肺水肿的发生。

3.胸痛

15%的患者主诉胸痛,其产生原因:①心排血量下降,引起冠状动脉供血不足,或伴冠状动脉粥样硬化和(或)冠状动脉栓塞;②右心室压力升高,冠状动脉灌注受阻,致右心室缺血;③肺动脉栓塞,常见于右心力衰竭患者。

4.咯血

咯血发生于10%的患者。二尖瓣狭窄并发的咯血有如下几种。

(1)突然出血,出血量大,有时称为肺卒中,却很少危及生命。因为大出血后,静脉压下降,出血可自动停止。此种咯血是由于突然升高的左心房和肺静脉压,传至薄而扩张的支气管静脉壁使其破裂所致,一般发生于病程早期。晚期,因肺动脉压力升高,肺循环血流量有所减少,该出血情况反而少见。

(2)痰中带血,二尖瓣狭窄患者,因支气管水肿罹患支气管炎的机会增多,若支气管黏膜下层微血管破裂,则痰中带有血丝。

(3)粉红色泡沫痰,急性肺水肿的特征性表现,是肺泡毛细血管破裂,血液、血浆与空气互相混合的缘故。

(4)暗红色血液痰,病程晚期,周围静脉血栓脱落引起肺栓塞时的表现。

5.血栓栓塞

左心房附壁血栓脱落引起动脉栓塞,是二尖瓣狭窄常见的并发症。在抗凝治疗和手术治疗时代前,二尖瓣病变患者中,约1/4死亡继发于栓塞,其中80%见于心房颤动患者。若为窦性心律,则应考虑一过性心房颤动及潜在感染性心内膜炎的可能。35岁以上的患者合并心房颤动,尤其伴有心排血量减少和左心耳扩大时是形成栓子的最危险时期,主张接受预防性抗凝治疗。

6.吞咽困难、声嘶

增大的左心房压迫食管,扩张的左肺动脉压迫左喉返神经所致。

7.感染性心内膜炎

增厚、钙化的瓣膜少发。

8.其他

肝大、体循环静脉压增高、水肿、腹水,均为重度二尖瓣狭窄伴肺血管阻力增高及右心力衰竭的症状。

(二)体征

重度二尖瓣狭窄患者常有"二尖瓣面容"——双颧呈绀红色。右心室肥大时,心前区可扪及抬举性搏动。

1.二尖瓣狭窄的心脏体征

(1)心尖冲动正常或不明显。

(2)心尖区 S_1 亢进是二尖瓣狭窄的重要特点之一。二尖瓣狭窄时,左心房压力升高,舒张末期左心房室压力阶差仍较大,且左心室舒张期充盈量减少,二尖瓣前叶处于心室腔较低位置,心室收缩时,瓣叶突然快速关闭,可产生亢进的拍击样 S_1。S_1 亢进且脆,说明二尖瓣前叶活动尚好,若 S_1 亢进且闷,则提示前叶活动受限。

(3)开瓣音亦称二尖瓣开放拍击音,由二尖瓣瓣尖完成开放动作后瓣叶突然绷紧而引起,发生在二尖瓣穹隆进入左心室的运动突然停止之际。

(4)心尖部舒张中、晚期递减型隆隆样杂音,收缩期前增强,是诊断二尖瓣狭窄的重要体征。心室舒张二尖瓣开放的瞬间,左心房室压力梯度最大,产生杂音最响,随着左心房血液充盈到左心室,房室压力梯度逐渐变小,杂音响度亦逐渐减轻,最后左心房收缩将 $15\%\sim25\%$ 的血液灌注于左心室,产生杂音的收缩期前增强部分。心房颤动患者,杂音收缩期前增强部分消失。但据 Criley 氏报道,此时若左心房压力超过左心室压力 1.3 kPa(10 mmHg)或更高,则可有收缩期前增强部分。

二尖瓣狭窄的舒张期杂音于左侧卧位最易听到,对于杂音较轻者,可嘱运动、咳嗽、用力呼气或吸入亚硝酸异戊酯等方法使杂音增强。拟诊二尖瓣狭窄而又听不到舒张期杂音时,可嘱患者轻微运动(仰卧起坐 10 次)后左侧卧位,或左侧卧位后再深呼吸或干咳数声,杂音可于最初 10 个心动周期内出现。杂音响度还与瓣口狭窄程度及通过瓣口的血流量和血流速度有关。在一定限度内,狭窄愈重,杂音愈响,但若狭窄超过某一范围,以致在左心室形成漩涡不明显或不引起漩涡,反而使杂音减轻或消失,后者即所谓的"无声性二尖瓣狭窄"。

2.肺动脉高压和右心室肥大的体征

(1)胸骨左缘扪及抬举性搏动。

(2)P_2 亢进、S_2 分裂,肺动脉高压可引起 S_2 的肺动脉瓣成分亢进,肺动脉压进一步升高时,右心室排血时间延长,S_2 分裂。

(3)肺动脉扩张,于胸骨左上缘可闻及短的收缩期喷射性杂音和递减型高调哈气性舒张早期杂音(Graham Steell 杂音)。

(4)右心室肥大伴三尖瓣关闭不全时,胸骨左缘四五肋间有全收缩期吹风样杂音,吸气时增强。

四、辅助检查

(一)心电图检查

中、重度二尖瓣狭窄,可显示特征性改变。左心房肥大(P 波时限大于 0.12 s,并呈双峰波形,即所谓"二尖瓣型 P 波",见图 3-2),是二尖瓣狭窄的主要心电图特征,可见于 90% 的显著二尖瓣狭窄伴窦性心律者。心房颤动时,V_1 导联颤动波幅超过 0.1 mV,也提示存在心房肥大。

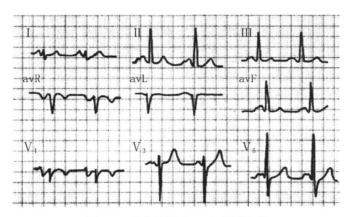

图 3-2 左心房肥大:二尖瓣型 P 波

右心室收缩压低于 9.3 kPa(70 mmHg)时右心室肥大少见;介于 9.3～13.3 kPa(70～100 mmHg)之间时,约 50％的患者可有右心室肥大的心电图表现;超过 13.3 kPa(100 mmHg)时,右心室肥大的心电图表现一定出现(见图 3-3)。

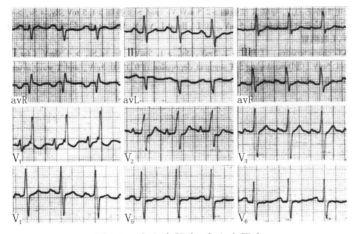

图 3-3 左心房肥大,右心室肥大

心律失常在二尖瓣狭窄患者早期可表现为房性期前收缩,频发和多源房性期前收缩往往是心房颤动的先兆,左心房肥大的患者容易出现心房颤动。

(二)X 线检查

轻度二尖瓣狭窄心影可正常。左心房肥大时,正位片(见图 3-4)可见增大的左心房在右心室影后面形成一密度增高的圆形阴影,使右心室心影内有双重影。食管吞钡检查,在正位和侧位(见图 3-5)分别可见食管向右向后移位。

肺动脉高压和右心室肥大时,正位片示心影呈"梨形",即"二尖瓣型"心,尚可见左主支气管上抬。肺部表现主要为肺淤血,肺门阴影加深。由于肺静脉血流重新分布,常呈肺上部血管阴影增多而下部减少。肺淋巴管扩张,在正位及左前斜位可见右肺外下野及肋膈角附近有水平走向的纹状影,即 Kerley B 线,偶见 Kerley A 线(肺上叶向肺门斜行走行的纹状影)。此外,长期肺淤血尚可引起肺野内含铁血黄素沉积点状影。

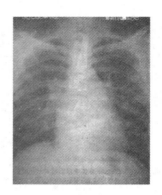

图 3-4　心脏左缘中段丰满,右缘右心房之上左心房凸出呈双弓

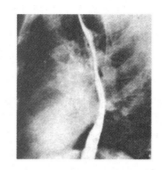

图 3-5　食管下段受左心房压迫向后移位,肺动脉圆锥隆起

严重二尖瓣狭窄和老年性瓣环及环下区钙化者,胸片相应部位可见钙化影。

(三)超声心动图(UCG)检查

UCG 是诊断二尖瓣狭窄较有价值的无创伤性检查方法,有助于了解二尖瓣的解剖和功能情况。

1.M 型 UCG

(1)直接征象:二尖瓣前叶活动曲线和 EF 斜率减慢,双峰消失,前后叶同向运动,形成所谓"城墙样"图形(见图 3-6)。

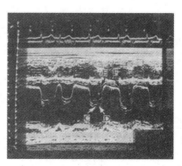

图 3-6　M 型左心室波群显示右心室增大,二尖瓣前叶 EF 斜率减低,呈城墙样改变

(2)间接征象:左心房肥大,肺动脉增宽,右心房、右心室肥大。

2.二维 UCG

(1)直接征象:二尖瓣叶增厚,回声增强,活动僵硬,甚至钙化,二尖瓣舒张期开放受限,瓣口狭窄,交界处粘连。

（2）间接征象:瓣下结构钙化,左心房附壁血栓。

3.多普勒 UCG

二尖瓣口可测及舒张期高速射流频谱,左心室内可有湍流频谱,测定跨二尖瓣压力阶差可判定狭窄的严重程度。彩色多普勒检查可显示舒张期二尖瓣口高速射流束及多色镶嵌的反流束。

4.经食道 UCG

采用高频探头,直接在左心房后方探查,此法在探查左心房血栓方面更敏感,可达 90% 以上。

（四）心导管检查

仅在决定是否行二尖瓣球囊扩张术或外科手术治疗前,需要精确测量二尖瓣口面积及跨瓣压差时才做心导管检查。

（五）其他检查

抗链球菌溶血素 O(ASO)滴度为 1:400 以上、红细胞沉降率加快、C 反应蛋白阳性等,尤见于风湿活动患者。长期肝淤血患者可有肝功能指标异常。

二尖瓣狭窄的临床表现及实验室检查与血流动力学变化密切相关,血流动力学发展的每一阶段,均可引起相应的临床表现及实验室检查结果。

五、并发症

（一）心房颤动

见于晚期患者,左心房肥大是心房颤动持续存在的解剖学基础。出现心房颤动后,心尖区舒张期隆隆样杂音可减轻,且收缩期前增强消失。心房颤动早期可能是阵发性的,随着病程发展多转为持续性心房颤动。

（二）栓塞

多见于心房颤动患者,以脑梗死多见,栓子也可到达全身其他部位。

（三）急性肺水肿

这是重度二尖瓣狭窄严重而紧急的并发症,病死率高。往往由于剧烈体育活动、情绪激动、感染、妊娠或分娩、快心室率心房颤动等诱发,可导致左心室舒张充盈期缩短,左心房压升高,进一步引起肺毛细血管压升高,致使血浆渗透到组织间隙或肺泡,引起急性肺水肿。患者突发呼吸困难、不能平卧、发绀、大汗、咳嗽及咳粉红色泡沫样浆液痰,双肺布满湿啰音,严重者可昏迷或死亡。

（四）充血性心力衰竭

晚期 50%～75% 的患者发生右心充血性心力衰竭,是此病常见的并发症及主要致死原因。呼吸道感染为心力衰竭常见诱因,年轻女性妊娠、分娩常为主要诱因。临床上主要表现为肝区疼痛、食欲缺乏、黄疸、水肿、尿少等症状,体检有颈静脉怒张、肝大、腹水及下肢水肿等。

（五）呼吸道感染

二尖瓣狭窄患者,常有肺静脉高压、肺淤血,因此易合并支气管炎、肺炎。

（六）感染性心内膜炎

单纯二尖瓣狭窄较少发生。风湿性瓣膜病患者在行牙科手术或其他能引起菌血症的手术时,应行抗生素预防治疗。

六、诊断与鉴别诊断

根据临床表现,结合有关实验室检查,尤其是超声心动图检查多能做出诊断。但应与其他引起心尖部舒张期杂音的疾病相鉴别(见表 3-1)。

表 3-1 其他疾病引起的心尖部舒张期杂音特点

项目	特点
相对性二尖瓣狭窄	严重的二尖瓣关闭不全、左向右分流的先天性心脏病,如 VSD,PDA 等。此杂音的产生是由于血容量增加,致二尖瓣相对狭窄所致
Carey-Coombs 杂音	急性风湿热时活动性二尖瓣瓣膜炎征象。该杂音柔和,发生于舒张早期,变化较大,比器质性二尖瓣狭窄的音调高,可能由严重的二尖瓣反流通过非狭窄的二尖瓣口所致,也可能是一短的紧随 S_3 的杂音
Austin-Flint 杂音	见于主动脉瓣关闭不全等疾病。该杂音历时短,性质柔和,吸入亚硝酸异戊酯后杂音减轻,应用升压药后杂音可增强
三尖瓣狭窄	慢性肺心病患者,由于右心室肥大,心脏顺时针转位,可在心尖部听到三尖瓣相对性狭窄所致的杂音
左心房黏液瘤	左心房黏液瘤部分堵塞二尖瓣口所致,与体位有关

七、治疗

狭窄程度轻无明显临床症状者,无须治疗,应适当避免剧烈运动,风湿热后遗症者应预防风湿热复发。有症状的二尖瓣狭窄患者,应予以积极治疗。

(一)内科治疗

1.一般治疗

(1)适当休息,限制钠盐入量(2 g/d),使用利尿剂,通过减轻心脏前负荷改善肺淤血症状。

(2)急性肺水肿的处理:洋地黄的应用需谨慎,因洋地黄可增强右心室收缩力,有可能使右心室射入肺动脉内的血量增多,导致肺水肿的加重,但可应用常规负荷量的1/2~2/3,其目的是减慢心率而非增加心肌收缩力,以延长舒张期,改善左心室充盈,提高左心室搏出量。适合于合并快心室率心房颤动和室上性心动过速。

(3)栓塞性并发症的处理:有体循环栓塞而不能手术治疗的患者,可口服抗凝剂,如华法林等。对于有栓塞危险的患者,包括心房颤动、40 岁以上伴巨大左心房者,也应接受口服抗凝药治疗。

(4)心律失常的处理:快心室率心房颤动应尽快设法减慢心室率,可使用洋地黄类药物,若疗效不满意,可联合应用地尔硫䓬、维拉帕米或 β-受体阻滞剂。对于轻度二尖瓣狭窄患者不伴巨大左心房,心房颤动<6 个月,可考虑药物复律或电复律治疗。

2.介入治疗

经皮球囊二尖瓣成形术是治疗二尖瓣狭窄划时代的进展,患者无须开胸手术,痛苦小,康复快,且具有成功率高、疗效好的特点。

(1)经皮球囊二尖瓣成形术的适应证:①中、重度单纯二尖瓣狭窄,瓣叶柔软,无明显钙化,心功能Ⅱ、Ⅲ级是经皮球囊二尖瓣成形术最理想的适应证;轻度二尖瓣狭窄有症状者亦可考虑;心功能Ⅳ级者需待病情改善,能平卧时才考虑。②瓣叶轻、中度钙化并非禁忌,但若严重钙化且与腱索、乳头肌融合者,易并发二尖瓣关闭不全,因此宜做瓣膜置换手术。③合并慢性心房颤动患者,心腔内必须无血栓。④合并重度肺动脉高压,不宜外科手术者。⑤合并轻度二尖瓣关闭不全,左心室无明显肥大者。⑥合并轻度主动脉瓣狭窄或关闭不全,左心室无明显肥大者。

（2）经皮球囊二尖瓣成形术禁忌证：①合并中度以上二尖瓣关闭不全；②心腔内有血栓形成；③严重钙化，尤其瓣下装置病变者；④风湿活动；⑤合并感染性心内膜炎；⑥妊娠期，因放射线可影响胎儿，除非心功能Ⅳ级危及母子生命安全；⑦全身情况差或合并其他严重疾病；⑧合并中度以上的主动脉狭窄和（或）关闭不全。

（二）外科治疗

目的在于解除瓣口狭窄，增加左心搏出量，改善肺血循环。

1.手术指征

凡诊断明确，心功能Ⅱ级以上，瓣口面积小于 1.2 cm² 而无明显禁忌证者，均适合手术治疗。严重二尖瓣狭窄并发急性肺水肿患者，如内科治疗效果不佳，可行急诊二尖瓣扩张术。

2.手术方式

包括闭式二尖瓣分离术、直视二尖瓣分离术、瓣膜修补术或人工瓣膜替换术。

八、预后

疾病的进程差异很大，从数年至数十年不等。预后主要取决于狭窄程度及心脏肥大程度，是否多瓣膜损害及介入、手术治疗的可能性等。

一般而言，首次急性风湿热发作后，患者可保持 10～20 年无症状。然而，出现症状后如不积极进行治疗，其后 5 年内病情进展非常迅速。研究表明，有症状的二尖瓣狭窄患者 5 年死亡率为20％，10 年死亡率为 40％。

（宋英健）

第二节 二尖瓣关闭不全

一、病因

二尖瓣关闭不全（mitral incompetence，MI）严格来说不是一种原发病而是一种临床综合征。任何引起二尖瓣复合装置包括二尖瓣环、瓣膜、腱索、乳头肌病变的因素都可导致二尖瓣关闭不全，其诊断容易但确定病因难。按病程进展的速度和病程的长短可分为急性和慢性。

（一）慢性病变

慢性二尖瓣关闭不全进展缓慢、病程较长，病因包括以下几点。

1.风湿性心脏病

在不发达国家风湿性心脏病引起者占首位，其中半数以上合并二尖瓣狭窄。

2.退行性病变

在发达国家，二尖瓣脱垂为最多见原因；二尖瓣黏液样退行性变、二尖瓣环及环下区钙化等退行性病变也是常见原因。

3.冠心病

冠心病常见于心肌梗死致乳头肌功能不全者。

4.其他少见原因

先天性畸形、系统性红斑狼疮、风湿性关节炎、心内膜心肌纤维化等。

（二）急性病变

急性二尖瓣关闭不全进展快、病情严重、病程短,病因包括以下几点。

1.腱索断裂

腱索断裂可由感染性心内膜炎、二尖瓣脱垂、急性风湿热及外伤等原因引起。

2.乳头肌坏死或断裂

乳头肌坏死或断裂常见于急性心肌梗死致乳头肌缺血坏死而牵拉作用减弱。

3.瓣膜毁损或破裂

瓣膜毁损或破裂多见于感染性心内膜炎。

4.其他

心瓣膜替换术后人工瓣膜裂开。

二、病理生理

由于风湿性炎症使二尖瓣瓣膜纤维化、增厚、萎缩、僵硬、畸形,甚至累及腱索和乳头肌使之变粗、粘连、融合缩短,致使瓣膜在心室收缩期不能正常关闭,血液由左心室向左心房反流,病程长者尚可见钙质沉着。

（一）慢性病变

慢性二尖瓣关闭不全者,依病程进展可分为左心室代偿期、左心室失代偿期和右心力衰竭期3个阶段(图 3-7)。

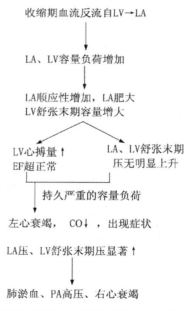

图 3-7　慢性二尖瓣关闭不全血流动力学

二尖瓣关闭不全时,在心室收缩期左心室内的血流存在两条去路,即通过主动脉瓣流向主动脉和通过关闭不全的二尖瓣流向左心房。这样,在左心房舒张期,左心房血液来源除通过四条肺静脉回流外,还包括左心室反流的血液而使其容量和压力负荷增加。由于左心房顺应性好,在反流血液的冲击下,左心房肥大,缓解了左心房压力的增加,且在心室舒张期,左心房血液迅速注入左心室而使容量负荷迅速下降,延缓了左心房压力的上升,这实际上是左心房的一种代偿机制,体积增大而压力正常(见图3-8),可使肺静脉与肺毛细血管压长期维持正常。与急性二尖瓣关闭不全相比,肺淤血发生晚、较轻,晚期患者主述乏力而呼吸困难。

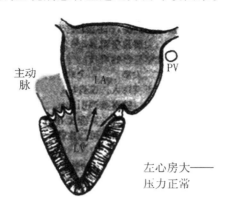

图 3-8　慢性二尖瓣关闭不全

对于左心室,在心室收缩期由于反流,使得在舒张期时由左心房流入左心室的血液除了正常肺循环回流外还包括反流的部分,从而增加了左心室的容量负荷。早期左心室顺应性好,代偿性扩大而使左心室舒张末期压力上升不明显,且收缩时左心室压力迅速下降,减轻了室壁紧张度和能耗而有利于代偿。左心室这种完善的代偿机制,可在相当长时间(大于20年)无明显左心房肥大和肺淤血,左心排血量维持正常而无临床症状。但一旦出现临床症状说明病程已到一定阶段,心排血量迅速下降而致头昏、困倦、乏力,迅速出现左心力衰竭、肺水肿、肺动脉高压和右心力衰竭,心功能达Ⅳ级,成为难治性心力衰竭,病死率高,患者出现呼吸困难、体循环淤血症状。

(二)急性病变

急性二尖瓣关闭不全早期反流量大,进展迅速,左心房、左心室容量和压力负荷迅速增加,没有经过充分的代偿即出现急性左心力衰竭,使得心排血量迅速下降,心室压力上升,左心房及肺静脉压迅速上升,导致肺淤血和肺间质水肿。患者早期即出现呼吸困难、咯血等左心力衰竭和肺淤血症状,病程进展迅速,多较快死于急性左心力衰竭。由于来不及代偿,左心房、左心室肥大不明显(见图3-9、图3-10),X线检查示左心房、左心室大小正常,反流严重者可见肺淤血和肺间质水肿征象。

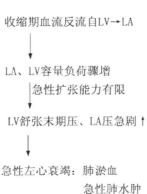

图 3-9　急性二尖瓣关闭不全血流动力学

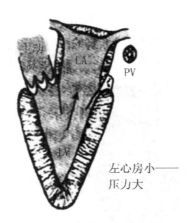

图 3-10　急性二尖瓣关闭不全

三、临床表现

（一）症状

1.慢性病变

患者由于左心良好的代偿功能而使病情有无症状期长，有症状期短的特点。

（1）代偿期：左心代偿功能良好，心排血量维持正常，左心房压力及肺静脉压也无明显上升，患者可多年没有明显症状，偶有因左心室舒张末期容量增加而引起的心悸。

（2）失代偿期：患者无症状期长，通常情况下，从初次感染风湿热到出现明显二尖瓣关闭不全的症状，时间可长达 20 年之久。但一旦出现临床症状即说明已进入失代偿期。随着左心功能的失代偿，心排血量迅速下降，患者出现疲劳、头昏、乏力等症状。左心室舒张末期压力迅速上升，左心房、肺静脉及肺毛细血管压上升，引起肺淤血及间质水肿，出现劳力性呼吸困难，开始为重体力劳动或剧烈运动时出现，随着左心力衰竭的加重，出现夜间阵发性呼吸困难及端坐呼吸等。

（3）右心力衰竭期：肺淤血及肺水肿使肺小动脉痉挛硬化而出现肺动脉高压，继而引起右心力衰竭，患者出现体循环淤血症状，如肝大、上腹胀痛、下肢水肿等。

2.急性病变

轻度二尖瓣反流仅有轻度劳力性呼吸困难。严重反流，病情常短期内迅速加重，患者出现呼吸困难，不能平卧，咳粉红色泡沫痰等急性肺水肿症状，随后可出现肺动脉高压及右心力衰竭征象。处理不及时，则心排血量迅速下降出现休克，患者常迅速死亡。

（二）体征

1.慢性病变

（1）代偿期。心尖冲动：呈高动力型，左心室肥大时向左下移位。

心音：①瓣叶缩短所致的重度关闭不全（如风湿性心脏病），S_1 常减弱。②S_2 分裂，代偿期无肺动脉高压时，由于左心室射血时间缩短，主动脉提前关闭，产生 S_2 分裂，吸气时明显；失代偿产生肺动脉高压后，肺动脉瓣延迟关闭可加重 S_2 分裂。③心尖区可闻及 S_3，大约出现在第二心音后 0.10～0.18 s，是中重度二尖瓣关闭不全的特征性体征，卧位时明显，其产生是由于血液大量快速流入左心室使之充盈过度，引起肥大的左心室壁振动所致。

心脏杂音:心尖区全收缩期吹风样杂音,是二尖瓣关闭不全的典型体征。其强度取决于瓣膜损害程度、反流量及左心房、室压差,可以是整个收缩期强度均等,也可以是收缩中期最强,然后减弱。杂音在左心力衰竭致反流量少时可减弱,在吸气时由于膈下降,心脏顺时针转位,回左心血流量减少,杂音相应减弱,呼气时相反。

杂音一般音调高、粗糙、呈吹风样、时限长,累及腱索或乳头肌时呈乐音样。其传导与前后瓣的解剖位置结构和血液反流方向有关,在前交界区和前瓣损害时,血液反流至左心房的左后方,杂音可向左腋下和左肩胛间区传导;后交界区和后瓣损害时,血液冲击左心房的右前方,杂音可传导至肺动脉瓣区和主动脉瓣区;前后瓣均损害时,血液反流至左心房前方和左右侧,杂音向整个心前区和左肩胛间部传导。

心尖区舒张中期杂音,系由于发生相对性二尖瓣狭窄所致。通过变形的二尖瓣口血流的速度和流量增加,产生一短促、低调的舒张中期杂音,多在 S_3 之后,无舒张晚期增强,S_3 和它的出现提示二尖瓣关闭不全为中至重度。

(2)失代偿期(左心力衰竭期):心前区可触及弥散性搏动,心尖区可闻及舒张期奔马律,全收缩期杂音减弱。

(3)右心力衰竭期:三尖瓣区可闻及收缩期吹风样杂音。由于右心力衰竭,体静脉血回流障碍产生体循环淤血,患者可有颈静脉怒张、搏动,肝大,肝颈静脉回流征阳性,腹水及下垂性水肿等。

2.急性病变

患者迅速出现左心力衰竭,甚至出现肺水肿或心源性休克,常迅速死亡。

四、辅助检查

(一)心电图检查

病情轻者无明显异常,重者 P 波延长,可有双峰,同时左心室肥大、电轴左偏,病程长者心房颤动较常见。急性者,心电图可正常,窦性心动过速常见。

(二)X 线检查

慢性二尖瓣关闭不全早期,左心房、左心室形态正常,晚期左心房、左心室显著增大且与病变严重程度成比例,有不同程度肺淤血及间质水肿,严重者有巨大左心房,肺动脉高压和右心力衰竭征象(见图 3-11、图 3-12)。偶可见瓣膜瓣环钙化,随心脏上下运动,透视可见收缩时左心房膨胀性扩大。

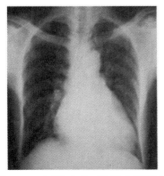

图 3-11　两肺充血,肺门大而模糊

心脏明显增大,以左心室为主,心尖下沉。心影中可见双心房阴影,肺动脉段及左心耳段皆突出。主动脉球缩小

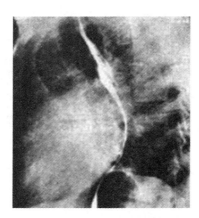

图 3-12 示左心房段有明显压迹及后移

急性者心脏大小正常,反流严重者可有肺淤血及间质水肿征象,1～2 周内左心房、左心室开始扩大,一年还存活者,其左心房、左心室扩大已达慢性患者程度。

(三)超声心动图检查

(1)M 型 UCG:急性者心脏大小正常,慢性者可见左心房、左心室肥大,左心房后壁与室间隔运动幅度增强。

(2)二维 UCG 检查:可确定左心室容量负荷,评价左心室功能和确定大多数病因,可见瓣膜关闭不全,有裂隙,瓣膜增厚变形、回声增强,左心房、左心室肥厚,肺动脉增宽。

(3)多普勒 UCG 检查:可见收缩期血液反流,并可测定反流速度,估计反流量。

(四)心导管检查

一般没有必要,但可评估心功能和二尖瓣关闭不全的程度,确定大多数病因。

五、并发症

急性者较快出现急性左心力衰竭,慢性者与二尖瓣狭窄相似,以左心力衰竭为主,但出现晚,一旦出现则进展迅速。感染性心内膜炎较常发生(＞20％),体循环栓塞少见,常由感染性心内膜炎引起,心房颤动发生率高达 75％,此时栓塞较常见。

六、诊断与鉴别诊断

(一)诊断

根据典型的心尖区全收缩期吹风样杂音伴有左心房、左心室肥大,诊断应不困难。但应结合起病急缓、患者年龄、病情严重程度、房室肥大情况及相应辅助检查来确定诊断及明确病因。

(二)鉴别诊断

1.相对性二尖瓣关闭不全

相对性二尖瓣关闭不全由扩大的左心室及二尖瓣环所致,但瓣叶本身活动度好,无增厚、粘连等。杂音柔和,多出现在收缩中晚期。常有高血压、各种原因的主动脉关闭不全或扩张型心肌病、心肌炎、贫血等病因。

2.二尖瓣脱垂

二尖瓣脱垂可出现收缩中期喀喇音-收缩晚期杂音综合征。喀喇音是由于收缩中期,拉长的腱索在二尖瓣脱垂到极点时骤然拉紧,瓣膜活动突然停止所致。杂音是由于收缩晚期,瓣叶明显突向左心房,不能正常闭合所致。轻度脱垂时可仅有喀喇音,较重时喀喇音和杂音均有,严重时可只有杂音而无喀喇音。

3.生理性杂音

杂音一般为1~2级,柔和,短促,位于心尖和胸骨左缘。二尖瓣关闭不全的临床表现及实验室检查与血流动力学变化密切相关,血流动力学发展的每一阶段,均可引起相应的临床表现及实验室检查结果。

七、治疗

（一）内科治疗

急性者一旦确诊,经药物改善症状后应立即采取人工瓣膜置换术,以防止变为慢性而影响预后,积极的内科治疗仅为手术争取时间。

慢性患者由于长期无症状,一般仅需定期随访,避免过度的体力劳动及剧烈运动,限制钠盐摄入,保护心功能,对风心病患者积极预防链球菌感染与风湿活动及感染性心内膜炎。如出现心功能不全的症状,应合理应用利尿剂、血管紧张素转化酶（ACE）抑制剂、洋地黄、β受体阻滞剂和醛固酮受体拮抗剂。血管扩张剂,特别是减轻后负荷的血管扩张剂,通过降低左心室射血阻力,可减少反流量,增加前向心排血量,从而产生有益的血流动力学作用。慢性患者可用ACE抑制剂,急性者可用硝普钠、硝酸甘油或酚妥拉明静脉滴注。洋地黄类药物宜用于心功能Ⅱ、Ⅲ、Ⅳ级的患者,对伴有快心室率心房颤动者更有效。晚期的心力衰竭患者可用抗凝药物防止血栓栓塞。

（二）外科治疗

人工瓣膜替换术是几乎所有二尖瓣关闭不全病例的首选治疗。对慢性患者,应在左心室功能尚未严重损害和不可逆改变之前考虑手术,过分推迟可增加手术死亡率和并发症。手术指征:①心功能Ⅲ～Ⅳ级,Ⅲ级为理想指征,Ⅳ级死亡率高,预后差,内科疗法准备后应行手术;②心功能Ⅱ级或以下,缺乏症状者,若心脏进行性肥大,左心功能下降,应行手术;③EF>50%,左心室舒张末期直径<8.0 cm,收缩末期直径<5.0 cm,心排指数>2.0 L/(min·m²),左心室舒张末压<1.6 kPa(12 mmHg),收缩末容积指数<50 mL/m²患者,适于手术,效果好;④中度以上二尖瓣反流。

八、预后

慢性二尖瓣关闭不全患者代偿期较长,可达20年。一旦失代偿,病情进展迅速,心功能恶化,成为难治性心力衰竭。内科治疗后5年生存率为80%,10年生存率近60%,而心功能Ⅳ级患者,内科治疗5年生存率仅为45%。急性二尖瓣关闭不全患者多较快死于急性左心力衰竭。

（宋英健）

第三节　三尖瓣狭窄

一、病因

三尖瓣狭窄病变较少见,几乎均由风湿病所致,小部分病因有三尖瓣闭锁、右心房肿瘤。风湿性三尖瓣狭窄几乎均同时伴有二尖瓣病变,在多数患者中主动脉瓣亦可受累。

二、病理生理

风湿性三尖瓣狭窄的病理变化与二尖瓣狭窄相似,腱索有融合和缩短,瓣叶尖端融合,形成一隔膜样孔隙。

当运动或吸气使三尖瓣血流量增加时及当呼气使三尖瓣血流减少时,右心房和右心室的舒张期压力阶差即增大。若平均舒张期压力阶差超过 0.7 kPa(5 mmHg)时,即足以使平均右房压升高而引起体循环静脉淤血,表现为颈静脉充盈、肝大、腹水和水肿等体征。

三、临床表现

（一）症状

三尖瓣狭窄致低心排血量可引起疲乏,体循环静脉淤血可引起恶心呕吐、食欲缺乏等消化道症状及全身不适感,由于颈静脉搏动的巨大"a"波,使患者感到颈部有搏动感。

（二）体征

主要体征为胸骨左下缘低调隆隆样舒张中晚期杂音,也可伴舒张期震颤,可有开瓣拍击音。增加体循环静脉回流方法可使之更明显,呼气及 Valsalva 动作使之减弱。

四、辅助检查

（一）X 线检查

X 线检查主要表现为右心房明显扩大,下腔静脉和奇静脉扩张,但无肺动脉扩张。

（二）心电图检查

心电图检查示 Ⅱ、V_1 导 P 波电压增高;由于多数三尖瓣狭窄患者同时合并有二尖瓣狭窄,故心电图亦常提示双侧心房肥大。

（三）超声心动图检查

其变化与二尖瓣狭窄时观察到的相似,M 型超声心动图常显示瓣叶增厚,前叶的 EF 斜率减慢,舒张期与隔瓣示矛盾运动、三尖瓣钙化和增厚;二维超声心动图对诊断三尖瓣狭窄较有帮助,其特征为舒张期瓣叶呈圆顶状,增厚、瓣叶活动受限。

五、诊断及鉴别诊断

根据典型杂音、心房扩大及体循环淤血的症状和体征,一般即可做出诊断,对诊断有困难者可行右心导管检查,若三尖瓣平均跨瓣舒张压差高于 0.3 kPa(2 mmHg),即可诊断为三尖瓣狭窄。应注意与右心房黏液瘤、缩窄性心包炎等疾病相鉴别。

六、治疗

限制钠盐摄入及应用利尿剂，可改善体循环淤血的症状和体征；如狭窄显著，可行三尖瓣分离术或经皮球囊扩张瓣膜成形术。

（郭安朋）

第四节 三尖瓣关闭不全

一、病因

三尖瓣关闭不全多为功能性，常继发于左心瓣膜病变致肺动脉高压和右心室扩张，器质性病变者多见于风湿性心脏病，常为联合瓣膜病变。单纯性三尖瓣关闭不全非常少见，见于先天性三尖瓣发育不良、外伤、右心感染性心内膜炎等。

二、病理生理

先天性三尖瓣关闭不全可有以下病变：①瓣叶发育不全或阙如；②腱索、乳头肌发育不全、阙如或延长；③瓣叶、腱索发育尚可，瓣环过大。

后天性单独的三尖瓣关闭不全可发生于类癌综合征。

三尖瓣关闭不全引起的病理变化与二尖瓣关闭不全相似，但代偿期较长；病情若逐渐进展，最终可导致右心室、右心房肥大，右心室衰竭。如肺动脉高压显著，则病情发展较快。

三、临床表现

（一）症状

三尖瓣关闭不全合并肺动脉高压时，才出现心排血量减少和体循环淤血的症状。三尖瓣关闭不全合并二尖瓣疾病者，肺淤血的症状可由于三尖瓣关闭不全的发展而减轻，但乏力和其他心排血量减少的症状可更为加重。

（二）体征

主要体征为胸骨左下缘全收缩期杂音，吸气及压肝后可增强；如不伴肺动脉高压，杂音难以闻及。反流量很大时，有第三心音及三尖瓣区低调舒张中期杂音。颈静脉脉波图 V 波（又称回流波，为右心室收缩时，血液回到右心房及大静脉所致）增大；可扪及肝脏搏动。瓣膜脱垂时，在三尖瓣区可闻及非喷射性喀喇音。其淤血体征与右心力衰竭相同。

四、辅助检查

（一）X 线检查

X 线检查可见右心室、右心房增大。右心房压升高者，可见奇静脉扩张和胸腔积液；有腹水者,横膈上抬。透视时可看到右心房收缩期搏动。

（二）心电图检查

无特征性改变。可示右心室肥厚、劳损,右心房肥大;并常有右束支传导阻滞。

（三）超声心动图检查

超声心动图检查可见右心室、右心房增大,上下腔静脉增宽及搏动;二维超声心动图声学造影可证实反流,多普勒可判断反流程度。

五、诊断及鉴别诊断

根据典型杂音,右心室、右心房增大及体循环淤血的症状及体征,一般不难做出诊断。应与二尖瓣关闭不全、低位室间隔缺损相鉴别。超声心动图声学造影及多普勒可确诊,并可帮助做出病因诊断。

六、治疗

（1）针对病因的治疗。

（2）由于右心压力低,三尖瓣口血流缓慢,易产生血栓,且三尖瓣置换有较高的手术病死率并且远期存活率低,一般尽量采用三尖瓣成形术来纠正三尖瓣关闭不全。如单纯瓣环扩大、瓣叶病变轻、外伤性乳头肌断裂等可行三尖瓣成形术治疗。成形方法包括瓣环成形术和瓣膜成形术。

（郭安朋）

第五节　支气管扩张症

一、概述

1919 年,Laennec 首次描述了支气管扩张这一种疾病,并叙述了其特征为支气管永久性的损害,形态学表现为管壁结构的破坏及管腔的扩张。1929 年,Brunn 提出可以手术切除支气管扩张的病变部位,从此手术治疗逐渐成为支气管扩张的重要的治疗方法。1937 年后,Churchill、Belsey 发展了肺的手术技术,采用肺叶切除及肺段切除的方法治疗支气管扩张。随着对疾病认识的进展及手术技术的逐渐成熟,外科手术成为治疗支气管扩张的重要方式。

支气管扩张通常被定义为含有软骨的支气管分支结构的不可逆的永久性扩张,病变可以是局限或是广泛的。近年来,临床表现常为持续的咳嗽,每天大量排痰,反复肺内及胸腔内感染,症状长期存在,迁延不愈。感染反复发作,每天均有气道分泌物排出,气流的梗阻使呼吸做功增加,呼吸不畅,从而降低了生活质量。另一显著临床表现为不同程度的咯血,严重者可危及生命。病变可在任何年龄发生,年轻的患者存在支气管扩张,可能会合并先天性的疾病或免疫缺陷,在成人,相当多的患者具有支气管扩张的病理改变,但无自主症状。有症状的支气管扩张如果不进行处理的话,可引起持续性的气道损害,肺功能的不断丧失。对于支气管扩张的处理均以针对病因,减轻症状,延缓病变进展为目的,外科治疗以消除引起症状的不可逆支气管扩张病变为主。

二、流行病学

支气管扩张总的发病率较难统计,多数数据来自各级医疗中心、保健中心或保险公司。许多患者CT显示有支气管扩张,但无明显自觉症状,多数的统计结果未包括这部分人群的数据。在一项高分辨率CT用于人口普查并作为诊断证据的研究当中,支气管扩张而无症状的患者占支气管扩张患者总数的比例可高达46%。估计实际的发病率要高于从医疗保健机构得到的统计数字。疾病疫苗对于呼吸道疾病防治具有较大作用。随着疾病疫苗的不断开发,越来越多的呼吸道疾病可以得到及早预防,百日咳等对于呼吸道产生破坏的疾病发病率逐渐降低,这一点尤其对于儿童有显著帮助,根据统计,儿童的支气管扩张在逐年下降。在发达国家,支气管扩张的发病率及患病率是比较低的。在新西兰,发病率达到3.7人每10万人/年。在美国,在成人当中,发病者可达10 000人/年。在18~34岁的年龄段,发病率为4.2人每10万人/年,在75岁或以上的人群中,可达272人每10万人/年。对比欧美国家,亚洲国家的患病率是比较高的,根据1990年我国香港政府的统计,住院率为16.4人每10万人/年。我国并无确切的统计数字,但从临床经验来看,近十年来,后天性支气管扩张患者数量在逐渐减少,这与人民生活水平提高,医疗卫生条件改善密不可分。

三、病因与发病机制

除少部分发病早的患者是先天性或遗传缺陷导致,绝大部分支气管扩张为获得性病变。无论自身机体有何种易患因素,大多数支气管扩张的形成都需经历肺部感染的阶段。这一点亦为文献上论及最多的病因,即大多数支气管扩张的形成是微生物与机体互相作用的结果。Angrill等研究证实60%~80%的稳定期患者气道内有潜在致病微生物定植,其中最常见的是流感嗜血杆菌、铜绿假单胞菌。有文献报道称一个急性的感染期即可使肺内支气管结构受到严重破坏,从而产生支气管扩张。目前多数学者认为,支气管扩张为多个因素互相作用的结果。支气管扩张存在的遗传性易感因素包括:先天性的纤毛运动障碍使气道清除能力下降;缺少 IgG、IgM、IgA 使支气管管腔内杀菌能力降低;α_1 抗胰蛋白酶缺乏、营养不良等。有学者总结支气管扩张病变形成的直接原因主要由于 3 个因素的互相影响,即支气管壁的损伤、支气管管腔的阻塞、周围的纤维瘢痕形成的牵拉作用。另有假说综合了遗传因素与环境因素的影响,提出由于基因易感性,引起宿主的纤毛运动障碍,支气管清除分泌物及脓液的功能减弱,残存的细菌及坏死物无法被清除,细菌更易定植在管壁上,气道炎症反应加重,形成支气管壁的薄弱;由于慢性炎症的迁延不愈,管腔反复被阻塞,形成恶性循环。阻塞的管腔远端分泌物潴留,管壁即存在一定的张力,如遇到薄弱的支气管壁,即可形成扩张。儿童时期正在发育过程当中的支气管壁更易受到破坏,支气管扩张发病越早,肺支气管破坏可能越严重。在感染的慢性期,纤维瘢痕的收缩在支气管扩张的发生中占有重要的作用。随着症状的发展,慢性咳嗽使支气管内气体压力增加,亦可占一定因素。

患者具有某些基础疾病时,支气管扩张是基础疾病发展过程中肺部病变的一个表现。在这种情况下,更要注意潜在疾病的处理。这类疾病包括免疫缺陷、真菌病、结核、淋巴结肿大、异物、肿瘤、肺棘球蚴病等。其致病机制多与支气管部分阻塞相关。但单纯支气管阻塞不会引起支气管扩张,如伴发感染,引流不畅,则为形成支气管扩张制造条件。右肺中叶支气管有其独特的解剖学特点,管径较小,相对走行较长、分叉晚,与中间段支气管及下叶支气管夹角相对较垂直,周边环绕淋巴结,而较易管腔阻塞,引流不畅。当中叶感染,支气管周围淋巴结肿大,支气管腔狭窄时,易形成远端的支气管扩张。右肺中叶支气管扩张可为"中叶综合征"的一种表现。上肺叶的支气管扩张通常继发于结核。结核愈合过程中纤维瘢痕收缩,可牵拉已破坏的支气管壁。支气管扩张与以前是否患过肺结核病显著相关,在结核病流行的泰国,结核病是支气管扩张发病最重要的因素。

四、病理及病理生理

支气管扩张病变主要位于中等大小的支气管。病变支气管腔内常无纤毛及柱状上皮等细胞特征,可有鳞状上皮化生,正在受侵及的支气管壁可见溃疡形成,管腔扩大,管腔可充满黏液或脓液,管壁增厚,纤维组织增生,仅残留少量平滑肌及软骨组织,从而失去弹性,远端细小支气管可见堵塞或消失。中性粒细胞等炎症细胞侵犯支气管壁是支气管扩张较为常见的一种表现。病变区域可见炎症反应表现,支气管管腔内中性粒细胞聚集及肺组织内中性粒细胞、单核细胞、$CD4^+$ T 淋巴细胞浸润。支气管扩张部位病肺常有肺感染、肺不张及支气管周纤维化,可见病肺实变、萎缩,部分出血的支气管扩张患者肺部可散有出血斑。在反复感染时期,肺泡毛细血管受破坏,动脉壁增厚,支气管动脉扩张。支气管动脉直径 > 2 mm 即可被认为异常,支气管动脉增粗、迂曲扩张,支气管动脉瘤样扩张,或动脉瘤形成,或支气管动脉与肺动脉形成吻合血管网,动脉内血流丰富,一旦支气管动脉壁受感染侵蚀,易出现呼吸道出血。局限性的痰中带血主要来源于气管黏膜供血小血管的损伤,而大咯血主要来源于较大血管分支的侵蚀。随着病变进展,支气管动脉及肺动脉间的吻合支增多,形成广泛的侧支循环,体-肺分流严重,肺动脉阻力增加,从而加重心脏负担,导致右心衰竭及左心衰竭。

从解剖学角度来看,左主支气管较长,与气管角度较大,排痰相对困难,特别是左肺下叶基底段易存在引流不畅,左肺上叶舌段与下叶开口相距较近,易受感染。右肺下叶基底段支气管病变亦较多。但双下叶背段病变常较少,可能与体位相关,患者站立时即有助于引流双下叶背段支气管。结核性病变常发生于上叶,故结核相关支气管扩张常在上叶。

有三种不同的支气管扩张形态,即柱状、曲张状、囊状。柱状的支气管扩张标志为单独扩大的气道,囊状的支气管扩张为持续扩大的气道形成像串珠样的结构,曲张状支气管扩张为扩大的气道当中存在缩窄的结构。柱状病变主要位于肺段、肺亚段及其分支,囊状病变多侵犯小支气管,包括终末细支气管及呼吸性细支气管。支气管扩张很少侵及叶支气管。较大的支气管扩张,更可能由于周围纤维瘢痕牵拉所致,而细小的支气管扩张,引流不畅的因素起重要作用。

有学者根据病变肺组织的血流灌注情况将支气管扩张分为非灌注型支气管扩张及灌注型支气管扩张。前者的主要特点为受累病肺的肺动脉缺少血流灌注,肺动脉通过体循环逆行充盈,支气管多呈囊状扩张。因此病肺毛细血管床遭到破坏,肺毛细血管的阻力增加,迫使体肺循环之间形成旁路,血液经肺动脉流向肺门。在肺血管造影时,患侧肺动脉表现为假性排空的征象。非灌注型的肺组织无呼吸功能和气体交换功能,并由于肺体循环旁路,有可能引起肺源性心脏病。支气管动脉充盈扩张,压力增高时,变薄的支气管血管可发生破裂,患者出现咯血症状。灌注型肺为柱状支气管扩张,仍有呼吸功能和气体交换功能。肺动脉造影时,病肺的肺动脉可见有充足的血流灌注。此型相对病情较轻,多见肺部感染症状。此种分型对支气管扩张病变的供血特点进行了阐述,有助于病情的评估及手术方式的决定。

五、临床表现

支气管扩张患者男性比例高,各年龄段均有发病病例。病程常较长,可迁延数年或数十年。患者可存在幼年呼吸道疾病史,或反复肺部感染病史。症状根据病情轻重,肺部感染加重及减轻,支气管管腔分泌物的多少,有无治疗而不同。呼吸系统的所有症状都可作为支气管扩张的临床表现,而部分患者可仅仅存在影像学表现而无症状。

慢性咳嗽、咳痰为一常见的症状。患者可有刺激性咳嗽,为长期慢性炎症刺激的后果,亦与气道的高反应性有关。仅咳嗽而无痰,称为"干性支气管扩张"。咳痰在晨起时最多,为夜间呼吸道潴留痰液。其次以晚间较多。痰量多者每天可达 400 mL。如痰液较多,咳痰无力,排痰困难,阻塞小支气管,则感胸闷气急。典型患者多为黄绿色脓样痰,如痰液有臭味则考虑存在厌氧菌感染。集大量痰液于玻璃瓶中,数小时后可分为 3 层:上层为泡沫,中层为黄绿色黏液,下层为脓块状物。咳痰的多少与感染程度、范围、机体抵抗力、病变支气管是否通畅、药物治疗是否有效等有密切关系。目前由于各类高效抗生素的普遍应用,大量脓痰的情况相对少见,但耐药病菌的存在相对增加。支气管扩张患者如抗生素有效,痰液引流通畅,症状可得到缓解,仅存在咳嗽或存在少量痰液,但因支气管结构发生改变,容易反复感染,症状可重复出现。

咯血为另一常见的症状,可从痰中带血至短时间内咯血数百毫升,程度不等,症状可反复发生。咯血量与病情轻重及病变范围不一定相关。有些患者的首发症状可能仅为咯血。对咯血程度的判定目前尚不统一。一般认为,24 h 内咯血量在 200 mL 以下者为少量咯血,200~600 mL 称为中量咯血,超过 600 mL 则称为大咯血。也有人认为大咯血是指一次咯血 300~500 mL,大咯血常常来势凶猛,病死率极高,可达 60%~80%,故常引起医务人员的重视。De Gregorio 等提供的一组在医院微创中心进行的统计,以咯血为主要症状的患者中,患支气管扩张的人数占首位,可以从侧面反映在发达国家的疾病现状。影响大咯血患者病死率的最主要因素为出血阻塞气管及支气管,影响正常肺组织的通气而导致窒息,部分患者可见血氧饱和度进行性下降,常低于 90%,病情急重。结核性支气管扩张病变逐渐发展可发生咯血,病变多在上叶支气管。

因病肺组织长期慢性感染,常出现全身毒血症状,患者可有发热、乏力、食欲缺乏、消瘦、贫血等。症状重,病程长的患者常有营养不良,儿童患支气管扩张可影响生长发育。Kartagener 综合征患者可具有支气管扩张的症状,同时具有内脏转位及鼻窦炎。如感染侵及胸膜腔,患者常常发生胸痛、胸闷等胸膜炎、脓胸的表现。当出现代偿性或阻塞性肺气肿时,患者可有呼吸困难、发绀、活动耐力下降等表现。随病情进展,可出现肺源性心脏病的症状。

支气管扩张体征无特征性。早期支气管扩张患者仅有影像学改变,并无阳性体征。一般患者可发现肺部任何部位的持续性湿啰音,局部痰液排出后湿啰音可发生变化。湿啰音的范围随病变范围而不同。也可发现管状呼吸音或哮鸣音,部分患者可有杵状指(趾),但目前,支气管扩张患者具有杵状指(趾)的比例明显变低。并发肺气肿、肺源性心脏病、全身营养不良时,可具有相应的体征。

六、支气管扩张的诊断

(一)症状及体征

如果患者具有下列症状,可怀疑其有支气管扩张。

(1)反复肺部感染,迁延不愈,发作次数频繁,存在少量或大量脓痰,痰液可分层,病程可持续数年;可具有胸痛或呼吸困难。

(2)非老年患者,反复咯血病史,可伴有或无支气管反复感染,有时咯血量偏大。

(3)结核病史产生较大量的咯血。

(4)局限的肺湿啰音,可有缓解期及持久存在,可伴管状呼吸音或哮鸣音。

支气管扩张的症状及体征相对具有非特异性,仅为临床进一步诊疗参考依据。怀疑具有支气管扩张的患者可进一步行其他检查。

(二)胸部影像学检查

胸部 X 线片为肺部疾病初步筛选的影像学方法,但对于支气管扩张诊断价值有限。X 线片表现不典型,大部分见到的是肺纹理增多、紊乱,不能确定病变的程度和范围,病变轻微则表现无特殊。在过去,支气管造影是确诊支气管扩张较好的方法,但其为一创伤性的检查,操作复杂,有一定的并发症发生率,目前已基本被大部分医疗单位淘汰。普通螺旋 CT 对于支气管扩张的诊断具有一定作用,但敏感性仍不高。在普通螺旋 CT 扫描检查中,可表现为局部支气管血管束增粗、肺纹理紊乱、条索状影和局限性肺气肿等,经 HRCT 证实这些部位的异常影像为支气管扩张的不同表现。因支气管扩张的患者往往在急性期出现肺内炎症、咯血引起肺泡内积血等,螺旋 CT 仅表现为肺组织急性渗出性病变,容易掩盖支气管扩张形态学影像表现而不能确诊,HRCT 具有准确、便捷、无创的特点,逐渐成为支气管扩张诊断的金标准。一般认为,HRCT 诊断支气管扩张的假阳性及假阴性分别为 2% 及 1%。主要的诊断依据包括:支气管的内径比相邻的动脉粗,支气管的走行没有逐渐变细,在肺外侧带靠近胸膜的 1~2 cm 内,可见到支气管。在几项研究当中,HRCT 上肺及支气管的形态学改变与肺功能的变化及肺动脉收缩压的改变是相近的。有条件的单位可做 CT 三维重建,从不同的角度证实支气管扩张,更具有形象性。

柱状扩张的支气管如平行于扫描方向,可显示支气管壁及管腔含气影,呈分支状"轨道征";在横断面 CT 扫描上,扩张的支气管壁即支气管内气体。与伴行的肺动脉的横断面组合形似印戒,称为"印戒征";扩张的支气管走行和扫描平面垂直或斜行时则呈壁较厚的圆形或卵圆形透亮影。囊状扩张表现为大小不等的囊状,多聚集成簇,囊内可见气液平面。混合型扩张兼有柱状扩张和囊状扩张的部分特点,形态蜿蜒多变,可呈静脉曲张样改变。

随着 CT 的广泛应用,我们可以随访支气管扩张的不可逆现象。Eastham 等人提出了一种新的支气管扩张的分级方式,共分三个级别。①支气管扩张前期:由于长期反复感染,HRCT 可以显示出非特异性的支气管管壁增厚的表现,但无管腔扩张;②HRCT 支气管扩张期:HRCT 可显示支气管扩张,但无囊状或柱状的典型改变,在这一期间进行随访,如果 2 年后仍然显示支气管扩张,则病变视为不可逆;③成熟支气管扩张:如 HRCT 影像在长时间没有缓解,则为成熟的支气管扩张,这时影像学显示典型的支气管扩张的改变。此分级关注了支气管扩张在发病初期的表现,具有一定价值。

随着应用增加,MRI 也获得了与 CT 相近的结果。但限于对比性不如 CT,MRI 在支气管扩张诊断中的应用较少。

(三)纤维支气管镜检查

纤维支气管镜为比较重要的一项检查,在支气管管腔阻塞的成因及病变定位方面具有较大的作用。具体包括下面几点。

(1)支气管镜可了解支气管管壁的损害程度,为手术方案提供参考依据。如支气管管壁明显受累,溃疡,瘢痕形成,则应选择较为正常的支气管作为手术切除及缝合的部位。

（2）如患者咳痰较多，引流欠佳，支气管镜可了解具体咳痰部位，确定合适的引流部位，并吸除痰液或痰痂，使肺通气好转。同时可留取痰液及分泌物标本，由于从深处采集样本，避免了口腔菌群污染，得到的细菌培养结果更加准确。

（3）可明确支气管阻塞原因。支气管镜可明确支气管内有无肿瘤、息肉、异物、肉芽肿形成、外压性狭窄。部分异物在 CT 上难以显影，通过支气管镜可直接发现。CT 显示部分支气管狭窄改变，应进一步进行纤维支气管镜检查。

（4）部分支气管腔内病变可通过支气管镜治疗。肉芽肿形成可通过支气管镜烧灼使管腔通畅，异物可通过支气管镜取出。可通过支气管镜注入药物，使药物在局部发挥更大作用。

（5）部分咯血的患者可明确出血部位，为支气管动脉栓塞术或肺部手术提供依据，便于栓塞出血血管或切除病变肺组织。支气管镜检可见管腔开口血迹，部分可见活动性出血。大咯血的患者可在咯血间歇期进行检查。栓塞术后或手术后行支气管镜可检验治疗的效果。

（四）其他检查

支气管扩张的肺功能通常表现为阻塞性通气功能障碍，并可能有气道高反应性的证据。在术前，行肺功能检查可了解是否耐受手术，为手术方案提供依据。术后行肺功能检查可评估治疗的效果。部分咯血患者行肺功能检查时会使症状加重，不能或不敢尽力听从指令，致使检查不能进行或数据不真实。这部分患者可进一步应用血气分析辅助评估肺功能情况。

在咳痰较多的患者中，痰培养为应用抗生素提供了重要的依据。在脓性痰中可能难以找到细菌。流感嗜血杆菌及铜绿假单胞菌是最常培养出的细菌。细菌的菌种变化可能与疾病的严重程度相关。在病情轻的患者，痰培养经常无细菌。在病情较重的患者痰液培养出流感嗜血杆菌，在病情最严重者则为铜绿假单胞菌。其他常见的菌属包括肺炎链球菌、金黄色葡萄球菌、副流感嗜血杆菌等。值得注意的是有时会培养出结核菌、非结核属分枝杆菌，以及真菌。针对病原菌应用有效的抗生素显得尤为重要。

肺通气/灌注检查有助于了解病肺血流灌注情况，对手术切除的范围评估有帮助，无血流灌注的病变肺组织切除有助于改善肺功能。

七、治疗

支气管扩张患者病因、症状各不相同，病情有轻有重，病变部位多变，部分患者亦可合并其他疾病。故支气管扩张患者的治疗需因人而异，充分考虑患者个体病情的前提下，制订合理的治疗计划。

（一）一般治疗

支气管扩张的患者因咳嗽咳痰症状较多，可影响饮食及睡眠，通常营养条件较差，积极改善营养可为内科及外科治疗创造自身条件。有吸烟习惯的患者必须戒烟。适量运动，呼吸功能锻炼对于支气管扩张患者延缓肺功能损失也具有一定的作用。居住及工作环境空气清新能够减少呼吸道刺激，可能会减轻症状，避免感染发生或加重。

（二）内科治疗

多数情况下内科治疗为支气管扩张患者首先进行的治疗方式。在支气管扩张的内科治疗中，总的目标是阻断感染-炎症反应的循环，阻止气道的进行性损伤，改善症状，阻止恶化，从而提高生活质量。除此之外，寻求并去除支气管扩张的病因也是非常重要的。部分病因如免疫缺陷、遗传病所致支气管扩张只能够保守治疗。

有效清除气道的分泌物是支气管扩张治疗的关键环节之一,可避免痰液滞留于气道,使黏液栓形成,从而引起细菌定植,反复感染和炎症。多年来发明了许多使分泌物排出的物理疗法,包括体位引流,震荡的正压呼气装置,高频率的胸廓敲击,在一定程度上对于气道分泌物清除有效。呼吸肌的锻炼能够改善患者运动耐量及排痰能力,从而改善生活质量。有研究证明利用生理盐水进行雾化对于稀化痰液、清除气道分泌物是有效的,虽然比较药物来说,作用相对较小。

许多患者具有气道阻塞、气道高反应性,并对支气管扩张剂具有较好的反应,临床上支气管扩张剂如β受体激动药,短时效的抗胆碱药经常用于支气管扩张的处理当中。大部分能够达到预期的效果,进一步需要相应的随机对照的临床试验支持。目前尚没有明确的证据证明应用类固醇激素抗炎对于支气管扩张有显著的疗效。最近的小样本的临床试验证明,在支气管扩张的患者中应用抗胆碱酯酶药,可有效改善咳嗽、脓痰及呼吸急促的症状。

抗生素不仅用于感染加重的时期,而且也用于抗感染后维持的治疗,我们应该了解不同的患者具有不同的细菌定植谱,同一患者在不同时期可感染不同的细菌,有的患者还具有多重感染,故根据情况需要应用不同类型的抗生素。痰培养及细菌药敏试验,对于抗生素的应用具有指导意义。应当指出让患者咳出深部的痰,并且重复培养结果,对于治疗的指导意义更大。在经验性治疗中,应用针对铜绿假单胞菌、金黄色葡萄球菌、流感嗜血杆菌敏感的药物通常对于患者具有较好的疗效。研究证明14 d 1个疗程的静脉抗生素治疗改善了患者的症状,如咳痰量减少,炎性指标减轻,虽然没有改善一秒率用力肺活量,但对生活质量改善帮助较大。有学者研究了应用雾化吸入抗生素的作用,证明在抗感染方面有一定的疗效,但是支气管痉挛也有一定的发生率。一般情况下,如痰为脓性且较黏稠,可应用针对致病菌的广谱抗生素联合稀释痰液的药物,最少1~2周,至痰液性状发生改变。痰呈黄绿色的考虑可能存在铜绿假单胞菌感染,抗生素需选择覆盖假单胞菌的药物。支气管扩张如未去除病变部位为终身疾病,易反复感染,一般主张治疗至痰液转清,症状基本消失,病变稳定即可,不必长期用药。

(三)外科治疗

循证医学方面的研究显示关于支气管扩张的外科治疗尚无随机对照临床研究证据。随着对疾病认识的不断加深及支气管扩张治疗内科的规范化,支气管扩张的内科疗效不断提高。从西方国家的统计数据可看出这种趋势。来自Ruhrlandklinik医院的统计,需要手术治疗的支气管扩张占总数的18.3%,只占支气管扩张的一小部分;在Mayo Clinic医院,需手术治疗的比例为3.9%。但从数十年的外科实践经验来看,手术能够明确消除病变部位,从而改善症状,控制病变进展,解除由于支气管扩张病变引起的生命威胁。因此,手术是支气管扩张的重要治疗方法。支气管扩张的病因不同,病变严重程度及部位各异,手术方式也不尽相同。以病变为导向,支气管扩张的手术治疗涵盖了肺外科手术的多种手术方式,包括各种肺段切除、肺叶切除乃至联合肺段切除、肺叶切除及肺移植。根据症状、病变部位、影像学表现而采取的外科治疗手段不尽相同。

1.手术适应证及禁忌证

外科手术的目的为消除病变,改善患者的生活质量,防治支气管病变可能导致的并发症。文献统计的手术适应证包括反复而局限的支气管扩张合并呼吸道感染,持续脓痰排出,长期慢性咳嗽,上述症状对于内科保守治疗无效,故通过外科途径消除病变。我们认为根据支气管扩张手术的目的分为以下3类手术。

(1)为了消除症状进行的手术:支气管扩张常常合并呼吸系统的症状,如长期反复干性咳嗽,反复呼吸道感染,持续脓痰排出,对于内科治疗效果不佳或不愿长期服用药物的患者来说,如病变部位局限,外科手术是一个比较好的选择。手术可切除病变部位,达到根治的目的。

(2)为了处理合并病变或并发症进行的手术:如存在明确的由支气管扩张引起的并发症,可判断合并疾病是否能通过手术解决。可见于下列情况:如支气管扩张合并局限性肺脓肿;支气管扩张产生反复肺部感染,可合并有脓胸;长期慢性感染者,肺组织破坏明显,局部存在肺不张、肺纤维化、肺通气减少,肺内分流增加,通气血流比改变,甚至形成毁损肺;支气管异物阻塞及肿瘤阻塞支气管可造成支气管扩张,支气管扩张患者肺内存在结核球、曲霉球。上述情况手术可通过消除病变达到治疗支气管扩张及合并病变的目的。

(3)为了解除生命威胁进行的手术:支气管扩张重要的症状包括咯血。咯血量的多少与影像学或其他症状的病情并不平行。少量咯血后,血块阻塞较大的气道或出血弥散分布于各支气管,严重影响肺换气,有生命危险。一次性咯血量达 1 500～2 000 mL 可发生失血性休克。支气管的咯血常反复发生,常常引起患者的重视。手术可通过切除出血部位,解除生命威胁。有时咯血症状较重,其他治疗无效,需急诊切除病变部位。

手术禁忌证主要包括一般状况差,肺、肝、肾功能不全,合并疾病多,不能耐受手术;病变比较广泛,切除病肺后严重影响呼吸功能;合并肺气肿、严重哮喘、肺源性心脏病者。手术后病变仍有残留,考虑症状缓解不明显者,需慎重考虑是否行手术切除。

2.手术切除部位的设计

支气管扩张的外科治疗目的为尽量切除不可逆的支气管扩张病变,而尽量减少肺功能的损失。术前病变区域可见肺实变、损毁,对肺功能有影响,而健侧肺叶存在代偿作用,故切除病变肺组织,肺功能损失不大,并不影响患者术后日常活动。手术方式比较灵活,可根据病变决定手术部位,尽量切净病变。可按下列情况选择不同手术方式。

(1)有明显症状,肺部反复感染,肺组织不可逆损害,病变局限于一叶可行肺叶切除,局限于肺段者可行肺段切除。

(2)病变若位于一侧多叶或全肺,对侧的肺功能可满足机体需要,病肺呈明显萎缩、纤维化,肺功能丧失者,可作多叶甚至一侧全肺切除术。

(3)双侧病变者,在不损伤基本肺功能的前提下可切除所有或主要病灶。双侧多段病变者,两侧受累总肺容量不超过 50%,余肺无明显病变,一般情况好,考虑能够耐受手术,则可根据心肺功能一期或分期切除。先行病变较重的一侧,待症状缓解及全身情况改善后行二期手术。分期手术者中间间隔时间应不少于半年,为肺组织功能代偿提供时间。一般认为术后 10 个肺段应当被保留。亦有文献报道支气管扩张分期手术后双侧肺仅剩余 8 个肺段也能维持生活。非局限者手术后可能症状缓解不明显,双侧手术指征宜从严掌握。

(4)大咯血患者如咯血部位明确,为挽救生命,即使其他部位仍有病变,可行咯血部位的切除。术前应尽量明确手术的范围。因急诊手术的并发症及病死率较高,有条件尽量在咯血间歇期做手术或止血后行择期手术。

(5)双侧病变广泛,肺功能恶化较快,内科治疗无效,估计存活时间不超过 1～2 年,年龄在55 岁以下者,可以考虑行双侧肺移植手术。

3.手术时机

因支气管扩张是一种渐进性疾病,只要诊断确立,考虑肺组织病变已不可逆,患者未出现严重症状时即可进行手术,而不要等到出现大咯血、肺部毁损时再进行手术治疗。早期的手术治疗收效明显,并发症也相对较少。近年来对疾病认识加深,针对病原菌的抗生素逐渐增加,痰液引

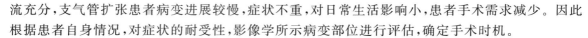

流充分,支气管扩张患者病变进展较慢,症状不重,对日常生活影响小,患者手术需求减少。因此根据患者自身情况,对症状的耐受性,影像学所示病变部位进行评估,确定手术时机。

4.术前准备

(1)术前常规检查包括血常规、生化、凝血功能等,行肺功能检查,血气分析。对于咳痰的支气管扩张患者,行痰培养及药敏试验。有选择性地行支气管镜检查明确病因、病变范围、支气管病变程度。

(2)进行呼吸训练及物理治疗,以增强活动耐力,改善肺功能。根据病变位置进行体位引流,应用物理震荡方法促进痰排出。

(3)营养支持对于促进术后恢复有重要意义。病程长,反复感染或咯血的贫血患者应给予输血及止血治疗。行支持疗法可增强机体对于手术的耐受性,促进术后恢复。

(4)在手术进行之前,应该有充分的内科药物治疗。术前有脓性分泌物者,选用适当抗生素控制感染,尽可能使痰转为稀薄黏液性。雾化吸入支气管扩张药物及口服化痰药物对于痰液排出具有一定效果。指导患者体位引流,使痰量控制在每天 50 mL 之内。考虑有结核存在,术前需规律抗结核治疗。患者病情平稳,可考虑手术。

5.麻醉及手术的注意事项

麻醉时应尽量采用双腔气管插管,以隔离对侧肺组织,使其免受病侧肺脓性分泌物的污染或防止术中病肺出血引起健侧肺支气管堵塞窒息。双腔气管插管也可帮助咯血者定位。有条件者可行术中支气管镜,明确出血部位。部分患者右支气管已变形,如何双腔管插到位是一个考验。对于术中分泌物较多的患者,挤压病肺会在气管中涌出大量脓痰。术中可准备两套吸引器,一套用于手术台上,另一套用于麻醉师随时吸净气道分泌物。麻醉师与手术者配合,必要时停止手术步骤,先清理气道。手术可尽量先暴露钳夹或缝闭支气管,以免血或脓液内灌,然后处理各支血管。病变支气管钳夹后,气管中分泌物及出血大幅度减少,如持续分泌物或血排出,需注意其他部位病变。有时痰液比较黏稠不易吸除,术中气道堵塞,血氧饱和度下降幅度较大,手术风险加大。

由于存在肺部感染,病变常常累及胸膜,粘连紧密,存在体-肺血管交通支,分离粘连后胸壁上可见搏动性小血管出血,应注意止血彻底。术后可能渗血较多,应密切观察引流量。注意肺血管的解剖部位常发生异常,术中支气管动脉周淋巴结钙化,血管及支气管不易暴露。支气管扩张患者的支气管动脉一般都变得粗大甚至发生扭曲,直径可达 5~6 mm,所以应将其分离出来单独处理,或支气管旁的软组织全部缝扎。支气管扩张常有增生血管和异常血管,注意辨认。在剥离肺与胸腔粘连时,应尽量靠胸腔侧分离,以避免肺损伤,造成肺内脓性分泌物污染胸腔。导致胸腔感染和脓胸少见的肝顶棘球蚴囊肿破入支气管,引起胆道支气管瘘,而导致的支气管扩张,因胸腔广泛粘连,肺组织炎症反应重,手术难度大、出血多,可选择肝顶棘球蚴残腔引流术。

6.支气管扩张并发大咯血的手术处理

支气管扩张并发大咯血的出血来源动脉主要为支气管动脉。病变的血供比较复杂。解剖学研究表明右支气管动脉主要起源于右肋间动脉(48.85%)及降主动脉(47.48%),左支气管动脉主要起源于降主动脉(97.84%)。左右支气管动脉主干起源于降主动脉,以前壁最多(74.03%)。支气管动脉起源亦存在较大变异,异位起源包括锁骨下动脉、膈下动脉、甲状颈干、胸廓内动脉等。其中异常起源的胸廓内动脉,可发出迷走支气管动脉及交通支向支气管供血。异常支气管动脉归纳为:①主干型,支气管动脉主干及分支均扩张增粗,周围分支稀少,可见造影剂注入后呈云雾状外溢,出血量大,支气管壁可附着造影剂而显影;②网状型,支气管动脉主干及分支均扩张增粗,有双支或多支支气管动脉向同一病灶供血,构成血管网,造影剂经不同的血管注入均有外渗现象;③多种动脉交通吻合型,肺外体循环参与病变区供血,并与肺内支气管动脉沟通,多见于病变时间长,胸膜粘连明显者。

支气管动脉来源于体循环,血流压力高,出血后不容易止血。大咯血的准确定位主要依靠术前的 HRCT 及支气管镜,HRCT 可见出血病肺广泛渗出,支气管镜可见出血痕迹,有时可直接看到血液自支气管某分支引出。如患者出血量大,各级支气管可能被血液掩盖,无法判断出血部位,虽在术中可见病肺存在出血斑、病肺淤血等情况,定位仍然欠准确。Baue 等认为,单侧肺支气管扩张病变超过 1 个肺叶时,如术中切除病变明显的 1 个或 2 个肺叶后,开放支气管残端检查该肺余肺支气管仍有出血来源,术前检查及术中探查不能判断出血来源于哪一具体肺叶时,可以做一侧全肺切除以挽救生命。有条件者尝试行术中支气管镜或可找出出血的部位。

大咯血时手术病死率及并发症明显提高,故越来越多的学者达成一致,即手术应该在大咯血的间歇期进行,在咯血停止或病情稳定时手术。但若大咯血危及生命时应急诊手术。双腔气管插管能够隔离病变肺,保护正常肺组织,为下一步处理争取时间。但因隔离气囊压力偏低,出血量大时仍可进入对侧支气管,气道分泌物及出血潴留,对侧肺的通气仍受影响。有研究证据表明咯血时行支气管动脉栓塞为有效的治疗方法,施行快,并发症低。但在非活动性出血的时期出血血管被血凝块堵塞,有时造影无法明确具体的出血血管,影响栓塞的成功率。血管内栓塞术术者的操作水平、介入诊疗设备的好坏、栓塞材料的选择、血管栓塞的程度、病变的病理生理特点及栓塞术后的治疗对手术效果均存在不同程度的影响。结合我国国情,有条件且有经验开展支气管动脉栓塞的单位有限,主要集中在大中型城市的三甲医院,介入治疗的经验及水平不等,所以在咯血期间行手术治疗成为可选择的一种方案。

根据经验,当支气管扩张患者出现危及生命的大咯血,非手术治疗手段无法应用或无效时,可考虑急诊手术。行双腔气管插管,轮替行单肺通气,分别经开放侧气道吸除出血,仔细观察,如一侧刚吸净积血后仍然持续有血自气道涌出或可持续吸引出血液,而对侧吸净残血后不再有血吸出,则可确定该侧为出血侧,选择该侧进行开胸手术探查。进入胸腔后分别依次阻断各叶支气管,该侧气道持续吸引,如不再出血,可确定出血来自阻断支气管所在肺叶,由此可控制出血并进行肺叶切除。总之,支气管扩张并发大咯血病情凶猛,需要判断准确,迅速决策,如决定手术,需手术医师及麻醉师密切配合,才能提高抢救的成功率。

7.支气管剔除术治疗支气管扩张

20 世纪 90 年代中期,有学者开始进行支气管剔除术治疗支气管扩张,并取得了良好的效果。有研究表明,组织解剖学上,相邻肺泡隔上有 1～6 个肺泡孔(Cohn 孔),当年龄增大或支气管阻塞时,肺泡孔数目增多,借此肺泡孔建立旁路通气,此外,细支气管肺泡间 Lambert 通道和细支气管间的侧支通道也参与旁路通气的建立。所以,单纯剔除肺段支气管支而保留所属肺组织,只要有旁路通气来源,就可以部分地保存这部分肺组织的气体交换功能。支气管剔除术有以下优点:切除了病变不可逆的病理支气管,消除了产生症状的根源,保存了病变支气管区域的健康肺组织,通气功能损失少,最大限度地保存了肺功能。肺组织膨胀后基本无残腔,减少术后健肺代偿性肺气肿。术中首要的问题是准确定位病变支气管。首先探查肺表面着色情况,着色差异不明显时应将肺充气膨胀后摆至正常解剖位置,可用手轻触摸,了解支气管走行,在拟定切除的肺段支气管的肺表面沿支气管走行方向切开肺胸膜,然后固定该支气管,钝性分离该支气管表面的肺组织,暴露该支气管。支气管暴露后,应予以探查以进一步证实,如果为柱状扩张,该支气管呈不均匀纤维化,触摸时支气管壁增厚,硬度增加,弹性下降,且不均匀呈节段性;如果为囊性扩张,则可见多个串状分布的支气管囊壁柔软呈葡萄状,囊腔内可见脓痰溢出,囊腔可与肺组织紧密粘连。对于囊性支气管扩张,注意术中吸引,保持术野清晰。可选择从肺段支气管中间部分开始,更利于定位的操作。遇较大的血管和神经跨越支气管时,可在中点处切断肺段支气管,将支气管由血管或神经后方穿出后继续钝性剥离。剥离至远端时,支气管自然离断,断缘不必处理。必要时可嘱麻醉师加压通气,见余肺段膨胀良好,切断病变肺段支气管,残端全层间断缝合。远端肺段支气管管腔内可置入细导尿管接吸引器吸净腔内分泌物,行管腔内消毒,然后用组织钳夹住并提起远侧支气管断端。沿支气管外壁钝性加锐性剥离,将支气管从肺组织内逐步剔除,当剥离到其分支无软骨成分的小支气管处时,钳夹切断小支气管。更远的细小支气管结扎后留于肺组织内。注意剔除支气管时应剥离至近端见正常支气管为止。整个剔除过程中注意保护好肺段肺动脉、肺静脉。手术完成后请麻醉师加压使肺复张,可见已剔除支气管的肺段膨胀。如部分肺段无法膨胀,应寻找原因,必要时进一步处理。最后缝合支气管残端,闭合切开的肺创缘。从理论上考虑,缺少支气管的肺组织仍可能引流不畅,根据实践经验,保留下来的肺组织仍有扩张和回缩的能力,无感染、化脓,具有肺的通气换气不受影响的优点。我们认为柱状支气管扩张较为适用于支气管剔除术,但这种手术在保证支气管附近的肺组织无病变的情况下,如肺组织纤维增生,损毁明显,不宜行支气管剔除术。

8.胸腔镜支气管扩张的治疗

电视辅助胸腔镜手术应用广泛、进展迅速,已有部分研究证明胸腔镜应用于支气管扩张会带来益处,其创伤小、恢复快、疼痛轻、并发症少及心肺肝肾功能影响小等明显优点得到一致的认可。目前,胸腔镜肺叶和(或)肺段切除作为治疗支气管扩张的方法之一是安全的,由于粘连严重或肺门结构不清,解剖困难,部分患者不得已中转开胸进行手术治疗。如考虑感染不重,胸腔内粘连局限或无肺门淋巴结的粘连钙化,胸腔镜手术可作为一个选择。

如非广泛、致密的粘连,可耐心应用胸腔镜辅助,电凝或超声刀松解胸膜粘连。胸腔镜有放大作用,可以更细致地显示手术部位的解剖细节,通过吸引器的配合,较易发现在松解粘连后的胸壁出血或肺表面持续出血,从而及时处理;另外,胸腔镜的镜头在胸腔内可自由变动角度,视野覆盖全胸膜腔,对于胸膜顶或肋膈角等开胸手术不易分离的粘连松解有较大的帮助。如探查发现胸膜腔广泛粘连,肺与胸壁间血供交通支形成,或肺表面覆有明显的纤维板,各切口之间均无良好的空间供器械操作,或可能分离后出现肺的广泛漏气及出血,此时选择常规开胸手术较为合适。

慢性炎症反应导致肺门部淋巴结肿大,支气管动脉扩张增粗,肺门结构周围间隙不清,这些都会增加全胸腔镜手术的难度。此时要求术者了解支气管以及动静脉所在方位,正确进行解剖。对增粗的支气管动脉或变异增生的血管要及时处理,避免不必要的出血和视野由于出血而模糊。处理时可使用钛夹或超声刀,对于细小的血管可直接电凝。对于操作路径上的淋巴结,尤其是血管、支气管闭合部位的淋巴结必须去除,否则影响下一步操作,这些淋巴结或由于急性炎症反应,质地脆、易破而导致出血,或由于慢性反应机化,与血管、支气管粘连致密。可在肺根部从近心端游离淋巴结,并将淋巴结推向要切除的病肺。对周围有间隙的淋巴结采用电钩游离。对粘连致密的淋巴结从主操作孔伸入普通剥离剪进行锐性解剖。如遇到腔镜不易解决的困难应与时中转开胸,暴露充分,在直视下处理。

9.肺移植治疗支气管扩张

对于严重的支气管扩张,肺移植是一个可以考虑的选择。这种方法更适合肺囊状纤维化的患者,在非肺囊状纤维化的患者中,相关的研究资料较少。在一个描述性的研究当中,患有肺囊状纤维化及非囊状纤维化的患者的生存率及肺功能是相似的。对于咳痰较少的患者,病变不对称的非囊状纤维化的患者当中,行单肺移植可预期结果较佳。

八、预后

支气管扩张病情波动大,部分患者症状重,围术期的病死率是比较高的。根据大组研究的统计,围术期的病死率波动于1%~9%。在有低氧血症、高碳酸血症、范围较广病变的老年患者当中,对于手术的耐受性较差,病死率也相应增高。

在无抗素的时代,支气管扩张的自然病死率大于25%。在目前有了较好的抗生素治疗后,支气管扩张的预后有了明显改善。只有小部分患者的病情迅速进展。结核引起的支气管扩张预后稍好,而遗传性囊性纤维化,病死率最高。儿童时期所患支气管扩张,在目前的治疗条件下,能够存活很长时间。手术的效果各家报道不一,在无手术并发症的前提下,大部分患者能够从手术中获益。在一个病例对照研究当中,在随访的间期中,71%的患者无症状。术后1年肺功能与术前相比,FVC、FEV$_1$无显著差异,尽管切除部分正常肺,因切除部分对肺功能影响很小,术后余肺易代偿,从而保证生活质量。在另一项回顾性的分析中,85.2%的患者接受了病变的完全切除,67%的患者症状完全缓解,25.7%的患者症状有改善。即92.7%的患者从手术中获益。作者得出结论,外科治疗支气管扩张具有较好疗效。

外科治疗对于有选择的患者,通过充分的术前准备,详细地制定手术方案,可得到较好的收益。进一步改善预后需要对发病机制的深入了解,以及早期预防疾病的发生。

(宋英健)

第六节 食 管 狭 窄

多数食管狭窄的患者为后天获得性,少数为先天性的。食管良性狭窄多是患者误服强酸、强碱造成食管腐蚀性损伤所致瘢痕性狭窄。这类损伤在临床中并不少见,儿童及成人均可发生。在儿童,主要是将家用化学剂误认为是饮料或药品而自服或由他人给予误服。但这种类型所致食管损伤多不甚严重。在成人常因企图自杀而吞服腐蚀剂,因而吞服量较多,治疗也很困难。我国对食管烧伤的发生率尚无精确统计,各地区均有病例报道,城市以吞服碱性腐蚀剂居多,而农村常因吞服酸性农药所致。其他原因有反流性食管炎及食管损伤合并感染。

一、病理生理

一般引起食管烧伤的腐蚀剂分为强酸和强碱两类,酸和碱浓度较高时均可造成食管及胃的严重损伤。强碱可使蛋白溶解、脂肪皂化、水分吸收而致脱水,并在溶解过程中产生大量热量对组织也有损伤。若灼伤面积广而深,容易发生食管壁坏死及穿孔。而酸性腐蚀剂则产生蛋白凝固性坏死,通常较为浅表,较少侵蚀肌层。但酸性腐蚀剂不像碱性腐蚀剂可被胃酸中和,因而可引起胃的严重损伤。腐蚀剂被吞服后可迅速引起食管的变化。引起病变的严重程度与吞入腐蚀剂的剂量、浓度和性质密切相关,固态物质易黏附于黏膜表面,烧伤面积较小,液态物质进入食管,接触面积广,破坏也严重。轻型病例仅是食管黏膜充血、水肿,数天即可消退。较严重的病例,表层组织坏死,形成类似白喉样的假膜,食管黏膜可能发生剥脱及溃疡形成,并有纤维素渗出。如果没有其他因素影响,这类病变可以逐渐愈合。严重食管烧伤则可引起波及食管全层的深部溃疡,甚至引起穿孔,形成纵隔炎,或穿入邻近的大血管引起致命性的大出血,这种深部溃疡愈合后形成的瘢痕,可引起不同程度的食管狭窄。临床上以胸中段瘢痕狭窄为最多见,其次为胸上段和下段。服化学剂量大者,可致全食管瘢痕狭窄甚至累及口咽部。一组 1 682 例食管烧伤后瘢痕狭窄部位的统计中,上段占 36.9%,中段占 45.8%,下段占 15.1%,多发性狭窄为 20%~25%,全食管狭窄占 4%~5%。

二、诊断

根据患者有吞服腐蚀剂病史,口唇、舌、口腔及咽部有灼烧伤,主诉咽部、胸部等疼痛,吞咽痛或吞咽困难,诊断并不困难,但需要对烧灼伤的范围及严重程度进行了解。对吞服腐蚀剂的剂量、浓度、性质(酸或碱)及原因(误服或企图自杀)等的了解对诊断或治疗均有帮助,尤其应注意企图自杀的患者,吞服腐蚀剂的量较多,损伤较为广泛,病情也甚严重。应注意神志、呼吸、血压、脉搏及中毒可能出现的症状及体征,有液气胸及腹部的体征均为食管、胃烧伤最严重的表现。一般情况食管吞钡检查是安全的,检查时可见到黏膜不规整、局部痉挛、充盈缺损或狭窄,如有穿孔则可见钡剂外溢。纤维食管镜检查可以及早提供有价值的资料,同时尚可进行治疗。早期行食管镜检查尚有不同意见,但近来不少人认为,有经验的内镜专家进行这项检查并无多大危险,而且能早期明确损伤的严重程度,对处理做出比较正确的对策,主张 24~28 h 内甚至在 3 h 内就可行纤维食管镜检查。

三、病史

吞服强酸、强碱后,食管黏膜出现广泛充血、水肿,继之脱落坏死,腐蚀严重区域出现溃疡、肉芽组织形成、成纤维细胞沉积。此时患者疼痛甚重,不能进食,时间为 3~4 周。由于食管组织的反复脱落、感染及肉芽组织增生,成纤维细胞变为纤维细胞,食管组织渐被纤维结缔组织所替代,管腔变窄,但患者疼痛减轻,可进流质或半流质饮食,此时为食管灼伤后 5~6 周。随着食管组织的进一步修复,肉芽组织增生,瘢痕形成,管腔失去扩张功能,而变得挛缩、僵硬、严重狭窄,患者出现严重吞咽困难,有的连唾液都难以咽下,因而引起严重营养缺乏及脱水、酸中毒。食管狭窄的程度和范围需 5~6 个月才能稳定。因此,为维持患者的营养,应及早行空肠或胃造瘘术,以防患者消耗衰竭。

四、早期处理

此病一旦确诊,就应给予积极的早期处理,因早期处理的好坏可直接影响患者的预后。在食管化学灼伤的早期,首先应确定患者有无酸中毒、脱水、电解质紊乱及休克,是否合并有胃或食管穿孔及纵隔炎。此时应保证正常血容量,维持体内酸碱平衡。如患者无食管及胃穿孔,应行食管灌洗,并吞服与化学剂相反的药液以中和、稀释吞服的腐蚀剂,减少其对组织的损害。服用强酸者,可用肥皂水、氧化镁等弱碱性液体冲洗;服用强碱者,可给予稀醋酸或枸橼酸等弱酸中和。服用的药液不定者,可给予生理盐水冲洗。能吞咽者,可给予蛋白水、色拉油口服,以保护食管及胃黏膜,减轻灼伤程度。同时,静脉除给予胶体及晶体液外,还应给予高效抗生素,以减轻食管黏膜组织的坏死及感染,减轻食管腔瘢痕狭窄程度。能进食者,应口服氢氧化铝凝胶,以保护食管及胃黏膜。同时给予高热量、高蛋白饮食,口服抗生素盐水及 0.5％丁卡因溶液,以减轻食管黏膜的刺激性疼痛。妥善的早期处理可显著减轻食管灼伤后的并发症,如食管胃穿孔、纵隔炎、败血症,减轻食管腔瘢痕狭窄,使一些患者可避免食管重建术。

五、手术适应证

(1)广泛性食管狭窄,广泛而坚硬的瘢痕狭窄,考虑扩张治疗危险较大而效果不佳者。

(2)食管化学灼伤后短而硬的狭窄,经反复扩张治疗效果不佳者。

(3)有的学者认为,食管化学灼伤后 2～4 周即可行手术治疗,因此时患者消耗轻微,食管已开始瘢痕狭窄,是手术的最佳时机。而大多数学者认为,化学灼伤后 2～4 周其瘢痕范围尚未完全确定,瘢痕狭窄程度尚不稳定,术后残余食管有再狭窄的可能,并有术后再狭窄的经验教训,故认为灼伤后 5～6 个月是手术的最佳时机,此时病变已较稳定,便于判定切除和吻合的部位。

六、手术方法

除个别非常短的食管狭窄可采取纵切横缝的食管成形术外,绝大多数的患者需要进行食管重建。胃、结肠、空肠甚至肌皮瓣均可用于食管重建。常用食管良性狭窄的手术方法有胃代食管术及结肠代食管术,但必须注意,行胃代食管术要求胃基本正常,如胃长度受限,就应行结肠代食管术。

(宋英健)

第七节　食管穿孔

食管穿孔常由于器械或异物损伤引起,近年来,随着内镜的广泛使用,其发生率有所上升,如不及时处理,几乎毫无例外地发生急性纵隔炎、食管胸膜瘘,并可能致死。正确的诊断和及时的治疗有赖于对食管穿孔临床特征的认识及正确选择影像学检查,治疗效果与引发因素、损伤部位、污染程度及穿孔至治疗的时间有关。据报道,食管穿孔的死亡率可达 20％,穿孔 24 h 后接受治疗死亡率甚至可高达 40％。外科手术治疗较其他治疗方法可减少 50％～70％的死亡率。

一、病因及发病机制

食管可以被多种不同的原因引起穿孔。近年来,随着在食管腔内用仪器进行诊断和治疗的病例迅速增加,医源性食管穿孔在这类疾病中占的比例也不断增大,目前已达 59％;其次依次是食管内异物(12％)、创伤(9％)、手术损伤(2％)、肿瘤(1％)及其他(2％)。

食管由于没有浆膜层而不同于消化道的其他部位,更易受到损伤。食管的颈段后壁黏膜被覆一层很薄的纤维膜,中段仅被右侧胸膜覆盖,下段被左侧胸膜覆盖,周围没有软组织支持,加上正常胸腔内压力低于大气压,这些是食管易于穿孔的解剖因素。食管腔内检查和治疗引起的食管穿孔多位于食管的 3 个解剖狭窄段,最常见的部位是环咽肌和咽括约肌连接处颈部食管的 Killian's 三角,这个三角由咽括约肌和在颈椎 5、6 水平的环咽肌构成,这一区域的食管后侧没有肌层保护。其他易于发生食管穿孔的部位是食管的远端与胃连接处,还有梗阻病变的近段、食管癌延伸的部位以及进行检查活检或扩张的部位。发生食管穿孔的原因也与患者的体质、年龄以及患者是否合作有关。

医源性食管穿孔常见于食管镜检查、硬化治疗、曲张静脉结扎、球囊扩张、探条扩张及激光治疗。纤维食管镜的使用使因硬质食管镜检查导致的食管穿孔由 0.11% 下降至 0.03%,同期行食管扩张则可使食管穿孔的发生率上升为 0.09%。内镜下硬化剂治疗食管静脉曲张可使食管黏膜坏死性损伤而导致食管穿孔的发生率为 1%～6%,降低硬化剂的浓度和用量可使食管穿孔发生率下降。球囊扩张治疗贲门失弛缓症的食管穿孔发生率为 1%～5%,球囊压力过高、既往有球囊扩张史患者发生率上升。放置胃管、球囊压迫止血、放置食管支架、气管内插管等操作同样可引起食管穿孔。

手术过程中可因直接损伤或在食管周围的操作导致食管穿孔的发生。常见于肺切除术、迷走神经切断术、膈疝修补术、颈椎骨折手术、食管超声及主动脉手术等。

穿透性食管穿孔主要发生在颈部,其发生率和死亡率与合并伤相关。胸部钝性损伤导致的食管穿孔极少见,常见于车祸和 Heimlich 操作手法。异物和腐蚀性物质的摄入所导致的食管穿孔常发生于咽食管入口、主动脉弓、左主支气管及贲门等解剖狭窄处。自发性食管穿孔常见于剧烈呕吐、咳嗽、举重等原因使食管腔内压力突然升高,常发生于膈上升高左侧壁,呈全层纵行破裂,溢出的液体可进入左侧胸腔或腹膜腔。食管癌及转移性肿瘤、Barrett's 溃疡、食管周围感染、免疫缺陷性疾病等均可导致食管穿孔。

食管穿孔后口腔含有的大量细菌随唾液咽下,酸度很强的胃液、胃内容物在胸腔负压的作用下,较易经过穿孔的部位流入纵隔,导致纵隔的感染和消化液的腐蚀,并可穿破纵隔胸膜进入胸腔,引起胸腔内化脓性炎症。重者引起中毒性休克。

二、临床表现

食管穿孔的临床表现与食管穿孔的原因、穿孔部位以及穿孔后到就诊的时间等因素有关。由于食管穿孔的临床表现常与心肌梗死、溃疡穿孔、胰腺炎、主动脉瘤撕裂、自发性气胸、肺炎等胸腹部疾病相混淆,因而临床诊断较困难。常见的临床表现主要有胸痛、呼吸困难、吞咽困难、皮下气肿、上腹部疼痛、发热、心率增快等。

颈部食管穿孔症状较轻,较之胸部和腹部食管穿孔更易于治疗。颈部食管穿孔后污染物经食管后间隙向纵隔的扩散比较慢,而且食管附着的椎前筋膜可以限制污染向侧方扩散。患者诉颈部疼痛、僵直,呕吐带血性的胃内容物和呼吸困难。颈部触诊可发现颈部僵硬和由于皮下气肿产生的捻发音。95% 的患者有影像学检查阳性。

胸部食管穿孔后污染物迅速污染纵隔,胸膜完整的患者,胃内容物进入纵隔形成纵隔气肿和纵隔炎,迅速发展为坏死性炎症。如胸膜破裂,可同时污染胸膜腔。由于胸膜腔为负压,胃液及胃内容物经破口反流到纵隔和胸膜腔,引起胸膜腔的污染和积液,形成纵隔和胸膜腔化脓性炎症。中上段食管穿孔常穿破右侧胸腔;下段食管穿孔则常穿破入左侧胸腔。食管穿孔后引起的这种炎症过程和体液的大量积蓄在临床上表现为一侧剧烈疼痛,同时伴有呼吸时加重。在穿孔部位有明确的吞咽困难,低血容量,体温升高,心率增快。全身感染中毒症状、呼吸困难的程度,根据胸腔污染的严重性、液气胸的量以及是否存在有气道压迫而有轻重不同。体格检查可发现患者有不同程度的中毒症状,不敢用力呼吸,肺底可听到啰音,当屏住呼吸时,可听到随着每次心跳发出的纵隔摩擦音或捻发音。颈根部或前胸壁触及皮下气体,当穿孔破入一侧胸腔胸膜腔时,出现不同程度的液气胸的体征。受累侧胸腔上部叩诊鼓音,下部叩诊为浊音,病侧呼吸音消失。少数病例可发展为伴有气管移位、纵隔受压的张力性气胸,纵隔及胸腔的炎症产生对膈肌的刺激可表现为腹痛、上腹部肌紧张、腹部压痛,应注意与急腹症鉴别。

腹腔食管穿孔较少见,胃的液体进入游离腹腔,引起腹腔污染,临床表现为急性腹膜炎的症状和体征,与胃十二指肠穿孔很相似。有时污染仅局限在后腹膜,使诊断更加困难,由于腹腔段食管与膈肌相邻近,常有上腹部疼痛和胸骨后钝痛并放射到肩部的较典型的特征,患者常诉背部疼痛,不能平卧。和胸腔内穿孔一样,患者早期即可出现心率增快、呼吸困难、发热并迅速出现败血症和休克。

三、诊断

早期迅速诊断可减少食管穿孔死亡率和并发症发生率。50%的患者由于症状不典型导致延误诊断和治疗。对所有行食管内器械操作后出现颈部、胸部或腹部疼痛的患者,均应想到发生食管穿孔的可能性。结合有关病史、症状、体征及必要的辅助检查多可做出及时正确诊断。少数病例早期未能及时诊断,直至后期出现脓胸,甚至在胸穿或胸腔引流液中发现食物方做出诊断。

（一）X线检查

颈部穿孔行侧位 X 线检查可以发现颈椎前筋膜平面含有气体,这一征象早于胸部 X 线和临床症状。胸部食管穿孔时 90% 的患者胸部正侧位 X 片发现纵隔影增宽,纵隔内有气体或气液平、胸腔内气液平,但与摄片时间有关,软组织影和纵隔气肿一般于穿孔后 1 h 左右出现,而胸腔积液和纵隔增宽则需数小时。腹部食管穿孔时可发现膈下游离气体。

（二）食管造影

食管造影仍然是诊断食管穿孔的主要手段。对于怀疑食管穿孔而考虑行食管造影者首选口服泛影葡胺,其阳性率颈部为 50%、胸部为 75%~80%,但一旦吸入肺内,其毒性可引起严重的坏死性肺炎。如泛影葡胺未能发现食管穿孔而临床仍高度怀疑,可使用薄钡进行造影,钡剂造影可显示穿孔瘘口的大小、部位及纵隔的污染程度,阳性率在颈部为 60%,胸部达到 90%。尽管使用造影剂作为常规诊断手段,但仍有 10% 的假阴性,因此当造影阴性时也不能完全除外食管穿孔,可在造影后间隔数小时复查或进行 CT、纤维食管镜检查。

（三）纤维食管镜检查

纤维食管镜的食管穿孔诊断率可达到 100%,尤其对于微小穿孔、黏膜下穿孔的诊断。用纤维食管镜可直接看到食管穿孔的情况,并能提供准确的定位,了解污染的情况。但同时应该注意,当怀疑有微小穿孔时,禁忌通过食管镜注入空气。食管镜的结果也有助于治疗的选择。

（四）CT检查

当今的胸腹部 CT 检查已应用得相当普遍。当临床怀疑有食管损伤而 X 线不能提示确切的诊断依据、食管造影无法进行时,可选择胸部或腹部 CT 检查。CT 影像有以下征象时应考虑食管穿孔的诊断:食管周围的纵隔软组织内有气体;食管壁增厚;充气的食管与一个邻近纵隔或纵隔旁充液的腔相通;在纵隔或胸腔的脓腔紧靠食管;左侧胸腔积液则更进一步提示食管穿孔的可

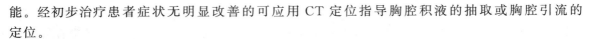

能。经初步治疗患者症状无明显改善的可应用 CT 定位指导胸腔积液的抽取或胸腔引流的定位。

（五）其他检查

食管穿孔患者由于唾液、胃液和大量消化液进入胸腔，在做诊断性胸腔穿刺时，抽得胸腔液体内含有未消化的食物、pH 低于 6.0，并且淀粉酶的含量升高，是一项简单而有诊断意义的方法。在怀疑有食管损伤的病例口服小量亚甲蓝后和可见引流物或胸腔穿刺液中有蓝色，同样有助于诊断。

四、治疗方法

食管穿孔的治疗选择取决于诱发食管穿孔的原因、部位、穿孔的严重程度以及穿孔至接受治疗的间隔时间。除年龄和患者的全身状态外，应同时考虑食管周围组织的损伤程度、伴随的食管病理及损伤。治疗的目标主要是防止来自穿孔的进一步污染，控制感染，恢复消化道的完整性，建立营养支持通道。因此，清除感染和坏死组织，精确地闭合穿孔，消除食管远端的梗阻，充分引流污染部位是治疗成功的关键。同时，必须应用胃肠外营养、抗生素。

（一）手术治疗

手术治疗包括一期缝合、加固缝合、食管切除、单纯引流、T-管引流食管外置和改道。手术方式及手术径路的选择与以下因素有关：损伤的原因；损伤的部位；是否同时存在其他食管疾病；从穿孔到诊断的时间；食管穿孔后污染的程度；炎症蔓延的情况；是否有邻近脏器损伤；患者年龄及全身情况；医院的医疗条件及医师的技术水平等。较小、污染程度轻的颈部至气管隆嵴的穿孔可经颈部切口行单纯的引流。胸部食管中上段穿孔选择右侧进胸切口，下段则选择左侧胸部进胸切口。上腹部正中切口则是治疗腹段食管穿孔的最好选择。

早期食管穿孔多采用一期缝合手术。术中应进一步切开肌层，充分暴露黏膜层的损伤，彻底清除无活力的组织，在良性病变大多数病例黏膜正常，手术时应将穿孔缘修剪成新鲜创缘，大的穿孔应探查纵隔，仔细找到穿孔的边缘，用 2-0 的可吸收缝线，也可以用不吸收的细线，间断缝合修补，同时灌注和引流污染区域。分层闭合黏膜和肌层是手术修复成功的关键。没有适当的暴露和严密的缝合是术后发生瘘、增加死亡率和延长康复时间的主要原因。如果损伤时间较长，组织产生水肿时，可以仅闭合黏膜层，并同时彻底冲洗和清除污染的组织。用较大口径的闭式引流，7～10 d 后行食管造影，如没有造影剂外溢，则可恢复经口进食。食管穿孔时间大于 24 h 或局部污染、炎症反应严重、组织有坏死时，应只做局部引流，不修补穿孔。一期缝合最好是在健康的食管组织，当有远端梗阻时，单纯一期缝合是无效的，必须同时解决梗阻，才能达到成功的修复。

由于一期缝合食管损伤有因组织继续坏死而发生裂开和瘘的可能性，因此有必要采用周围组织移植包垫加固缝合的方法闭合食管穿孔。Grillo 等首先报道胸部食管穿孔一期缝合后采用周围较厚、发生炎症反应的胸膜片进行加固。其他可利用的组织还有网膜、膈肌瓣、背阔肌、菱形肌、心包脂肪垫等。对于颈部食管穿孔，可选择胸骨舌骨肌、胸骨甲状肌、胸锁乳突肌等组织材料。膈肌瓣不易坏死，有一定的张力，弹性较好，再生能力强。取全层 12 cm 长、5～7 cm 宽，基底位于食管处，向上翻起，用于食管下段的修复。缺损的膈肌切口可直接缝合。在使用带蒂的肋间肌瓣时，其基底部在内侧、椎旁沟处，并要有足够的长度。不论用哪种组织修复加固，这种组织最好是用在修复的食管壁之中，而不是简单覆盖于修复上。

对部分有严重的食管坏死、食管病理性梗阻的患者可选择食管切除与重建术。除保持胃肠道的完整性外,食管切除术可消除造成污染的食管穿孔,治疗造成食管穿孔的基础食管病变。Orringer 等建议使用颈部胃食管吻合,该方法使吻合口远离污染处,即使发生吻合口瘘,其治疗较胸腔内吻合更为简单。

因延误诊断造成严重污染和炎症的食管穿孔患者禁忌一期缝合。颈部穿孔可单纯行引流。而胸腹部食管穿孔由于污染物的继续污染使胸腹部感染持续存在,因而不能单纯行引流手术,可行 T 管引流,控制食管胃内容物继续污染胸腹部。

食管外置或旷置的手术方式有多种报道,其基本方法是关闭穿孔、广泛引流污染组织,同时行颈部食管外置造瘘术或胃造瘘减压术。但该方法近年来已很少使用,仅仅适应于营养状况极度不良的患者及无法用常规手术方法治疗的病例或手术失败的病例。

近年来有报道胸腔镜辅助治疗食管穿孔,疗效有待于进一步观察。

食管有梗阻性病变如食管狭窄、贲门失弛缓症或严重的胃肠道反流等病变的食管穿孔必须在手术治疗食管穿孔的同时加以处理。食管狭窄、贲门失弛缓症可采用食管扩张,Moghissi 等报道显示,仅修补穿孔而未同期处理远端梗阻的食管穿孔患者死亡率达 100%,而同时处理食管穿孔和梗阻性病变的死亡率为 29%。胃肠道反流可采用临床常规应用的抗反流手术。食管穿孔合并食管恶性肿瘤患者必须行食管肿瘤切除术,广泛转移者可行食管内支架放置。

（二）保守治疗

食管穿孔患者行保守治疗必须经过严格选择。1965 年,Mengold 等首先报道应用保守治疗成功治愈食管穿孔患者,18 例因腔内损伤且 24 h 内诊断明确的患者经保守治疗仅死亡 1 例。1975 年,Larrieu 报道成功治愈自发性食管穿孔。

经过多年临床经验的积累,Altorjay 等总结食管穿孔接受保守治疗的指征:①器械引起的颈部食管穿孔;②早期诊断小的局限的穿孔;③食管狭窄行食管扩张或硬化剂治疗食管静脉曲张;④食管穿孔延误诊断但临床症状轻微;⑤食管穿孔后食管周围有纤维化形成,能限制纵隔的污染;⑥穿孔引起的污染限于纵隔或纵隔与壁层胸膜之间,没有造影剂溢入附近体腔;⑦穿孔的位置不在肿瘤部位、不在腹腔、不在梗阻的近端;⑧症状轻微,无全身感染迹象。

具体方法如下。①禁食:禁食 48～72 h,如患者临床症状改善,可口服无渣流质;②应用广谱抗生素 7～14 d;③完全胃肠外营养;④经 CT 引导下行穿刺或置管引流纵隔或胸腔积液;⑤食管镜引导下行食管灌洗;⑥胃肠减压:应该有选择性地应用胃肠减压,目前有学者认为放入胃肠减压管使食管下段括约肌不能完全关闭,加重胃反流,导致纵隔污染加重;⑦穿过癌症或非癌症部位在食管腔内置管或置入支架。

五、预后及治疗效果

Clayton 等总结 1990—2003 年文献报道的 726 例食管穿孔患者治疗效果显示食管穿孔患者死亡率为 18%。死亡率与导致食管穿孔的原因、穿孔部位、诊断是否及时、食管的原发病变及治疗方法相关。

病因影响食管穿孔患者的预后。自发性食管穿孔的死亡率为 36%,医源性食管穿孔为 19%,创伤性食管穿孔为 7%。自发性食管穿孔死亡率较高的原因在于临床症状常常与其他疾病相混淆而延误诊断,污染广泛并迅速发展至败血症。医源性食管穿孔多发生于食管腔内操作过程中,易于诊断和治疗。创伤性食管穿孔多发生于颈部,污染较局限,多死于其他脏器的损伤。

食管穿孔部位同样影响患者的转归。颈部食管穿孔患者死亡率为 6％,胸部食管穿孔为 27％,腹部穿孔为 21％。造成差异的原因在于颈部污染物污染区域由于颈部筋膜的限制而局限,而胸部、腹部食管穿孔可造成胸腹部的二次污染,如延误诊断可迅速导致败血症。

尽管目前临床抗菌素应用及临床监护的进步,24 h 后诊断的食管穿孔患者死亡率仍明显高于 24 h 内诊断的患者。White 等报道二者的死亡率分别为 31％和 13％。在一组 390 例食管穿孔患者治疗报道中,死亡率分别为 27％和 14％。

手术方式的选择对食管穿孔患者的死亡率有明显影响。一期缝合和加固缝合的死亡率为 0～31％,平均为 12％。适当的暴露和严密的黏膜缝合、消除食管穿孔远端梗阻是降低死亡率的关键。24 h 后食管穿孔患者是否采取一期缝合或加固缝合目前尚有不同的观点,Wright 等报道一组食管穿孔采用一期缝合或加固缝合的患者中有 46％为 24 h 后诊断明确。因而一期缝合或加固缝合适合没有恶性肿瘤、纵隔无弥漫性坏死、穿孔远端无梗阻患者。食管切除的死亡率为 17％,对于污染严重、合并肿瘤、穿孔远端狭窄患者行食管切除切除是合理的选择。食管外置或旷置患者死亡率为 24％,单纯行引流患者死亡率为 37％,死亡率较高的原因可能与纵隔污染严重、患者全身情况差等因素相关。

在一组 154 例接受保守治疗患者的报道显示,保守治疗患者死亡率为 18％,甚至有报道接受保守治疗患者生存率达 100％。这一结果与严格控制保守治疗指征相关。但有报道约 20％接受保守治疗的患者由于患者病情进展于 24 h 内改为手术治疗。

(郭安朋)

第八节　食管平滑肌瘤

一、流行病学

食管平滑肌瘤是最常见的食管良性肿瘤,占食管良性肿瘤的 60％～80％。上海胸科医院报道的大宗病例统计,食管平滑肌瘤的发病率为 8.43％。本病男性发病多于女性,二者之比约为 2:1。肿瘤可发生于食管的任何部位,国外报道以食管下段最常见,但国内报道多见于食管中段,下段次之,上段最少见。

二、病因学

食管平滑肌瘤的病因还不清楚,而食管平滑肌瘤病并发 X 染色体连锁的 Alport 综合征的病因已有深入的研究。编码 Ⅳ 型胶原 α_5 和 α_6 链的 COL4A5 和 COL4A6 基因 5′ 端缺失与其有关。Heidet 等1998 年发现单发的食管平滑肌瘤也存在编码 Ⅳ 型胶原 α_5 和 α_6 链的 COL4A5 和 COL4A6 基因 5′ 端缺失。这意味着食管平滑肌瘤发生与胶原合成的基因学关联密切。

三、生物学特性

食管平滑肌瘤是源于食管平滑肌组织的良性肿瘤,极少恶变。其生长缓慢,临床症状出现晚或无症状。大多数为单发,少数为多发,也有少数报道病变可呈弥漫性生长,其整个食管壁内充满彼此孤立的肿物。这有别于食管内弥漫且融合生长的平滑肌瘤病,后者少见,是以多个融合的肌瘤样结节为特征的肿瘤样病变。

四、病理学

食管平滑肌瘤 97% 为壁内型,1% 为腔内型,2% 为壁外型。食管平滑肌瘤可分为单发、多发食管平滑肌瘤和食管平滑肌瘤病 3 种,即以单一病灶出现的单发食管平滑肌瘤和以多个病灶出现的多发食管平滑肌瘤。多发食管平滑肌瘤不同于食管平滑肌瘤病,食管平滑肌瘤病是全身性平滑肌瘤病在食管的一种局部表现形式,除食管外其他器官如胃、支气管、尿道等亦有平滑肌瘤的发生。但二者在食管局部的病理行为是一样的。食管平滑肌瘤半数以上发生在下段食管。大约 10% 的几乎围绕整个食管壁,且导致食管梗阻。

食管平滑肌瘤大体标本多呈圆形、椭圆形、哑铃形或腊肠样。直径在 2~5 cm,重量多在 1 kg 以下,有少数巨大肿瘤的报道。典型的食管平滑肌瘤质地较硬,可呈圆形或椭圆形肿瘤,可发生于固有肌层及黏膜肌层,以纵行肌多见,也有的起源于壁内血管肌层及迷走的胚胎组织。食管平滑肌瘤大多表现为食管环形肌内偏向一侧的壁内实性肿瘤,突出于食管腔内,也可呈环形生长包绕食管腔造成狭窄。少数情况下,也可见到肿瘤突出于食管外壁向纵隔膨胀生长,需与纵隔肿瘤相鉴别。位于下段尤其是腹段食管者也可见到剑突下或上腹腔的肿块。肿瘤生长缓慢,其大小可多年不变。由于病变位于食管壁内且有黏膜覆盖,故而很少发生出血,短期内生长加快的报道较少,恶性变罕见,虽然也可见到食管平滑肌瘤恶性变的报道,但目前尚不能断定食管平滑肌肉瘤的发生与平滑肌瘤恶变之间有直接必然的关联。切面呈灰白色或带有黄色,一般可有不明显的包膜,表面光滑。瘤细胞呈旋涡状、栅栏状或束状交织,平滑肌束可呈纵横交错排列,其内混有一定量的纤维组织,也可包含有神经节细胞或神经成分,故而有时需要与神经纤维瘤等疾病相鉴别。细胞核的位置为偏心性。平滑肌瘤可以发生囊性变、钙化或玻璃样变。

近年来,随着免疫组织化学和分子生物学方法及电镜在病理诊断学上的广泛应用,胃肠道间质瘤(gastrointestinal stromal tumors,GISTs)的概念逐渐被临床接受。GISTs 起源于胃肠道肌壁间质的非上皮性及梭形细胞为主要成分的间叶性组织,多发于胃和小肠,发生在食管、结(直)肠的不到 10%。由于食管间质瘤与平滑肌瘤在临床病理学和分子生物学上有许多不同的特点,以往被普通 HE 染色和光镜诊断为“平滑肌瘤”的肿瘤,现在可以细分为平滑肌瘤、间质瘤、神经纤维瘤、雪旺瘤、自主神经瘤等。目前国际上对 GIST 有严格的定义,因此在诊断过程中必须采用免疫组化或其他方法才能准确区分食管间质瘤与其他类型的食管肿瘤。食管间质瘤通常有 CD117 和 CD34 的表达,而食管平滑肌瘤表达波形蛋白和肌动蛋白。

五、临床表现

食管平滑肌瘤可发生于各个年龄段,多见于 30~60 岁患者,小儿少见。

食管平滑肌瘤的临床表现与肿瘤的大小及部位有关。肿瘤直径<2 cm 可无任何自觉症状,肿瘤直径界于 2~5 cm 者也可无自觉症状,常常由于查体时意外发现。临床症状的产生多与肿瘤阻塞管腔或占位效应造成压迫所引起。多见症状可有进食不畅或吞咽困难。但病史往往较长,病情发展缓慢或间歇发生,食管梗阻症状往往并不严重,可与食管癌相鉴别。也有以胸骨后或上腹部疼痛、胀满为主诉者,此类患者往往病史很长,缓慢进展。其他如反酸、嗳气、食欲缺乏等均为一些非特异性主诉,肿瘤较大或邻近其他器官者也可产生相应压迫症状,如咳嗽、气促等。

六、诊断和鉴别诊断

诊断食管平滑肌瘤最常用的检查方法是食管钡剂 X 线检查。典型 X 线征象是在食管造影片上见到充盈缺损,但黏膜保持完整。食管呈现光滑的半月状压迹,轮廓清晰,肿物影与食管壁近端及远端呈现锐角。突入食管腔内的肿瘤表面黏膜皱襞消失,但其对侧的黏膜正常,被称为涂抹征或瀑布征(图 3-13)。一定角度下,肿瘤的轮廓因其表面光滑钡剂缺失所完全显现出来,呈环形征。同时钡剂 X 线检查还可发现一些合并症,如食管憩室或食管裂孔疝等。

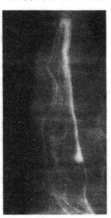

图 3-13　食管平滑肌瘤的钡剂造影
表现为充盈缺损,肿瘤表面黏膜消失,但对侧黏膜正常

内镜下食管平滑肌瘤表现为圆形或椭圆形肿物突向腔内,其表面黏膜完整,有的肿物在黏膜下可活动,但较小的平滑肌瘤也可能被内镜忽略。内镜检查如怀疑食管平滑肌瘤时应避免行黏膜活检,以免对可能进行的手术摘除造成不利影响。

超声内镜(EUS)对于平滑肌瘤的诊断有鉴别意义,可以探及肿物的位置、形态、密度、质地、内部结构、比邻关系等,从而与恶性肿瘤及其他良性肿瘤相鉴别。食管平滑肌瘤回声影像图:肿瘤呈均质低回声,与正常食管肌层相延续,黏膜及黏膜下层光滑完整,边界清楚,与周围组织无粘连,局部淋巴结无肿大(图 3-14)。EUS 即可定位、又能显示病变的范围、形态,特别是能提供肿瘤内部结构和与周邻器官的关系及有无肿大淋巴结等信息。主动脉瘤压迫食管可表现出类似平滑肌瘤的影像,应用 EUS 技术相鉴别。

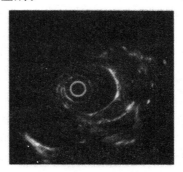

图 3-14　食管平滑肌瘤的超声内镜
表现为黏膜层和外膜完整,肌层有一类圆形低回声肿物,边界清晰

CT 及 MRI 检查可以帮助肿瘤的定位,尤其对于肿瘤的范围、偏向及走行判断有利,这对于外科手术选择、手术入路及手术术式很有帮助(图 3-15)。在复杂病例时行 CT 或 MRI 可以帮助判断肿物的性质及与邻近器官的关系,鉴别良性、恶性病变,以指导手术治疗。

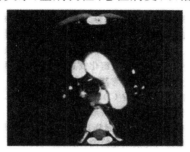

图 3-15 食管平滑肌瘤的 CT 表现

与食管平滑肌瘤相鉴别的疾病主要有:食管恶性肿瘤,如食管癌、食管平滑肌肉瘤以及引起食管外压性改变的疾病,如纵隔肿大淋巴结、纵隔肿瘤、主动脉瘤等(表 3-2)。

表 3-2 食管平滑肌瘤的鉴别诊断

	食管平滑肌瘤	食管恶性肿瘤	邻近外压病变
发病年龄	30~60 岁	40~65 岁	各个年龄段
病史	长	较短	不定
主要症状	吞咽困难或胸骨后不适	进行性吞咽困难、消瘦	除吞咽不适外可有原发病症状:发热、胸痛等
钡剂透视	瘤体表面黏膜无破坏,有典型的涂抹征等	黏膜破坏,食管僵硬,梗阻等	似平滑肌瘤的表现
食管镜检查	黏膜局限性隆起,黏膜光滑	黏膜破坏,可见溃疡、糜烂	似平滑肌瘤的表现
胸部 CT	质均,食管壁内肿瘤,纵隔无肿大淋巴结	食管内占位,可见纵隔肿大淋巴结	可见纵隔内原发病的影像,如肿大淋巴结,纵隔肿瘤等
食管超声	均匀低回声黏膜完整	欠均匀低回声,黏膜破坏,局部淋巴结肿大	主动脉瘤可用多普勒技术鉴别,肿大淋巴结位于食管外

七、治疗

食管平滑肌瘤多采用手术治疗。但手术适应证的选择有所争议。传统观点认为,除直径在 2 cm 以下或身体条件不适宜手术者可以定期观察外,其余均适宜行手术治疗。但鉴于食管平滑肌瘤生长缓慢、发病年龄较食管癌年轻,发生恶性变概率很小,很多患者没有不适主诉,且手术治疗本身所造成的创伤较大,有人提出应慎重选择手术,认为肿瘤直径<5 cm 且无临床症状的患者可以定期观察,有临床症状出现或肿瘤出现增长加快征象时方考虑手术治疗。而有症状的平滑肌瘤无论大小均适宜手术。

手术前应做好充分的检查以明确病变的准确位置。内镜下确定肿瘤距门齿距离可以帮助初步定位。CT 检查有助于判定肿瘤的比邻关系及具体位置,对于手术入路及手术方式的选择均有帮助。术前置胃管可以帮助术中明确肿瘤与管腔间的关系。位于颈段食管的平滑肌瘤可经颈部切口;位于食管上中段者可选择右胸前切口;而位于食管下段者经左侧开胸较多。总之,手术入路应根据情况选择,以方便操作为原则。

除极少数起源于黏膜肌层、突出于管腔且直径较小（＜2 cm）的病变有经内镜切除报道外，食管平滑肌瘤基本都常规采用手术治疗。手术方式的选择可以有平滑肌瘤摘除术、食管部分切除、食管重建术及经胸腔镜平滑肌瘤摘除术。开胸食管平滑肌瘤摘除术是最常被采用的术式。游离出食管后在肿瘤上方切开肌层，钝性分离多可摘除肿瘤。但要注意避免损伤黏膜层。如有损伤应即予以修补。肌层可松松缝合，缺损较大者可以周围组织予以修补。复杂、巨大、与黏膜紧密粘连或环形生长的平滑肌瘤无法行摘除的或黏膜损伤过多无法修补者可行食管部分切除食管重建术。近年经胸腔镜平滑肌瘤摘除屡有报道，该手术对患者损伤小，恢复快，但仅限于一些相对容易处理的病例，尚不能完全替代开胸手术。

八、预后

食管平滑肌瘤预后良好，彻底切除后极少复发。但位于膈肌裂孔处的食管平滑肌瘤术后，偶有反流性食管炎的报道。

（郭安朋）

第九节　贲门失弛缓症

一、概述

贲门失弛缓症（achalasia，AC）是病因不明的原发性食管运动功能障碍性疾病之一，又称贲门痉挛、巨食管症，主要是由于抑制性神经介质与兴奋性神经介质之间的平衡失调，造成的食管下端括约肌（LES）高张力与松弛障碍，导致吞咽时食管体部平滑肌缺乏蠕动或收缩、LES 弛缓不良或无松弛及食管下端括约肌区压力升高。

William 等于 1672 年首先报道本病，为 1 例女性患者，并介绍了该病的治疗方法——食管扩张法。

1821 年，Purton 记载其在尸检中发现了一例食管扩张的患者，贲门部表现为收缩状态，而其试管内充满潴留的食物。

1881 年，Mikulicz 首次以"贲门痉挛"命名该病。

1901 年，Gottstein 提出了以食管贲门黏膜外肌层切开术治疗本病。

德国的医师 Ernest Heller 在 1913 年首先利用切开食管前后壁及贲门肌层治疗本病，即为 Heller 手术或贲门肌层切开术。现在最常用的手术方法 Heller 手术即是由此手术方法为基础演变而来。

1923 年，Zaaijer 在 Heller 手术的基础上进一步改善，只切开食管下段前面肌层的术式，称为改良的 Heller 手术。但在临床上仍习惯称之为 Heller 手术。

1937 年，Lendrum 考虑本病可能是食管下端括约肌功能障碍所致，以希腊语 achalasia 为之命名，意为缺失弛缓。

1967 年，Lelcler 再次对 Heller 手术加以改良，在切开的肌层切口上缝上胃底的胃壁，以防止反流性食管炎。

本病曾被称为贲门痉挛、贲门不张、巨食管症、无蠕动食管以及特发性食管扩张、贲门狭窄症等。后来人们认识到本病患者的贲门并非痉挛而是弛缓障碍、不易张开,主要病理改变与功能障碍发生在食管体部,现在统称为贲门失弛缓症。

在发现贲门失弛缓症的很长一段时间内,临床医师用经胃食管扩张或剖腹贲门成形术进行治疗,后者类似现在的幽门成形术。

目前本病的治疗多以缓解症状为主,主要治疗方法包括:药物治疗、内镜下治疗及外科手术治疗。多年来的临床实践表明改良后的 Heller 手术治疗贲门失弛缓症安全有效,既能解除吞咽困难症状,又能有效阻止反流;术后 85% 以上患者的吞咽困难症状缓解或解除,并发症的发生率和手术死亡率很低,是治疗本病的主要手段。

二、病因、发病机制、病理生理及病理

贲门失弛缓症的病因和病理生理,经过很多作者的实践经验及临床研究,取得了一些成果,但其具体病因还是未能确定。

(一)病因及发病机制

1.神经源性学说

本病目前多数学者认为属于神经源性疾病,而且有临床试验证实该病的发生与精神因素有关。Rake 等在 1927 年通过对 2 例尸检进行分析,首次证明了贲门失弛缓症患者的食管肌肉内 Auerbach 神经丛存在炎症及变性。Higgs 等(1965)的动物试验证实,冷冻刺激或切断双侧胸腔积液平以上的迷走神经,可导致 LES 松弛功能减弱及食管下段蠕动功能降低。Holloway 等(1986)对本病患者的食管下端括约肌胆碱能神经支配完整性的生理学研究过程中发现,其食管下端括约肌的非肾上腺素能神经、非胆碱能神经的抑制作用受到损害,胆碱能神经兴奋的完整性亦遭到损害。Goldblum 等(1996)对本病患者接受食管肌层切开术中的肌层标本进行病理检查时发现食管肌层神经丛、神经纤维或神经节细胞的数量均减少,但病因不明。许多作者的研究都表明食管下端括约肌受胆碱能神经和非肾上腺素、非胆碱能神经两种神经的支配,前者可兴奋食管下端括约肌而后者可抑制食管下端括约肌。这两种神经在贲门失弛缓症时的具体作用未能确定。有人认为该疾病患者食管的胆碱能神经支配有缺陷。

2.神经介质作用

目前很多学者认为氮能神经释放的 NO 和肽能神经释放的 VIP、PHI、NPY、CGRP 等多肽类激素是调节 LES 松弛的主要神经介质,在此做一简述。

(1)有些试验结果显示,在切断下段胸腔积液平以下或单侧迷走神经的情况下并不能影响 LES 的功能。所以,食管下段的功能并不是由迷走神经支配的,而是由食管壁肌间神经丛支配,其神经递质为嘌呤核苷酸和血管活性肠肽(vasoactive intestinal poly peptide,VIP;VIP 为非肾上腺素能神经、非胆碱能神经介质,能使食管下端括约肌松弛)。Aggestrup 等(1983)发现贲门失弛缓症患者所含的 VIP-免疫反应神经纤维数量减少,此结果提示 VIP 在贲门失弛缓症的病理生理中发挥着重要的作用,因为在正常的对照组中并未看到 VIP-免疫反应神经纤维数量减少的现象。Aggestrup 等推测贲门失弛缓症患者的 VIP-免疫反应神经纤维数量减少而引起食管下端括约肌松弛障碍是病因之一。

(2)还有些研究发现胆碱能神经释放的乙酰胆碱是调节 LES 收缩的主要神经介质;而 LES 的松弛主要靠氮能神经释放的 NO 来调节;本病的发生也并不是由于 LES 本身的病变,而是由

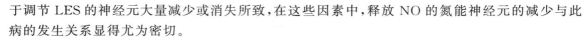

于调节 LES 的神经元大量减少或消失所致,在这些因素中,释放 NO 的氮能神经元的减少与此病的发生关系显得尤为密切。

3.免疫因素

有人发现该病的发生还与某些自身免疫性疾病形成及基因遗传性疾病有关。

Wong 等(1989)在研究中发现有些贲门失弛缓症患者血清中有人类 Ⅱ 级白细胞抗原 DQwl,其阳性率为 83%($P<0.02$)。这项结果提示某些患者的贲门失弛缓症可能为自身免疫性疾病。因为在糖尿病、Sjögren 综合征(Ⅰ型黏多糖病)及 Hashimoto 甲状腺炎等自身免疫性疾病的患者血清中存在与 DQwl 相似的抗原。Verne 等(1997)也报道在 18 例贲门失弛缓症患者中,7 例的血清中存在抗-肠肌层神经元抗体或神经元抗体。Veme 在 1999 年利用 PCR 技术对患有此病的不同人种进行周围血液的 HLA-DR 和 HLA-DQ 分型,发现本病以种族特异性方式与等位基因 HLA 结合。

4.炎症

1999 年 Raymond 等报道了对 16 例贲门失弛缓症患者的活检标本及部分对照组病例的切除标本的食管壁间神经丛进行免疫组化和超微结构研究的结果,提出了炎症是原发性贲门失弛缓症的病因之一。对照组共有 10 例,包括 5 例无食管疾病的尸检食管标本,3 例弥漫性食管痉挛病例,1 例胃食管反流病病例和 1 例食管癌病例。对其切片作免疫染色,观察神经丝 NF70、NF200、S100 蛋白和神经元特异性烯醇酶。对其中有炎症浸润的活检标本用抗体加行免疫染色,观察白细胞共同抗原,CD20、CD43、CD45RO 和 CD68。凡是标本中存在自主神经的,均作电镜检查。结果发现 90% 的贲门失弛缓症病例沿神经束及节细胞周围均有不同程度的炎症反应,所有这些患者均有不同程度的 T 淋巴细胞增生,其自主神经呈现出纤维丢失及退行性病变。而对照组的神经丛却均正常,没有炎症浸润征象。作者据此认为贲门失弛缓症的自主神经损伤源于炎症。

(二)病理生理

有关贲门失弛缓症的研究结果从不同侧面讨论其病理生理,因其病理生理比较复杂,目前尚有较多问题尚未解决,有待更进一步的研究与探讨。

Dolley 等(1983)和 Eckardt(1989)发现有些贲门失弛缓症患者的胃酸分泌与胰多肽的释放减少,与食物在胃肠道内通过的时间延长有关。因此,他们考虑其原发灶为中枢性迷走神经受累。Qualman 等(1984)注意到贲门失弛缓症患者的食管肌层的神经节细胞减少并有 Lewy 体(Lewy bodies)。Lewy 体存在于 Parkinson 病患者的脑干中,是 Parkinson 的特征性组织病理学表现之一。在贲门失弛缓症患者的食管肌层和脑干中也发现了 Lewy 体,说明其迷走神经中枢部位与局部食管肌层神经丛均受累并有异常改变。

Wood 和 Hagen(2002)认为贲门失弛缓症的病理生理方面存在的一个重要问题是原发灶的定位问题至今未能解决。换言之,贲门失弛缓症的原发灶位于食管肌层神经丛抑或位于迷走神经背核而伴有继发性迷走神经纤维和食管肌层神经丛退行性变的问题尚未解决。

另有一部分作者认为贲门失弛缓症主要是食管肌层的一种炎性过程,在炎症基础上导致继发性食管基层神经节细胞与迷走神经的破坏,其食管下端括约肌区肌层神经丛一般都有炎症表现。

Landres 等(1978)和 Tottrup 等(1989)在严重的贲门失弛缓症患者的食管肌层 Auerbach 神经丛(肠神经丛)中看到嗜酸性细胞浸润,认为这些炎症细胞可能与本病的发病有关。Tottrup

等对接受了食管肌层切开术的贲门失弛缓症患者食管肌层组织标本用免疫组织化学测定其嗜酸性细胞阳离子蛋白(ECP)时呈阳性反应。ECP属于嗜酸性细胞的细胞毒素蛋白和神经毒素蛋白,可能会导致患者食管Auerbach神经丛的神经节细胞减少。在食管Chagas病(南美洲锥虫病)患者的食管肌层中也能看到嗜酸性细胞浸润的现象,因此有的作者认为食管肌层中的嗜酸性细胞在清除这种锥虫方面有重要意义,原因是食管Chagas病能够损害食管神经丛的神经节细胞。除此之外,Fredens等(1989)报道继发于远端胃癌的贲门失弛缓症患者有严重的食管迷走神经受损现象,病理检查证实其食管下端括约肌有嗜酸性细胞浸润。Fredens等认为胃癌继发贲门失弛缓症属于副癌综合征,其贲门失弛缓症乃是食管肌层内嗜酸性细胞浸润迷走神经所致。

（三）病理

贲门失弛缓症的基本病理改变为食管的肠肌丛的神经节细胞和迷走神经性核细胞的变性、退化和数量减少,以及单核白细胞浸润和纤维化。近年来的研究倾向于认为本病的发生源于LES肌间神经丛抑制性神经元的减少。其大体病理改变:①食管壁肥厚;②食管显著或严重扩张;③食管迂曲延长,正常走行方向发生异常改变或者变形。

本病病理改变最突出的区域一般位于食管狭窄与扩张交界处。其术中所见大体病理改变包括:①贲门口的大小及外观均未见明显异常,也没有"痉挛"现象;②贲门上方2～5 cm的食管下段管壁萎缩、变薄,管腔直径减小,一般为1～1.5 cm,且此段管壁色泽苍白;③该段病变食管与其周围组织结构并无粘连征象,也没有炎症的征象;④触摸时,可感觉到受累食管壁质地较柔软,无纤维化征象;⑤查看食管裂孔并无明显异常;⑥狭窄段上方的食管管壁增厚、扩张,呈漏斗状。食管扩张的程度随病程的长短而有所不同。在病程早期,食管呈梭形;后期呈烧瓶形;在病程晚期,食管因扩张、延长、迂曲而呈S形。据有些报道显示:极个别患者病程达十几年甚至二三十年,其食管呈现出极度扩张,而呈囊袋状,且该段食管管壁也有纤维化改变。

三、临床表现

贲门失弛缓症在我国并不少见,不是罕见病。本病在国外临床上比较少见,在国外的发病率为(0.03～1.1)/10万,该病可发于任何年龄阶段,其中以20～40岁的青壮年多见。有时甚至见于儿童及1岁以内的婴儿。男、女性的发病率无明显差异。而关于本病有无遗传性方面,各方面的报道显示差异性较大,意见不一;综合多数报道显示本病在欧洲和南美国家相对较为多见,发病率为1/10万。

贲门失弛缓症患者主要临床症状及其并发症有吞咽困难、食管反流、疼痛、误吸等。严重者可出现消瘦。

（一）吞咽困难

吞咽困难是贲门失弛缓症患者最为突出和最为常见的初发临床表现。据文献报道,本病吞咽困难症状起初为无痛性,吞咽动作无异常,进食时间延长,发生率可达80%～95%,尤其是当患者情绪剧烈波动及进食冷饮食物时,这一症状显得更为突出。因此,有些作者考虑精神障碍与本病的发生有一定关系,有些患者连吞咽唾液都感到困难。

在发病早期,吞咽困难呈现出轻度间断性,而且没有规律性或节律性。有的患者呈突发性吞咽困难,多为情绪激动、进过冷或辛辣等刺激性食物所诱发,患者顿时感觉无法咽下饮食而且一时不能缓解。但亦有少数患者起初只有胸骨后饱胀感,逐渐发展为吞咽困难。到发病后期,吞咽困难症状逐渐变为持续性。进食固体食物及流质食物均难以下咽,但有些患者有咽下流质饮食比咽下固体食物更为困难的感觉。使用抗胆碱能制剂在本病发病早期能暂时缓解吞咽困难症状。

Henderson 等人在 1972 年将此病按患者的食管直径分为 3 期。Ⅰ期(轻度):食管直径小于 4 cm;Ⅱ期(中度):食管直径在 4～6 cm;Ⅲ期(重度):食管直径大于 6 cm。

本病与食管的器质性病变引起的食管狭窄所导致的吞咽困难症状有一定的差别,食管器质性病变引起的吞咽困难常为进行性,无缓解情况,临床上应注意区别。

(二)疼痛

贲门失弛缓症的病程一般呈现出一个无痛性、进行性的过程。但不排除有些患者在发病早期或者病程后期有间断性偶发胸痛,大部分患者有明显的体重减轻现象。本病的疼痛性质不一,可为针刺痛、灼痛、闷痛或锥痛。疼痛部位多在胸骨后、剑突下、右胸部、胸背部、左季肋部或上腹部。疼痛的机制目前仍然不是很清楚。有些作者认为该病早期的疼痛可能与食管平滑肌痉挛或者食管下端括约肌压力显著升高有关,病程晚期则可能是食物滞留性食管炎所致,而随着吞咽困难的加重,梗阻部位以上的食管进一步扩张,反而可以使得疼痛有所减轻。疼痛的发作没有规律性及节律性。疼痛的发生与饮食没有明显的相关性。

(三)呕吐及食物反流

呕吐及食物反流也是贲门失弛缓症患者常见的症状。85％的患者有进食后呕吐或食物反流现象,反流物一般混有大量黏液及唾液,但不会有胃内容物的特点,因为进食的食物潴留在食管而没有进入胃内。食物反流与患者的体位有一定的关系,食物反流在夜间显得更为多见,大约1/3 的患者发生在夜间,表现为夜间阵发性咳嗽或气管误吸,易造成反复肺部感染、肺脓肿或支气管扩张症等肺部并发症,个别患者甚至可以因为突发的大量食物反流引起误吸而导致窒息。

食管反流的内容物通常为未经消化的隔夜食物或几天之前所吃的食物,可闻及腐败臭味,混有多量黏液与唾液。因患者的食管下端括约肌处于非弛缓性高压状态,所以其反流的内容物多是在食管中存留的腐败变质食物,而非胃内容物。如果在贲门失弛缓症的基础上并发食管炎或食管溃疡,反流出的内容物可见血液,个别患者发生大呕血。

(四)消瘦及其他症状

消瘦或体重减轻是吞咽困难长期影响患者的正常进食及丢失水分所致。贲门失弛缓症患者病程长者还可有营养不良、贫血或维生素缺乏症的临床表现,在病程后期尚可出现食管炎症所致的出血,但因此而导致恶病质的病例极为罕见。贲门失弛缓症后期病例,可因潴留大量食物受累的食管高度扩张迂曲而压迫周围器官而出现相应的症状:如果病变食管压迫上腔静脉,患者可有上腔静脉综合征(SVC 综合征)的临床表现;如果病变食管压迫气管,患者可出现呼吸困难、发绀、哮喘或者咳嗽等症状与体征;如果进展至晚期,形成巨大囊袋,压迫到喉返神经,患者还会出现声音嘶哑。

四、诊断方法

贲门失弛缓症的诊断主要根据病史结合临床表现特征,如吞咽困难、疼痛、食物反流及其他症状;辅助检查主要依靠 X 线、内镜、食管动力学检查及放射性核素检查等。其中食管 X 线检查和内镜检查在本病的诊断中应用最多。

X 线检查在本病的诊断及鉴别诊断中应用最多。

（一）上消化道 X 线钡餐造影检查

上消化道 X 线钡餐造影检查是临床上诊断贲门失弛缓症最为常见并具有诊断意义的检查方法。

早期贲门失弛缓症的患者因为 LES 失弛缓并不是很严重，X 线表现为食管下端括约肌间断性开放。有少量钡剂由食管腔内逐渐缓慢流入胃腔内，有时钡剂完全滞留在食管括约肌区上方的食管腔内，长时间不能排空到胃内；但食管扩张并不是很明显。

后期贲门失弛缓症患者随着食管的逐渐扩张，导致其 X 线钡餐图像表现与近端正常的食管阴影形成鲜明对比，其典型的表现为食管下端或中下段呈程度不等的扩张、迂曲与延长，食管的正常蠕动波明显减弱或者消失。虽然上消化道 X 线钡餐造影检查对本病的诊断很有价值，但是部分表面光滑的贲门癌患者的上消化道 X 线钡餐造影也可出现与之类似的现象，应注意鉴别。

本病的上消化道 X 线钡餐造影表现特点：①食管扩张，边缘清晰，密度中等；②扩大的阴影经常会变化；③有些可以见到液平面；④斜位片上可见食管扩张影像；⑤吞钡可见食管充盈，管腔扩大，黏膜皱襞紊乱；⑥贲门部狭窄如萝卜根状、鸟嘴状或漏斗状。

（二）胸部 X 线平片

贲门失弛缓症患者在病程早期胸部 X 线平片检查一般没有明显异常。随着食管的扩张，当病程发展到后期及晚期阶段时，在 X 线胸部后前位片上可见纵隔右缘膨出或纵隔阴影增宽，该阴影即为扩张的食管，因有食物潴留，形成纵隔阴影增宽的影像，可能会误诊为纵隔肿瘤、肺门阴影增大或肺大疱等。在胸部侧位片上，当扩张的食管腔内有大量食物及液体潴留时可见明显的气液平面。由于食管梗阻，大部分患者的胃泡往往消失不见。当高度扩张的食管压迫气管时，在 X 线胸部侧位片上可有气管前移的征象。

（三）食管镜检查

贲门失弛缓症患者行食管镜检查的主要目的是为了排除恶性肿瘤。因为单凭上消化道 X 线钡餐造影检查所显示的 X 线表现有时很难与发生于食管-胃结合部的恶性肿瘤、高位胃癌相鉴别。该项检查尚可与食管良性肿瘤、食管良性狭窄、食管裂孔疝等疾病相鉴别。

在贲门失弛缓症患者病程早期阶段，内镜检查多无异常表现，有的患者因食管下端括约肌区张力较高，内镜通过时可有阻力感；但大部分患者检查时内镜可无明显阻力地通过食管-胃结合部。随着病程的进展食管-胃结合部可能会有变形、成角及迂曲，但该部位的食管上皮及贲门区的黏膜在内镜下一般无任何病变。

在贲门失弛缓症患者病程晚期阶段，因其内容物长期无法排空而引起食管扩张，食管壁无张力，贲门口关闭等现象，导致内镜很难通过，但少数患者可出现内镜无明显阻力地通过狭窄口。内镜下可见食管管腔宽畅，黏膜水肿、增厚，并伴有不同程度的炎症改变及分泌物。由于长时间的食物刺激，可导致狭窄处形成黏膜糜烂、浅溃疡及出血等症状。

在内镜下于病变处取活检行病理检查，即可明确该病诊断及与其他疾病相鉴别。

（四）食管测压及超声诊断

食管测压近年来被视为诊断贲门失弛缓症的"金标准"，因其对本病的诊断具有高度的特异性和敏感性，其特征性表现：①食管远端中下部蠕动减弱或消失，而出现低幅同步收缩波；②食管体部常见同时性等压压力波出现；③患者食管下段括约肌静息压比正常人高出 $2\sim3$ 倍，可达 $5.3\sim8.0$ kPa（$40\sim60$ mmHg）。使用 24 h 床旁食管运动功能测定有利于该病不同类型之间的鉴别。

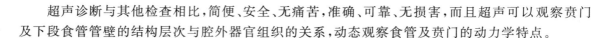

超声诊断与其他检查相比,简便、安全、无痛苦,准确、可靠、无损害,而且超声可以观察贲门及下段食管管壁的结构层次与腔外器官组织的关系,动态观察食管及贲门的动力学特点。

五、鉴别诊断

贲门失弛缓症主要需与下述几种疾病相鉴别,如食管癌、贲门癌、反流性食管炎、食管神经官能症、弥漫性食管痉挛、食管锥虫病等。

（一）食管癌、贲门癌

贲门失弛缓症与食管癌及贲门癌的鉴别最为重要,在一般情况下鉴别并不困难,但是有些癌症患者的狭窄段黏膜较为光滑规则,可使之与本病的鉴别变得困难。

（二）弥漫性食管痉挛

该病属于原发性食管肌肉紊乱疾病,其病因不明,可因进食过冷或过热食物引起,胸痛是本病患者最具特征性的症状之一,多见于中老年人,在我国比较少见。病变累及食管中下 2/3 部分,食管、胃连接部运动功能正常,食管测压显示上 1/3 蠕动正常,X 线钡餐可见此段呈节段性痉挛收缩,其食管-胃吻合部舒缩功能正常,无食管扩张现象。

（三）反流性食管炎

胃灼热和反酸是反流性食管炎患者最常见的症状,胃灼热症状常由胸骨下段向上延伸。贲门失弛缓症患者虽然也会出现反流现象,但其反流物的酸度常较低,相比之下,反流性食管炎患者的反流物酸度接近胃液酸度。依据 X 线钡餐即可将两病相鉴别。

（四）食管神经官能症

食管神经官能症又称为癔症,患者会有喉部持续或间断的无痛性团块或异物感,但是却并没有进食哽咽感。X 线检查无明显异常表现。

总之,在临床工作中遇到疑似贲门失弛缓症患者时,要考虑到其鉴别诊断问题,特别是要注意与食管下段癌、贲门癌及高位胃癌引起的假性贲门失弛缓症的鉴别诊断,防止误诊误治。

六、治疗

贲门失弛缓症的治疗目的在于降低食管下端括约肌的张力和解除梗阻,改善食管的排空障碍,解除患者的吞咽困难症状,恢复正常饮食与全身营养状况。因病因及发病机制至今仍未确定,目前本病的治疗多以缓解症状为主,主要的治疗方法包括:药物治疗、内镜下治疗及外科手术治疗。

（一）非手术治疗

贲门失弛缓症患者的非手术治疗主要用于发病初期或不考虑手术治疗的老年患者和不适合手术治疗的患者。可供选择的主要治疗手段有以下几种。

1.一般治疗

早期轻症患者可通过斜坡卧位休息、少量多餐、避免过快进食、仔细咀嚼后下咽、避免进食过冷和刺激性食物等方法改善症状。

2.内科药物治疗

（1）肉毒杆菌毒素（Botox）注射:肉毒杆菌毒素是一种强力的类细菌毒剂,它能够选择性地作用于胆碱能神经元,在突触前神经末梢处抑制乙酰胆碱的释放。因此通过食管镜下注射肉毒杆菌毒素,可以阻断贲门括约肌的神经肌肉接头处突触乙酰胆碱的释放,进而使括约肌松弛,以缓解症状。内镜下注射治疗从 1995 年开始应用于临床,凭其操作简单,安全有效,创伤及不良反应小,越来越得到广泛的应用。应用时,每次注射本品 100 U,分别于贲门上 0.5 cm,3、6、9、12 点方向四个位点分别注射本品 20 U,剩余量分两点注射至贲门部,并于 1 个月后重复。由于本治疗方案不能长期控制症状,一年后有效率仅为53%～54%,故一年后应每隔 6～12 个月重复注射。本方案优先应用于无法外科手术或球囊扩张治疗的贲门失弛缓症患者,或经外科手术或球囊扩张后复发以及正准备外科手术的术前贲门失弛缓症患者。

(2)硝酸酯类药物:硝酸酯类药物通过活化鸟苷酸环化酶,增加平滑肌环鸟苷酸 cGMP 的生成,鸟苷酸和硝酸相互作用活化的蛋白激酶改变了平滑肌的磷酸化进程,结果肌球蛋白的轻链去磷酸化,抑制了平滑肌的正常收缩,使 LES 松弛,达到治疗贲门失弛缓症的目的。餐前 15～45 分钟舌下含服 5～20 mg 硝酸异山梨酯可以解除痉挛,还可以预防食管痉挛引起的胸痛。Gelfond 等在 1982 年对应用硝酸异山梨酯治疗本病进行了相关的报道。

(3)钙离子拮抗剂等:有些学者发现,钙离子拮抗剂主要通过选择性阻滞 Ca^{2+} 经细胞膜上的电压依赖性 Ca^{2+} 通道进入细胞内,减少胞质 Ca^{2+} 浓度,进而产生负性肌力作用,引起 LES 的松弛。钙离子拮抗剂硝苯地平及维拉帕米可以降低患者的 LES 静息压,起到缓解症状的作用。但有部分学者报道用此药后症状虽有缓解,但放射性核素检查结果显示患者的食管排空并无明显改变。虽然口服药物在理论上能够显著降低 LES 压力,使 LES 松弛,但是调查表明其治疗贲门失弛缓症在临床上应用的疗效甚小,只有个别的患者能得到初期改善;另外,这些药物引起的不良反应众多,如低血压、头痛、下肢水肿等。因此现口服药物治疗贲门失弛缓症只应用于早期轻度患者或者拒绝其他治疗方法的患者。

3.内镜下食管扩张疗法

扩张治疗的历史可以追溯到 1674 年 William 等用鲸骨做的"扩张器",其原理是通过外力强行过度扩张,将 LES 肌纤维延伸拉长,造成部分平滑肌松弛或断裂而失去张力,从而降低食管下端括约肌静息压(lower esophageal sphincter pressure,LESP),改善食管下端括约肌松弛力,达到治疗目的。目前常用气囊、水囊或探条扩张,使食管与胃的连接处括约肌得以松弛。该方法操作简单,有效率较高,对患者的损伤小、痛苦少,并且可以反复扩张。

(1)内镜下气囊扩张治疗:它是治疗贲门失弛缓症的一线疗法,强行用外力扩张失弛缓的括约肌,使其部分肌纤维断裂,疗效确切,有效率可达 60%～85%。目前最常用的有经内镜通道气囊(TTC 气囊)、穿过内镜气囊(TTS 气囊)及经过导线气囊(OTW 气囊)3 种。该技术的优点为微创,无 X 线辐射,操作简单,单次扩张费用低,近期疗效确切,不需手术,易被多数医患接受,同时内镜直视下可随时观察扩张过程中食管贲门黏膜有无撕裂及出血,必要时可施行内镜下止血处理,减少了扩张相关性并发症的发生。气囊扩张的关键是扩张器直径的选择(成人选用直径 35 mm,儿童及有 Heller 肌切开术者选用 30 mm)与正确的操作方法(气囊正好位于痉挛的 LES 部位,压力为 100～150 kPa,持续 3～5 min,放气 2～3 min,再次充气,共 2～3 次),其疗效国外报道为 60%～85%,国内达到 95% 以上。但瘢痕体质的患者相对禁忌。气囊扩张疗法近期疗效确切,对其远期疗效,Eckardt 等研究发现年龄是影响扩张治疗远期效果的一个因素,小于 40 岁的患者对单次扩张的应答较差,随访 5 年其有效率仅有 16%,而大于 40 岁的患者 5 年有效率可达 58%。其原因可能为:青年患者贲门括约肌的弹性更好,组织修复能力也比老年患者更强。该疗法常见并发症有食管局部黏膜的擦伤、撕裂、渗血,胸痛,食管血肿及吸入性肺炎等,严重时可发生上消化道大出血、穿孔。食管穿孔发生率为 1%～3%,并且和内镜医师技术熟练度有关。

内镜医师通过熟练技术,谨慎操作可以预防上述严重并发症的发生。一旦发生穿孔等严重并发症必须早期诊断,早期处理。

(2)内镜下金属支架置入治疗:该方法通过放置支架,扩张食管贲门狭窄段,使食物能够顺利通过,并造成贲门肌层慢性撕裂,从而达到治疗目的。其机制是放置到位的特制记忆合金支架,随患者体温逐步上升到36℃,在此过程中支架逐步扩张,整个支架扩张达预定直径时,需12~24 h;由于支架是缓慢扩张至预定直径,所以食管贲门区肌撕裂较为规则,疗效较好。支架置入治疗可分为永久性和暂时性2种。De Palma等最早使用可扩张金属内支架,对贲门失弛缓症进行治疗,国内程英升等最早应用永久性贲门支架成形术治疗患者,该手段短期疗效好,但后期会发生严重频繁的胃食管反流和肉芽组织增生导致食管狭窄等,因此,永久性金属支架扩张不适合贲门失弛缓症。暂时性贲门支架是由永久性支架改良而成。特制可回收防反流食管支架是近年研制的一种新型支架。Z形双被膜支架无金属骨架的裸露,不易与食管组织粘连,便于回收,另外支架末端安置有防反流瓣膜,能防止治疗期间的胃食管反流症状。可见,利用特制可回收防反流食管支架治疗贲门失弛缓症具有很高的探讨价值。郑荣浩等用可回收全覆膜抗反流食管支架治疗24例贲门失弛缓症,随访观察3~36个月,结果所有患者支架置入一次成功,16.67%的患者治疗期间发生支架移位,治疗后随访期间患者吞咽困难都明显缓解,未出现严重不良反应和并发症。可见可回收抗反流支架治疗贲门失弛缓症具有操作简便、并发症少、回收方便、疗效好的优点,但治疗价格高,且目前支架在体内最佳放置时间及其长期疗效相关研究较少,其远期疗效有待进一步观察。

(3)内镜下微波治疗:该方法利用微波的作用破坏部分LES,使之松弛达到治疗目的。操作时选齿状线近端1.5~2.0 cm为治疗区,选取3、6、9和12点位为治疗点。切开食管下括约肌的长度与深度不可过量。Lantis等采用内镜下微波治疗25例贲门失弛缓症患者,总有效率达100%,一次治愈率为88%。由于微波治疗同时具有凝固止血作用,所以术中及术后均未发生出血。理论上微波治疗存在穿孔的并发症,但由于微波治疗贲门失弛缓症临床应用例数较少,目前尚未见严重并发症的报道,且其确切疗效尚有待研究。

(二)手术治疗

外科手术治疗在技术上更为可靠,疗效优于食管扩张疗法,是治疗贲门失弛缓症的首选方法,也是常规治疗手段。

为贲门失弛缓症患者施行食管贲门肌层切开术,可以有效地解除食管下端括约肌区的功能性梗阻和吞咽困难,但不破坏食管下端括约肌防止胃-食管反流的正常机制。手术可以选择经胸、经腹途径完成,也可以选择腹腔镜或电视辅助胸腔镜完成。无论选择何种手术途径,手术技术操作原则都相同,即纵行切开食管下段和贲门部的肌层(纵行肌和环行肌)避免损伤食管黏膜,必要时施行同期抗反流术。

1.手术适应证

(1)进行过正规的内科药物治疗无效的病例。

(2)经反复食管扩张治疗后患者的临床症状不见缓解,或出现并发症者。

(3)患者症状较重和出现大量食物滞留者。

(4)小儿和儿童病例因食管下端伸展延长,食管扩张治疗存在很大风险者。

(5)贲门部有溃疡或有瘢痕形成者。

(6)并发膈肌裂孔疝或膈上膨出型憩室者。

（7）疑有食管或贲门癌变者。

有些早期贲门失弛缓症的患者不应急于进行手术治疗。手术风险较大的老年患者若能缓解吞咽困难并能保持较为满意的全身营养状况，不应强调外科手术治疗，在手术前要慎重考虑手术的利弊。

2.开放性手术操作

胸外科治疗贲门失弛缓症多采用改良的 Heller 食管肌层切开术（包括食管下端括约肌的切开）加部分抗反流术。具体手术操作方法如下。

（1）患者取右侧卧位，行左胸后外侧切口，经第 7 或第 8 肋间进胸。

（2）切断左侧下肺韧带，将左下肺向胸腔上方牵拉，充分暴露纵隔胸膜下部与食管下三角区。

（3）在食管下三角区沿食管下段走行方向纵行剪开纵隔胸膜，显露食管下段并触摸管腔内的胃管；钝性游离出食管下段，游离要充分，认清位于其前后壁的迷走神经，不能损伤。

（4）将膈食管膜沿食管下段分离一周后经食管裂孔进入腹腔。用手指分离法适当扩大食管裂孔，显露食管-胃结合部；在麻醉师的协助下经胃管吸除胃内容物，使胃得以减压。

（5）经食管裂孔将贲门与胃底上提到左胸腔内；按手术需要酌情处理几支胃短血管以增加胃底部的显露与游离；切除食管-胃结合部的脂肪垫。

（6）在食管下段行食管肌层切开术：用左手示指、中指和拇指握食管下端，再次触摸并确定胃管在食管腔内的位置及其在食管腔内的活动度，了解食管壁的厚度与食管腔的位置，以免在切开食管肌层时误伤食管黏膜；在食管下段前壁中 1/3 左、右迷走神经之间先缝合两针，做一牵引线，在两针中间做一纵行切口切断食管肌层（纵行肌与环行肌）直达食管黏膜下层。肌层切开时，用肠钳钳夹胃底部，从胃管内适当注入气体使食管下段贲门处稍隆起，以利于肌层的切开。若使用电刀切开，应将电刀适当调至小功率，以免切破黏膜。

（7）准确辨明食管肌层切口与食管黏膜层之间的解剖间隙及层次，逐渐扩大（延长）食管肌层切口：向食管近端延长 6～8 cm 达左下肺静脉平面，向下延长到食管-胃结合部下方 1～2 cm。

（8）切开食管肌层后，从食管黏膜表面向食管下段内、外两侧逐步游离切开的食管肌层，游离的范围应大于食管周径的 50%，使食管黏膜在肌层切口之间自然膨胀出。在切开、游离食管肌层的过程中要注意避免损伤食管黏膜，尤其在切开食管-胃结合部的肌层时更要小心仔细，因为此处的黏膜更容易损伤。如食管黏膜被损伤，要用小圆针细丝线或 5-0 可吸收缝线予以缝合修补，同时用胃管充气试验证实修补是否完全。膨出的食管黏膜不需要用其他组织覆盖，有的作者则用膈肌瓣、胃壁或大网膜进行覆盖。

（9）用胃底折叠术重建贲门：切开腹膜后，切开肝三角韧带将左肝叶拉向内侧，横行切开食管-胃接合部上面的腹膜。伸延切口，在左侧切断胃膈韧带和它与胃脾韧带的结合部分，在右侧打开大网膜囊后，分开胃肝韧带的上部。所遇到的胃左动脉、胃短动脉和膈动脉的各个分支要牢固结扎，以免出血。向上推开腹膜、结缔组织和膈食管膜，游离 4～6 cm 下段食管，小心避免损伤迷走神经。用食管布带套过食管胃贲门部，向下牵拉。将胃底后壁由左向右方向，在下段食管后拉过，到达右侧时，此后壁只包裹住食管而非近段胃。第一针缝线穿过胃底前壁，食管下段的肌层和黏膜下层及胃底后壁。将此缝线拉紧，松紧度以缝合部分能通过拇指或示指。为稳定此胃底包裹，再用 2～3 根缝线，将其下缝固于胃前壁。

（10）合并有食管膈上憩室的病例，在切开食管肌层之前要首先切除憩室；仔细游离憩室颈部，用 TLH30 机械订合器沿食管纵轴将其订合后切除，憩室顶部订合线近侧切缘用食管肌层覆盖、间断缝合固定后再将食管下段顺纵轴旋转90°～180°并行肌层切开术。

（11）将食管下段恢复到原食管床。切开的纵隔胸膜一般不需要缝合。左胸腔安装闭式引流管并接水封瓶。常规方法关胸。

3.胸腔镜下贲门失弛缓症的治疗

（1）麻醉：采用双腔管气管插管静脉复合麻醉。

（2）体位及切口：右侧卧位。术者站在患者背侧，一般行3个切口。第1切口于左腋后线第10肋间，第2切口位于第7肋间腋前线与锁骨中线之间，第3切口位于第7肋间腋中线，各长为1 cm。

（3）手术操作。①术者站在患者背侧，先从第1切口放入胸腔镜，探查胸腔，探查完毕后从第2切口放入胸腔镜，第1切口与第3切口为操作孔，分别置入内镜弯钳及电钩；②切断下肺韧带，打开纵隔胸膜，将肺向上牵拉，然后游离食管并用一硅胶管绕过食管并轻轻提起，将整个食管下段暴露在胸腔镜监视器中央，注意保护迷走神经；③轻轻上提食管，可使食管-胃接合部的一小段被拉入胸腔内，在食管下段前壁中1/3左、右迷走神经之间做一纵行切口切断食管肌层（纵行肌与环行肌），内镜弯钳提起食管纵行肌层，电钩顺肌纤维方向将肌层向外勾起，顺行切开，直达食管黏膜下层，准确辨明食管肌层切口与食管黏膜层之间的解剖间隙及层次，将直钳和电钩直接放入肌层和黏膜之间，上下游离，逐渐扩大（延长）食管肌层切口：向食管近端延长6～8 cm达左下肺静脉平面，向下延长到食管-胃结合部下方1～2 cm，切开食管肌层后，从食管黏膜表面向食管下段左右两侧逐步游离切开的食管肌层，游离的范围应大于食管周径的50%，使食管黏膜在肌层切口之间自然膨胀出，断开的肌层自然分开2～3 cm以上，避免重新粘连；④手术完成后，用胸腔镜检查食管黏膜是否有损伤，温盐水冲洗，浸泡食管下段，将胃管拉至食管中段，注入气体，观察是否有漏气，亦可向胃管内注入亚甲蓝，观察是否渗出，如食管黏膜被损伤，可用4-0 Prolene线予以缝合修补，同时再次胃管充气试验证实修补是否完全，膨出的食管黏膜不需要用其他组织覆盖。完成上述操作，将食管放回纵隔内，使食管-胃接合部恢复到正常的腹内位置。止血满意后，放入胸腔引流管1根。

（4）术后处理：手术后恢复一般都比较顺利。术后第1天就可以拔除胸腔引管，进流食，一般患者在手术后4～5 d可以出院。

（三）术后并发症及其处理

改良的Heller食管肌层切开术的手术并发症有下列几种。

1.食管黏膜穿孔

此并发症多因术中电凝止血或切开食管下段括约肌时不小心致使黏膜破损所致，也可因术后剧烈呕吐造成。术后持续胃肠减压可以起到一定的预防作用，疑有该症时应当严密观察并及时确诊，24 h以内可以开胸或开腹修补。若在术后24 h以后发现，除继续胸腔闭式引流之外，进行积极的内科保守治疗，挽救患者的生命。

2.吞咽困难

出现该并发症的原因有以下几种：①肌层切开不完全；②肌层切开后黏膜剥离不足周径的1/2，胃底悬吊不当影响贲门张开。出现此种情况时可以反复进行定期的食管扩张术，缓解症状。

3.反流性食管炎

反流性食管炎属于术后长期并发症，与食管下端括约肌的解剖性断裂与薄弱有关。可出现反酸,胃灼热感,胸骨后、上腹部或者剑突下疼痛。系抗反流失败或未行抗反流手术造成。

4.食管裂孔疝

食管裂孔疝系术中损伤食管裂孔致使食管裂孔过大所致。

5.巨食管

虽然贲门失弛缓症患者经手术治疗可以解除食管下段的梗阻,但是有些存在严重食管扩张的患者食管体已失去正常的动力学功能,无蠕动及排空功能,导致术后食管仍然扩张。如果症状严重,且患者体质允许,可考虑进一步手术治疗。

（四）疗效

贲门失弛缓症的疗效及评定主要根据术后患者症状的变化结合上消化道 X 线钡餐、食管镜检查。综合全国各地医院的报道,手术疗效大多数还是肯定的,患者术后一般都可以顺利进食,体重较前增加,反流症状消失;也有部分患者进食过急或精神紧张时仍有吞咽困难,但是平时无反流症状;但有少部分患者术后仍有进食后胸闷、胃灼热感,极少数患者出现术后症状复旧,并逐渐加重。口服药物多作用轻微,作用时间短暂,仅应用于早期轻度的贲门失弛缓症患者或者拒绝其他治疗方法的患者。内镜下 Botox 注射操作简便,并发症少,近期疗效肯定,但远期容易复发,需重复注射,目前优先应用于无法外科手术或球囊扩张治疗,经外科手术或球囊扩张治疗后复发的贲门失弛缓症患者。内镜下气囊扩张是性价比最高的贲门失弛缓症一线疗法,其操作简便,疗效优于内镜下 Botox 注射,费用相对外科手术低,但存在食管穿孔的风险。近年来腔镜技术的发展使得腔镜下 Heller 肌切开术成为最有效的贲门失弛缓症治疗措施,减少了传统开放式 Heller术的手术风险,国外荟萃分析更表明腹腔镜下 Heller 术联合抗反流措施是当前治疗贲门失弛缓症的最佳选择,与各种内镜治疗相比其疗效更持久有效,与其他外科手术疗法相比术后症状复发率相似或更低。因此,我们认为在不考虑患者经济基础的情况下,其为首选治疗方法。其他如内镜下探条扩张、内镜下微波治疗临床应用病例较少,另外,内镜下食管支架置入治疗近年来也被逐渐广泛应用,其操作简便、并发症少、回收方便、费用介于气囊扩张和外科手术治疗之间,近期疗效优,其中远期疗效具有很强的探讨价值。不同治疗方法的联合可能起到协同治疗效果,但是对其疗效和联合治疗可能存在的风险需作进一步的评估。

（郭安朋）

第十节　纵　隔　肿　瘤

一、纵隔解剖

左右侧胸膜腔内侧面的中间部分,其间有被结缔组织连接在一起而相邻的脏器和器官,此间无胸膜和其他筋膜包裹,称为纵隔。纵隔内包含有许多重要器官,如心包、心脏、大血管、气管、食管、胸导管、胸腺、神经以及周边的结缔组织。一般将纵隔分为 5 个部分。以胸骨角与第 4 胸椎体下缘的水平连线为界,将纵隔分为上纵隔和下纵隔,上纵隔又以气管为界,分为气管前区的前上纵隔和气管后区的后上纵隔。下纵隔以心脏为界,分为心脏前缘的前下纵隔,心脏后缘的后下纵隔和心脏本身所占据的中纵隔。纵隔的划分是为了试图简化判断纵隔肿物的起源。在前上纵隔自上而下，最常见的病变依次为胸骨后甲状腺和胸腺的肿瘤，气管周围恶性肿瘤，多为淋巴源性肿瘤，良性肿瘤可有气管旁囊肿、淋巴结核、结节病，较少见的有嗜铬细胞瘤、生殖细胞瘤和错构瘤、脂肪瘤、纤维瘤等。在前下纵隔多为畸胎瘤或畸胎囊肿，下中纵隔即心包及其周围多为心包囊肿。整个后纵隔多在脊柱旁，主要是神经源性肿瘤，当然，食管旁可有食管旁囊肿。但是纵隔肿瘤并不严格按区生长，有些大肿瘤可占据几个分区甚至整个一侧胸腔，上纵隔肿瘤可以一侧为主跨越后两个分区，故在确定肿瘤性质时，要结合临床多加考虑。

二、病史采集

（一）症状

纵隔肿瘤多无明显症状，其症状有无和严重程度多取决于肿瘤的大小和恶性程度。一般来说，恶性者症状出现较早，而且进行性加重，其主要症状由肿瘤压迫、向邻近器官侵袭、自身分泌和化学物质引起。

1.一般症状

胸闷、胸痛、心悸、气短是各种纵隔肿瘤最常见的症状。如果疼痛剧烈，患者难以忍受者，多为恶性肿瘤。主要是由肿瘤压迫心脏、肺脏和刺激胸膜的神经所引起。如肿瘤压迫或侵犯食管可引起吞咽困难等症状。

2.呼吸系统症状

肿瘤压迫或侵犯肺、支气管，常引起刺激性干咳、气短，严重时发生呼吸困难。肿瘤溃破会产生肺不张和肺内感染，如畸胎瘤破入肺组织可以咯血，咳出毛发、牙齿、皮脂样物质。

3.神经系统症状

发生于神经源性肿瘤，主要由于侵及臂丛神经引起臂痛、上肢麻木等；侵及肋间神经引起胸痛等；侵及交感神经引起眼睑下垂、瞳孔缩小、眼球内陷等；侵及喉返神经引起声音嘶哑等；侵及膈神经引起呃逆、膈肌麻痹等。神经源性肿瘤可以呈哑铃状，肿瘤可以通过椎间孔侵及脊髓引起截瘫等。

4.上腔静脉梗阻症状

上腔静脉梗阻症状主要由淋巴瘤、霍奇金病引起。多为上腔静脉受压引起面部、颈部水肿等，也可由癌栓栓塞所致。

5.特殊症状

此类症状与肿瘤性质密切相关，如胸腺肿瘤可以出现重症肌无力、贫血等；甲状腺肿瘤可以出现甲状腺功能亢进；部分神经节细胞瘤和神经母细胞瘤可有腹泻、腹胀、高血压和面色潮红等；嗜铬细胞瘤可有高血压等，围术期应特别注意。

（二）家族史

是否有此类疾病的家族史。

（三）既往史

是否有肌无力等与纵隔肿瘤相关的病史。

（四）手术史

既往手术病史，尤其是胸部手术病史。

（五）过敏史

是否有药物过敏史。

（六）传染病史

有无传染性疾病史及与传染病患者接触史。

三、体格检查

注意患者生命体征：体温、血压、呼吸状态、脉搏以及肢体活动情况、胸廓形态、气管位置、呼吸动度、触觉语颤、肺部呼吸音。查看有无肿瘤压迫症状或者侵及相关脏器或神经引起相关症状出现，并注意有些纵隔肿瘤可因内分泌功能或释放其他化学物质伴发全身症状。例如，胸腺瘤伴有重症肌无力的表现；纵隔类癌产生异位促肾上腺皮质激素，引起库欣综合征；纵隔甲状腺肿引起甲状腺功能亢进症；嗜铬细胞瘤引起高血压；纵隔甲状旁腺瘤产生过多的甲状旁腺素，引起高钙血症等。此外，要注意患者自身相关基础疾病引起的症状，如心脏病、糖尿病等。

四、辅助检查

完善检查时，必须基于详尽的病史采集与分析，才能在完善基础检查后决定相关的特殊检查。

（一）一般检查

1.化验检查

血常规、尿常规、肝功能、肾功能、血糖、血清离子、肝炎病毒、凝血五项、HIV、TPPA、RPR。

2.物理检查

肺功能、心电图、肝胆胰脾超声。

（二）特殊检查

1.化验检查

相关肿瘤标志物以及相关激素水平，如胆碱酯酶、儿茶酚胺等。

2.物理检查

胸部 CT、骨扫描、纤维支气管镜检查，必要时行相关部位磁共振、纵隔镜和活组织检查。

（1）X 线检查：是诊断纵隔肿瘤最常用并且最为重要的手段。大部分无症状患者是在进行 X 线检查时发现的。由于大部分纵隔肿瘤有特定的好发部位以及较典型的影像特点，因此常规的胸部摄片往往能初步确定纵隔病变。CT 常能明确肿瘤与周边的毗邻关系，有无完整包膜、是否有钙化或者骨性病灶以及肿瘤与附近重要脏器或组织结构的相互关系，为判断肿瘤的性质及手术切除的可能性提供了参考。另外，磁共振对可能侵及脊髓的纵隔病变有较高的诊断价值。

（2）超声检查：主要用于了解肿瘤为囊性或实质性。

（3）纵隔镜检查或经胸壁穿刺活组织检查：适用于不能进行手术治疗的恶性肿瘤，目的是确定病理诊断进而制订非手术治疗方案。

（4）颈部或者锁骨上淋巴结活检：适用于同时发现颈部或者锁骨上淋巴结异常肿大，为了明确纵隔肿物性质，进而决定进一步治疗方案。

（5）放射性核素扫描：可协助诊断胸骨后甲状腺肿。

诊断性放疗（小剂量 10～30 Gy）能否在短期内使肿瘤缩小，有助于鉴别对放射性敏感的肿瘤，如恶性淋巴瘤等。

3.其他

患者基础疾病应完善的其他相关化验与检查。

五、鉴别诊断

（一）纵隔型肺癌

有些中央型肺癌由于阴影靠近纵隔面，有时易误诊为纵隔肿物，必要时可完善纤维支气管镜检查。

（二）纵隔淋巴结结核

纵隔淋巴结结核主要见于儿童，肿块阴影可呈分叶状或结节形，肺内可以存在结核病灶，可以有肺门淋巴结肿大，患者结核菌素试验呈阳性有助于鉴别。成人也可以有长圆形、表面光滑的结核块影，经抗结核治疗后能完全吸收。

（三）胸椎结核并椎旁脓肿

胸椎结核并椎旁脓肿很容易与后纵隔神经源性肿瘤相混淆，增强 CT 以及 MRI 有助于鉴别。

六、治疗

纵隔肿瘤诊断一经成立，如患者无明显手术禁忌，应积极行手术治疗。虽然大部分纵隔肿瘤为良性病变，但由于手术前难以确定，加之部分病例有恶变可能；另外部分囊性肿瘤有破裂、感染或囊内突然出血可能，而且肿瘤增大可能会压迫纵隔内重要脏器和组织，因此纵隔肿瘤首选手术治疗。对于手术不能彻底切除的恶性肿瘤和神经源性肿瘤，术后可进行放疗和化学药物治疗。对于临床上确定的淋巴源性肿瘤除非肿瘤表现为孤立性单个肿块的病例可行放化疗治疗外，应转入血液科行进一步治疗。

七、常见纵隔肿瘤介绍

常见的纵隔肿瘤及囊肿有以下数种。

（一）神经源性肿瘤

神经源性肿瘤为纵隔肿瘤中最常见的一种。据国内外多组报道，病例占 25%~50%，常发生于肋间神经或脊神经根部。因此，绝大多数位于后纵隔脊柱旁沟内。在组织学上，根据组织起源通常将神经源性肿瘤分为 3 类：①起源于神经鞘细胞的，如神经鞘瘤、神经纤维瘤，恶性神经鞘瘤。②起源于神经细胞的，如神经节瘤、神经节母细胞瘤及神经母细胞瘤。③起源于副神经节细胞的，如副神经节细胞瘤。大多数神经鞘细胞瘤，包括神经鞘瘤、神经纤维瘤，起源于高度分化成熟的施万（Schwann）细胞，通常为良性肿瘤。这些肿瘤呈圆形，有完整包膜。术中所见肿瘤包膜均与周围组织器官外膜附着不牢。约有 10% 的纵隔神经源性肿瘤，往往延伸至椎间孔，以致有部分肿瘤生长在椎管内，这种所谓哑铃状肿瘤大约有 2/3 的病例起源于神经鞘。对有神经症状及椎孔扩大的病例，术前应行脊髓造影。对于典型的良性神经鞘瘤，手术切除多无困难，但哑铃状神经鞘瘤手术需胸外科与神经外科医师共同完成。

在纵隔良性肿瘤中，约有 30% 最终发生恶性变。在恶性肿瘤中，主要为神经纤维肉瘤及神经母细胞瘤。凡有包膜的良性纵隔肿瘤，术中均能较彻底切除。

一般良性神经源性肿瘤多无临床症状，只是在查体时偶然发现，少数病例自觉有胸痛、胸闷及气短，诊断主要靠 X 线检查。

（二）皮样囊肿与畸胎瘤

按国内外统计,在纵隔肿瘤中,皮样囊肿及畸胎类肿瘤仅次于神经源性肿瘤,居第二位。皮样囊肿常以外胚层为主,囊内含有皮脂腺、毛发及胆固醇结晶;畸胎瘤则来自各胚层,除皮脂腺、毛发外,骨、软骨及牙齿,易由 X 线检查显出,常位于前下纵隔,主要症状为胸骨后闷胀、胸痛及气短。此类肿瘤一般均为良性,但有 40% 最后发生恶性变。

实质性的畸胎瘤,常是恶性的,呈圆形或卵圆形,此与轮廓光滑的皮样囊肿完全相反。个别畸胎瘤呈分叶状,阴影密度一般均匀,术前 X 线检查有骨、牙齿于肿瘤之内,诊断即可明确。治疗主要是手术摘除。

（三）胸内甲状腺

胸内甲状腺瘤的来源有二:①胚胎时期在纵隔内遗存的甲状腺组织以后发展成为胸内甲状腺瘤;②原为颈甲状腺瘤,以后下坠入胸骨后间隙,一般多见于前上纵隔,亦可见于中、后纵隔。

胸内甲状腺肿瘤的症状:①气管受压症状,如刺激性咳嗽、呼吸困难等,此种现象在患者于仰卧位时表现明显;②胸内闷胀感或胸背部疼痛;③少数病例有甲状腺功能亢进症状。

诊断的主要根据:①部分患者颈部曾有肿块出现历史;②由于肿块存在,而致气管移位;③在透视下可见肿块随吞咽动作上下移动(据统计,此类肿瘤有 40% 可变为恶性);④应用放射性碘检查,伴纵隔扫描有助于确定胸内甲状腺肿瘤的诊断。

X 线检查可见上纵隔有圆形或呈分叶状致密阴影,向胸内一侧或双侧突出。

胸内甲状腺肿瘤的治疗:一般多采用手术摘除,如肿瘤位置靠上且肿块体积不大,行颈部切口摘除;如肿块下降进入胸腔,可行胸部前外侧切口摘除;如肿块较大且位置较深,以后外侧切口进胸较好或行正中切口显露更佳。手术时应特别注意喉返神经损伤。

（四）胸腺瘤

胸腺瘤是最常见的前纵隔肿瘤,少数病例位于后纵隔或胸内其他部位。其发生率在纵隔肿瘤中居第三位。按组织学结构,胸腺瘤可分为 3 种类型:①含淋巴细胞 80% 以上为淋巴细胞型胸腺瘤;②含梭形上皮细胞 80% 以上为上皮细胞型胸腺瘤;③混合型即淋巴上皮型。胸腺瘤绝大多数为良性,常见于成年人,临床上常无症状,只是在常规胸部 X 线检查时偶然发现。患者有时有胸闷、胸痛、咳嗽及气短。如系恶性则症状明显且生长较快,手术切除后常易复发。据文献报道,胸腺瘤可伴发免疫缺陷状态和再生障碍性贫血,且与重症肌无力有极不寻常的关系。1939 年,Blalocle 等首次报道 1 例重症肌无力患者在胸腺切除术后症状改善。后经许多学者研究,确定了这两种疾病之间的关系。胸腺瘤患者重症肌无力发生率约为 20%,重症肌无力患者只有 15% 有胸腺瘤。胸腺瘤患者发生重症肌无力,其 5 年生存率下降;而重症肌无力伴有胸腺瘤患者比没有胸腺瘤的重症肌无力患者缓解率低。

X 线检查:可见前上纵隔内块影,在斜位照片上显示更为清楚,分别为类圆形块状影或舌形影。其特点是均有向上延伸的条索影伸向胸膜顶部,术中常证实其与粘连牵拉有关。

与大多数纵隔肿瘤一样,胸腺瘤首选的治疗手段是早期手术切除肿瘤,良性者效果满意,恶性者应尽量行彻底切除,且术后给予放疗。甚至在出现胸膜转移或者其他局部侵犯体征时,亦应争取彻底切除。

关于手术切口的选择,应依其肿瘤的大小与部位而定,原则是要充分显露。肿瘤不大,且伸向一侧者,可行前外侧开胸切口;对瘤体较大,且位于中后纵隔,应行单侧后外侧开胸切口;肿瘤位于胸骨后,并突向两侧胸腔,则可采用胸骨正中切口。此种纵劈胸骨的切口,一方面可对前纵隔进行全面探查,另一方面又能彻底清除自胸廓入口至膈肌之间的全部胸腺和前上纵隔脂肪组织。

根据手术所见及手术标本组织学检查,一般把胸腺瘤分为三期。①非浸润期:包膜完整,虽肿瘤已侵犯包膜,但未穿透包膜;②浸润期:肿瘤已穿透包膜,侵犯纵隔脂肪组织;③扩展期:肿瘤侵犯周围器官或胸内已有转移。文献报道,Ⅰ、Ⅱ期患者复发率较低,约占4%,而Ⅲ期患者手术病死率高达27%,且复发率高达38%,术后5年生存率约占40%。

（五）支气管及食管囊肿

支气管囊肿和肠源性囊肿形成是由于支气管和食管均发源于前胸,在胚胎发育过程中,如有部分胚芽细胞脱落至纵隔内即成囊肿。

1.支气管囊肿

支气管囊肿常见于气管分叉或主支气管附近,位于前纵隔,向一侧胸腔突出,囊肿内膜为假复层纤毛柱状上皮,外层有平滑肌及软骨,囊内含黏液。如无并发症,一般无症状。小儿有时可产生呼吸道、食管压迫症状。如囊肿破入支气管,可继发感染。

（1）X线检查:囊肿呈现圆形或椭圆形阴影,轮廓光滑,密度均匀一致,与气管或支气管不易分离,吞咽时可见块影随气管上下移动,囊肿可被气管或支气管挤压成扁平状。如果囊肿与支气管相通,囊内可出现液平。

（2）治疗:手术切除。

2.食管囊肿

食管囊肿是与食管壁相连的囊肿,其病理特点有二:①囊肿内层黏膜多为胃黏膜,且具有分泌胃酸功能;部分为肠黏膜,而食管黏膜少见;胃酸可引起囊壁溃疡、穿孔、呕血,如侵蚀支气管可引起咯血、肺部感染和呼吸困难等症状。②囊肿外壁由平滑肌组成,多数病例囊肿肌层与食管肌层融合在一起,但囊肿与食管之间不相通。

（1）X线检查:可见后纵隔与食管相连密切的阴影,吞咽时可见上下移动,阴影密度均匀,轮廓清楚,可突向食管腔内。

（2）治疗:需用后外侧开胸切口手术切除,但必须注意避免损伤食管。

（六）心包囊肿

心包囊肿是发生于心包附近的囊肿,其最常见部位为右侧心膈角处,但亦有发生于较高位置,甚至延伸至上纵隔者。一般认为,起源于原始心包发育不全、心包腔不能融合或胚胎胸膜异常。皱襞是由胚胎时组成心包的芽孢遗留下来的组织所形成的,常附着于心包外壁,为良性病变,极少引起压迫症状。

心包囊肿的特点:①壁薄,几乎透明;②囊内有液体,有的则与心包相交通;③囊壁内为一层内皮细胞组织。患者很少有症状,常为X线检查时偶然发现于膈角靠前处或附近有一圆形或椭圆形阴影,密度淡而均匀,边缘锐利,阴影与心包不易分开。由于与其他纵隔肿块区分困难,故应行开胸手术切除。

（七）纵隔淋巴类肿瘤

1.淋巴水囊肿

囊肿水瘤或淋巴管瘤是较少见的起源于淋巴管的良性肿瘤。这种淋巴瘤由巨大的、扩张的囊性淋巴腔隙所构成,腔内表面有上皮被覆,常含有无色透明液体。

儿童纵隔囊性水瘤通常是颈部病变的延伸。而单纯的纵隔囊性水瘤多见于成人。最常发生的部位是上纵隔,其次为前纵隔,只有不到10%的淋巴水囊肿发生于后纵隔。

治疗:①大多数以颈部低领状切口切除,如肿瘤巨大,可延长切口加胸骨正中切开;②颈部及纵隔囊性水瘤应以颈-胸骨正中联合切口切除;③根据具体情况,并可行颈部及单侧前外侧切口切除。虽切除后很少复发,但颈部病变切除不彻底则常会复发。

2.淋巴瘤

胸腔内任何类型的淋巴瘤,均可发生于中纵隔或后纵隔,但前纵隔是胸内淋巴瘤最好发的部位,其次肺实质和胸膜也可发生淋巴瘤。淋巴瘤是4岁以上儿童最常见的恶性肿瘤。在一组纵隔肿瘤病例中,淋巴瘤是最常见的儿童纵隔肿瘤,占所有前纵隔肿瘤的75%以上。

(1)临床表现:主要为发热、呼吸困难、乏力、胸腔积液以及气管和上腔静脉常有受压征象。

(2)X线检查:可见前纵隔有一大的圆形肿块或显示双侧肺门对称性呈分叶状阴影。生长快,常有远位转移,此种情况淋巴肉瘤或霍奇金病可能性较大。

(3)诊断:目前诊断纵隔淋巴瘤最主要的方法是颈部或锁骨上凹淋巴结活检,一般均能获得诊断;如病变仅局限于纵隔,可行开胸或纵隔镜活检。

(4)治疗:除胸腺霍奇金病外,手术切除并不能提高生存率。放疗及化疗仍是治疗淋巴瘤的最主要方法。

(八)其他较少见的纵隔肿瘤

其他较少见的纵隔肿瘤有血管瘤、脂肪瘤、纤维瘤及软骨瘤等。

(郭安朋)

第四章

泌尿外科疾病

第一节　肾　脏　损　伤

一、病因与分类

(一)闭合性损伤

造成肾脏闭合性损伤的外力因素可以是直接外力,也可以是间接外力。直接外力引起的闭合性损伤往往是钝性外力直接撞击腹部、腰部或背部造成的肾实质损伤。由交通事故、体育活动撞击或暴力冲突等产生的外力挤压肾脏,并导致肾脏与脊柱、肋骨相撞引起肾实质损伤或裂伤。

间接外力引起的闭合性损伤主要是指身体剧烈运动或体位变化导致的肾实质损伤。机动车突然减速、高处坠落等可以诱发瞬间的肾脏过度活动,进而导致肾实质裂伤、肾血管内膜撕脱或肾盂输尿管连接部断裂等。由于轻微外力引起肾损伤的患者往往提示其肾脏可能存在某种先天性或病理性改变,如肾盂输尿管连接部狭窄导致的肾积水、肾肿瘤等。

(二)开放性损伤

开放性肾脏损伤主要以刀刺伤、枪击伤多见。刀刺伤引起的肾损伤往往为肾脏贯通伤,严重时可以同时穿透肾实质、集合系统及肾血管。此外,肾损伤的程度与刀具或匕首的长短、粗细、刺入部位和深度密切相关。枪击伤引起的肾脏贯通伤通常伴有延迟性出血、尿外渗、感染及脓肿形成等表现。这是由于子弹穿过肾脏可产生放射性或爆炸性能量,其气流冲击作用使软组织呈洞状损坏,其组织破坏程度与发射子弹的速度相关,并易出现延迟性组织坏死。

(三)医源性损伤

医源性损伤是指在疾病诊断或治疗过程中发生的肾损伤。如体外冲击波碎石、肾盂输尿管镜、经皮肾镜以及腹腔镜检查或治疗时造成的损伤。常见的医源性肾损伤是肾血管损伤引起的大量出血、肾实质损伤引起的肾周血肿、肾裂伤以及肾脏集合系统损伤引起的尿外渗等。

(四)自发性肾破裂

自发性肾破裂是指在无明显外伤情况下突然发生的肾实质、集合系统或肾血管的损伤,临床较罕见。自发性肾破裂的发生往往由肾脏本身病变所致,如巨大肾错构瘤或肾癌、肾动脉瘤、肾积水以及肾囊肿等疾病引起。

二、发病机制

肾损伤的发生机制和肾损伤的分类密切相关。

对于闭合性肾损伤的患者来讲,直接外力和间接外力引起损伤的机制也有所不同。直接外力引起的闭合性肾损伤是由于肾脏局部承受的压力突然增加导致肾脏移位并撞击邻近骨骼,或肾被膜破裂而产生。间接外力引起的闭合性肾损伤主要是由于肾脏随呼吸正常活动的范围突然加大导致肾脏过度活动而产生。

显而易见,开放性肾损伤的发生就是肾脏直接受到外界创伤的结果。一般认为贯通性肾损伤约80%同时合并多处脏器的损伤。肾损伤的发生机制也与是否发生泌尿系以外的脏器损伤相关,腹部贯通伤涉及肾脏的占6%～17%。文献报道贯通性肾损伤合并胸腔或腹腔脏器损伤的比例高达85%～95%。而贯通性肾损伤的发生与体表受伤的部位相关。当刀刺进入部位在腋前线或腋后线时,肾损伤同时合并其他脏器损伤的仅占12%。

肾蒂血管损伤的发生主要见于开放性肾损伤的患者,但是也有20%左右闭合性肾损伤的患者可以表现为肾血管损伤。国内外的文献报道显示在肾蒂血管损伤的患者中,肾动脉、肾静脉均损伤者占47%,肾静脉损伤者占34%,而肾动脉损伤者仅占19%。

三、诊断

在肾损伤的诊断中最主要的一项内容就是创伤或外伤史的了解,同时配合全面的体格检查和各种辅助检查对患者进行全面的评估,获得明确的诊断。

(一)创伤史

创伤史的了解应该首先考虑患者的受伤程度和病情的危急状况,尽可能在较短的时间内了解外伤或创伤现场的情况,有无体表创伤的发生,体表创伤的部位、深度和利器的种类。无论损伤是来自钝器直接暴力或刀刺贯通伤,根据体表解剖特点,如果受伤部位是从后背、侧腰部、上腹部或下胸部,均可能导致肾损伤。贯通伤的利器或子弹类型等也是询问并记录的重要内容,这不仅可评估损伤程度,也有助于考虑对失去血供组织清创术的范围。如因机动车交通事故所致,需了解机动车车速、伤者是司机、乘客或是行人。高处坠落伤应了解坠落高度及坠落现场地面情况。无论是机动车或高处坠落突然减速致伤,虽然未出现血尿也不能忽略有肾损伤的可能,必须进一步检查以明确有无肾损伤和是否需要外科治疗。

(二)临床表现

患者受到各种创伤后的临床表现非常复杂,同时临床表现会随时发生变化,因此在了解创伤史的同时应该掌握其临床表现的特征,达到不延误治疗时机的目的。

1.休克

患者受到各种创伤后发生的休克分为创伤性休克和失血性休克。创伤性休克是由于创伤后腹腔神经丛受到创伤引起的强烈刺激,导致血管张力下降和心排血量下降。出现暂时性血压下降所致,一般情况下经输液治疗后可以获得恢复。而失血性休克是因为肾损伤伴随的大量出血和血容量的减少导致血压下降,需要及时输血补充患者的血容量,并同时采用各种方法止血,迅速达到救治目的。

2.血尿

尽管血尿被认为是肾损伤最常见,也是最重要的临床表现,但是我们不能忽略的是有5%～

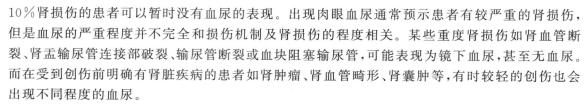

10％肾损伤的患者可以暂时没有血尿的表现。出现肉眼血尿通常预示患者有较严重的肾损伤，但是血尿的严重程度并不完全和损伤机制及肾损伤的程度相关。某些重度肾损伤如肾血管断裂、肾盂输尿管连接部破裂、输尿管断裂或血块阻塞输尿管，可能表现为镜下血尿，甚至无血尿。而在受到创伤前明确有肾脏疾病的患者如肾肿瘤、肾血管畸形、肾囊肿等，有时较轻的创伤也会出现不同程度的血尿。

3.疼痛

疼痛往往是患者受到外伤之后的第一个症状。一般情况下，疼痛部位和程度与受创伤的部位和程度是一致的。疼痛症状可以由肾被膜下出血导致的张力增加引起，表现为腹部或伤侧腰部的剧烈胀痛等。输尿管血块梗阻引起的疼痛常表现为钝痛。血块在输尿管内移动可导致痉挛，出现肾绞痛症状。肾损伤后出现的肾周血肿和尿外渗通常伴随明显的进行性的局部胀痛，在部分患者可以触及腰部或侧腹部肿块。

如果肾损伤引起的出血仅局限于腹膜后，疼痛症状以腰肌紧张、僵直以及较剧烈的疼痛为主。如果腹膜后血肿或尿液刺激腹膜或后腹膜破裂，血肿进入腹膜腔就会出现明显的腹痛和腹膜刺激征。同时合并腹腔脏器损伤的患者也会表现为明显的腹膜刺激征，但是应该注意的是出现腹膜刺激征并非一定有腹腔脏器损伤。在我国一项250例肾损伤中有腰痛症状者占96％，有腹膜刺激者占30％，而合并有腹腔脏器损伤者仅占8.8％。

4.多脏器损伤

肾损伤合并其他脏器损伤的发生率和创伤部位与创伤程度有关。与肾损伤同时出现的合并伤主要涉及与肾相邻的脏器如肝、脾、胰腺、胸腔、腔静脉、主动脉、胃肠道、骨骼及神经系统等。有合并伤的肾损伤患者其临床表现更为复杂。合并腹腔内脏器损伤者主要表现为急腹症及腹胀等症状；合并胸腔脏器损伤者多表现为呼吸循环系统症状；合并大血管损伤的患者可以表现为失血性休克；合并不同部位骨折及神经系统损伤的患者也会出现相应的临床表现。国内近期多篇报道肾损伤合并其他脏器损伤占14％～41％，而国外报道明显高于国内，闭合性损伤合并其他脏器损伤者占44％～100％。贯通性肾损伤合并腹腔胸腔脏器损伤者占80％～95％，其中枪伤全部合并其他脏器损伤。

（三）体格检查

对所有创伤患者首先应该积极监测各项生命体征的变化。定时监测患者的血压、脉搏、呼吸及意识等。如果患者的收缩压＜12.0 kPa（90 mmHg）应该考虑有发生休克的可能。在进行全面体格检查时，注意观察创伤的部位和创伤程度。如果受伤部位在下胸部、上腹部、腰部并伴随有血尿等症状时，应考虑有肾损伤的可能。腰部或腹部触及肿块表明有严重肾损伤和腹膜后出血的可能。对于体表或体内有利器残留的患者，应该观察利器扎入体内的深度，是否伴随有出血或尿液样体液的流出，以及利器是否随呼吸移动等特征。

因肾损伤同时合并腹部脏器损伤发生率高达80％，临床检查时要除外是否合并腹部脏器损伤。对于已经明确有腹部脏器损伤的患者，应该注意有无同时发生肾损伤的可能。

（四）尿液检查与分析

对于疑有肾损伤的患者应尽早获取尿液标本进行检测，判断有无血尿的发生。血尿的判断分为肉眼血尿和镜下血尿两种，出现肉眼血尿的患者同时还应该通过血尿的状况，如有无血块等初步判断出血量的多少以及是否需要留置尿管进行膀胱冲洗等。尿液标本收取过程中应该特别注意收集伤后第一次尿液进行检测，因为有些伤者在受伤后第一次排尿为血尿，而之后的几次排尿由于输尿管血块堵塞的原因出现暂时性血尿消失的现象。

（五）影像学检查

影像学检查包括腹部平片、静脉尿路造影、计算机断层扫描（CT）、肾动脉造影、超声检查、磁共振成像（MRI）及逆行造影等各种类型检查手段。

1.B超

由于B超检查的普及以及快捷方便的特点，对于怀疑有肾损伤，尤其是闭合性损伤的患者应该尽早进行B超检查。必要时可以反复进行B超检查进行动态对比，目的就是对肾损伤获得早期诊断。由于方便可靠的特点，在肾损伤的影像学检查中B超检查被认为是首选检查手段。

B超检查可以判断肾脏体积或大小的变化，有无严重肾实质损伤的存在，肾血管的血流是否正常等，同时也能够对肾脏有无积水、肿瘤占位等病变作出判断。对造影剂过敏、不能接受X线检查的患者（如妊娠妇女）及有群体伤员时可以作为一种筛查性手段。

2.腹部平片与静脉尿路造影

腹部平片应包括双肾区、双侧输尿管及膀胱区。在获得腹部平片后应该首先观察骨骼系统有无异常、伤侧膈肌是否增高等泌尿系之外的变化，及时判断有无多脏器损伤的可能。对于开放性肾损伤的患者，通过腹部平片还可以了解体内有无金属利器，断裂刀具以及子弹或碎弹片的残留。

静脉尿路造影通常采用大剂量造影剂快速静脉推入后连续观察的手段。当静脉尿路造影显示患肾不显影表明功能严重受损，可能为肾损伤严重或肾动脉栓塞，而肾动脉栓塞的可能性约占50%。

3.CT

CT对肾周血肿及尿外渗范围的判断能力均优于静脉尿路造影。采用增强扫描可观察肾实质缺损部位、程度，辨别有无肾动脉或分支的损伤和栓塞。采用螺旋CT可更清晰地显示复杂肾损伤的生理解剖学图像。CT应包括全腹及盆腔，必要时口服对比剂或灌肠以排除胃肠道的破裂，达到了解腹膜内脏器有无合并伤的目的，为重度肾损伤患者是否能采用非手术治疗提供更多信息，避免过多开放手术导致肾切除的风险，尤其是孤立肾及双肾损伤患者。

CT平扫对创伤部位、深度、肾血管损伤，有无尿外渗及肾功能的判断效果差，常需增强扫描补充。临床经验认为无论是闭合性还是贯通性损伤常常以CT作为首选，避免过多地搬动患者，并能为医师判断病情提供更快更有价值的信息。

四、分级

肾损伤的分级在肾损伤的诊断与治疗中意义重大，对肾损伤严重程度的正确评估是制订合理的进一步检查和处理措施的基础。而根据肾损伤的分级判断患者能否进行进一步检查，选择何种治疗手段，最大限度地达到救治患者及保护患肾的目的。

最初肾损伤按其损伤机制进行分类，即分为闭合性损伤及贯通性损伤，其中包括医源性损伤及自发性肾破裂等。

为了临床诊治的方便，有学者提出肾损伤只分轻度和重度。轻度损伤为肾挫伤、被膜下少量血肿、肾浅表裂伤。重度损伤为肾深层实质裂伤、裂伤深达髓质及集合系统、肾血管肾蒂损伤、肾破碎、肾周大量血肿。并认为轻度损伤占70%，肾破碎和肾蒂损伤占10%～15%。也有学者将肾损伤分为轻度、中度、重度。轻度为肾挫伤和小裂伤占70%，中度为较大裂伤，约占20%，重度为肾破碎伤及肾蒂损伤,约占 10%。

然而,这些分级及分类方法只是根据肾脏本身的损伤程度限定的,并不完全反映伤者的整体状况。创伤患者的特点和整体状况密切相关,如肾损伤常常同时合并多脏器的损伤。因此目前关注更多的问题是对肾损伤的评估应该建立在对患者全身状况正确评估的基础上,尤其是合并多脏器损伤的患者,在进一步的临床检查和治疗过程中常常需要多个科室医师的密切配合。不论何种肾损伤的分级方法都不能替代对患者全身状况的评估。

五、肾脏损伤的治疗

在肾损伤的临床治疗中,如何选择手术时机和手术方法一直都是泌尿外科医师关注的问题。在决定治疗方式之前,更重要的一点就是需要判断患者是否具有手术适应证。而手术适应证的判断主要是根据患者的创伤史、损伤的种类与程度、送入急诊室后的临床表现及全面检查的结果决定。

(一)急诊救治

实际上,对送入急诊室的创伤患者来讲,临床治疗和检查是同步进行的。通过对血压、脉搏、呼吸及体温等生命体征的监测,需要立即决定患者是否需要输血、输液或复苏处理。在询问创伤史的同时,完成各项常规检查。根据创伤的分类即闭合性或开放性损伤,初步判断患者是单纯肾损伤还是多脏器损伤。对于仅怀疑为单纯肾损伤的患者,应该根据患者有无血尿以及血尿常规检查和 B 超等辅助检查的结果决定患者进一步的治疗计划。如果是多脏器损伤需要与相关科室的医师取得联系,共同决定下一步临床检查的内容和救治方案。

(二)保守治疗

肾脏闭合性损伤的患者 90% 以上可以通过保守治疗获得治疗效果。近年来随着影像技术的进展与普及,尤其是 CT 检查,对闭合性肾损伤患者肾脏损伤的程度能够获得明确的判断,手术探查发生率明显下降。手术探查往往会出现难以控制的出血而导致患肾切除,因此,需要严格把握手术探查的适应证。一般认为接受保守治疗的患者应该具备以下条件:①各项生命体征平稳;②闭合性损伤;③影像学检查结果显示肾损伤分期为 Ⅰ、Ⅱ 期的轻度损伤;④无多脏器损伤的发生。

在保守治疗期间应密切观察各项生命体征是否平稳,采取输液、必要时输血补充血容量和维持水电解质平衡等支持疗法,并给以抗生素预防感染。注意血尿的轻重、腹部肿块扩展及血红蛋白、血细胞比容的改变。患者尿量减少,要注意患者有无休克或伤后休克期过长发生急性肾衰可能。患者有先天性畸形或伤前有病理性肾病如先天性孤立肾,对侧肾有病理性肾功能丧失而发生肾血管栓塞,尿路血块梗阻等均可导致尿量减少或无尿。必要时进行影像学检查或复查,随时对肾损伤是否出现进展或并发症进行临床判断和救治。在观察期间病情有恶化趋势时应及时处理或手术探查。

接受保守治疗的患者需要绝对卧床 2 周以上,直到尿液变清,并限制活动至镜下血尿消失。因伤后损伤组织脆弱,或局部血肿,尿外渗易发生感染,因此往往在伤后 1～3 周内因活动不当常可导致继发出血。

(三)介入治疗

随着血管外科介入治疗的发展,越来越多的肾损伤患者可以通过介入治疗获得明确的效果。当肾损伤合并出血但血流动力学平稳,由于其他损伤不适宜开腹探查或延迟性再出血,术后肾动静脉瘘及肾动脉分支损伤,均可采用选择性动脉插管技术,在动脉造影的同时栓塞出血的肾动脉。由于介入治疗失败后还存在外科治疗的可能,因此对暂时不具备外科治疗适应证,同时存在出血风险的患者可以考虑进行血管造影及介入治疗。目前介入治疗可以达到超选择性血管栓塞的效果,对止血以及保护肾功能都具有临床意义。介入治疗尤其适用于对侧肾缺如,或对侧肾功能不全的肾损伤患者。肾损伤患者介入治疗后需要卧床休养和观察,在此期间一旦病情发生变化需要外科治疗时应该积极准备下一步外科治疗的实施。

（四）外科治疗

对于肾损伤患者,在决定外科治疗时应该考虑的几个问题是该患者是否需要手术治疗,手术治疗的目的是外科探查还是目标明确的肾修补术。在外科治疗之前一定要明确对侧肾脏的状况,同时要告知患者及其家属伤侧肾脏有切除的可能。因为不论是手术探查还是肾修补术,手术前都很难判断伤侧肾脏的具体情况,必要时术者需要术中向患者家属交代病情,决定手术方式。

1.外科探查

外科探查主要见于下列几种状况。

（1）难以控制的出血:由于肾外伤导致大量的持续性显性出血或全身支持疗法不能矫正休克状态的患者,应立即手术止血挽救生命。可以在手术中进行静脉尿路造影了解双肾功能。

（2）腹部多脏器损伤:腹部脏器损伤是手术适应证。肾损伤往往伴有腹部多脏器损伤。腹部多脏器损伤采用CT、超声波等综合诊断后可以进行手术,同时探查肾脏损伤状况。

（3）大量尿外渗:尿外渗是由于肾损伤导致肾脏集合系统包括肾盂、输尿管连接部损伤断裂所致。少量的尿外渗大部分可以自然愈合,大量的尿外渗可形成尿性囊肿,若继发感染可导致脓肿及肾出血。肾损伤后出现大量尿外渗的患者,应该积极进行手术探查尽早修补集合系统的损伤。

2.外科探查原则

（1）外科探查前或打开腹膜后血肿前未作影像学检查者应手术中行大剂量静脉尿路造影,了解肾损伤严重程度及对侧肾功能。对侧肾脏有病理性改变及先天阙如者应尽力保留伤肾。对侧肾功能正常者原则上也需尽力保留,不能轻易切除伤肾。

（2）在打开后腹膜清除肾周血肿暴露肾脏前必须控制肾脏的血液循环,以避免出现难以控制的出血而导致生命危险及患肾切除。

（3）探查时肾血管控制温缺血时间不应超过 60 min,如超时需用无菌冰降温并给予肌苷以保护肾功能的恢复。

（4）暴露整个肾脏并仔细检查肾实质、肾盂、输尿管及肾血管,并评估损伤程度,注意有无失去活力组织及尿外渗。

（5）需彻底清创,尤其是因枪伤所致的肾损伤。清除因子弹爆炸效应出现的组织缺血坏死,可减少术后感染、出血及高血压等并发症。

（6）腹膜后留置导管引流。因肾损伤常累及集合系统,术后尿外渗及渗血可经引流管导出,避免术后尿性囊肿及感染等并发症。

3.外科探查手术入路

（1）急性肾创伤的手术探查最好采取经腹途径,以便探查腹腔脏器和肠管。通常取剑突下至耻骨的腹正中切口,此入路能在打开肾周筋膜清理血肿前较易游离并控制双肾的动脉及静脉。

（2）迅速进入腹腔,在出血不严重时探查腹腔脏器并可修补。在探查肾脏之前,如有必要,应先对大血管、肝脏、脾脏、胰腺和肠管创伤进行探查及处理。当出血证实主要来自肾脏应尽快暴露肾血管及肾脏控制出血。

（3）由于腹膜后有大量血肿使正常解剖关系破坏变形，需仔细辨别标志。可提起小肠暴露后腹膜，在肠系膜下动脉、主动脉前向下剪开后腹膜。血肿过大难以辨认主动脉时可以肠系膜静脉作为标志，去除血肿找到主动脉前壁向下剪开后腹膜。

（4）从左肾静脉与下腔静脉连接处提起左肾静脉较易暴露双侧肾动脉和腹主动脉。游离双肾的动脉静脉，注意约 25% 的患者双侧有多个肾动脉而 15% 的患者有多个肾静脉。多个肾静脉者约 80% 发生在右侧肾脏。

（5）将游离的肾脏血管分别用橡皮带提起或用无损伤血管钳夹住。确保肾血管已得到控制后，提起伤肾侧结肠，剪开侧腹膜并打开肾周筋膜清理肾周血肿并完全暴露肾脏，观察肾脏损伤程度及范围。也可分别从升结肠或降结肠外侧腹膜处剪开上至肝区或脾区，将结肠推向中线，暴露肾脏血管。

4.肾修补缝合术和肾部分切除术

当肾裂伤比较局限时可行肾脏修补缝合术控制出血。在肾上极或下极有严重裂伤也可采用肾部分切除术。在控制肾血管及暴露肾脏之后，剥离肾包膜并尽可能保留肾包膜，锐性清除破碎及无活力组织。肾创伤断面有撕裂肾盏或肾盂及较大血管可用蚊式钳夹住并以 4-0 可吸收铬制线间断缝扎关闭破碎集合系统及止血。再以 2-0 铬制缝线通过肾包膜贯穿褥式缝合裂开肾实质，以游离的包膜遮盖肾裂伤处，避免术后出血。结扎缝线时应松紧适度，于裂伤及缝线处置垫备好的脂肪或可吸收的明胶海绵，避免结扎缝线用力过度，撕裂肾实质。包膜短缺也可用带蒂网膜或邻近裂伤处腹膜遮盖创面并缝合止血。网膜中间切开勿损伤主要血管。将其网膜片由外侧裹向前方，可用 1-0 可吸收肠线绑扎数道避免大网膜滑脱。开放肾循环观察无出血后，冲洗伤口并腹膜后留置引流管一根，缝合伤口。大网膜包裹伤肾，取材方便，能增加伤肾血供，可促进其恢复。

肾脏损伤后的修复技术可影响损伤的愈合。过多地缝合肾实质可能导致局部压迫性坏死，破坏肾实质的结构。因此尽可能缝合肾包膜而少缝肾实质。包膜不够时可用腹膜或大网膜移植皮片或特殊结构网套（polyglycolic，聚乙醇酸网）包绕肾脏。应用该网套 60 d 可完全吸收。肾被膜重建完整而用肠线缝合三个月仍有肠线残留且伴炎性反应。因此采用合成缝线较铬制肠线更佳。

5.肾切除术

术中发生难以控制的出血，肾蒂损伤，集合系统断裂无法修复与吻合，或肾栓塞时间过长，功能难以恢复时，在对侧肾功能良好的情况下可考虑肾切除术。以肾蒂钳双重钳夹肾蒂，剪断肾蒂血管，用 10 号丝线双重结扎及缝扎肾蒂血管，钳夹及剪断上段输尿管，以 7 号丝线结扎输尿管远端。切除伤肾后清除血肿并冲洗肾窝，如止血充分可不置引流管。如放置引流可于术后 1～3 d 拔除。

6.肾切除术的适应证

肾创伤修补术受很多因素影响。体温低、凝血功能差的病情不稳定患者，如果对侧肾脏功能良好则不应冒险进行肾修补术。如前所述，24 h 内有计划的紧急处理（包扎伤口、控制出血和纠正代谢和凝血异常）为治疗提供了选择机会。对于广泛肾创伤，如行肾修补术危及患者生命时，应立即采取完整肾切除术。Nash 和同伴回顾由于肾创伤行肾切除术的病例时发现，77% 的肾切除是因为肾实质、血管创伤和严重的复合伤,其余的 23% 是在肾修补术中因血流动力学不稳定而被迫施行肾切除术。

7.肾损伤外科治疗术后观察要点

(1)注意观察生命体征,包括血压、脉搏、体温、尿量、尿颜色、伤口出血、血红蛋白、血细胞比容等变化,必要时可用止血药物。

(2)保持卧床 2 周以上,直到尿液变清。

(3)引流管无血性液体或尿外渗等分泌物排出可于术后 5~10 d 拔除。

(4)采用抗感染治疗一个月。

(5)定期检测肾功能及影像学检查。

(6)观察可能发生的并发症,如延迟性出血;局部血肿;尿性囊肿,脓肿形成及高血压等,必要时应用超声及 CT 检查。根据不同情况选用穿刺引流,选择性肾动脉栓塞或再次手术肾切除等方法治疗。

(五)医源性损伤的救治

在医源性损伤的救治过程中,及时明确诊断非常重要。由于医源性损伤主要是由于各种腔镜操作不当引起,因此规范化的腔镜操作是预防医源性损伤的唯一途径。一旦发生医源性损伤,应该及时进行治疗,以免延误最佳治疗时机。

1.肾血管损伤引起的大量出血

腔镜操作引起肾血管或腔静脉损伤继发的大量出血往往来势迅猛,突然之间腔镜的视野全部被出血掩盖。这时需要迅速判断可能的出血部位。经过迅速的腔内处理仍然达不到止血效果时应该及时改开放手术,在清晰的视野下完成损伤血管的修复手术。

腹腔镜操作引起肾静脉或腔静脉损伤的另一个特点是由于气腹的高压状态,即使发生了损伤也有可能无明显的出血。当解除或降低气腹压力后,才能表现出明显的出血。对于这类状况最好的处理也是及时发现出血,可以在降低气腹压力后再次观察,或及时观察引流管的引流液,一旦确认有活动性出血应该积极处理。

2.肾周血肿、肾裂伤或尿外渗

腔镜操作引起的肾周血肿、肾裂伤或尿外渗一般通过手术中的缝合处理都能够达到救治的目的,但是需要引起重视的是手术后应该按照肾外伤的处理原则观察引流液的状况、必要的卧床休息和追加的抗感染治疗。

六、肾脏损伤的并发症

(一)尿外渗和尿性囊肿

国外报道闭合性肾损伤尿外渗发生率为 2%~18%,而贯通伤为 11%~26%。未处理的尿外渗一般伤后 2~5 d 可在腹膜后脂肪组织蓄积,随着尿液蓄积增多,周围组织纤维化反应,形成纤维包膜或囊壁而成尿性囊肿。尿性囊肿可在伤后数周内形成,也可在数年后形成,尿外渗或尿性囊肿的出现表明肾的集合系统损伤,也可能因血块、输尿管壁及周围血肿压迫导致尿液引流不畅而外渗。

持久的尿外渗可以导致尿囊肿、肾周感染和肾功能受损。这些患者应早期给予全身抗生素治疗,同时严密观察病情。在多数情况下,尿外渗会自然消退。如果尿外渗持续存在,那么置入输尿管支架常常可以解决问题。尿性囊肿可采用在超声或 CT 引导下的穿刺引流,将 22 号穿刺

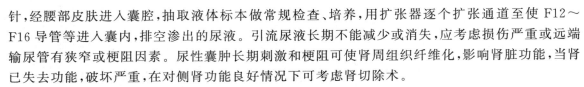

针,经腰部皮肤进入囊腔,抽取液体标本做常规检查、培养,用扩张器逐个扩张通道至使F12～F16导管等进入囊内,排空渗出的尿液。引流尿液长期不能减少或消失,应考虑损伤严重或远端输尿管有狭窄或梗阻因素。尿性囊肿长期刺激和梗阻可使肾周组织纤维化,影响肾脏功能,当肾已失去功能,破坏严重,在对侧肾功能良好情况下可考虑肾切除术。

（二）延迟性出血

迟发的肾脏出血在创伤后数周内都有可能发生,但通常不会超过3周。最基本的处理方法为绝对卧床和补液。迟发性出血的处理应该根据患者全身状况,出血严重程度及影像学检查结果而定,大量出血危及生命应急诊手术。如果表现为持续性的出血,可以进行血管造影确定出血部位后栓塞相应的血管。

（三）肾周脓肿

肾创伤后肾周脓肿极少发生,但持续性的尿外渗和尿囊肿是其典型的前兆。肾周脓肿可有急性及慢性表现两种。急性表现可在伤后5～7 d出现高热、腰背疼痛、叩击痛,甚至腹胀、肠梗阻症状。慢性特点仅表现为低烧、盗汗、食欲下降、体重下降,出现感染迹象时应特别注意有可能发生继发性出血。其诊断主要根据超声与CT检查。

早期可以经皮穿刺引流,必要时切开引流。应注意肾周脓肿往往是多房性,当引流不畅时,应手术将其间隔破坏,保证引流通畅,或切除已破坏的肾脏。根据感染细菌类型及敏感性选用相应抗生素控制感染。

（四）肾性高血压

创伤后早期发生高血压很少有报道,多数患者出现肾损伤后高血压,一般在伤后一年内。然而临床发现有早在伤后一天内就有高血压表现,也有在20年后才出现高血压。创伤后发生肾性高血压的机制：①肾血管外伤直接导致血管狭窄或阻塞；②尿外渗压迫肾实质；③创伤后发生的肾动静脉瘘。在以上因素的作用下,肾素-血管紧张素系统由于部分肾缺血而受到刺激,进而引起高血压。

（李树新）

第二节　输尿管损伤

一、病因

输尿管是位于腹膜后间隙的细长管状器官,位置较深,有一定的活动范围,一般不易受外力损伤。输尿管损伤多为医源性。

（一）外伤损伤

1.开放性损伤

外界暴力所致输尿管损伤率约为4%,主要是由刀伤、枪伤、刃器刺割伤引起。损伤不仅可以直接造成输尿管的穿孔、割裂或切断,而且继发感染,导致输尿管狭窄或漏尿。

2.闭合性损伤

多发生于车祸、高处坠落及极度减速事件中,损伤常造成胸腰椎错位、腰部骨折等。损伤机制有两方面:一方面由于腰椎的过度侧弯或伸展直接造成输尿管的撕脱或断裂;另一方面由于肾脏有一定的活动余地,可以向上移位,而相对固定的输尿管则被强制牵拉,造成输尿管的断裂,最常见的就是肾盂输尿管连接处断裂。

(二)手术损伤

医源性损伤是输尿管损伤最常见的原因,常见于外科、妇产科的腹膜后手术或盆腔手术,如子宫切除术、卵巢切除术、剖宫产、髂血管手术、结肠或直肠的肿瘤切除术等。临床上尤以子宫切除术和直肠癌根治术损伤输尿管最为常见。

(三)器械损伤

随着腔内泌尿外科的发展及输尿管镜技术的不断进步,输尿管镜引起输尿管损伤率也由7%下降至1%～5%。

1.输尿管插管损伤

在逆行肾盂造影、经皮肾镜取石术(PCNL)术前准备、留置肾盂尿标本等检查或操作时需行输尿管插管,若输尿管导管选择不当、操作不熟练会引起输尿管损伤,尤其是在狭窄段和交界段。轻者黏膜充血水肿,重者撕裂穿孔。

2.输尿管镜检查损伤

输尿管扭曲成角或连接、交界处处于弯曲时,行硬性输尿管镜检查,如果操作不当或输尿管镜型号选择不当,就会损伤输尿管,形成假道或穿孔,甚至输尿管完全断裂。

3.输尿管碎石损伤

无论是选择取石钳、套石篮还是输尿管镜下钬激光碎石,较大的结石长期嵌顿刺激,结石周围黏膜水肿,甚至形成息肉,对于这种情况如果强制通过输尿管镜或导丝可能损伤输尿管。

4.其他碎石损伤

腔镜下使用激光或体外冲击波碎石治疗输尿管结石,可能会发生不同程度的管壁损伤。

(四)放疗损伤

宫颈癌、前列腺癌等放疗后,输尿管管壁易水肿、出血、坏死,进而形成纤维瘢痕或尿瘘。

二、临床表现

输尿管损伤的临床表现复杂多样,有可能出现较晚,也有可能不典型或者被其他脏器损伤所掩盖。常见的临床表现如下。

(一)尿外渗

开放性手术所致输尿管穿孔、断裂,或其他原因引起输尿管全层坏死、断离者,都会有尿液从伤口中流出。尿液流入腹腔会引起腹膜炎,出现腹膜刺激征;流入后腹膜,则引起腹部、腰部或直肠周围肿胀、疼痛,甚至形成积液或尿性囊肿。

(二)血尿

血尿在部分输尿管损伤中会出现,可表现为镜下或肉眼血尿,具体情况要视输尿管损伤类型而定。输尿管完全离断时,可以表现为无血尿。

(三)尿瘘

溢尿的瘘口一周左右就会形成瘘管。瘘管形成后常难以完全愈合,尿液不断流出,常见的尿

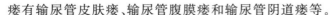

瘘有输尿管皮肤瘘、输尿管腹膜瘘和输尿管阴道瘘等。

（四）感染症状

输尿管损伤后，自身炎症反应、尿外渗及尿液聚集等很快引起机体炎症反应，轻者局部疼痛、发热、脓肿形成，重者发生败血症或休克。

（五）无尿

如果双侧输尿管完全断裂或被误扎，伤后或术后就会导致无尿，但也要与严重外伤后所致休克、急性肾衰竭引起的无尿相鉴别。

（六）梗阻症状

放射性或腔内器械操作等所致输尿管损伤，由于长期炎症、水肿、粘连等，晚期会出现受损段输尿管狭窄甚至完全闭合，进而引起患侧上尿路梗阻，表现为输尿管扩张、肾积水、腰痛、肾衰竭等。

（七）合并伤表现

表现为受损器官的相应症状，严重外伤者会有休克表现。

三、诊断

（一）病史

外伤、腹盆腔手术及腔内泌尿外科器械操作后，如果出现伤口内流出尿液或一侧持续性腹痛、腹胀等症状时，均应警惕输尿管损伤的可能性。

（二）辅助检查

1.静脉尿路造影

部分输尿管损伤可以通过静脉尿路造影显示。

（1）输尿管误扎：误扎的输尿管可能完全梗阻或者通过率极低，因而造影剂排泄障碍，出现输尿管不显影或造影剂排泄受阻。

（2）输尿管扭曲：输尿管可以表现为单纯弯曲，也可以表现为弯曲处合并狭窄引起完全或不完全梗阻。前者造影剂可以显示扭曲部位，后者表现为病变上方输尿管扩张，造影剂排泄受阻。

（3）输尿管穿孔、撕脱、完全断裂：表现为造影剂外渗。

2.逆行肾盂造影

表现为在受损段输尿管插管比较困难，通过受阻。造影剂无法显示，自破裂处流入周围组织。该检查可以明确损伤部位，了解有无尿外渗及外渗范围，需要时可以直接留置导管引流尿液。

3.膀胱镜检查

膀胱镜不仅可以直视下了解输尿管开口损伤情况，观察有无水肿、黏膜充血，而且可以观察输尿管口有无喷尿或喷血尿，判断中上段输尿管损伤、梗阻的情况。

4.CT

可以良好显示输尿管的梗阻、尿外渗范围、尿瘘及肾积水等，尤其配合增强影像可以进一步提高诊断准确率。

5.B超

B超简易方便，可以初步了解患侧肾脏、输尿管梗阻情况，同时发现尿外渗。

6.放射性核素肾图

对了解患侧肾功能及病变段以上尿路梗阻情况有帮助。

（三）术中辨别

手术中,如果高度怀疑输尿管损伤时,可以应用亚甲蓝注射来定位诊断。方法是将 $1\sim2\ mL$ 亚甲蓝从肾盂注入,仔细观察输尿管外是否有蓝色液体出现。注射时不宜太多太快,因为过多亚甲蓝可以直接溢出或污染周围组织,影响判断。

四、治疗

输尿管损伤的处理既要考虑输尿管损伤的部位、程度、时间及肾脏、膀胱情况,又要考虑患者的全身情况,了解有无严重合并伤及休克。

（一）急诊处理

（1）首先抗休克治疗,积极处理引起输尿管损伤的病因。

（2）术中发现的新鲜无感染输尿管伤口,应一期修复。

（3）如果输尿管损伤 24 h 以上,组织发生水肿或伤口有污染,一期修复困难时,可以先行肾脏造瘘术,引流外渗尿液,避免继发感染,待情况好转后再修复输尿管。

（二）手术治疗

1.输尿管支架置放术

对于输尿管小穿孔、部分断裂或误扎松解者,可放置双 J 管或输尿管导管,保留 2 周以上,一般能愈合。

2.肾造瘘术

对于输尿管损伤所致完全梗阻不能解除时,可以肾脏造瘘引流尿液,待情况好转后再修复输尿管。

3.输尿管成形术

对于完全断裂、坏死、缺损的输尿管损伤者,或保守治疗失败者,应尽早手术修复损伤的输尿管,恢复尿液引流通畅,保护肾功能。同时,彻底引流外渗尿液,防止感染或形成尿液囊肿。

手术中可以通过向肾盂注射亚甲蓝,观察术野蓝色液体流出,来寻找断裂的输尿管口。输尿管吻合时需要仔细分离输尿管并尽可能多保留其外膜,以保证营养与存活。

（1）输尿管-肾盂吻合术:上段近肾盂处输尿管或肾盂输尿管连接处撕脱断裂者可以行输尿管-肾盂吻合术,但要保证无张力。若吻合处狭窄明显时,可以留置双 J 管作支架,2 周后取出。近年来,腹腔镜下输尿管-肾盂吻合术取得了成功,将是一个新的治疗方式。

（2）输尿管-输尿管吻合术:若输尿管损伤范围在 2 cm 以内,则可以行输尿管端端吻合术。输尿管一定要游离充分,保证无张力的吻合。双 J 管留置 2 周。

（3）输尿管-膀胱吻合术:输尿管下段的损伤,如果损伤长度在 3 cm 之内,尽量选择输尿管-膀胱吻合术。该手术并发症少,但要保证无张力及抗反流。双 J 管留置时间依具体情况而定。

（4）交叉输尿管-输尿管端侧吻合术:如果一侧输尿管中端或下端损伤超过 1/2,端端吻合张力过大或长度不足时,可以将损伤侧输尿管游离,跨越脊柱后与对侧输尿管行端侧吻合术。尽管该手术成功率高,但也有学者认为不适合泌尿系肿瘤和结石的患者,以免累及对侧正常输尿管,提倡输尿管替代术或自体肾脏移植术。

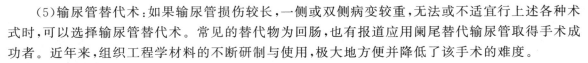

（5）输尿管替代术：如果输尿管损伤较长，一侧或双侧病变较重，无法或不适宜行上述各种术式时，可以选择输尿管替代术。常见的替代物为回肠，也有报道应用阑尾替代输尿管取得手术成功者。近年来，组织工程学材料的不断研制与使用，极大地方便并降低了该手术的难度。

4.放疗性输尿管损伤

长期放疗往往会使输尿管形成狭窄性瘢痕，输尿管周围也会纤维化或硬化，且范围较大，一般手术修补输尿管困难，且患者身体情况较差时，宜尽早行尿流改道术。

5.自体肾脏移植术

当输尿管广泛损伤，长度明显不足以完成以上手术时，可以将肾脏移植到髂窝中，以缩短距离。手术要将肾脏缝在腰肌上，注意保护输尿管营养血管及外膜。不过需要注意的是，有8%的自体移植肾患者术后出现移植肾无功能。

6.肾脏切除术

损伤侧输尿管所致肾脏严重积水或感染，肾功能严重受损或肾脏萎缩者，如对侧肾脏正常，则可施行肾脏切除术。另外，内脏严重损伤且累及肾脏无法修复者，或长期输尿管瘘存在无法重建者，也可以行肾脏切除术。

（李树新）

第三节　输尿管肠吻合口狭窄

一、输尿管肠吻合口狭窄的病因

多种因素可引起输尿管肠吻合口狭窄，包括输尿管解剖分离技术、应用于替代输尿管的肠管类型、吻合口的类型等。由于输尿管局部缺血是导致输尿管肠吻合口狭窄的主要原因，因此手术中对输尿管的解剖、分离至关重要。尽管在手术过程中需要将输尿管游离，使输尿管和准备吻合的肠管尽量靠近，但是不宜过分剥离输尿管外膜。因为输尿管的血供与输尿管外膜平行，过分剥离输尿管外膜可能引起远侧输尿管缺血及狭窄形成。当使用回肠代左侧输尿管时，输尿管应置于乙状结肠系膜的下方，主动脉上方。在左侧输尿管解剖分离后，多余的输尿管长度和可能形成的成角弯曲围绕肠系膜下动脉可能导致吻合口狭窄的发病率升高。

使用哪一段肠管来替代输尿管目前尚有争议。部分学者认为应用结肠替代输尿管能够形成抗反流的吻合口。但是，近来的文献报道应用抗反流的吻合口与未抗反流的吻合口在对肾脏功能的损害方面无明显优势。尽管缺乏客观的大宗随机研究结果，但越来越多的研究结果认为抗反流的吻合口术后引起狭窄的概率高于未抗反流的吻合口。Pantuck等对60例行抗反流的输尿管肠吻合患者和56例直接吻合的患者随访41周，发现两者发生吻合口狭窄的比率分别为13%和1.7%。引起术后肾积水、肾盂肾炎、肾结石、肾功能不全的概率无统计学差异。Roth等发现抗反流的吻合口引起狭窄的概率高于未抗反流的吻合口5倍，而且认为引起吻合口狭窄的原因与手术经验无关。Studer等报道了一项随机研究抗反流的吻合口与未抗反流的吻合口术后吻合口狭窄的研究结果。他们认为二者发生吻合口狭窄的比率分别为13%和3%。尽管没有足够证据证明尿液反流入成人肾脏是有害的，但是梗阻造成肾脏功能的损害是明确的。上述研究结果均支持使用未抗反流的吻合技术。

输尿管肠吻合口狭窄好发于左侧,发病率在 4%～8% 之间。

二、输尿管肠吻合口狭窄的评估

对于接受任何类型尿流改道的患者术后了解上尿路情况最简单、微创的检查就是 B 超检查。如果患者 B 超检查提示肾积水,应行排泄性尿路造影了解狭窄的部位、长度及程度。假如发现结石或肿瘤复发,可考虑行 CT 或 MRI 检查。慢性肾积水的患者应用利尿肾图可了解单侧肾功能,明确是否存在功能性梗阻。如果患者肾功能不全,不宜行排泄性尿路造影和利尿肾图检查,可考虑作经皮肾穿刺造影并留置造瘘管,这样既可明确诊断又可以缓解肾积水。该项检查也可用于内镜治疗吻合口狭窄的术前评估,利于手术计划制订。此外,如果患者存在肾绞痛、复发性泌尿系感染、肾功能损害等情况,也应该进一步检查。

三、治疗

并非所有接受输尿管肠吻合的患者术后出现肾积水均需要接受外科干预。大多数接受输尿管肠吻合术的患者术后出现慢性肾积水的原因并非梗阻,这类患者不需要手术治疗。只有那些出现疼痛、感染、由于功能性梗阻导致肾功能不全的患者需要外科治疗。尽管在吻合口处出现恶性肿瘤复发的情况不多见,但是如果在狭窄部位出现不规则肿块,迅速增大,导致梗阻,明显影响肾功能,则需要积极评估和外科手术。

妇科恶性肿瘤的患者接受盆腔脏器剜除＋尿流改道的患者,术后出现肾积水及吻合口狭窄,治疗比较棘手。Penalver 等报道了 66 例这一类患者,95% 在术前接受盆腔放疗。输尿管肠吻合术的早期和晚期并发症的发生率分别为 22% 和 10%。85% 的患者通过保守治疗(如肾穿刺造瘘)使术后并发症得到有效缓解。

(一)内镜治疗

内镜治疗输尿管肠吻合口狭窄的技术发展类似于内镜治疗输尿管梗阻的过程。最初的内镜治疗方法包括简单的球囊扩张、留置支架。由于上述方法的治疗效果,尤其是远期疗效不理想,内镜下应用电烧灼和激光对狭窄段进行内切开技术逐渐发展起来。目前,可弯曲的软性输尿管镜下应用钬激光切除输尿管肠吻合口狭窄正成为内镜治疗输尿管肠吻合口狭窄的先进技术。

内镜治疗输尿管肠吻合口狭窄与输尿管狭窄之间的不同之处在于治疗输尿管肠吻合口狭窄更倾向应用顺行的方法。首先建立经皮通道,缓解梗阻引起的肾积水以及可能同时合并的感染。一旦患者病情稳定,积水得到明显缓解,感染得到控制,球囊借助内镜通过经皮通道到达吻合口狭窄处,进行狭窄部位的扩张,直至狭窄环消失;或同样的方法置入支架,扩张狭窄环。由于支架容易出现黏液堵塞,导致治疗失败,多个治疗中心为避免上述情况发生,支架的留置时间一般为 4～8 周。

内镜下球囊扩张是最早用于治疗输尿管肠吻合口狭窄的内镜方法。该治疗方法近期的疗效尚可,远期疗效不理想。Ravery 等报道该方法治疗输尿管肠吻合口狭窄的近期有效率可达 61%。而 Shapiro 等对 37 例良性输尿管肠吻合口狭窄患者行球囊扩张术,术后进行 1 年以上的随访,认为总的有效率只有 16%,而重复扩张可提高疗效。Kwak 等对球囊扩张术后患者进行 9 个月随访,认为有效率低于 30%。最近,DiMarco 等对 52 例接受球囊扩张术的输尿管肠吻合口狭窄的患者进行 3 年的随访,仅有 5% 的有效率。

有学者报道了应用电烧灼的方法治疗输尿管肠吻合口狭窄。对于良性狭窄,该方法长期的有效率仅为 30%。Meretyk 等回顾了腔内电切治疗输尿管肠吻合口狭窄的长期疗效,15 例输尿管肠吻合口狭窄的患者接受平均长达 2.5 年的随访,结果发现总的有效率达到 57%。Cornud 等对接受经皮电切治疗输尿管肠吻合口狭窄的患者进行长期随访,重点比较内镜和 X 线引导的治疗效果。27 例患者拔除输尿管支架后进行超过 1 年的随访,总的有效率为 71%。研究发现直接应用内镜引导或联合 X 线引导的治疗效果好于只用 X 线引导。有 1 例单用 X 线引导的患者术后出现右侧髂血管的损伤。因此,在内镜直视下行输尿管肠吻合口狭窄电切术是相对安全、有效的方法。随着激光技术的发展,钬激光越来越多地应用于泌尿外科的临床治疗。钬激光是一种有效的切割工具,可应用于吻合口狭窄的切开。

左侧输尿管肠吻合口狭窄的腔内治疗较右侧难度大,大多数治疗失败的病例集中于左侧。左侧输尿管肠吻合口狭窄的腔内治疗的主要风险在于出血,可能与该侧输尿管与乙状结肠系膜邻近,手术过程中容易造成乙状结肠系膜损伤有关。因此,对于左侧输尿管肠吻合口狭窄的治疗应慎重考虑腔内治疗,开放手术可能是一种安全的选择。

(二)开放手术

在腔内治疗失败后,才考虑开放手术。开放手术治疗输尿管肠吻合口狭窄在技术上更具有挑战性,同时术后需要更长的时间恢复。但是开放手术的成功率较腔内手术高,尤其相对球囊扩张术。开放手术的远期成功率可达 80%。但是,如果狭窄段的长度大于 1 cm,术后复发率明显增加。左侧手术成功率要低于右侧。术后的并发症发生率大约为 11%。

(李树新)

第四节　膀　胱　损　伤

一、病因

膀胱位于盆腔深部,耻骨联合后方,周围有骨盆保护,通常很少发生损伤。究其受伤原因大体分为以下三种。

(一)外伤性

最常见的原因为各种因素引起的骨盆骨折,如车祸、高处坠落等;其次为膀胱在充盈状态下突然遭到外来打击,如下腹部遭受撞击、摔倒等;少见原因尚有火器、利刃所致穿通伤等。

(二)医源性

最常见于妇产科、下腹部手术,以及某些泌尿外科手术,如经尿道膀胱肿瘤电切术(TURBT)、经尿道前列腺切除术(TURP)及输尿管镜检查等均可导致膀胱损伤。尤其是近年来随着腹腔镜手术的日益开展,医源性损伤更加不容忽视。

(三)自身疾病

比较少见,可由意识障碍引起,如醉酒或精神疾病;病理性膀胱如肿瘤、结核等可致自发性破裂。

二、临床表现

无论何种原因,膀胱损伤病理上大体分为挫伤及破裂两类。前者伤及膀胱黏膜或肌层,后者根据破裂部位分为腹膜外型、腹膜内型及两者兼有的混合型,从而有不同的临床表现。

轻微损伤仅出现血尿、耻骨上或下腹部疼痛等;损伤重者可出现血尿、无尿、排尿困难、腹膜炎等。

(一)血尿

可表现为肉眼或镜下血尿,其中肉眼血尿最具有提示意义。有时伴有血凝块,大量血尿者少见。

(二)疼痛

多为下腹部或耻骨后的疼痛,伴有骨盆骨折时,疼痛较剧。腹膜外破裂者,疼痛主要位于盆腔及下腹部,可有放射痛,如放射至会阴部、下肢等。膀胱破裂至腹腔者,表现为腹膜炎的症状及体征:全腹疼痛、压痛及反跳痛、腹肌紧张、肠鸣音减弱或消失等。

(三)无尿或排尿困难

膀胱发生破裂,尿液外渗,表现为无尿或尿量减少,部分患者表现为排尿困难,与疼痛、恐惧或卧床排尿不习惯等有关。

(四)休克

休克常见于严重损伤者。由创伤及大出血所致,如腹膜炎或骨盆骨折。

三、诊断

膀胱损伤的病理类型关系到治疗效果,因而应尽量做出准确诊断。和其他疾病一样,需结合病史(如外伤、手术史等)与症状、体征,以及辅助检查,综合分析,做出诊断。

膀胱损伤常被腹部、骨盆外伤引起的症状干扰或被其所掩盖。当患者诉耻骨上或下腹部疼痛,排尿困难,结合外伤、手术史,耻骨上区触疼,腹肌紧张,以及肠鸣音减弱等,应考虑膀胱损伤的可能。

(一)导尿检查

一旦怀疑膀胱损伤,即应马上给予导尿,如尿液清亮,可初步排除膀胱损伤;如尿液很少或无尿,应行注水试验:向膀胱内注入 $200\sim300$ mL 生理盐水,稍待片刻后抽出,如出入量相差很大,提示膀胱破裂。该方法尽管简便,但准确性差,易受干扰。

(二)膀胱造影

膀胱造影是诊断膀胱破裂最有价值的方法,尤其是对于骨盆骨折合并肉眼血尿的患者。导尿成功后,经尿管注入稀释后的造影剂(如 $15\%\sim30\%$ 的复方泛影葡胺),分别行前后位及左右斜位摄片,将造影前后 X 线片比较,观察有无造影剂外溢及其部位。腹膜内破裂者,造影剂溢出至肠系膜间相对较低的位置或到达膈肌下方;腹膜外破裂者可见造影剂积聚在膀胱颈周围。亦有人采用膀胱注气造影法,向膀胱内注气,观察气腹症,以帮助诊断。需要指出的是,由 $10\%\sim29\%$ 的患者常同时出现膀胱和尿道损伤,故在发现血尿或导尿困难时,尚应行逆行尿道造影,以排除尿道损伤。

(三)CT 及 MRI

临床应用价值低于膀胱造影,不推荐使用。但患者合并其他伤需行 CT 或 MRI 检查,有时可发现膀胱破口或难以解释的腹部积液,应想到膀胱破裂的可能。

（四）静脉尿路造影

在考虑合并有肾脏或输尿管损伤时,行 IVU 检查,同时观察膀胱区有无造影剂外溢,可辅助诊断。

四、治疗

除积极处理原发病及危及生命的并发症外,对于膀胱损伤,应根据不同的病理损伤类型,采用不同的治疗方法。

（一）膀胱挫伤

一般仅需保守治疗,卧床休息,多饮水,视病情持续导尿数天,预防性应用抗生素。

（二）腹膜外膀胱破裂

钝性暴力所致下腹部闭合性损伤,如患者情况较好,不伴有并发症,可仅予以尿管引流。主张采用大口径尿管(22 Fr),以确保充分引流。2 周后拔除尿管,但拔除尿管前推荐行膀胱造影。同时应用抗生素持续至尿管拔除后 3 d。

以下情况应考虑行膀胱修补术:①钝性暴力所致腹膜外破裂,有发生膀胱瘘、伤口不愈合、菌血症的潜在可能性时;②因其他脏器损伤行手术探查时,如怀疑膀胱损伤,应同时探查膀胱,发现破裂,予以修补;③骨盆骨折在行内固定时,应对破裂的膀胱同时修补,防止尿外渗,从而减少内固定器械发生感染的机会。而对于膀胱周围血肿,除非手术必需,否则不予处理。

（三）腹膜内膀胱破裂

腹膜内膀胱破裂其裂口往往比膀胱造影所见要大得多,往往难于自行愈合,因而一旦怀疑腹膜内破裂,即应马上手术探查,同时检查有无其他脏器损伤。术中发现破裂,应用可吸收线分层修补,并在膀胱周围放置引流管。根据情况决定是单纯行留置导尿管,还是加行耻骨上膀胱高位造瘘,但最近观点认为后者并不优于单独留置导尿管。术后应用抗生素。有时,膀胱造影提示膀胱裂口很小,或患者病情不允许,可暂时行尿管引流,根据病情决定下一步是否行手术探查或修补。

以下两点需注意:①术中在修补膀胱裂口前,应检查输尿管有无损伤,通过观察输尿管口喷尿情况,静脉注射亚甲蓝或试行逆行插管来判定;输尿管壁内段或邻近管口的损伤,放置双 J 管或行膀胱输尿管再植术。②术中如发现直肠或阴道损伤,应将损伤的肠壁或阴道壁游离,重叠缝合加以修补,同时在膀胱与损伤部位之间填塞有活力的邻近组织,或者在修补的膀胱壁处注入生物胶,尽量减少膀胱直肠(阴道)瘘的发生;但结肠或直肠损伤时,如粪便污染较重,应改行结肠造瘘,二期修补。

（四）膀胱穿通伤

应马上手术探查,目的有二:①观察有无腹内脏器损伤;②观察有无泌尿系损伤。发现膀胱破裂,分层修补;同时观察有无三角区、膀胱颈部或输尿管损伤,视损伤情况做对应处理。当并发直肠或阴道损伤时,处理同上。

对于膀胱周围的血肿,应予以清除。留置的引流管需在腹壁另外戳洞引出。术后应用抗生素。

（张凤雏）

第五节 膀 胱 结 石

　　膀胱结石是较常见的泌尿系统结石,好发于男性,男女比例约为 10 : 1。膀胱结石的发病率有明显的地区和年龄差异。总的来说,在经济落后地区,膀胱结石以婴幼儿为常见,主要由营养不良所致。随着我国经济的发展,膀胱结石的总发病率已显著下降,多见于 50 岁以上的老年人。

一、病因

　　膀胱结石分为原发性和继发性两种。原发性膀胱结石多由营养不良所致,现在除了少数发展中国家及我国一些边远地区外,其他地区该病已少见。继发性膀胱结石主要继发于下尿路梗阻、膀胱异物等。

(一)营养不良

　　婴幼儿原发性膀胱结石主要发生于贫困饥荒年代,营养缺乏,尤其是动物蛋白摄入不足是其主要原因。只要改善婴幼儿的营养,使新生儿有足够的母乳或牛乳喂养,婴幼儿膀胱结石是可以预防的。

(二)下尿路梗阻

　　一般情况下,膀胱内的小结石以及在过饱和状态下形成的尿盐沉淀常可随尿流排出。但当有下尿路梗阻时,如良性前列腺增生、膀胱颈部梗阻、尿道狭窄、先天畸形、膀胱膨出、憩室、肿瘤等,均可使小结石和尿盐结晶沉积于膀胱而形成结石。

　　此外,造成尿流不畅的神经性膀胱功能障碍、长期卧床等,都可能诱发膀胱结石的出现。尿液潴留容易并发感染,以细菌团、炎症坏死组织及脓块为核心,可诱发晶体物质在其表面沉积而形成结石。

(三)膀胱异物

　　医源性的膀胱异物主要有长期留置的导尿管、被遗忘取出的输尿管支架、不被机体吸收的残留缝线、膀胱悬吊物、由子宫内穿至膀胱的 Lippes 环等,非医源性异物如发夹、蜡块等。膀胱异物可作为结石的核心而使尿盐晶体物质沉积于其周围而形成结石。此外,膀胱异物也容易诱发感染,继而发生结石。

　　当发生血吸虫病时,其虫卵亦可成为结石的核心而诱发膀胱结石。

(四)尿路感染

　　继发于尿液潴留及膀胱异物的感染,尤其是分泌尿素酶的细菌感染,由于能分解尿素产生氨,使尿 pH 升高,使尿磷酸钙、铵和镁盐沉淀而形成膀胱结石。这种由产生尿素酶的微生物感染所引起、由磷酸镁铵和碳磷灰石组成的结石,又称为感染性结石。

　　含尿素酶的细菌大多数属于肠杆菌属,其中最常见的是奇异变形杆菌,其次是克雷伯杆菌、假单胞菌属及某些葡萄球菌。少数大肠埃希菌、某些厌氧细菌及支原体也可以产生尿素酶。

(五)代谢性疾病

　　膀胱结石由人体代谢产物组成,与代谢性疾病有着极其密切的关系,包括胱氨酸尿症、原发性高草酸尿症、特发性高尿钙、原发性甲状旁腺功能亢进症、黄嘌呤尿症、特发性低枸橼酸尿症等。

（六）肠膀胱扩大术

肠膀胱扩大术后膀胱结石的发生率达 36%～50%，主要原因是肠道分泌黏液所致。

（七）膀胱外翻-尿道上裂

膀胱外翻-尿道上裂患者在膀胱尿道重建术前因存在解剖及功能方面的异常，易发生膀胱结石。在重建术后，手术引流管、尿路感染、尿液潴留等又增加了结石形成的危险因素。

二、病理

膀胱结石的继发性病理改变主要表现为局部损害、梗阻和感染。由于结石的机械性刺激，膀胱黏膜往往呈慢性炎症改变。继发感染时，可出现滤泡样炎性病变、出血和溃疡，膀胱底部和结石表面均可见脓苔。偶可发生严重的膀胱溃疡，甚至穿破到阴道、直肠，形成尿瘘。晚期可发生膀胱周围炎，使膀胱和周围组织粘连，甚至发生穿孔。

膀胱结石易堵塞于膀胱出口、膀胱颈及后尿道，导致排尿困难。长期持续的下尿路梗阻可使膀胱逼尿肌出现代偿性肥厚，并逐渐形成小梁、小房和憩室，使膀胱壁增厚和肌层纤维组织增生。长期下尿路梗阻还可损害膀胱输尿管的抗反流机制，导致双侧输尿管扩张和肾积水，使肾功能受损，甚至发展为尿毒症。肾盂输尿管扩张积水可继发感染而发生肾盂肾炎及输尿管炎。

当尿路移行上皮长期受到结石、炎症和尿源性致癌物质刺激时，局部上皮组织可发生增生性改变，甚至出现乳头样增生或者鳞状上皮化生，最后发展为鳞状上皮癌。

三、临床表现

膀胱结石的主要症状是排尿疼痛、排尿困难和血尿。疼痛可为耻骨上或会阴部疼痛，由结石刺激膀胱底部黏膜而引起，常伴有尿频和尿急，排尿终末时疼痛加剧。如并发感染，则尿频、尿急更加明显，并可发生血尿和脓尿。排尿过程中结石常堵塞膀胱出口，使排尿突然中断并突发剧痛，疼痛可向阴茎、阴茎头和会阴部放射。排尿中断后，患者须晃动身体或采取蹲位或卧位，移开堵塞的结石，才能继续排尿，并可缓解疼痛。

小儿发生结石堵塞，往往疼痛难忍，大声哭喊，大汗淋漓，常用手牵扯阴茎或手抓会阴部，并变换各种体位以减轻痛苦。结石嵌顿于膀胱颈口或后尿道，则出现明显排尿困难，尿流呈滴沥状，严重时发生急性尿潴留。

膀胱壁由于结石的机械性刺激，可出现血尿，并往往表现为终末血尿。尿流中断后再继续排尿亦常伴有血尿。

老年男性膀胱结石多继发于前列腺增生症，可同时伴有前列腺增生症的症状；神经性膀胱功能障碍、尿道狭窄等引起的膀胱结石亦伴有相应的症状。

少数患者，尤其是结石较大、且有下尿路梗阻及残余尿者，可无明显的症状，仅在做 B 超或 X 线检查时发现结石。

四、诊断

根据膀胱结石的典型症状，如排尿终末疼痛、排尿突然中断，或小儿排尿时啼哭牵拉阴茎等，可做出膀胱结石的初步诊断。但这些症状绝非膀胱结石所独有，常需辅以 B 超或 X 线检查才能确诊,必要时做膀胱镜检查。

体检对膀胱结石的诊断帮助不大,多数病例无明显的阳性体征。结石较大者,经双合诊可扪及结石。婴幼儿直肠指检有时亦可摸到结石。经尿道将金属探条插入膀胱,可探出金属碰击结石的感觉和声音。目前此法已被 B 超及 X 线检查取代而很少采用。

实验室检查可发现尿中有红细胞或脓细胞,伴有肾功能损害时可见血肌酐、尿素氮升高。

超声检查简单实用,结石呈强光团并有明显的声影。当患者转动身体时,可见到结石在膀胱内移动。膀胱憩室结石则变动不大。

腹部平片亦是诊断膀胱结石的重要手段,结合 B 超检查可了解结石大小、位置、形态和数目,还可了解双肾、输尿管有无结石。应注意区分平片上的盆腔静脉石、输尿管下段结石、淋巴结钙化影、肿瘤钙化影及粪石。必要时行静脉肾盂造影检查以了解上尿路情况,作膀胱尿道造影以了解膀胱及尿道情况。纯尿酸和胱氨酸结石为透 X 线的阴性结石,用淡的造影剂进行膀胱造影有助于诊断。

尿道膀胱镜检查是诊断膀胱结石最可靠的方法,尤其对于透 X 线的结石。结石在膀胱镜下可一目了然,不仅可查清结石的大小、数目及其具体特征,还可明确有无其他病变,如前列腺增生、尿道狭窄、膀胱憩室、炎症改变、异物、癌变、先天性后尿道瓣膜及神经性膀胱功能障碍等。膀胱镜检查后,还可同时进行膀胱结石的碎石治疗。

五、治疗

膀胱结石的治疗应遵循两个原则,一是取出结石,二是去除结石形成的病因。膀胱结石如果来源于肾、输尿管结石,则同时处理;来源于下尿路梗阻或异物等病因时,在清除结石的同时必须去除这些病因。有的病因则需另行处理或取石后继续处理,如感染、代谢紊乱和营养失调等。

一般来说,直径<0.6 cm,表面光滑,无下尿路梗阻的膀胱结石可自行排出体外。绝大多数的膀胱结石均需行外科治疗,方法包括体外冲击波碎石术、内腔镜手术和开放性手术。

(一)体外冲击波碎石术

小儿膀胱结石多为原发性结石,可首选体外冲击波碎石术;成人原发性膀胱结石≤3 cm 者亦可以采用体外冲击波碎石术。膀胱结石进行体外冲击波碎石时多采用俯卧位或蛙式坐位,对阴囊部位应做好防护措施。由于膀胱空间大,结石易移动,碎石时应注意定位。较大的结石碎石前膀胱需放置 Foley 尿管,如需作第 2 次碎石,两次治疗间隔时间应>1 周。

(二)腔内治疗

几乎所有类型的膀胱结石都可以采用经尿道手术治疗。在内镜直视下经尿道碎石是目前治疗膀胱结石的主要方法,可以同时处理下尿路梗阻病变,如前列腺增生、尿道狭窄、先天性后尿道瓣膜等,亦可以同时取出膀胱异物。

相对禁忌证:①严重尿道狭窄经扩张仍不能置镜者;②合并膀胱挛缩者,容易造成膀胱损伤和破裂;③伴严重出血倾向者;④泌尿系统急性感染期;⑤严重全身性感染;⑥全身情况差不能耐受手术者;⑦膀胱结石合并多发性憩室应视为机械碎石的禁忌证。

一般采用蛛网膜下腔麻醉、骶管阻滞麻醉或硬膜外麻醉均可,对于较小、单发的结石亦可选择尿道黏膜表面麻醉。小儿患者可采用全身静脉麻醉。手术体位取截石位。

目前常用的经尿道碎石方式包括机械碎石、液电碎石、气压弹道碎石、超声碎石、激光碎石等。

1.经尿道机械碎石术

经尿道机械碎石是用器械经尿道用机械力将结石击碎。常用器械有大力碎石钳（图 4-1）及冲压式碎石钳（图 4-2），适用于 2 cm 左右的膀胱结石。如同时伴有前列腺增生，尤其是中叶增生者，最好先行前列腺切除，再行膀胱碎石，两种手术可同时或分期进行。

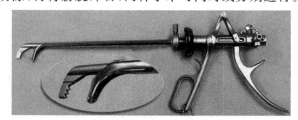

图 4-1　大力碎石钳

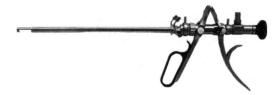

图 4-2　冲压式碎石钳

机械碎石有盲目碎石和直视碎石两种，盲目碎石现已很少使用，基本上被直视碎石所取代。直视碎石是先插入带内镜的碎石钳，充盈膀胱后，在镜下观察结石的情况并在直视下将碎石钳碎。操作简便，效果满意且安全。

由于膀胱结石常伴有膀胱黏膜的充血水肿，若碎石过程中不慎夹伤黏膜或结石刺破黏膜血管，有可能导致膀胱出血。因此，碎石前必须充盈膀胱，使黏膜皱褶消失，尽量避免夹到黏膜；碎石钳夹住结石后，应稍上抬离开膀胱壁，再用力钳碎结石。术后如无出血，一般无需留置导尿管。如伴有出血或同时做经尿道前列腺切除手术，则需留置导尿管引流，必要时冲洗膀胱。

膀胱穿通伤是较严重的并发症，由碎石钳直接戳穿或钳破膀胱壁所致。此时灌注液外渗，患者下腹部出现包块，有压痛，伴有血尿。如穿通至腹膜外，只需停留导尿管引流膀胱进行保守治疗和观察即可；如出现明显腹胀及大量腹水，说明穿通至腹腔内，需行开放手术修补膀胱。

2.经尿道液电碎石术

液电碎石的原理是通过置入水中的电极瞬间放电，产生电火花，生成热能制造出空化气泡，并进一步诱发形成球形的冲击波来碎石。

液电的碎石效果不如激光和气压弹道，而且其热量的非定向传播往往容易导致周围组织损伤，轰击结石时如果探头与膀胱直接接触可造成膀胱的严重损伤甚至穿孔，目前已很少使用。

3.经尿道超声碎石术

超声碎石是利用超声转换器，将电能转变为声波，声波沿着金属探条传至碎石探头，碎石探头产生高频震动使与其接触的结石碎裂。超声碎石常用内含管腔的碎石探头，其末端接负压泵，能反复抽吸进入膀胱的灌注液，一方面吸出碎石，另一方面使视野清晰并可使超声转换器降温，碎石、抽吸和冷却同时进行。

在膀胱镜直视下，将碎石探头紧触结石，并将结石压向膀胱壁而可进行碎石。注意碎石探头与结石间不能有间隙。探头不可直接接触膀胱壁,以减少其淤血和水肿。负压管道进出端不能接错,否则会使膀胱变成正压,导致膀胱破裂。

超声碎石的特点是简单、安全性高,碎石时术者能利用碎石探头将结石稳住,同时可以边碎边吸出碎石块。但由于超声波碎石的能量小,碎石效率低,操作时间较长。

4.经尿道气压弹道碎石术

气压弹道碎石于 1990 年首先在瑞士研制成功,至今已发展到第 3 代、同时兼备超声碎石和气压弹道碎石的超声气压弹道碎石清石一体机。

气压弹道碎石的原理是通过压缩的空气驱动金属碎石杆,以一定的频率不断撞击结石而使之破碎。气压弹道能有效击碎各种结石,整个过程不产生热能及有害波,是一种安全、高效的碎石方法。其缺点是碎石杆容易推动结石,结石碎片较大,常需取石钳配合使用。膀胱结石用气压弹道碎石时结石在膀胱内易移动,较大的结石需要时间相对比较长,碎石后需要用冲洗器冲洗或用取石钳将结石碎片取出膀胱。

使用超声气压弹道碎石清石一体机可同时进行超声碎石和气压弹道碎石,大大加快碎石和清石的速度,有效缩短手术时间。

5.经尿道激光碎石术

激光碎石是目前治疗膀胱结石的首选方法,目前常用的激光有钕-钇铝石榴石(Nd:YAG)激光、Nd:YAG 双频激光(FREDDY 波长为 532 nm 和 1 064 nm)和钬-钇铝石榴石(Ho:YAG)激光,使用最多的是钬激光。

钬激光是一种脉冲式近红外线激光,波长为 2 140 nm,组织穿透深度不超过 0.5 mm,对周围组织热损伤极小。有直射及侧射光纤,365 μm 的光纤主要用于半硬式内镜,220 μm 的光纤用于软镜。钬激光能够粉碎各种成分的结石,碎石速度较快,碎石充分,出血极少,其治疗膀胱结石的安全性、有效性和易用性已得到确认,成功率可达 100%。同时,钬激光还能治疗引起结石的其他疾病,如前列腺增生、尿道狭窄等。

膀胱镜下激光碎石术只要视野清晰,常不易伤及膀胱黏膜组织,术后无需作任何特殊治疗,嘱患者多饮水冲洗膀胱即可。

(三)开放手术治疗

耻骨上膀胱切开取石术不需特殊设备,简单易行,安全可靠,但随着腔内技术的发展,目前采用开放手术取石已逐渐减少,开放手术取石不应作为膀胱结石的常规治疗方法,仅适用于需要同时处理膀胱内其他病变时使用。

开放手术治疗的相对适应证:①较复杂的儿童膀胱结石;②>4 cm 的大结石;③严重的前列腺增生、尿道狭窄或膀胱颈挛缩者;④膀胱憩室内结石;⑤膀胱内围绕异物形成的大结石;⑥同时合并需开放手术的膀胱肿瘤;⑦经腔内碎石不能击碎的膀胱结石;⑧肾功能严重受损伴输尿管反流者;⑨全身情况差不能耐受长时间手术操作者。

开放手术治疗的相对禁忌证:①合并严重内科疾病者,先行导尿或耻骨上膀胱穿刺造瘘,待内科疾病好转后再行腔内或开放取石手术;②膀胱内感染严重者,先行控制感染,再行手术取石;③全身情况极差,体内重要器官有严重病变,不能耐受手术者。

(张凤雏)

第六节　膀胱出口梗阻

膀胱出口梗阻（BOO）是发生于膀胱颈部及其周围的任何病变导致膀胱尿液排出障碍的一种病理状态的统称。常见的疾病有前列腺增生症、前列腺肿瘤、前列腺切除术后瘢痕挛缩、膀胱段切除术后吻合口狭窄、膀胱颈部纤维化、先天性膀胱颈部梗阻、膀胱颈部炎症、膀胱颈部结核、膀胱颈部肿瘤、输尿管间嵴肥大、正中嵴肥大及膀胱颈部周围疾病压迫或累及膀胱颈部引起梗阻，如子宫颈癌、直肠癌等。

BOO 一旦发生，对上尿路的影响为双侧性，故肾脏的损害出现较晚，一般无上尿路损害的急性表现，但有明显的排尿困难症状。一旦引起双侧肾脏损害，其代偿能力差，易出现肾衰竭。

一、女性膀胱颈部梗阻

女性膀胱颈部梗阻可发生于任何年龄，以老年者居多，年龄越大发病率越高。病因、发病机制复杂，可能为膀胱颈纤维组织增生、膀胱颈部肌肉肥厚、慢性炎症所致的硬化以及老年女性激素平衡失调导致的尿道周围腺体增生等。

（一）临床表现

由于女性尿道比较短直的解剖特点，并非所有的膀胱颈部梗阻患者均表现出典型的排尿困难，而表现为排尿迟缓和尿流缓慢者不在少数。随着病情进展患者尿流变细，逐渐发展为排尿费力，呈滴沥状；后期出现残余尿增多、慢性尿潴留、充盈性尿失禁。合并尿路感染的病例会出现膀胱刺激症状，梗阻严重者可有双肾输尿管积水及慢性肾衰竭。

（二）诊断

任何年龄女性如出现尿频、尿急等下尿路症状，特别是出现进行性排尿困难应想到本病的可能，并进行下列针对性检查。

1.膀胱颈部触诊

部分成年妇女经阴道触摸膀胱颈部，可感到有不同程度的增厚，特别是尿道内置有导尿管时，膀胱颈部增厚更为明显。

2.残余尿量测定

可用 B 超或导尿法测定。导尿法测定残余尿量最为准确，排尿后即刻在无菌条件下导尿，放出的全部尿液即为残余尿。正常人残余尿在 10 mL 以下。通过插入导尿管，亦可直接了解尿管在膀胱颈部受阻情况。残余尿量与梗阻程度成正比。而残余尿量的多少也有助于治疗方法的选择。

3.X 线检查

排尿期膀胱尿道透视和拍片可了解排尿时膀胱颈部的活动情况。并可了解膀胱输尿管反流及程度。

4.膀胱镜检查

典型的表现：①膀胱的增生肥厚性病变（如小梁、憩室等）；②膀胱颈部黏膜僵硬水肿，可见滤泡性增生；③颈口后唇突起，形成一堤坝样改变，有时可见膀胱颈呈环形狭窄，膀胱内口呈领圈样

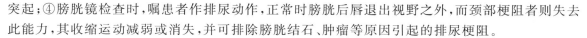

突起;④膀胱镜检查时,嘱患者作排尿动作,正常时膀胱后唇退出视野之外,而颈部梗阻者则失去此能力,其收缩运动减弱或消失,并可排除膀胱结石、肿瘤等原因引起的排尿梗阻。

5.尿流动力学检查

虽然尿流动力学检查在男性BOO诊断的价值已得到公认,但在女性尚无相应的诊断标准。最大尿流率检查被认为是一种最好的筛选方法,虽然尿流率低不能区别是膀胱颈梗阻引起或是逼尿肌无力引起,但如果同时做逼尿压力及尿流率,便可准确地确定有无膀胱颈梗阻。排尿时,如平均最大逼尿肌压(Pdet)高而最大尿流率(Q_{max})低,则提示存在梗阻;如 Pdet 与 Q_{max} 均低,则表明逼尿肌收缩无力。

6.上尿路检查

对疑有上尿路损害者,均应做分泌性尿路造影或放射性核素检查。

7.肾功能及血液生化检查

双肾功能明显受损者,方出现氮质血症(血非蛋白氮、尿素氮、肌酐等升高),故此检查不能早期揭示肾功能损害情况。酚红(PSP)排泄试验能较早地提示肾盂积水及肾功能状况。对肾脏已有损害的病员,还应检测钾、钠、氯及二氧化碳结合力等,以判断有无电解质平衡失调,有无酸中毒。

鉴别诊断上,本病主要应与神经源性膀胱、尿道狭窄、尿道息肉、尿道结石等疾病鉴别,可通过影像学检查、膀胱尿道镜结合尿动力学检查等进行鉴别。

(三)治疗

1.保守治疗

适用于症状较轻,排尿困难不明显者或无剩余尿者或无膀胱输尿管反流及肾功能损害者,治疗方法包括:选择性 α-受体阻滞剂,尿道扩张术等。合并尿路感染者,应在充分引流尿液的同时,选用有效的抗生素控制感染。

2.手术治疗

(1)经尿道膀胱颈电切术:适用于有明显膀胱颈梗阻及保守治疗无效者。手术要点包括:切除部位从截石位 6 点开始,先用钩形电刀切至膀胱肌层,切开狭窄的纤维环,再以此为中心半月形电切 5~7 点的组织。手术过程中切除范围不要过大、过深,以长度为 1~2 cm 宽度为 0.5~1.0 cm为宜,使后尿道与膀胱三角区在电切后接近同一平面。手术时仅可切除膀胱颈部的环形狭窄组织,而不可切除和损坏尿道括约肌环,否则可发生尿失禁或膀胱阴道瘘等并发症。

(2)膀胱颈楔形切除成形术:手术要点包括打开膀胱后,在膀胱颈远侧约 1 cm 处的尿道前壁缝一标志,在标志近侧至膀胱前壁做倒 Y 形切口,各壁长为 2~3 cm,交角恰位于膀胱颈上方,将 V 形膀胱瓣与切口远端创缘缝合,再依次将膀胱颈做 V 形缝合。

二、男性膀胱颈部梗阻

男性膀胱颈梗阻是一种常见病及多发病,分为功能性膀胱颈梗阻和膀胱颈挛缩。

功能性膀胱颈梗阻是由于膀胱颈自主神经功能失调引起的一种疾病,但神经系统检查无阳性体征。根据国际尿控协会的规定:排尿时有逼尿肌收缩,但膀胱颈开放不全或完全不能开放;内镜检查及尿道探子检查无器质性膀胱下尿路梗阻证据,且无明确神经病变者称为功能性膀胱颈梗阻。其病因可能与交感神经、膀胱颈部 α、β 受体兴奋性改变有关。

膀胱颈挛缩多认为是由于膀胱颈部及其周围脏器的慢性炎症导致膀胱颈部纤维化所致;亦

可由各种前列腺手术时的损伤所致,以经尿道前列腺切除术(TURP)和前列腺摘除术后的膀胱颈挛缩发生率最高。

(一)临床表现

主要症状为下尿路梗阻:排尿困难、排尿迟缓、尿流变细、尿频和夜尿增多及排尿不尽感、急或慢性尿潴留、尿失禁甚至血尿等。

(二)诊断

1.病史

有排尿困难等下尿路症状,或于各种前列腺手术后出现排尿困难的病史。仔细分析临床症状和询问病史,对于确定梗阻的类型和估计梗阻的程度有重要价值。

2.体格检查

除了进行系统的体格检查外,应特别强调直肠指诊和尿道探子检查。

3.实验室检查

尿常规、血液生化检查,以了解尿液质量的改变和肾功能情况。

4.X线检查

排泄性尿路造影能发现主要并发症和了解上尿路功能情况。尿道膀胱造影可从造影片上清晰显示出梗阻部位、程度和长度。

5.膀胱镜检查

可以直接观察梗阻部位并对梗阻的原因进行诊断,膀胱镜检查时可见内括约肌呈环状狭窄,把尿道和膀胱明显分开;膀胱颈抬高,膀胱颈呈苍白色或有玫瑰色,其表面通常光滑,缺少血管分布。

6.尿流动力学检查

普通尿流动力学检查和影像尿动力学检查对诊断有重要参考价值,应用该项检查在临床上有助于早期诊断。简单的自由尿流率测定可提供初步判断,最大尿流率<15 mL/s,提示存在下尿路梗阻的可能。在普通尿流动力学检查中,压力流率测定是公认的诊断手段,判断指标有A-G图和LinPURR图等方法。与A-G图相对应的是A-G数的应用,A-G数=最大尿流率时的膀胱逼尿肌压力-2倍的最大尿流率。A-G数大于40,表示有膀胱出口梗阻存在,数值越大表示梗阻越严重;A-G数在15~40之间表示有梗阻可疑;A-G数小于15表示无梗阻存在。

鉴别诊断如下。①尿道狭窄:多有尿道炎、尿道器械检查或外伤史,行尿道造影或尿道镜检查可明确尿道狭窄的部位和程度。②后尿道瓣膜:主要见于男童,排尿性膀胱尿道造影对鉴别诊断有重要价值;在膀胱颈部梗阻患者,瓣膜处有很薄一层充盈缺损,尿道镜检查可直接观察到瓣膜存在。③精阜肥大:先天性精阜肥大的临床表现与膀胱颈部挛缩相同,在排尿性膀胱尿道造影时可见到梗阻以上后尿道扩张,后尿道填充缺损;尿道镜检查可见到肥大隆起的精阜。④神经源性膀胱:多有神经受损病史,如脊髓炎、多发性脊髓硬化症、脊椎外伤等;神经系统的检查可鉴别此病,膀胱压力测定显示各类神经源性膀胱功能障碍的图像。⑤逼尿肌无力症:通过尿动力学检查可鉴别。⑥前列腺增生症:为老年人常见疾病,直肠指诊和尿道膀胱造影可鉴别。

(三)治疗

1.保守治疗

适用于下列情况:①没有残余尿或残余尿少(10~20 mL);②无慢性肾功能不全;③无反复的尿路感染;④输尿管反流不明显。主要有α受体阻滞剂、糖皮质激素、抗生素等的应用。对合并有感染和施用尿道扩张器者,均应使用抗生素治疗。

2.手术治疗

(1)膀胱颈部扩张术:对先天性和原发性膀胱颈部挛缩,单纯应用尿道扩张术治疗效果多不满意,对前列腺增生切除术及经尿道前列腺电切术后的膀胱颈部梗阻,可应用尿道扩张治疗。

(2)膀胱颈切开术:楔形切开膀胱颈肌层,破坏其狭窄环。

(3)膀胱颈切除术:该术式适用于各种原因引起的膀胱颈部挛缩和小儿膀胱颈梗阻。方法是在膀胱颈后唇将黏膜弧形切开,于黏膜下潜行分离,显露膀胱颈肌层,将膀胱肌层作楔形切除。

(4)膀胱颈 Y-V 成形术:经耻骨后途径显露膀胱颈部及膀胱前壁,于膀胱前壁作 Y 形切口,将 V 形膀胱瓣与切口远端创缘缝合,以扩大膀胱颈部管腔。

(5)经尿道膀胱颈部电切术:切断环形缩窄环,使梗阻得以解除,有主张切开部位以膀胱颈截石位12点最佳,也有主张切开范围在5~7点位置;深度为切除膀胱颈部全层,至见到脂肪组织。术后持续尿管引流尿液 2~3 周,拔除尿管后行尿道扩张术,初时每周 1 次,连续 3 次后改为每 2 周1 次,之后改为4 周、2 个月、3 个月、6 个月至 1 年扩张一次后,即可停止扩张。

(刘月林)

第七节 尿 道 结 石

尿道结石占泌尿系统结石的 0.3%,绝大部分尿道结石为男性患者,女性只有在有尿道憩室、尿道异物和尿道阴道瘘等特殊情况下才出现。尿道结石分原发性和继发性两种,传统认为尿道结石常继发于膀胱结石,多见于儿童与老年人。一般认为,尿道结石在发展中国家以六水磷酸镁铵和尿酸结石多见,发达国家草酸钙和胱氨酸结石多见。

男性尿道结石中,结石多见于前列腺部尿道,球部尿道,会阴尿道的阴茎阴囊交界处后方和舟状窝。有报道,后尿道占 88%(图 4-3),阴囊阴茎部尿道占 8%,舟状窝占 4%。

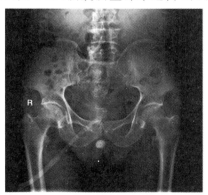

图 4-3 后尿道结石,图中可见膀胱造瘘管

一、临床表现

(一)疼痛

原发性尿道结石常是逐渐长大,或位于尿道憩室内,早期可无疼痛症状。继发性结石多系上

尿路排石排入尿道时,突然嵌入尿道内,常常突然感到局部剧烈疼痛及排尿痛,常放射至阴茎头部。阴茎部结石在疼痛部位可触及结石,位于后尿道内的结石,则会出现会阴部和阴囊部疼痛,可呈刀割样剧烈疼痛。

（二）排尿困难

尿道结石阻塞尿道发生不同程度的排尿困难。表现为排尿费力,可呈滴沥状,尿线变细或分叉,射出无力,有时骤然出现尿流中断,并有强烈尿意,阻塞严重时出现残余尿和尿潴留,出现充盈性尿失禁。有时可出现急迫性尿失禁。

（三）血尿及尿道分泌物

急症病例常有终末血尿或初始血尿,或排尿终末有少许鲜血滴出,伴有剧烈疼痛。慢性病例或伴有尿道憩室者,尿道口可有分泌物溢出,结石对尿道的刺激及尿道壁炎症溃疡,亦可出现脓尿。

（四）尿道硬结与压痛

前尿道结石可在结石部位扪及硬结,并有压痛,后尿道结石应通过直肠指诊扪及后尿道部位的硬结。

（五）其他症状

结石长期对局部的刺激,可引起尿道炎症、狭窄、尿道周围脓肿及尿道皮肤瘘、尿道直肠瘘,甚至引起一系列上尿路损害。后尿道结石可产生性交痛及性功能障碍。

二、诊断

（一）病史及体检

除上述症状外,患者既往多有肾绞痛病史及尿道排出结石史。男性患者如发生排尿困难,排尿疼痛者,应考虑此病。男性前尿道结石在阴茎或会阴部可以摸到结石,后尿道结石可经直肠摸到。女性患者经阴道可摸到尿道憩室内结石。

（二）金属尿道探杆检查

在结石部位能探知尿道梗阻和结石的粗糙摩擦感。

（三）尿道镜检查

能直接观察到结石,肯定尿道结石的诊断,并可发现尿道并发症。

（四）X线检查

X线检查是尿道结石的主要诊断依据。因为绝大部分尿道结石是X线阳性结石,平片检查即可显示结石阴影和结石的部位、大小、形状。应行全尿路平片检查以明确有无上尿路结石,必要时行尿道造影或泌尿系统造影,以明确尿路有无其他病变。

三、治疗

治疗应根据尿道结石的大小、形态、部位,尿道局部病变,以及有无并发症等情况而决定。有自行排石、尿道内注入麻醉润滑剂协助排石、尿道内原位或推入膀胱内行腔内碎石和开放手术切开取石等多种方法。新近进入尿道内的较小的继发性尿道结石,如尿道无明显病变,结石有自行排出的可能,或者经尿道注入利多卡因凝胶或其他润滑剂将结石挤出。位置较深者,可插入细橡胶导尿管于结石停留之处,低压注入润滑剂数毫升,排尿时可能将结石冲出。前尿道的结石,可经止血钳夹出,但切忌盲目钳夹牵拉,或粗暴地企图用手法挤出,否则,会造成尿道黏膜的广泛损伤,继发炎症、狭窄。

后尿道的结石可先推至膀胱再行碎石治疗,如结石过大或固定于后尿道内,不能推入膀胱,可通过耻骨上切开膀胱,以示指探入后尿道内轻轻松动结石并扩张膀胱颈部,再将其取出。尿道憩室结石,处理结石的同时应一并切除憩室。随着腔内泌尿外科的发展,目前已可采用尿道镜或输尿管镜气压弹道碎石或液电、钬激光碎石等腔内手术的方法处理前、后尿道结石。国内报道较多的有输尿管镜直视下钬激光碎石术,具有损伤小、成功率高、并发症少的优点,国内连惠波等报道用海绵体麻醉加尿道黏膜表面麻醉下行输尿管镜下尿道结石气压弹道碎石术,对于处理急诊尿道结石成功率高,安全方便。开放性手术仅适用于合并有尿道憩室、尿道狭窄、脓肿、尿道瘘等尿道生殖道解剖异常的病例及医疗技术条件较差,无法实施腔内技术的地区。

(张凤雏)

第八节　尿 道 狭 窄

尿道狭窄是指尿道因某种原因导致管腔变细而言。可发生于尿道的任何部位,以男性为多见。女性尿道因短而宽大,故不易发生损伤与狭窄。

男性尿道的结构比女性复杂,分为前尿道与后尿道两部分。前尿道被尿道海绵体和球海绵体肌所包绕,血流丰富;后尿道部分的膜部尿道位于尿生殖膈之间,是后尿道最狭小和最固定的部分,在尿生殖膈与前列腺尖部之间有一段称之为膜部尿道的部分是最薄弱处,此处常在骨盆骨折时受到损伤。

正常尿道的口径:1 岁幼儿可通过 10 Fr,5 岁时可通过 15 Fr,10 岁时可通过 18 Fr,而成年男性可通过 24 Fr 的尿道探子。

男性尿道括约肌的控制与下述三部分有关:①膀胱颈部;②膜部尿道由横纹肌所构成的外括约肌;③位于外括约肌内层受 α 肾上腺素能受体控制的环形平滑肌。因此手术时要避免损伤血管神经及重要的环形括约肌,尿道嵴远端和外括约肌之间的不随意肌是在外括约肌损伤后保持括约肌功能的部分,术中应注意保护。

一、病因

可分为先天性与后天性两大类,在后天性中以损伤及感染为常见,值得注意的是医源性尿道狭窄并不少见,应引起重视。

(一)外伤性尿道狭窄

大都为外来暴力所致,也可以是由于尿道内手术器械的操作所导致,狭窄的发生与损伤程度或与损伤早期处理不当有关。狭窄是由于创伤组织的纤维性变形成瘢痕挛缩所造成,局部的尿外渗、血肿与感染促使了这一病理过程的形成。狭窄常在外伤后数周至数月后发生。

在当今社会中交通事故(RTA)已成为尿道外伤的主要原因。当发生骨盆骨折时并发尿道损伤的发病率很高,其并发原因除骨折碎片的直接损伤外,更为主要的原因是骨盆受伤时所发生的剪切力作用所导致。当骨盆受到外来暴力时常发生扭转,使骨盆内径发生急剧变化,当侧方受压时其横径短缩而前后径被拉长,骨盆之软组织也发生剧烈牵拉与错位,此时膜部尿道随三角韧带及耻骨弓向前方移动,而前列腺部尿道则随前列腺、膀胱及直肠向后上方浮动,从而使最为薄弱之前列腺尖部远端的膜部尿道被撕裂,造成后尿道损伤,是此类创伤中最为常见的。此外,尚有一定比例的骑跨伤,故球部尿道狭窄也并不少见。

（二）感染性尿道狭窄

目前常见的是非特异性细菌感染所致,大多发生于尿道损伤早期的处理不当之后。病毒性及结核性感染亦可导致狭窄,但已十分少见。而在解放初期十分常见的淋菌性尿道狭窄一度极为罕见,但鉴于近年来急性淋菌性尿道炎的发病率呈明显上升趋势,淋菌性尿道狭窄的发病率在数年内将有可能增加。尿道感染性狭窄常发生于尿道腺体分布集中的部分,因此多见于前尿道,且表现为长段的尿道狭窄。

（三）医源性尿道狭窄

常由于应用尿道器械时操作不当所致,如金属尿道探子、金属导尿管和内腔镜等,特别近年来由于腔内泌尿学的兴起,如 TURP 和 TURBT 等在临床上的广泛应用,这类医源性狭窄的发生有所增加,其好发部位以尿道外口及前尿道多见。即使是极其普通的软质导尿管的留尤其是在长期留置的病例,如果固定方式欠妥或护理不当,特别是发生感染后未作相应有效的处理时,常可导致尿道及尿道周围炎,最终可产生尿瘘或感染性尿道狭窄甚至闭锁。例如使用的导尿管管径过粗,使尿道内分泌物引流不畅;又如常被部分医师忽视的导尿管的正确固定位置是应将阴茎及导尿管翻向下腹部,这样可使呈 s 形的尿道的第二个弯曲点不至于因导尿管的压迫而发生阴茎阴囊交界处的“压疮”而形成尿瘘或尿道狭窄,当然选用组织相容性较好的硅胶导管对减轻感染是有利的。

（四）先天性尿道狭窄

先天性尿道狭窄以尿道外口为多见,多发生于有包茎的儿童及成人。在一些重复尿道、尿道下裂的畸形病例也常并发。先天性尿道狭窄由于症状不明显而易发展成严重肾积水、继发感染或肾功能受损时才被发现。女性尿道狭窄或尿瘘常与产伤、严重的会阴部或骨盆损伤、感染等有关,少见。

二、病理

尿道狭窄的病理比较简单,是由于损伤部位由纤维组织替代了正常尿道黏膜与海绵体,形成瘢痕收缩而使管腔变为窄小。Singh(1976 年)曾做了以下三个试验。

（1）对两个婴儿及两个成年男性尿道做了超薄连续切片,发现尿道腺体的分布部位与淋菌性尿道狭窄的部位相符,说明了淋菌性尿道狭窄是由于淋菌在腺体内反复感染的结果。

（2）用大白鼠做试验,将尿道造成人为损伤,又以损伤程度分为 5 组,每组又分别分为膀胱造瘘与不造瘘两部分。观察结果是尿道穿透伤组形成狭窄的机会比未穿透伤组要多;尿道损伤后未行膀胱造瘘形成狭窄的比已行膀胱造瘘组要多。说明尿外渗与狭窄的形成是密切相关的。

（3）对 24 例尿道狭窄段组织做电镜检查,发现狭窄段组织中除纤维组织外,不同病例还有不同程度的平滑肌纤维或弹力纤维存在。因此有的瘢痕坚硬,有的较软;有的弹性大而尿道探子通过容易但扩张效果不好,此乃与组织学上的组成成分不同有关。

三、诊断

根据病史、体征、排尿情况、尿流率测定、试探性尿道扩张以及尿道镜的检查情况,本病的诊断是不困难的。尿道造影有助于了解狭窄之部位、长度、有否瘘管或假道等。尿道 X 线造影每次宜摄两张斜位片,一张是逆行尿道造影,一张为排尿期膀胱尿道造影片,后者对了解后尿道或狭窄段以上尿道的情况至关重要。如排尿期膀胱尿道造影未能满意地显示后尿道情况时,在已行耻骨上膀胱造瘘的病例可以采用经造瘘口将金属探子插入后尿道,同时配以逆行尿道造影的摄片方法,往往可显示狭窄的部位与长度。以往前后尿道均采用金属尿道探子替代造影剂的方法,由于手法上易发生错位而使造影结果严重失真,故已不再推荐使用。

近年来一些学者通过应用实时超声显像技术在尿流动力学方面应用的研究中,观察到超声对尿道狭窄的诊断有较大的帮助,通过直肠探头和(或)线阵探头利用向尿道内注水或排尿动作等配合,可清楚地观察到动态的尿道声像图,不仅可观察狭窄的部位、长度,还可观察狭窄周围瘢痕的厚薄程度,此点对选择何种手术方式有很大的参考价值,如狭窄段短而瘢痕少者可首选内切开术治疗,反之则宜选择开放性手术为佳。此外,超声对在 X 线造影时不易显示的后尿道往往可获得较好的显示,有假道者常可清楚显示为其独到之处。故超声对本病是一种颇有前途的新诊断技术。

应注意狭窄可以是节段性、多发的,当尿道造影片提示尿道可能完全闭锁时,事实上不一定全长均已闭锁,超声和尿道海绵体造影术可能有一定帮助,但最后还得依靠手术探查来明确,并据此选择最为合理的手术术式才是治疗能否成功的关键。

对上尿路的功能及形态学的检查在长期的、严重狭窄的病例是需要的。还应注意是否有感染、结石等并发症。

真性狭窄是指因尿道黏膜与尿道海绵体受损后组织修复所形成的瘢痕环状包绕尿道所致,而假性狭窄是一些因尿道黏膜的局限性病损而产生的黏膜间粘连而形成的狭窄。这种狭窄一旦探子通过,即可顺利扩张到 24 Fr 的正常口径,一般扩张 1～3 次即可痊愈,或尿扩后留置硅胶管3～4 d,可防止粘连的再度形成,这类情形常见于留置导尿管时间稍久又有感染的病例。另一种类型的假性尿道狭窄见于尿道黏膜未曾受损,而尿道黏膜周围的海绵体等组织因故形成纤维瘢痕组织,压迫尿道黏膜使尿道内腔变细而形成的狭窄。在处理上只需切除或切开尿道黏膜外的瘢痕组织,即可见黏膜鼓起而狭窄解除,一般无需做狭窄段切除再吻合术。

在鉴别诊断上应注意与前列腺增生症、膀胱颈挛缩、神经源性膀胱、尿道结石及尿道异物等疾病相鉴别。

四、治疗

(一)尿道扩张术

一般尿道狭窄常首先采用尿道扩张这一简易的治疗方法,可使不少患者因而康复,这是一项物理性治疗,起到按摩软化瘢痕并促使其吸收的作用,使尿道扩大并保持通畅。扩张应定期进行,要循序渐进,扩张之幅度应视狭窄程度而定,操之过急或过度扩张是失败之原因,良好的麻醉有助于扩张之成功,丝状探子对严重狭窄的患者是有帮助的。

有学者在 1979 年曾设计了一种用不锈钢管做成的 18 Fr 尿道扩张器,可在窥视下进行扩张,可避免产生假道,但由于实用价值不高而未被推广。为了防止扩张引起的尿道热,术前用抗菌药物做尿道冲洗,术前术后口服抗菌药物均可有预防作用。当尿道有急性炎症时扩张是禁忌的。

(二)尿道内切开术

尿道内切开术是一种简单而有效的治疗方法,对尿扩失败的部分病例特别是狭窄周围瘢痕组织较少的病例和多发性或长段狭窄的病例,如果尚能通过丝状探子,均可采用本法治疗,有学者提出当应用电切镜或碎石镜而尿道不够大时,虽无狭窄亦可采用本法以扩大尿道,使腔内治疗

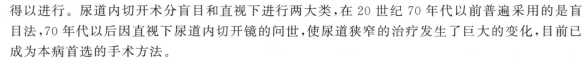

得以进行。尿道内切开术分盲目和直视下进行两大类,在 20 世纪 70 年代以前普遍采用的是盲目法,70 年代以后因直视下尿道内切开镜的问世,使尿道狭窄的治疗发生了巨大的变化,目前已成为本病首选的手术方法。

1.盲目尿道内切开术

常用的有两种内切开刀,一种为 Maisonneuve 型,另一种是带有刻度盘的 Otis 型内切开刀。凡能通过丝状探子的病例均可采用,比较简便。一般在尿道 12 点处切开,切割后应留置相应口径之硅胶气囊导尿管,如遇严重出血可在阴茎周围进行加压包扎 1～2 h,可帮助止血,拔管后尚需定期扩张 3 个月左右,疗效可达 55％～75％。其缺点:①盲目切开难免损伤正常尿道;②丝状探子无法通过的病例不能进行;③一点切开有时效果欠佳。

2.直视下尿道内切开术

有学者在 1957 年首先报道了直视下用电刀进行尿道内切开术,由于并发症较多而未能推广应用。当 Sachse 在 1977 年开始在直视下切开可准确掌握切开部位与范围和深度,使成功率已达 80％～85％,近期疗效可高达 92％,因此有人认为本法可作为首选术式,但对存在广泛的尿道周围病变,瘢痕多的病例和放疗后引起尿道狭窄的病例易导致失败,不宜采用本方法。

有学者认为做放射状多处切开比一点切开效果要好,手术成功的关键是将纤维瘢痕组织全层切开,直至松软的正常尿道周围组织为止。应注意每个环形狭窄的部位的厚度是不同的,所以要做不同深度的切开,一次切开不满意可在 2～3 周后待原切开处上皮化后再做第 2 次甚至第 3 次的切开。狭窄长度不是失败的因素。术后应留置 16～18 Fr 硅胶导尿管 1～7 d,在渗血停止后即可拔除。术前、术后应用抗菌药物预防感染。近期对无法通过导管甚至已完全闭锁的病例也有切开成功的报道。采用后尿道插入探子做引导的方法曾打通了闭锁长达 2.6 cm 的病例,上海市第六人民医院也曾成功地切通了闭锁长达 3 cm 的完全闭锁的病例,近来又有学者应用冷光源置入后尿道狭窄之近端,以光做引导进行切开的技术,也有助于完全闭锁病例的成功切开。

3.直视下尿道内激光切开术

有学者于 1976 年首先在动物试验成功的基础上应用于人,激光主要是烧灼瘢痕组织使之汽化并分开,激光的切口较冷刀或电刀的创缘愈合要好,血管和淋巴管在激光照射时被封闭,减少了创面分泌物和细菌进入体内的机会,因此是清除瘢痕组织的一个较为理想的方法。在应用激光进行狭窄部位切割时,应将瘢痕全层切开,并将切口延伸至两端正常尿道组织 0.5 cm 处。并应做多点切开。将可见瘢痕尽可能汽化,以提高疗效。

(三)尿道修复术

尿道修复术是一种可能完全治愈尿道狭窄的方法,适用于尿道扩张或内切开术失败和有假道或瘘管形成的病例。尿道修复术之方法繁多,有分一期也有分二期或三期手术完成的,现分别选择几种具有代表性的手术方法简介如下。

1.尿道外口切开术

应用于尿道外口狭窄的病例。手术应将狭窄段尿道向腹侧做全长切开,切开应达正常尿道 0.5～1.0 cm 处止,再分别将尿道黏膜与皮肤缝合。近来有学者介绍将腹侧的包皮做倒"V"形切开并与尿道黏膜缝合,可防止狭窄之再发生。

2.尿道对端吻合术

适用于尿道狭窄段在 3 cm 以内的病例,手术可一期完成,如吻合满意可获良好效果,是应用开放性手术治疗本病的首选方法。手术必须充分切除瘢痕,充分游离两端之尿道,在无张力的条件下将两端正常之尿道组织作对端吻合,吻合口之断面应剪成斜面以防止吻合口狭小,尤其在前尿道吻合时更为必须。术后留置硅胶管一周左右,术后需应用雌激素以防止阴茎勃起造成吻合口出血或撕裂。为了使狭窄段较长的病例也能满意地完成对端吻合术,可以通过下列方法以利吻合:①充分游离远端尿道来减少张力,必要时游离段可直达舟状窝。②将阴茎根部之海绵体在中隔处予以分离或凿除部分耻骨联合或切除耻骨联合之方法,以求减少因尿道之弧形走向而带来的距离改变,为接近直行而缩短距离的方法,可大大扩大本术式的适应证和提高成功率。本法不适用多发性尿道狭窄和狭窄段过长的病例。

3.经耻骨联合尿道修复术

Pierce 在 1932 年将本法应用于后尿道狭窄的病例,此法有暴露好、操作方便之优点,可提高后尿道狭窄手术的成功率,尤其是狭窄段长,急症手术时未将上浮的膀胱固定的病例,或有骨折片压迫尿道及伴有尿道直肠瘘的病例等。手术要点是切除 4 cm 左右的耻骨联合,充分暴露后尿道,切除病损部分的尿道做正常尿道间的对端吻合术。对狭窄段较长远端尿道游离有困难时,可同时做会阴切口以充分游离远端尿道,或同时做阴茎海绵体中隔切开有利于提高手术之成功率。曾有人提出在小儿病例中采用强行撑开耻骨联合的方法,由于可能发生骶髂韧带的损伤而遗留慢性腰背痛的后遗症,故目前已不再应用。

4.尿道套入法

尿道套入法适用于后尿道狭窄段较长,膀胱上浮近端尿道高而深,经会阴切口进行吻合有困难的病例。该手术之要点是在切除瘢痕后将远端尿道断端用可吸收线固定于导尿管上,并将该导尿管经近端尿道自膀胱切口引出,并固定于腹壁,令远端尿道套入并使两尿道断端相互对合,断端对合之要求,是在不能正确对合时其相距之间隙或相重叠处均以不超过 0.5 cm 为宜,否则易形成瓣膜或因缺损段过长而再度形成瘢痕。牵引用的导尿管在术后 10~14 d 时可予以拔除。

5.皮片移植尿道修复术

(1)游离皮片(管)移植尿道修复术:Devine 于 1963 年首先介绍本法,适用于球部尿道以远之尿道狭窄的修复,由于手术效果较满意,其适应证在不断扩大。有学者认为自精阜以远的尿道任何部位的狭窄均可采用,特别对阴茎悬垂部尿道的对端吻合术易发生再狭窄或尿瘘,而本法可提高手术的成功率,对狭窄段较长的病例可采用游离皮管修补的方法亦可获成功。做皮片修补时先将狭窄段尿道切开,两侧均应切至正常尿道 0.5~1.0 cm 处,然后取自体组织的皮片移植之。目前被采用的自体组织材料包括包皮、口腔颊黏膜及大肠黏膜等。如果尿道已闭锁,则可切除已闭锁尿道;然后将游离之皮片缝合成一皮管移植之。提高游离皮片(管)成活率的要点:①皮片之皮下脂肪须去尽;②受移植处的组织应有良好的血供;③移植后皮片应良好地固定;④充分引流防止感染,感染是失败的主要原因。术后尿道内留置硅胶管2周,术后 3 个月可行器械检查,少数病例术后可能有假性憩室形成。

(2)岛状皮片移植术:适用于前尿道狭窄的一期修复术,手术方法是在狭窄段尿道的邻近部位取一皮下组织不予离断的相应大小的带蒂皮片进行尿道修补,由于皮片保存了血供,故成活率高,提高了手术的成功率。将此法应用于前尿道瘘的修补,取得良好的效果。

6.皮肤埋入式尿道修复术

皮肤埋入式尿道修复术是一种分期进行的修复术式,其术式颇多,现将具有代表性的两种方法介绍如下。

(1)Johnson 手术:是 Johnson 在 1953 年所介绍的,适用于狭窄段长的前尿道病例,手术分两期进行,第一期是将狭窄段尿道切开后将两侧之皮肤埋入并与其边缘缝合,在已完全闭锁病例可将病损的尿道切除,然后将两侧邻近组织缝合于阴茎白膜上,此缝合要求必须紧贴阴茎白膜,否则将影响二期手术效果。此时在尿道狭窄段形成一尿沟和远近2个尿道瘘口。6个月可进行第二期手术,采用Browm的方法做尿道成形术。

(2)Turner Warwick手术:手术也分两期进行,第一期在切除狭窄的基础上将阴囊或邻近皮肤埋入形成尿瘘,再进行二期修复尿道。该方法适用于精阜远端任何部位的单一或多发性尿道狭窄,为了解决后尿道深部缝合时的困难,他设计了一套专用手术器械,包括一把类似鼻镜的张开器,两把不同弧度的深部缝针等,以利操作和提高手术的成功率。

皮肤埋入法仅适用于狭窄段过长而无法用各种方式进行一期尿道对端吻合的病例。

(四)尿道内支架管的应用

1989年Milroy首先报道了将金属支架置于尿道的狭窄处来治疗本病的前尿道狭窄,此后相继有学者报道应用钛合金尿道内支架及用不锈钢合金制成的螺旋支架管置入狭窄段的尿道以治疗复杂性尿道狭窄。

用不锈钢制成的支架首先成功地应用于心血管系统,然后被应用于尿道,它可应用于前或后尿道的狭窄,术后随访最长的达20个月,绝大部分病例术后排尿通畅,原有尿路感染者可获治愈。该支架可以取出,取出之支架发现未被尿路上皮覆盖,如再次狭窄可重新置入,未发现与支架直接有关的不良反应,被认为是一种对不愿接受开放性手术或复发的难治的尿道狭窄的有前途的方法,但其远期疗效尚有待于进一步的观察。

当然,尿道扩张、直视下尿道内切开术及开放性尿道修复术依然是尿道狭窄的标准术式。

总之,尿道狭窄的病情复杂多变,临床上还没有一种术式可以解决所有的各种类型的狭窄,但无论采用何种术式,其总的原则是一致的——彻底切除狭窄段尿道直至正常尿道组织充分暴露,周围瘢痕组织要充分清除,进行无张力的良好的对端吻合和预防感染是手术成功的关键。经耻骨联合的途径、凿除部分耻骨弓及劈开阴茎中隔等方法适用于狭窄段切除后吻合口有张力和后尿道暴露欠佳的后尿道狭窄的病例。游离皮片或岛状皮片修复术适用于前尿道狭窄的修复,而分期手术方法仅适用于一期手术无法解决的病例。对严重和复杂难治的病例,往往需同时采用2种或2种以上方法的联合应用,才有可能达到较好的治疗效果。因此必须结合具体病例及术者的临床经验来进行选择是成功之本。

术后需进行一个时期的尿流率测定或尿道扩张来进行随访,尤以尿流率随访的办法是无损伤的,也有学者主张用尿道造影或尿道镜来判断疗效。术后随访不应少于3个月。如手术失败需再次行开放手术时,应在3~6个月后再进行。

(张凤雏)

第九节 肾 癌

一、病因

肾细胞癌是起源于肾实质泌尿小管上皮系统的恶性肿瘤,又称肾腺癌,简称为肾癌,占肾脏恶性肿瘤的 80%～90%。包括起源于泌尿小管不同部位的各种肾细胞癌亚型,但不包括来源于肾间质以及肾盂上皮的各种肿瘤。

吸烟被认为可能与肾癌有关,没有发现其他明确的环境因素。一些特殊类型的肾细胞癌有明确的遗传因素,染色体 3p25-26 的 *VHL* 基因与透明细胞癌,*c-met* 基因与遗传性乳头状透明细胞癌有关。

二、病理

绝大多数肾癌发生于一侧肾脏,常为单个肿瘤,10%～20% 为多发病灶。多发病灶病例常见于遗传性肾癌以及肾乳头状腺癌的患者。肿瘤多位于肾脏上、下两极,瘤体大小差异较大,直径平均为 7 cm,常有假包膜与周围肾组织相隔。双侧肾脏先后或同时发病者仅占散发性肾癌的 2%～4%。

（一）WHO 肾细胞癌病理分类

WHO 共推出 3 版肾脏肿瘤分类标准,以往应用最广泛的是 1981 年第一版 WHO 分类标准。1998 年 WHO 根据对遗传性肾细胞癌（RCC）的研究结果,结合 RCC 组织形态学、遗传学、肿瘤细胞起源等特点推出第二版肾实质上皮性肿瘤分类标准,根据形态学的改变肾乳头状腺癌分为 Ⅰ 型和 Ⅱ 型两型。由于在许多 RCC 组织中都可见到梭形细胞成分或细胞质内含有嗜酸颗粒,所以 1998 年分类中取消了以往分类中的肉瘤样癌和颗粒细胞癌这两种病理类型。2004 年 WHO 依据 RCC 组织形态学、免疫表型、遗传学的特点结合 RCC 患者的临床表现以及影像学改变对 1997 年的肾细胞癌病理组织学分类进行了修改,保留了原有肾透明细胞癌、肾乳头状腺癌（Ⅰ 型和 Ⅱ 型）、肾嫌色细胞癌 3 个分型,2004 年分类系统沿用了 1998 年未分类的 RCC 概念,使这一体系成为一个动态系统,将目前不能明确具体分型的 RCC 归为此类,有待今后进一步研究确定。2004 年分类系统将集合管癌进一步分为 Bellini 集合管癌和髓样癌,此外增加了多房囊性肾细胞癌、Xp11 易位性肾癌、成神经细胞瘤伴发的癌、黏液性管状及梭形细胞癌分型,并将传统分类中的颗粒细胞癌归为高分级的透明细胞癌,对各亚型中的未分化癌成分在肿瘤组织中所占比例进行描述。与以往不同,这一新的分型和诊断标准是将每一类型的 RCC 视为一种独立疾病。

（二）常见肾细胞癌亚型病理特点

1.肾透明细胞癌

肾透明细胞癌（clear cell renal cell carcinoma,CCRCC）是最常见的肾癌病理亚型,占肾癌的 60%～85%。既往曾使用的“肾颗粒细胞癌”因为在其他类型的肾癌亚型中也能见到胞质嗜酸性的细胞,胞质中的“颗粒”不再是肾颗粒细胞癌的专有特征,由于“肾颗粒细胞癌”中癌细胞核分级的级别高,现将它归为高分级的 CCRCC。

（1）大体检查:双侧肾脏发病率相等,少于 5% 的病例可呈多中心性发生或累及双侧肾脏;肾皮质内实性球形结节,与周围肾组织界限清楚,可见假包膜;因癌细胞中含有丰富的脂质,切面呈金黄色。肿瘤中常见坏死、出血、囊性变,切面可呈现多彩状,偶见钙化或骨化。

（2）组织病理学:癌细胞胞质透明或嗜酸性,胞膜清楚;组织中可见小的薄壁血管构成的网状间隔;肿瘤细胞呈巢状和腺泡状结构;呈肉瘤样结构的肿瘤成分中可见到瘤巨细胞,提示预后不良;部分肿瘤中可见坏死、纤维黏液样间质及钙化、骨化。

（3）常用的免疫组化抗体:CK8、CK18、vimentin、CD10 和上皮细胞膜抗原（EMA）阳性。

2.肾乳头状腺癌

肾乳头状腺癌(papillary renal cell carcinoma,PRCC)占肾癌的 7%～14%。国内有些专业书籍将其翻译成嗜色细胞癌。其发病年龄、性别、男女发病率比例、症状和体征与肾透明细胞癌相似。就诊时大多数病例处于Ⅰ期。大多数文献中报道肾乳头状腺癌患者预后良好。

(1)大体检查:病变累及双侧肾脏和多灶性者较透明细胞癌多见;大体多呈灰粉色,出血、坏死、囊性变多见。

(2)组织病理学:根据组织病理学改变将其分为Ⅰ型和Ⅱ型两个亚型。肿瘤细胞呈乳头状或小管状结构,乳头核心可见泡沫状巨噬细胞和胆固醇结晶;肿瘤细胞较小,胞质稀少(Ⅰ型)或肿瘤细胞胞质丰富嗜酸性,瘤细胞核分级高(Ⅱ型);可见大片坏死和肉瘤样区域,前者提示预后较好,而后者则是预后不良的指标。研究显示,Ⅰ型 PRCC 患者生存期长于Ⅱ型患者。

(3)常用的免疫组化抗体:与肾透明细胞癌相似,现有的研究认为,肾乳头状腺癌 CK7 呈阳性,且Ⅰ型较Ⅱ型阳性率为高。

3.肾嫌色细胞癌

肾嫌色细胞癌(chromo-phobe renal cell carcinoma,CRCC)占肾癌的 4%～10%。平均发病年龄60 岁,男女发病率大致相等。与其他肾癌亚型相比无特殊的临床症状和体征。影像学上多显示瘤体较大,肿瘤密度或信号均匀,无出血、坏死和钙化。

(1)大体检查:肿瘤无包膜但边界清楚,大小为 4～20 cm,切面呈质地均一的褐色,可见有坏死,但出血灶少见。

(2)组织病理学:肿瘤呈实体性结构,可出现灶状钙化及厚纤维间隔;与肾透明细胞癌不同,瘤体中的血管为厚壁血管,而非薄壁血管;瘤细胞体积大,呈多角形,胞质透明略呈网状,细胞膜非常清晰(嫌色细胞),亦可见嗜酸性胞质的瘤细胞,瘤细胞核的核周空晕是此型的特征之一,并可见双核细胞;Hale 胶体铁染色示肿瘤细胞质呈弥漫阳性。

(3)常用的免疫组化抗体:CK 阳性,vimentin 阴性,EMA 弥漫阳性,lectins 和 parvalbumin 阳性,肾细胞癌抗原弱阳性,CD10 阴性。另外胞质呈 Hale 胶体铁阳性反应。

4.集合管癌

Bellini 集合管癌(carcinoma of the collecting ducts of Bellini)是指来源于 Bellini 集合管的恶性上皮性肿瘤;肾髓质癌来源于近皮质区的集合管,患者几乎均伴有镰状细胞性血液病。集合管癌罕见,不到肾恶性肿瘤的 1%。预后差,患者平均生存期约 1 年。

(1)大体检查:两者均发生于肾中央部分,切面实性,灰白色,边界不清,可见坏死。

(2)组织病理学:需要指出的是,Bellini 集合管癌常为排除性诊断,肿瘤部位对于作出诊断很重要,组织学上可见不规则的小管状结构,细胞高度异型性;肾髓质癌镜下呈低分化的、片状分布的肿瘤,瘤细胞排列呈腺样囊性结构,瘤体内可见较多的中性粒细胞浸润,同时可见镰状红细胞。

(3)常用的免疫组化抗体:有关这方面的研究较少。Bellini 集合管癌低分子量角蛋白、高分子量角蛋白(如 34βE12、CK19)阳性,同时有 vimentin 阳性,与前述几种类型的肾细胞癌不同,CD10 阴性;肾髓质癌可表达低分子量角蛋白(CAM5.2),但不表达高分子量角蛋白(34βE12 等)。

(三)分级

以往最常用的是 1982 年 Fuhrman 四级分类。1997 年 WHO 推荐将 Fuhrman 分级中的Ⅰ、Ⅱ级合并为一级即高分化、Ⅲ级为中分化、Ⅳ级为低分化或未分化。

（四）TNM 分期

肾肿瘤最大径≤4 cm 与肿瘤最大径在 4～7 cm 的患者手术后的肿瘤复发率和患者的 5 年生存率存在差别，为此 2002 年第 6 版 AJCC 癌症分期将第 5 版 AJCC 癌症分期中的 T_1 期分成 T_{1a} 和 T_{1b}。T_{1a} 肿瘤局限于肾内、最大径≤4 cm；T_{1b} 肿瘤局限于肾内，最大径＞4 cm，但≤7 cm。

2002 年 AJCC 病理分期中评价 N 分期时，要求所检测淋巴结数目至少应包括 8 个被切除的淋巴结，如果淋巴结病理检查结果均为阴性或仅有 1 个阳性，被检测淋巴结数目＜8 个，则不能评价为 N_0 或 N_1。但如果病理确定淋巴结转移数目≥2 个，N 分期不受检测淋巴结数目的影响，确定为 N_2。

三、临床表现

肾癌的临床表现是多样化的，早期的临床表现缺乏特异性，既往经典的血尿、腰痛、腹部肿块的"肾癌三联症"的临床出现率不到 15%，这些患者诊断时往往已为晚期。近十余年无症状肾癌的发现率逐年增高，国内文献报道其比例为 13.8%～48.9%，平均为 33%，国外报道高达 50%。10%～40% 的患者出现副瘤综合征，表现为高血压、贫血、体重减轻、恶病质、发热、红细胞增多症、肝功能异常、高钙血症、高血糖、血沉增快、神经肌肉病变、淀粉样变性、溢乳症、凝血机制异常等改变。30% 的初诊患者为转移性肾癌，可由于肿瘤转移所致的骨痛、骨折、咳嗽、咯血等症状就诊。

四、诊断

肾癌的临床诊断主要依靠影像学检查，胸部 X 线片和腹部 CT 平扫加增强扫描是治疗前临床分期的主要依据，治疗方案的选择需参考治疗前的临床分期，如先选择手术治疗，应根据手术后病理检查结果进行病理分期，如病理分期与临床分期不符，应以病理分期为准对术前的治疗方案进行修订。

（一）实验室检查

实验室检查包括血、尿、便常规检查及病毒指标、血生化与血液肿瘤标志物检查，目前尚没有公认的、可用于肾癌诊断、鉴别诊断及预后判断的肿瘤标志物。只有极少数肾癌患者尿脱落细胞中可发现癌细胞，尿脱落细胞检查不作为常规检查项目。实验室检查结果一般不作为诊断肾癌的直接证据，但可为肾癌的诊断、决定治疗方案以及预后判定提供参考依据。血清尿素氮、肌酐主要用于评价肾功能状况，而肝功能、全血细胞计数、血红蛋白、血钙、血糖、血沉、碱性磷酸酶和乳酸脱氢酶等指标的异常及治疗前后变化可为评价疗效、判断预后提供参考依据。

（二）影像学检查

各种影像学检查可为肾肿瘤的临床诊断、评价 RCC 的临床分期、决定治疗方案、疗效评价以及治疗后的随访等提供重要的参考依据。

1.胸部 X 线片

胸部 X 线片为肾癌患者的常规检查项目，应摄胸部的正、侧位片，可以发现肺部结节、肺转移以及其他肺部及胸部病变。胸部 X 线片是术前临床分期的主要依据之一。

2.B 超检查

B 超检查在健康人群查体中是肾脏肿瘤筛查的主要手段，也是诊断肾肿瘤最常用的检查方法，B 超的回声可笼统反映出肿瘤内的组织学特点，大部分 RCC 的 B 超声像图表现为低回声或等回声,少部分表现为高回声;肿瘤内存在无回声区及周边有低回声声晕也被认为是判断恶性的指征。但有部分 RCC 不具备这些特点,需借助 CT 或 MRI 等进行鉴别诊断。B 超检查诊断 RCC 的敏感性及特异性与肾肿瘤的大小密切相关,对肿瘤最大径<5 mm、5~10 mm、10~15 mm、15~20 mm、20~25 mm 与 25~30 mm 的肾肿瘤,B 超与 CT 检出敏感性分别为 0 与 47%、21% 与 60%、28% 与 75%、58% 与 100%、79% 与 100%、100% 与 100%。常规超声检查对肾脏小肿瘤的检出不如 CT 敏感,但在 10~35 mm 的病变中,超声与 CT 检查鉴别肿物为囊性或实性的准确率分别为 82% 与 80%。

B 超声像图表现:①小肿瘤肾轮廓可无明显改变,仅被膜稍隆起;较大的肾肿瘤其肾轮廓可局限性增大,肾结构失常,部分晚期肾癌与周围组织有粘连分界不清。②小肾癌常表现为高回声或低回声、均匀、光整;中等大的肿瘤多为低回声、不均匀;大的肾癌内回声极不均,由于肿瘤内有出血、坏死、液化,可出现不规则的无回声暗区。③肿瘤压迫肾盂时,可出现肾盂变形移位,甚至中断。④肾癌早期多无肾周血管受侵,中、晚期可出现肾静脉内或下腔静脉内瘤栓形成,表现为管腔阻塞,呈低回声。⑤中、晚期肾癌在肾门旁、腹膜后见有大小不等圆形或椭圆形低回声结节,内回声均匀,多为淋巴结转移。

3.彩色多普勒检查

除具有 B 超的声像图表现外,彩色血流显示肾脏弓形血管环中出现彩色血流受压、中断,并有不规则的血管分支进入肿瘤,肿瘤内血流多较丰富,可测到高阻高速的动脉频谱。

4.超声造影检查

近年来超声造影剂的研究取得进展,静脉内注射超声造影剂能提高血流的回声,增强多普勒信号,提高低速细小血流的检出,同时,谐波超声造影能显示肿瘤的微血管,进行肿瘤微血管的实时成像,为肾脏肿瘤的评估提供了新的平台。超声造影能够很好显示肾脏内各级血管分支、肾组织及其肿瘤外周或内部微小血管灌注情况,提高了肾脏肿物的良恶性鉴别诊断率,尤其在囊性肾癌或囊肿内壁结节或囊肿恶变的诊断方面,其可明显改善普通彩超偏低的血流显示率,从而明确诊断,并增加了超声与病理诊断的符合率。

注射超声造影剂后,良性、恶性肿瘤内血流的显示都相应增强,但增强程度和持续时间有显著差异,恶性肿瘤血流显像增强程度明显高于良性肿瘤(肾血管瘤除外),造影剂廓清也较良性肿瘤快,可根据这些特点来判断肿物的良恶性。超声造影在肾囊肿、脓肿等良性病灶中无血流信号增强;在胚胎性肾肿瘤、错构瘤表现为在动脉相明显增强,延迟相明显消退。RCC 和肾错构瘤彩色血流都可增强,但 RCC 增强程度较肾错构瘤高,且消退快。RCC 假包膜在灰阶超声上显示为肿瘤周围的低回声声晕,而在谐波超声造影后显示为肿瘤周围的缓慢增强带。对碘过敏及肾功能不全的患者也可通过超声造影检查获得满意的肾脏增强扫描结果。

5.腹部 X 线平片及静脉尿路造影

腹部 X 线平片(kidneys,ureters and bladder,KUB)和静脉尿路造影(intravenous urography,IVU)检查不是诊断肾癌常规的检查项目,而是在临床需要时进行的检查。KUB 可显示腹部及盆腔一些实质性脏器的轮廓、肾脏及肋骨的位置等,可为开放性手术选择手术切口提供帮助。

IVU 亦称排泄性尿路造影,以往称静脉肾盂造影,对观察病变重点在肾脏者现仍用此名称。在诊断集尿系统病变方面其使用价值仍未衰减:①造影前作腹部平片,可排除有无泌尿系阳性结石及钙化;钙化常见于结核及肿瘤,结核钙化多呈弧形、斑片状,KUB 显示 14%~18% 的瘤体内有钙化,多呈斑片、斑点状,偶见大斑块状。②造影时,对比剂通过肾脏分泌进入尿路,静脉注药

5 min 后可观察肾实质显影情况、有无占位病变,粗略地判断肾脏功能;肾功能减退者,对比剂分泌缓慢,肾实质显影不佳或不显影。③对比剂进入尿路后,显示全尿路充盈情况,有无充盈缺损及狭窄,管壁是否光整及柔软,有无移位。④造影观察肾脏形态,位置,效果较平片好。但其对≤2 cm的肾肿瘤检出率仅21%,2~3 cm的肾肿瘤的检出率约为52%,对肾癌诊断符合率为30%~60%。对未行CT增强扫描无法评价对侧肾功能者需行IVU或核素肾图检查,对碘过敏及肾衰竭患者需用其他方法检查。

肾肿瘤的IVU表现:①肿瘤较小,位于肾实质内或其腹侧及背侧时,组织密度对比差或前后重叠,不能显示,肾脏形态可表现正常;肿瘤位于肾边缘区或肿瘤大时可引起肾脏变形,表现为肾脏不规则增大或局部膨隆有肿块突出。②肿瘤可压迫肾盂肾盏使之移位、拉长、变窄或扩张;肿瘤可破坏肾盂肾盏,表现为肾盂肾盏边缘不光整、毛糙及消失。③肾肿瘤形态可呈圆形或不规则,多为低密度肿块,密度不均匀,可有不规则钙化。④肾功能可表现正常、下降或消失。

6.CT

CT 具有密度及空间分辨率高的特点,对肾脏肿块的检出率近100%,肿瘤诊断正确率达95%以上。

肾癌的CT表现:①肾脏形态可由于肿瘤的大小及所在部位不同而有不同表现。②肾盂、肾盏可表现为受压、破坏及梗阻扩张。③绝大部分肿瘤呈圆形、椭圆形以及不规则的结节或肿块,可有分叶,位于肾实质内呈局限外凸性生长;增强前呈等密度、高密度或低密度,边缘不清楚;肿块较小时密度均匀,肿块大时常伴出血、坏死,造成密度不均匀;增强后,在动脉早期肿瘤周围及边缘可见迂曲的肿瘤血管呈结节、弧状或条状,在实质期大部分肿瘤有中至高度强化,密度不均匀增高,少部分肿瘤增强不明显或不增强;由于肿瘤血管常形成动静脉瘘,在增强早期肿瘤内对比剂已较早排出,因此增强后肾实质期时肿瘤密度低于肾实质呈低密度肿块;增强后显示肿瘤密度较增强前更加不均匀,坏死区增多及明显;显示肿瘤边界较增强前清楚或大部分清楚,但不锐利,少部分肿瘤边界模糊。有2%~3%的肿瘤呈浸润生长致肾脏体积增大,或沿着肾周浸润生长,肿瘤边界显示不清,增强后,肿瘤呈不规则片状,弥漫浸润分布,密度低及不均匀,或包绕肾脏。另有5%~7%的肿瘤呈囊状或囊实性,影像学诊断上称为囊型肾癌,肿瘤增强前呈低密度,密度不均匀,低密度区明显,增强后肿瘤实性部分有中至高度强化,表现为不规则片状、结节或块状,如有分隔,隔壁厚薄不均,囊壁厚且不规则,肿瘤与肾实质分界模糊。④CT 平扫显示8%~18%瘤体内有钙化,钙化形态为不规则点状、小曲线、条状、斑片状或不规则大块状,散在分布在瘤体内或边缘部。⑤约17%出现肾静脉或下腔静脉瘤栓,此时血管增粗,增强后血管内可见低密度软组织影,沿血管走行分布,瘤栓长者可达心房。⑥肾癌的淋巴结转移首先达肾周、肾门及腹膜后主动脉和下腔静脉周围,此区域出现软组织孤立结节或融合成团。

多层螺旋CT(multislice spiral CT,MSCT)可在不影响图像质量的前提下在任意平面重组图像,且通过多平面重建(multi-planar reformation,MPR)、最大密度投影(maximum intensity projective,MIP)及容积重建(volume rendering,VR)技术等重建方式可清楚显示肾脏动脉及其分支、肾静脉及下腔静脉的情况,可增加囊性肾癌的分隔、结节的强化等恶性特征。MSCT 和 MRI 在 RCC 临床分期中的价值相似。MSCT 具有高的空间分辨力,显示静脉内微小癌栓时,其敏感度高于MRI。但MSCT 平扫无法区分血液和栓子的密度差别,对栓子的显示需行增强扫描。当癌栓阻塞、肿瘤或淋巴结增大压迫阻碍了对比剂流入时,MSCT无法准确显示腔静脉癌栓的上缘范围,影响了分期的准确性。

多层螺旋 CT 血管造影(multislice spiral CT angiography,MSCTA)和对比剂增强磁共振血管成像(contrast-enhanced magnetic resonance angi-ography,CEMRA)可以准确评价肾血管的数目、走行以及肿瘤与其周围动脉分支的毗邻关系。MSCT 尿路成像能够获得类似于逆行肾盂造影的影像,可更加直观地显示肿瘤与集合系统的关系。

7.MRI

MRI 检查对肾肿瘤分期的判定的准确性略优于 CT,特别在静脉瘤栓大小、范围以及脑转移的判定方面 MRI 优于 CT。MRI 的对比分辨力高于 CT,不需对比剂即可将血液与栓子区分开来。T_1WI 能很好地显示肾脏的解剖结构,与周围组织器官的关系,因肾脏的中低信号与周围高信号强度的肾周脂肪形成鲜明对比,肾皮、髓质常在 T_1WI 能清楚显示,皮质的信号强度高于髓质。矢状位和冠状位 T_2WI 对确定肾脏肿瘤的范围和肿瘤是否来源于肾脏很有价值,同时亦对肾癌外侵扩散的范围及分期有较大价值。

肾癌的 MR 信号变化多种多样,甚至与肾皮质的信号相似,且小的肾癌有时无法检出,因而 MRI 不宜作为肾癌诊断的首选影像方法,但当 CT 或其他检查难于确定肾脏肿瘤的性质时,MRI 对确定肿瘤的来源与性质有一定价值。肾细胞癌的信号强度在 T_1WI 与邻近的肾实质相比可呈较高信号或低信号,因瘤内常有出血和坏死,T_2WI 呈不均匀高信号。MRI 能清楚地显示肾周脂肪、肾静脉、下腔静脉有无受侵或瘤栓形成。冠状位或矢状位可较横断位更清楚地显示肾脏的上下极,比 CT 更容易确定肿瘤的侵犯范围。MRI 上血液的流空现象使血管呈低信号,而肾静脉、下腔静脉内瘤栓则表现为中等(T_1WI)或高信号(T_2WI),与之形成鲜明对比。对肿瘤是否包绕这些血管 MRI 亦可作出判断。鉴别肿大的淋巴结与小血管 MRI 常较 CT 更容易。研究认为,CT 和 MRI 对于在肾癌的 T_1、T_2 期和 T_{3b} 期的分期准确率基本相同,但 MRI 对 T_{3a}、T_4 期的准确率要高于 CT。

超高场强(>2.0 T)磁共振设备、梯度回波(gradient echo,GRE)、平面回波成像(echo planar imaging,EPI)技术的发展及新的快速扫描序列的开发应用,使 MRI 图像单层成像时间甚至达亚秒级水平(10~50 帧/秒),大大减少了脏器的运动伪影。磁共振血管造影(magnetic resonance angiography,MRA)对肾动脉主干的显示与数字减影血管造影(digital subtraction angiography,DSA)无差异,MRA 对肾动脉分支显示的特异性可达 100%,对肾动脉狭窄、肾动脉瘤及肾动静脉畸形的诊断及肾功能的评价都有重要作用。此外,弥散加权成像(diffusion weighted imaging,DWI)、表观扩散系数(apparent diffusion coefficient,ADC)、磁共振灌注成像(perfusion weighted imaging,PWI)、磁共振波谱分析(magnetic resonance spectroscopy,MRS)以及 MRI 新型对比剂、介入磁共振成像技术等的开发和应用又可进一步提高 MRI 的诊断和鉴别诊断符合率。

8.肾血管造影

肾动脉造影检查单独作为肾癌的诊断方法应用并不普遍,多在行肾动脉栓塞术时同时进行,肾癌的血管造影可表现:肾动脉主干增宽、肾内血管移位、肿瘤新生血管、动静脉瘘等。在临床上怀疑静脉瘤栓时,可行下腔静脉、肾静脉造影,了解瘤栓的大小、范围,以利于制订手术方案。肾血管造影对诊断肾肿瘤的价值有限,不作为肾癌诊断的常规检查项目,但对需姑息性肾动脉栓塞治疗或保留肾单位手术前需了解肾血管分布及肿瘤血管情况者可选择肾血管造影检查。

（三）核医学检查

1.PET 和 PET-CT

PET 和 PET-CT 也用于 RCC 的诊断、分期和鉴别诊断。研究表明,肾脏肿瘤的恶性程度越高,细胞膜葡萄糖转运体-1(glucose transporter-1,GLUT-1)的表达增高,对 FDG 摄取增加。静脉注射氟-18 标记脱氧葡萄糖(^{18}F-FDG)后约 50% 未经代谢直接由肾脏排泄,^{18}F-FDG 不被肾小管重吸收,放射性药物浓聚在肾集合系统,影响肾脏病变的显示,而淋巴结转移和远处转移不受影响。由于 RCC 血运较丰富,肿瘤组织缺氧较轻,GLUT-1 表达较低,线粒体内己糖激酶活性较低,故肿瘤组织葡萄糖代谢水平相对较低,此外肾细胞癌组织内 6-PO$_4$-脱氧葡萄糖(FDG-6-PO$_4$)分解酶过高,均可导致肿瘤组织摄取 FDG 较低或不摄取,可出现假阴性。

多组研究表明 ^{18}F-FDG PET 对肾脏原发肿瘤的诊断准确度不如 CT,但对 RCC 的淋巴结转移和远处转移的诊断要优于 CT、MRI、超声、X 线片及骨显像等其他传统影像检查方法,且转移淋巴结很少出现假阴性。

近年来有研究用对肾集合系统干扰较小的 C-11 标记醋酸盐(^{11}C-acetate)作为肾 PET 显像剂。RCC 与正常肾组织对 ^{11}C-acetate 的摄取率相同,但清除率明显低于正常或非肿瘤肾组织,故 ^{11}C-acetate 能很好地鉴别 RCC 与非肿瘤肾组织,提高 PET 对 RCC 的诊断准确率。氟-18 标记脱氧胸腺嘧啶(fluorine-18 fluorothymidine,^{18}F-FLT)是目前研究较为热门的一种核酸代谢 PET 显像剂,可反映肿瘤细胞的增殖。

2.核素骨显像检查

核素全身骨显像发现骨转移病变可比 X 线片早 3～6 个月。骨转移常见部位为躯干骨、四肢骨、颅骨。但须注意在有退行性骨关节病、陈旧性骨折等病变时,核素骨显像可出现假阳性。对孤立性的骨放射性浓聚或稀疏区需行 X 线摄片、CT 或 MRI 扫描证实确认是否有骨质破坏,以明确是否有骨转移。

3.肾显像

肾显像是肾小球滤过率测定、肾静态显像和肾断层显像的总称。它既能显示肾脏的血供、形态和在腹部的位置,又能提供多项肾功能指标。对肾肿瘤的定位准确率近似于 MRI 而优于 B 超和 CT。核素肾显像目前应用不普遍,我院用 ^{99m}Tc-DTPA 和 ^{99m}Tc-葡萄糖酸钙行核素系列肾显像,将其用于肾肿瘤诊断的研究,结果显示核素系列肾显像有助于:①准确显示肾占位性病变的位置,对鉴别肾占位性病变的良恶性有参考价值;②鉴别腹膜后肿物为肾内或肾外;③明确尿漏的存在与否及其情况;④可对分肾功能做定量分析。

（四）组织学检查

在非肿瘤性肾病肾穿刺活检已成为常规检测手段。但由于 CT 和 MRI 诊断肾肿瘤的准确性高达 95% 以上,而肾穿刺活检有 15% 假阴性率及 2.5% 假阳性率,可能出现针吸活检的并发症(包括出血、感染、动静脉瘘、气胸,发生率<5%)、穿刺道种植(<0.01%)、死亡(<0.031%)等问题,故不推荐将肾穿刺活检作为肾癌诊断的常规检查项目,对影像学诊断难以判定性质的小肾肿瘤患者,可以选择行保留肾单位手术或定期(1～3 个月)随诊检查,不推荐对能够进行保留肾单位手术的肾肿瘤患者行术前穿刺检查。对不能手术治疗,需系统治疗或其他治疗的晚期肾肿瘤患者,治疗前为明确诊断,可选择肾穿刺活检获取病理诊断。

五、治疗

（一）局限性肾癌的治疗

1.局限性肾癌的定义

局限性 RCC 是指 2002 年版 AJCC 癌症分期中的 $T_{1\sim2}N_0M_0$ 期，临床分期为 I、II 期，通常称之为早期 RCC。

2.局限性肾癌的治疗原则

外科手术是局限性肾癌首选治疗方法，可采用根治性肾切除术或保留肾单位手术。对不适于开放性外科手术、需尽可能保留肾单位功能、有全身麻醉禁忌、肾功能不全、肿瘤最大径 <4 cm 且位于肾周边的肾癌患者可选择射频消融、高强度聚焦超声、冷冻消融治疗。

根治性肾切除术可经开放性手术或腹腔镜手术进行。可选择经腹或经腰部入路。根治性肾切除术加区域或扩大淋巴结清扫术只有利于病理分期，疗效同根治性肾切除术相同。局限性 RCC 根治性肾切除术前无需常规应用肾动脉栓塞。手术后尚无标准辅助治疗方案。根治性肾切除术后 5 年生存率为 75%～95%，手术病死率约为 2%，局部复发率为 1%～2%。

3.根治性肾切除术

根治性肾切除术（RN）手术入路和手术方式的选择：开放性根治性肾切除术的手术入路主要有经腰部、腹部和经胸腹联合切口三大入路。在开展经典根治性肾切除术的早期为了尽早结扎肾血管把经腹切口作为 RCC 外科手术的标准入路，但当瘤体较大、肿瘤位于肾门周围或肾脏周围粘连明显等状况下，在手术中有时很难先结扎肾血管。对 RCC 开放性手术入路的选择除参考肿瘤的分期、肿瘤的部位、患者的体型等因素外，更多的是取决于主刀医师对各种手术入路掌握的熟练程度，同时根据手术中具体情况决定是否能早期结扎肾血管。1990 年 Clayman 等完成首例腹腔镜根治性肾切除术，经过近 20 年的临床实践证明，腹腔镜根治性肾切除术和肾部分切除术治疗 RCC 的疗效与同期开放性手术相同，已成为治疗局限性肾癌的标准式式。

（1）区域或扩大淋巴结清扫术：双侧肾脏的区域淋巴结包括肾门淋巴结、下腔静脉旁淋巴结（下腔静脉前淋巴结、下腔静脉后淋巴结、下腔静脉外侧淋巴结）、腹主动脉旁淋巴结（腹主动脉前淋巴结、腹主动脉后淋巴结、腹主动脉外侧淋巴结）、肾脏淋巴引流区域范围内的腹膜后淋巴结。区域淋巴结清扫范围包括：右侧从右膈肌脚，沿下腔静脉周围向下达腹主动脉分叉处的淋巴结及右侧肾脏淋巴引流区域范围内的腹膜后淋巴结；左侧从左膈肌脚，沿腹主动脉周围向下达腹主动脉分叉处的淋巴结及左侧肾脏淋巴引流区域范围内的腹膜后淋巴结。扩大淋巴结清扫范围在区域淋巴结清扫范围基础上加上腹主动脉和下腔静脉间淋巴结及患肾对侧腹主动脉或下腔静脉前后淋巴结。

对局限性 RCC 患者行区域或扩大淋巴结清扫术的意义可能仅仅起到了准确判定肿瘤分期的作用，而对远期疗效无明显提高。对局限性 RCC 患者在行 RN 时，不必常规进行区域或扩大淋巴结清扫术。

（2）保留同侧肾上腺的根治性肾切除术：经典 RN 切除范围包括患肾同侧肾上腺。2004 年 Siemer 等总结 1 635 例经病理证实 RCC 的临床资料，其中 1 010 例行经典的 RN，患者 5 年无病生存率为 75%，而 625 例保留同侧肾上腺的患者 5 年无病生存率为 73%，统计学分析两组未见显著性差别（$P=0.17$）。由于早期 RCC 的比例增高以及术前的 CT、MRI 等检查可以明确绝大多数肾上腺转移，同时考虑到对侧肾上腺转移引起的肾上腺皮质功能低下也可导致患者死亡，许多学者认为常规切除同侧肾上腺对大部分 RCC 患者属于过度治疗。中华泌尿外科学会制订的《肾细胞癌诊治指南》中推荐符合下列 4 个条件者可以选择保留同侧肾上腺的 RN：①临床分期为 Ⅰ 或 Ⅱ 期；②肿瘤位于肾中、下部分；③肿瘤最大径<8 cm；④术前 CT 显示肾上腺正常。但在此种情况下如手术中发现同侧肾上腺异常，应切除同侧肾上腺。

（3）保留肾单位手术：保留肾单位手术（nephron sparing surgery，NSS）是保留肾脏的手术总称，包括肾部分切除术、肾脏楔形切除术、肾肿瘤剜除术等。大量的临床研究结果证明，对适当的患者选择 NSS 是可行的。以下是三种 NSS 的适应证。

适应证：肾癌发生于解剖性或功能性的孤立肾，根治性肾切除术将会导致肾功能不全或尿毒症的患者，如先天性孤立肾、对侧肾功能不全或无功能者以及双侧肾癌等。

相对适应证：肾癌对侧肾存在某些良性疾病（如肾结石、慢性肾盂肾炎等）或其他可能导致肾功能恶化的疾病（如高血压、糖尿病、肾动脉狭窄等）的患者。

可选择适应证：临床分期 T_{1a} 期（肿瘤≤4 cm），肿瘤位于肾脏周边，单发的无症状肾癌，对侧肾功能正常者可选择实施 NSS。

目前对 NSS 的适应证、相对适应证学术界无争议，对符合这两个适应证的肾肿瘤大小以及部位也无明确的限定，一般适用于 4 cm 以下的肿瘤。鉴于目前腹腔镜 NSS 手术中阻断肾蒂的时间长于开放性手术，手术中及手术后的并发症也高于开放性手术，故开放性手术仍是 NSS 的标准术式。NSS 肾实质切除范围应距肿瘤边缘 0.5～1.0 cm。

（4）腹腔镜手术：1990 年 Clayman 等完成首例腹腔镜根治性肾切除术（laparoscopic radical nephrectomy，LRN），腹腔镜手术现已被广泛应用于多种泌尿男性生殖系疾病的治疗，国内、外 LRN 也非常普及，已是局限性 RCC 外科治疗的常规术式。腹腔镜手术方式包括腹腔镜根治性肾切除术和腹腔镜肾部分切除术。手术途径分为经腹腔、腹膜后及手助腹腔镜。切除范围及标准同开放性手术。同开放性手术相比 LRN 具有减轻手术后切口疼痛、切口及瘢痕小、住院时间短、术后恢复快等优势，长期随访结果显示两种术式疗效相同。多数学者认为腹腔镜手术适用于 $T_{1\sim2}$ 期的局限性 RCC 患者，对熟练掌握腹腔镜技术的医师选择 T_{3a} 期肿瘤为腹腔镜手术适应证也是可行的；甚至有学者认为对瘤栓局限在肾静脉内的 RCC 患者行 LRN 也是可行的；也有学者主张对伴有远处转移的 RCC 患者应用腹腔镜手术切除原发病灶，这样将有利于患者手术后尽早进行系统治疗。随着临床研究的不断深入，现有的一些观念也将逐渐发生变化。

（5）微创治疗：射频消融（radio-frequency ablation，RFA）、高强度聚焦超声（high-intensity focused ultrasound，HIFU）、冷冻消融治疗肾癌处于临床研究阶段，尚无循证医学 Ⅰ～Ⅲ 级证据水平的研究结果，远期疗效尚不能确定，应严格按适应证慎重选择，一般不作为能采用外科手术治疗患者的首选治疗方案。如进行此类治疗需向患者说明。

适应证：不适于开放性外科手术者、需尽可能保留肾单位功能者、有全身麻醉禁忌者、肾功能不全者、肿瘤最大径<4 cm 且位于肾周边的肾癌患者。

（二）局部进展性肾细胞癌治疗

1.局部进展性肾细胞癌定义

局部进展性肾细胞癌（locally advanced RCC）是指伴有区域淋巴结转移和（或）肾静脉瘤栓和（或）下腔静脉瘤栓和（或）肾上腺转移或肿瘤侵及肾周脂肪组织和（或）肾窦脂肪组织（但未超过肾周筋膜），无远处转移的 RCC，2002 年版 AJCC 癌症分期为 $T_{3a\sim3c}$，临床分期为 Ⅲ 期，大家习惯上称之为中期 RCC。肾周脂肪受侵者术后 5 年生存率为 65%～80%，伴有下腔静脉瘤栓患者术后 5 年生存率为 40%～60%。

2.局部进展性肾细胞癌治疗原则

局部进展性肾癌首选治疗方法为根治性肾切除术,对局部进展性肾细胞癌患者手术后尚无标准辅助治疗方案。由于淋巴结转移的肾细胞癌患者单纯行 RN 预后差,故主张对绝大多数淋巴结转移的肾细胞癌患者行 RN 后需要行辅助性内科治疗。而对转移的淋巴结或血管瘤栓需根据病变程度、患者身体状况、主刀医师的技术水平等因素选择是否切除。对未能彻底切净的Ⅲ期肾癌可选择术中或术后放疗或参照转移性肾癌的治疗。

3.肾细胞癌伴区域淋巴结转移的外科治疗

Blute 等通过对临床资料的分析,提出肾癌淋巴结转移的高危因素包括:①肿瘤临床分期 T_3 或 T_4;②肿瘤最大径＞10 cm;③核分级为Ⅲ～Ⅳ级;④肿瘤组织中含有肉瘤样成分;⑤肿瘤组织中有坏死。如果低于 2 个危险因素的患者淋巴结转移的概率仅为 0.6%,具有 2～4 个危险因素的患者淋巴结转移的概率为 10%,如果同时具有以上 5 个危险因素的患者则淋巴结转移的概率为 50%。

对肾细胞癌伴淋巴结转移的患者是否在行 RN 时加区域或扩大淋巴结清扫术尚缺乏多中心随机对照研究结果。一般主张对局部进展性肾细胞癌患者在行 RN 时应尽可能切除所有肉眼可见的肿大淋巴结。

4.肾细胞癌伴肾上腺转移的外科治疗

对局部进展性肾细胞癌患者行 RN 应考虑切除同侧肾上腺,但绝大多数肾上腺转移的患者伴有远处转移,治疗上应以内科治疗为主,单纯外科治疗仅适合于孤立性肾上腺转移的患者。需注意的是双侧肾上腺转移引起的肾上腺皮质功能低下就可导致患者死亡,所以慎重考虑对双侧肾上腺转移的患者实施手术治疗。

5.肾细胞癌伴静脉瘤栓的外科治疗

RCC 一个特殊的生物学特点就是易侵及下腔静脉形成瘤栓,其发生率为 4%～10%,远高于其他器官的肿瘤,而许多伴肾静脉或下腔静脉瘤栓的肾细胞癌患者影像学检查并无远处转移征象。对无淋巴结或远处转移的伴肾静脉或下腔静脉瘤栓的肾细胞癌患者行 RN 并能完整取出肾静脉以及下腔静脉瘤栓者,手术后的 5 年生存率可达到 45%～69%。手术方案需根据瘤栓侵及的范围制订。根据瘤栓侵及范围将静脉瘤栓程度分为五级。①0 级:瘤栓局限在肾静脉内;②Ⅰ级:瘤栓侵入下腔静脉内,瘤栓顶端距肾静脉开口处≤2 cm;③Ⅱ级:瘤栓侵入肝静脉水平以下的下腔静脉内,瘤栓顶端距肾静脉开口处＞2 cm;④Ⅲ级:瘤栓生长达肝内下腔静脉水平,膈肌以下;⑤Ⅳ级:瘤栓侵入膈肌以上下腔静脉内。

腔静脉瘤栓长度是否影响预后目前尚存有争议,而腔静脉壁受侵则是预后不良影响因素。Hatcher 等报道腔静脉瘤栓手术后 5 年生存率为 69%,如果腔静脉壁受侵则 5 年生存率为 25%。多数学者认为伴肾静脉或下腔静脉瘤栓的局部进展性肾细胞癌患者如果伴有下列 3 个因素之一则手术治疗的效果不佳:①肿瘤侵及肾周脂肪;②瘤栓直接侵及腔静脉壁;③区域淋巴结转移。Ⅲ级和Ⅳ级下腔静脉瘤栓的外科手术需在低温体外循环下进行,腔静脉瘤栓取出术的病死率为 5%～10%。

多数学者认为 TNM 分期、瘤栓长度、瘤栓是否浸润腔静脉壁与预后有直接关系。对临床分期为 $T_{3b}N_0M_0$ 的患者行下腔静脉瘤栓取出术,不推荐对 CT 或 MRI 扫描检查提示有下腔静脉壁受侵或伴淋巴结转移或远处转移的患者行此手术。

6.局部进展性肾癌的术后辅助治疗

局部进展性肾癌根治性肾切除术后尚无标准辅助治疗方案。肾癌属于对放射线不敏感的肿瘤，单纯放疗不能取得较好效果。术前放疗一般较少采用，不推荐术后对瘤床区进行放疗，但对未能彻底切净的Ⅲ期肾癌可选择术中或术后放疗或参照转移性肾癌的治疗。

（三）转移性肾细胞癌的治疗

有 25%～30% 的肾细胞癌患者在初次诊断时伴有远处转移，局限性 RCC 行 RN 后 20%～40% 的患者将出现远处转移，在 RCC 患者中有 30%～50% 最终将发展成为转移性 RCC。

1.转移性肾癌的定义

伴有远处转移的 RCC 称之为转移性肾细胞癌（metastatic renal cell carcinoma，mRCC），2002 年版 AJCC 癌症分期为Ⅳ期，包括 $T_4N_0M_0$ 期肾癌。大家习惯上称之为晚期肾细胞癌。

2.转移性肾癌的治疗原则

mRCC 应采用以内科为主的综合治疗，外科手术主要为 mRCC 辅助性治疗手段，极少数患者可通过外科手术而获得较长期生存。

3.转移性肾癌的外科治疗

对 mRCC 的原发病灶切除术被称为减瘤性肾切除术（cytoreductive nephrectomy，CRN）或辅助性肾切除术，故手术后对转移病灶需要内科治疗和（或）放疗。远处转移患者单纯手术治疗后 5 年生存率为 0～5%。

中华泌尿外科学会制订的《肾细胞癌诊治指南》中推荐对 mRCC 应采用以内科为主的综合治疗。外科手术主要为 mRCC 辅助性治疗手段，极少数患者可通过外科手术而获得较长期生存。对体能状态良好、Motzer mRCC 预后评分低危险因素的患者应首选外科手术，切除肾脏原发灶可提高 IFN-α 和（或）IL-2 治疗 mRCC 的疗效。对根治性肾切除术后出现的孤立性转移瘤以及肾癌伴发孤立性转移、行为状态良好的患者可选择外科手术治疗，上述转移灶切除手术可视患者的身体状况与肾脏手术同时进行或分期进行。

（1）减瘤性肾切除术：对 CRN 实际价值的评价一直存有争议，多数泌尿外科医师认为，CRN 后有部分 mRCC 患者的转移灶可自然消退，同时切除原发病灶和转移灶可增加治愈的机会，减少肿瘤负荷有利于后续治疗，手术可缓解患者的症状。但有部分学者认为，肾细胞癌术后转移灶自然消退的比例太低，不能作为选择手术的理由，此外手术可增加并发症及病死率、手术后可造成患者免疫功能降低不利于后续治疗，肾动脉栓塞或放疗同样可达到缓解症状的作用。研究结果显示 CRN＋IFN-α 可明显延长无疾病进展时间、改善患者的生存期。现在主流观点认为选择体能状态评分好的患者行 CRN＋免疫治疗可作为对 mRCC 治疗的标准模式。也有学者认为，由于有相当数量的 mRCC 患者 CRN 后无法进行后续治疗或病变进展或死于手术过程中及术后的并发症，建议对 mRCC 患者先行全身治疗，仅在转移灶出现缓解之后再行辅助性 CRN，以避免手术相关的死亡。

对 mRCC 患者选择 CRN 和手术的时机尚无统一的标准，多数人认为选择 CRN 的指征如下：①手术能够切除＞75% 的瘤负荷；②无中枢神经系统、骨或肝脏的转移；③足够的心、肺功能储备；④ECOG 体能状态评分 0～1 分；⑤肿瘤的主要成分为透明细胞癌。但 mRCC 患者手术病死率为 2%～11%，仅有 0.8% 的患者在行 CRN 后转移瘤会自然消退，不应仅以自然消退为目的选择 CRN。

（2）侵及邻近器官或组织的肾细胞癌外科治疗：肾细胞癌常呈膨胀性生长，极少数肾细胞癌呈浸润性生长，肿瘤浸润范围可超过 Gerota 筋膜，侵及后腹壁、腰大肌、腹膜后神经根以及邻近脏器，相关的外科手术报道不多。多数报道认为如果肾细胞癌侵及邻近器官，很少有患者手术后能生存过 5 年。

（3）手术后复发肿瘤的外科治疗：RN 后局部复发率为 2%～4%，肾细胞癌患者手术后如能定期复查，加上影像诊断技术的进展，可较早发现局部复发的肿瘤，部分患者仍有再次手术根治的机会。

（4）伴有区域淋巴结转移的转移性肾细胞癌的外科治疗：局限性肾细胞癌伴淋巴结转移者预后不良，mRCC 患者伴有淋巴结转移也是预后不良的征兆。对于临床诊断 mRCC 伴区域淋巴结转移的患者行 CRN 时是否需要行区域或扩大淋巴结清扫术尚存有争议。

4.转移性肾癌的内科治疗

20 世纪 90 年代起，中、高剂量 IFN-α 和（或）IL-2 一直被作为 mRCC 标准的一线治疗药物，有效率约为 15%。以吉西他滨、氟尿嘧啶或卡培他滨、顺铂、多柔比星为主的化疗作为转移性非透明细胞癌的一线治疗方案。2005 年底美国 FDA 批准索拉非尼作为晚期肾癌的一线和二线用药，至 2008 年 NCCN 和 EAU 的《肾细胞癌诊治指南》中都推荐将分子靶向治疗药物（索拉非尼、舒尼替尼、Temsirolimus、贝伐单抗联合干扰素）作为 mRCC 主要的一、二线治疗用药。2006 年 4 月至 2007 年 8 月间，索拉非尼在中国进行了 Ⅲ 期临床试验，结果证实索拉非尼对我国 mRCC 患者的疾病控制率同国外的 Ⅲ 期临床试验相同。为此中华泌尿外科学会制订的《肾细胞癌诊治指南》（2007 版和 2008 第一版）都推荐将索拉非尼作为 mRCC 治疗的一线和二线用药。Sunitinib 和 Temsirolimus 也即将在中国进行治疗晚期肾癌的 Ⅲ 期临床试验，如果试验结果能证实这两个药物对中国的晚期肾癌患者有效，我们对晚期肾癌患者的治疗方案又将多两种选择。

（1）细胞因子治疗。干扰素-α（Interferon-α，IFN-α）是治疗 mRCC 有效的药物之一，也是第一个用于临床的基因重组细胞因子，早在 1983 年就有应用 IFN-α 治疗 mRCC 的报道。临床上用于治疗 mRCC 的主要有 IFN-α_2a 和 IFN-α_2b。

文献中将 IFN-α 的用量分为低剂量（≤3 MIU/d）、中等剂量（5～10 MIU/d）和高剂量（≥10 MIU/d）。IFN-α 的最佳用药剂量及疗程目前尚无定论，常用治疗剂量是 9～18 MIU/d，皮下或肌内注射，每周 3 次。为增加患者对干扰素的耐受能力，可采用阶梯式递增方案，即开始时用 3 MIU 3 次/周×1 周，6 MIU 3 次/周×1 周，以后改为 9 MIU 3 次/周×（8～10）周。大多数学者建议 3 月为 1 个疗程，少数学者主张治疗持续用药时间为 1 年。

应用 IFN-α 治疗期间，应每周检查血常规 1 次，每月查肝功能 1 次，血白细胞计数<3×10^9/L或肝功能异常时应停药，待恢复后再继续进行治疗。如患者不能耐受每次 9 MIU 剂量，则应减量至每次 6 MIU，甚至每次 3 MIU。

白细胞介素-2：白细胞介素-2（Interleukin 2，IL-2）是另一个治疗 mRCC 有效的细胞因子，文献上根据每天应用 IL-2 的剂量分为高剂量方案和中低剂量方案，一般认为对用药剂量达到患者需要住院监护的程度称为高剂量方案。

研究结果显示中低剂量 IL-2 治疗中国人 mRCC 的疗效与国外报道相同，且能延长患者生存，不良反应以轻、中度为主，患者能够耐受。推荐 IL-2 的用药剂量：18 MIU/d 皮下注射 5 d/W×（5～8）周。

（2）分子靶向治疗：是指在肿瘤分子生物学的基础上，将与肿瘤相关的特异分子作为靶点，利用靶分子特异制剂或药物对肿瘤发生发展过程中关键的生长因子、受体、激酶或信号传导通路进行封闭或阻断，实现抑制肿瘤细胞生长、促进肿瘤细胞凋亡、抑制肿瘤血管生成等而达到抗肿瘤作用的方法或手段。

肾细胞癌具有独特的分子发病机制，针对这些异常发病机制的分子靶向药物在晚期肾癌的治疗中已经取得了突破性进展。2005 年 12 月和 2006 年 1 月美国 FDA 分别批准了将索拉非尼和舒尼替尼用于治疗 mRCC，标志着肾癌的治疗已经进入分子靶向治疗时代。2008 年 NCCN、EAU 的《肾细胞癌诊治指南》都将分子靶向治疗药物（索拉非尼、舒尼替尼、Temsirolimus、贝伐单抗联合干扰素-α）作为 mRCC 的一、二线治疗用药。

索拉非尼：索拉非尼（Sorafenib）是 RAF 激酶的强效抑制剂，可以通过抑制癌细胞的信号传导而达到抑制肿瘤细胞增殖的作用，也可通过抑制促进肿瘤生长的 c-Kit 及 Flt-3 受体酪氨酸激酶活性而抑制癌细胞的增殖。此外索拉非尼通过抑制血管内皮细胞生长因子受体（VEGFR）和血小板源生长因子受体（PDGFR）酪氨酸激酶的活性，抑制肿瘤新生血管的形成而达到抗肿瘤作用。推荐索拉非尼用量 400 mg，每天 2 次。

舒尼替尼：舒尼替尼（Sunitinib）是另一多靶点酪氨酸激酶抑制剂（tyrosine kinase inhibitor，TKI），是一种口服的小分子药物，能够抑制 VEGF-R2、VEGF-R3、VEGF-R1 以及血小板衍生生长因子（PDGFR-β）、K IT、FLT-3 和 RET 的酪氨酸激酶活性，通过特异性阻断这些信号传导途径达到抗肿瘤效应。

mTOR 抑制剂：磷脂酰肌醇-3-激酶（phos-phoinositide-3-kinase，PI3K）介导的丝氨酸/苏氨酸激酶（serine/threonine-protein kinase，Akt）信号传导系统参与肿瘤血管形成以及癌细胞的生长和分化，mTOR 在 PI3K/Akt 信号传导通路中对调节细胞的新陈代谢和决定细胞生长或分化发挥重要作用。西罗莫司及其衍生物可特异地抑制 mTOR 活性，2007 年 5 月美国 FDA 批准将 mTOR 抑制剂 Temsirolimus（CCI-779）用于 mRCC 的治疗。

贝伐单抗：贝伐单抗（bevacizumab，BEV）是针对血管内皮生长因子（vascular endothelial growth factor，VEGF）的单克隆抗体，尚在临床试验中。

（3）化疗：吉西他滨、氟尿嘧啶（5-FU）或卡培他滨、顺铂主要用于 mRCC 的治疗，吉西他滨联合氟尿嘧啶或卡培他滨主要用于以透明细胞为主型的 mRCC；吉西他滨联合顺铂主要用于以非透明细胞为主型的 mRCC；如果肿瘤组织中含有肉瘤样分化成分，化疗方案中可以联合多柔比星。化疗有效率为 10%～15%。推荐将化疗作为转移性非透明细胞癌患者的一线治疗方案。

（4）肿瘤疫苗：肿瘤疫苗的早期制备方法是使用灭活的癌细胞或其裂解物，目前研究热点是利用树突状细胞（dendritic cell，DC）能呈递抗原的特点，引入肿瘤相关多肽、蛋白、基因或将整个肿瘤细胞与 DC 融合制备肿瘤疫苗。应用肿瘤疫苗治疗晚期肾癌处于 I～II 期临床试验阶段，尚无明确的疗效。

（5）过继细胞免疫治疗：在肿瘤病灶，常常发现有大量的淋巴细胞浸润，这些淋巴细胞被称为肿瘤浸润性淋巴细胞（tumor infiltrating lympho-cyte，TIL）。体外试验结果表明，这些 TIL 活化后对自体肿瘤细胞有特异性杀伤功能，其杀伤肿瘤细胞的活性比 LAK 细胞强 50～100 倍。但临床试验研究的结果显示 TIL 细胞并没有表现出优于 LAK 细胞的体内抗瘤作用。

5.转移性肾癌的放疗

对局部瘤床复发、区域或远处淋巴结转移、骨骼或肺转移患者，姑息放疗可达到缓解疼痛、改善生存质量的目的。近些年开展的立体定向放疗（γ刀、χ刀、三维适形放疗、调强适形放疗）对复发或转移病灶能起到较好的控制作用，尤其是对肾癌脑转移者放疗是重要的治疗方法，但应当在有效的全身治疗基础上进行。尸检结果显示，死于肾癌的患者中15％有脑转移，60％～75％脑转移的患者有临床症状或体征，主要表现为头痛（40％～50％），局灶性神经症状（30％～40％）及癫痫（15％～20％）等症状和体征。肾癌脑转移应采用以内科为主的综合治疗，但对伴有脑水肿症状的患者应加用皮质激素；脑转移伴有其他部位转移的患者，激素和脑部放疗是治疗脑转移的重要手段。对行为状态良好、单纯脑转移的患者可选择脑外科手术（脑转移灶≤3个）、立体定向放疗（脑转移瘤最大直径为3～3.5 cm）或脑外科手术联合放疗。

（四）遗传性肾癌的诊治原则

1.遗传性肾癌的诊断

遗传性肾癌（或称家族性肾癌）少见，占肾癌的2％～4％。临床诊断时需参照以下4个基本原则：①患病年龄以中、青年居多，有家族史；②肾肿瘤常为双侧、多发，影像学上具有各种肾细胞癌亚型的特点；③有相应遗传综合征的其他表现，如VHL综合征可合并中枢神经系统及视网膜成血管细胞瘤、胰腺囊肿或肿瘤、肾上腺嗜铬细胞瘤、附睾乳头状囊腺瘤、肾囊肿等改变；④检测证实相应的染色体和基因异常。

2.遗传性肾癌的治疗

文献报道的遗传性肾癌中以VHL综合征居多，其他类型的遗传性肾癌罕见，多为个案报道或小样本病例报道。大部分遗传性肾癌与VHL综合征的治疗方法和原则相近。

VHL综合征肾癌治疗原则：肾肿瘤直径＜3 cm者观察等待，当肿瘤最大直径≥3 cm时考虑手术治疗，以NSS为首选，包括肿瘤剜除术。

（五）肾癌预后的影响因素

影响肾癌预后的最主要因素是病理分期，此外，组织学分级、患者的行为状态评分、症状、肿瘤中是否有组织坏死、一些生化指标的异常和变化等因素也与肾癌的预后有关。既往认为肾癌的预后与组织学类型有关，肾乳头状腺癌和嫌色细胞癌的预后好于透明细胞癌；肾乳头状腺癌Ⅰ型的预后好于Ⅱ型；集合管癌预后较透明细胞癌差。

1.pTNM分期

pTNM分期是目前肾细胞癌最重要的预后影响因素。2002年TNM分期中T_{1a}、T_{1b}、T_2期之间的区别主要依据肾肿瘤的大小，T_{3a}～T_{3c}期之间的区别依据肿瘤侵及的组织或器官。肿瘤的大小和肿瘤的侵及范围可以从一些方面反映出肾癌病变程度，但并不能充分反映出肾癌的生物学特点，所以肾癌的TNM分期标准也在不断地进行修订。将肿瘤侵及肾上腺的患者分在T_4期，并认为肾上腺受侵是局部进展性RCC患者独立的预后不良因素。

淋巴结转移显著影响RCC患者的预后，无论T或M分期如何，伴有淋巴结转移的RCC患者预后不良，淋巴结转移的RCC患者的5年肿瘤特异性生存率为11％～35％。mRCC中无淋巴结转移的患者的中位生存期明显长于伴有淋巴结转移的患者（14.7个月和8.5个月）。CT和MRI诊断淋巴结转移的假阴性率较低，但特异性较差，影像上提示淋巴结肿大但术后只有30％～42％病理证实有淋巴结转移。区域或扩大淋巴结清扫术的价值目前尚存有争议，一些学者认为根治性肾切除术加淋巴结清扫术有可能治愈部分只存在单纯淋巴结转移的患者，已经发生远处转移的RCC患者淋巴结清扫术无明确价值。

2.癌细胞分级

按 1997 年国际抗癌协会(UICC)的 TNM 分期,Ⅰ～Ⅳ级的 T_1 期 RCC 患者 5 年肿瘤特异性生存率分别为 91%、83%、60% 和 0。证实癌细胞分级与肾癌手术后 5 年生存率之间有很强的相关性,是 RCC 患者重要的预后因素。以癌细胞核多形性程度为依据的核分级方案有几种,但所有分级系统存在的主要问题是可重复性差,特别在非甲醛溶液固定或固定差的组织切片中,对核仁及其大小的评价结果往往与病理医师的主观因素相关。

3.组织学亚型

1998 年 WHO 将 RCC 组织学亚型分为透明细胞癌、乳头状细胞癌、嫌色细胞癌、集合管癌 4 种亚型,各亚型在肾癌中所占比例分别为 60%～85%、7%～14%、4%～10%、1%～2%,对依据现有诊断水平不能确定的肾细胞癌分型归为未分类肾细胞癌。经单变量分析,嫌色细胞癌的预后要好于乳头状细胞癌,而乳头状细胞癌又好于透明细胞癌。肾乳头状腺癌又分为Ⅰ型和Ⅱ型,肾乳头状腺癌Ⅰ型癌细胞多为高分化,肾乳头状腺癌Ⅱ型癌细胞多为低分化,故Ⅰ型患者的预后好于Ⅱ型。集合管癌侵袭性强,出现远处转移早,肾髓样癌是集合管癌的亚型,几乎只发生于患镰刀状红细胞贫血的黑人青年,预后很差。

4.肉瘤样结构

在 1998 年和 2004 年 WHO 肾实质肿瘤新分型中将梭形细胞成分作为高级别(低分化)RCC 组织结构。2%～5% 的 RCC 组织中有肉瘤样改变,肉瘤样结构可出现在所有的 RCC 组织学亚型中,肾透明细胞癌、乳头状细胞癌、嫌色细胞癌和集合管癌肿瘤组织中伴有肉瘤样变的比例分别为 5%、3%、9% 和 29%。在肿瘤组织中肉瘤样成分所占比例的多少影响患者预后,肉瘤样成分比例超过 5%,患者预后差,现把肉瘤样分化作为 RCC 患者独立的预后指标。

5.肿瘤组织坏死

肿瘤组织坏死是指除细胞变性(如透明样变、出血和纤维化)之外的其他任何程度的镜下肿瘤坏死。肿瘤组织坏死被认为是肿瘤进展的标志,对患者的预后判定有参考意义,组织坏死程度与肿瘤大小、肿瘤分期以及 Fuhrman 分级有关。

6.微小血管受侵

肾癌患者发生微小血管浸润的比例为 25%～28%。有微小血管浸润的患者肿瘤易复发、肿瘤特异性生存时间短。Van Poppel 等对 180 例 RCC 患者术后随访 4 年发现,微血管浸润的 RCC 患者发生进展的比例为 39.2%,而无微小血管浸润者为 6.2%,多因素分析发现微血管浸润是 RCC 患者独立预后因素。

7.集合系统受侵

集合系统受侵的患者预后不良,3 年肿瘤特异性生存率为 39%,显著低于集合系统未受侵的患者(62%)。对于 T_1 和 T_2 期 RCC 患者,集合系统受侵者的死亡风险是未受侵者的 1.4 倍,中位生存时间为 46 个月。T_1 期患者集合系统受侵和未受侵者的 3 年肿瘤特异性生存率分别为 67% 和 81%,而 T_2 期 RCC 患者集合系统受侵与未受侵者的 5 年肿瘤特异性生存率分别为 33.3% 和 76.9%,对于 $\geqslant T_3$ 期的 RCC 患者,集合系统是否受侵与不良预后并无明显的相关性。Palapattu 等对此进行多因素分析显示,集合系统受侵常与 RCC 组织学亚型(如透明细胞癌)、肿瘤相关症状(血尿等)、高分级、高分期、肿瘤大小、有无转移等因素相关,认为集合系统受侵不是独立的预后因素。

8.患者的体能状态评分和临床表现

Karnofsky 和 ECOG 评分是最常用的评价患者行为状态的标准,多数研究认为 Karnofsky 和 ECOG 评分是 mRCC 患者独立的预后因素,评分差者预后不良。Tsui 等总结 ECOG 体能状态评分对各期肿瘤患者预后的影响,ECOG 体能状态评分差是独立的预后判定指标。ECOG 评分 0 分与 1 分的患者 5 年肿瘤特异性生存率分别为 81% 和 51%。Frank 等回顾性分析 759 例各期 RCC 患者临床资料后认为 ECOG 体能状态评分差是患者的死亡危险因素之一,但不是肿瘤特异性生存的独立预后因素。

RCC 患者的临床表现与预后也有相关性,2003 年 Schips 等总结 683 例 RCC 患者的临床资料,分析肿瘤相关临床症状与预后的关系,141 例(20.8%)患者伴有肿瘤相关的临床症状,无症状与有症状 RCC 患者 5 年生存率、无疾病进展生存率、肿瘤特异性生存率分别为 82%、79%、86% 与 60%、55%、65%。有症状患者的生存率明显低于无症状患者(p=0.0001)。2005 年 AUA 会议上 Kawata 等对比 252 例有症状与无症状肾透明细胞癌的预后,有症状(n=108)与无症状(n=144)肾透明细胞癌患者 5 年肿瘤特异生存率分别为 59.7%、93.1%。文献报道中与预后相关的临床表现还有血尿、腰部疼痛或不适、食欲缺乏、患者就诊前 6 个月内体重减轻超过 10%、恶病质、查体时可触及肿瘤等。Kim 等报道,在 250 例 pT$_1$ 期 RCC 患者中,恶病质的发生率为 14.8%,并认为恶病质是独立的不良预后因素,显著影响患者无复发生存时间和肿瘤特异性生存时间(风险比分别为 3.03 和 4.39)。

9.实验室检测指标

RCC 患者的一些实验室检测指标异常与预后也有相关性的研究报道,2006 年 AUA 大会上 Magera 等报道,在 1122 例局限性肾透明细胞(pNX/N$_0$M$_0$)患者中术前红细胞沉降率(erythrocyte sedimentation rate,ESR)、血红蛋白、血钙、血肌酐及碱性磷酸酶异常的发生率分别为:44.8%(152/339)、38.2%(425/1113)、9.0%(79/874)、18.0%(201/1114)及 85.9%(781/909)。单因素分析显示 ESR 快、贫血、高血钙、血肌酐及碱性磷酸酶增高与局限性肾透明细胞癌患者预后的风险比分别为 3.56、2.42、1.68、1.50、0.91;多因素分析各指标异常的风险比分别为 2.04、1.68、1.44、1.19 及 0.76。也有文献报道伴有血小板增多症(血小板计数>400×10^9/L)的 RCC 患者预后不良。血小板增多可导致肿瘤侵袭力增高的级联反应,并可能与肿瘤的血管形成有关。伴有或不伴有血小板增多症的局限性 RCC 患者根治性肾切除术后肿瘤特异性生存期分别为 45.2 个月、76.6 个月;而伴有或不伴有血小板增多症的 mRCC 患者,两组患者平均生存期分别为 18 个月、34 个月。1999 年 Motzer 等总结了 670 例 mRCC 预后影响因素,提出血清乳酸脱氢酶(lactate dehydrogenase,LDH)高于正常上限 1.5 倍以上、低血红蛋白(女性<100 g/L,男性<120 g/L)、血清钙>2.5 mmol/L(10 mg/dL)(离子校正后浓度)是 RCC 预后不良的影响因素。其他因素如 ESR>70 mm/h、中性粒细胞计数<6×10^9/L、血清清蛋白<40 g/L 也是预后不良因素,此外 IL-6、β-微球蛋白、C 反应蛋白、血清碱性磷酸酶浓度以及血清肌酐浓度与肿瘤分期、分级有关,但不是独立的肾癌预后因素。

10.RCC 多因素评分系统

早期的多因素评估系统主要针对 mRCC 患者的疗效评价,1986 年 Maldazys 等提出的多因素评分系统包括 PS、肺转移及出现转移的时间。1988 年 Elson 等提出的多因素评分系统包括 ECOG 体能状态评分、初次确诊时间(>1 年或≤1 年)、转移灶数量、化疗情况及体重减轻情况等。以后陆续推出了多个 RCC 预后多因素评分系统。

国内、外应用较为广泛的是 Motzer 评分系统。2002 年 Motzer 等通过对应用 IFN-α 作为一线治疗方案的 463 例 mRCC 疗效的总结,提出 Karnofsky 评分<80 分、LDH>正常上限 1.5 倍、低血红蛋白、血清钙≥2.5 mmol/L(10 mg/dL)、从诊断至开始 IFN-α 治疗的时间<1 年是 5 个预后不良因素,并根据每位患者伴有不良因素的多少将 mRCC 患者分为低危(0)、中危(1~2 个)和高危(≥3 个)三组,三组患者的中位生存期分别为 30 个月、14 个月、5 个月。Mekhail 等总结 353 例 mRCC 影响预后的因素,提出在 Motzer 4 个不良因素的基础上(LDH 增高、高钙血症、低血红蛋白、从诊断至开始 IFN-α 治疗的时间短),增加先前接受过放疗和伴有肝、肺和腹膜后淋巴结转移部位的多少(0~1 个部位、2 个部位、3 个部位)共六项作为预后不良的危险因素,将 Motzer 对 mRCC 患者评分系统修改为低危(0~1 项)、中危(2 项)和高危(≥2 项)三组。并报道依据 Motzer 评分标准低危、中危和高危 mRCC 分别占 19%、70% 和 11%,患者中位生存期分别为28.6 个月、14.6 个月和 4.5 个月。按修订后的 Motzer 评分标准低危、中危和高危 mRCC 分别占 37%、35% 和 28%,患者中位生存期分别为 26.0 个月、14.4 个月和 7.3 个月。2004 年 Motzer 等将2002 年提出的 5 个危险因素中低血红蛋白标准进行了修改,女性<115 g/L,男性<130 g/L,将 mRCC 患者危险程度分组修改为:低危(0)、中危(1 个)和高危(≥2 个)三组。

此外,还有 Kattan-nomogram、诺摩图(Nomogram)、Cindolo、Yaycioglu、SSIGN 多因素评分系统,各种评分系统对预后判断有一定的差别。

(六)随诊

随诊的主要目的是检查是否有复发、转移和新生肿瘤。中华泌尿外科学会制订的《肾细胞癌诊治指南》中推荐肾癌患者的随诊应按以下原则进行。

对行 NSS 的患者术后第一次随诊应在术后 4~6 周进行,需行肾 CT 扫描,主要了解肾脏形态变化,为今后的复查做对比之用。此外需评估肾脏功能、失血后的恢复状况以及有无手术并发症等。

常规随诊内容包括:①病史询问;②体格检查;③血常规和血生化检查:肝、肾功能以及术前检查异常的血生化指标,如术前血碱性磷酸酶异常,通常需要进一步复查,因为复发或持续的碱性磷酸酶异常通常提示有远处转移或有肿瘤残留,如果有碱性磷酸酶异常增高和(或)有骨转移症状如骨痛,需要进行骨扫描检查,碱性磷酸酶增高也可能是肝转移或副瘤综合征的表现;④胸部 X 线片(正、侧位):胸部 X 线片检查发现异常的患者,建议行胸部 CT 扫描检查;⑤腹部超声波检查:腹部超声波检查发现异常的患者、NSS 以及 T_3~T_4 期肾癌手术后患者需行腹部 CT 扫描检查,可每 6 个月 1 次,连续 2 年,以后视具体情况而定。

各期肾癌随访时限。①T_1~T_2:每 3~6 个月随访一次,连续 3 年,以后每年随访一次;②T_3~T_4:每 3 个月随访一次,连续 2 年,第 3 年每 6 个月随访一次,以后每年随访一次;③VHL综合征治疗后:应每6 个月进行腹部和头部 CT 扫描 1 次,每年进行一次中枢神经系统的 MRI 检查、尿儿茶酚胺测定、眼科和听力检查。

（姜升旭）

第十节 输 尿 管 癌

近 20 年,输尿管移行细胞癌的发病率有升高的趋势。50%～73%发生在输尿管下 1/3。与膀胱移行细胞癌和肾盂移行细胞癌的生物学特性相似。

输尿管鳞状细胞癌少见,占输尿管原发癌的 4.8%～7.8%,多为男性,60～70 岁多见。25% 的患者有输尿管或肾盂结石。左右侧输尿管受累概率相同。65%发生在输尿管下 1/3。一般认为与尿路上皮鳞状化生有关。发现的病例大多已经是临床Ⅲ～Ⅳ期。有报道最长存活期为 3 年,大多数患者 1 年内死亡。

输尿管腺癌更少见,多见于 60～70 岁。72%是男性,常合并肾盂或输尿管的其他恶性上皮成分,40%合并结石。

一、临床表现

输尿管癌最常见的症状是肉眼或镜下血尿,占 56%～98%。其次是腰部疼痛,占 30%,典型为钝痛,如果有血凝块等造成急性梗阻,可出现绞痛。另有约 15%没有症状,在体检时发现。晚期还会出现消瘦、骨痛和厌食等症状。

二、诊断

输尿管癌患者早期无症状,后期主要表现为无痛性肉眼或镜下血尿。诊断主要依靠辅助检查。

(一)影像学表现

传统的方法是静脉肾盂造影,现在 CT 尿路造影的应用越来越广泛。CT 尿路造影现在还能进行三维成像,在泌尿系统成像的效果与静脉造影相同。

输尿管移行细胞癌静脉造影主要表现为充盈缺损和梗阻。这要与血凝块、结石、肠气、压迫、脱落的肾乳头鉴别。结石可以通过超声或 CT 鉴别。其他的充盈缺损需要进一步行逆行尿路造影或输尿管镜来鉴别。评估对侧肾功能是重要的,因为存在双侧受累的可能,而且可以判断对侧肾功能,以选择治疗方法。

CT 和 MRI 可以帮助确定侵犯程度,是否存在淋巴结和远处转移,以判断临床分期。有研究显示,CT 判断 TNM 分期的准确度是 60%。

(二)输尿管镜检

通过静脉尿路造影或逆行尿路造影诊断的准确率是 75%左右,联合输尿管镜检准确率能达到 85%～90%。55%～75%的输尿管肿瘤与膀胱肿瘤是低级别和低分期,输尿管浸润性肿瘤较膀胱更常见。由于输尿管镜活检标本较小,所以在确定肿瘤的分期时,应该结合影像学确定肿瘤的形态和分级。

三、治疗

(一)内镜治疗

内镜治疗输尿管肿瘤的基本原则与膀胱肿瘤相同。单肾、双侧受累、肾功能不全或并发其他严重的疾病是内镜治疗的指征。对侧肾功能正常的患者,如果肿瘤体积小、级别低,也可以考虑内镜治疗。

1.输尿管镜

输尿管下段肿瘤可以通过硬镜逆行治疗,而上段肿瘤可以选择逆行或顺行,软镜更适合逆行治疗。

2.经皮肾镜

主要治疗输尿管上段肿瘤,可以切除较大的肿瘤,能够获得更多的标本以使分期更准确,经皮肾通道还可以用于辅助治疗。准确的穿刺是关键,穿刺中盏或上盏能顺利到达肿瘤位置。术后 4～14 d,再次通过造瘘口观察是否有残余肿瘤,如果没有,则在基底部再次取材,并用激光烧灼。没有肿瘤,则拔除肾造瘘管。如果需要进一步的辅助治疗,则更换 8 F 的造瘘管。经皮通道破坏了泌尿系的闭合性,有肿瘤种植的风险,并发症也比输尿管镜多,主要有出血、穿孔、继发性肾盂、输尿管交界处梗阻等。

(二)开放手术

1.输尿管部分切除术

适应证:①输尿管中上段非浸润性 1 级或 2 级肿瘤;②通过内镜不能完全切除的肿瘤;③需要保留肾单位的 3 级肿瘤。

通过影像学和输尿管镜确定肿瘤的大体位置,距离肿瘤 1～2 cm 切除病变输尿管,然后端端吻合。

2.末端输尿管切除

适应证:不能通过内镜完全切除的输尿管下段肿瘤。

方法:接近膀胱的下段和壁内段的输尿管可以通过膀胱外、膀胱内或内外联合的方式切除。整个下段切除,如果不能直接吻合膀胱,首先选择膀胱腰肌悬吊。如果缺损过长,可行膀胱翻瓣。

3.开放式根治性肾输尿管切除术

适应证:体积大、级别高的浸润性输尿管上段肿瘤。多发、体积较大、快速复发中等级别,非浸润性输尿管上段肿瘤也可以行根治性全切。范围包括:肾脏,输尿管全长和输尿管口周围膀胱黏膜。

(1)肾脏、肾周脂肪和肾周筋膜完全切除:传统上还包括同侧的肾上腺。如果肾上腺在术前影像学和手术中观察是正常的,可以保留。

(2)输尿管下段切除:包括壁内段,输尿管口和周围的膀胱黏膜。输尿管残端的肿瘤复发的风险是 30%～75%。需要牢记:移行细胞癌可能种植在非尿路上皮表面,所以保持整个系统闭合是重要的,尤其对于级别高的肿瘤。

传统末端切除术:可以经膀胱、膀胱外或膀胱内外相结合。经膀胱对于完整的输尿管切除是最可靠的,包括输尿管口周围 1 cm 的膀胱黏膜。

经尿道切除输尿管口:用于低级别的上段肿瘤中。患者截石位,经尿道切除输尿管口和壁内段输尿管,直到膀胱外间隙,这样避免再做一个切口。如果是腹腔镜手术就不用这种方法,因为需要另做一切口取出标本。这种方法破坏了尿路的完整性,有局部复发的可能。

脱套法:术前输尿管插管,输尿管尽量向远侧游离后切断,远端输尿管与导管固定,患者改为截石位,输尿管被牵拉脱套到膀胱,然后切除,但输尿管有被拉断的可能。

淋巴结切除术:根治性肾输尿管切除术应该包括局部淋巴结切除。对于中上段输尿管肿瘤,同侧的肾门淋巴结和主动脉旁及腔静脉旁淋巴结需要清除。是否进行局部淋巴结清除仍有争

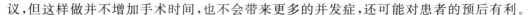

议,但这样做并不增加手术时间,也不会带来更多的并发症,还可能对患者的预后有利。

(三)腹腔镜根治性肾输尿管切除术

开放式根治性肾输尿管切除术是上尿路上皮癌治疗的"金标准",但现在腹腔镜根治术被认为更适合。指征与开放手术相同,可以经腹腔、经腹膜后或手助式。与开放手术相比,术后恢复快、疼痛轻、住院时间短并且美观。所有的腹腔镜手术包括肾切除和输尿管切除两部分。始终需要注意肿瘤种植的风险。切口的选择也很重要,不仅只是取出标本还要满足末端输尿管的切除。

(姜升旭)

第十一节 膀 胱 癌

膀胱癌是人类常见恶性肿瘤之一。据美国癌症协会统计,2006 年在美国,膀胱癌在男性是继前列腺癌、肺癌和直肠癌以后排名第四位的恶性肿瘤,占男性恶性肿瘤的 5%～10%;在女性排名第九位。在欧洲,意大利北部、西班牙和瑞士日内瓦男性发病率最高,为 30/10 万。我国膀胱癌的发病率也较高,且呈逐年增高趋势,近 15 年平均增长速度为 68.29%。

一、病因

膀胱癌病因还不清楚,比较明确的因素为接触化学致癌物质与内源性色氨酸代谢异常。

(一)化学致癌物质

一些芳香胺类的化学物质,如 β-萘胺、4-氨基联苯、联苯胺和 α-萘胺,经皮肤、呼吸道或消化道吸收后,自尿液中排出其代谢产物如邻羟氨基酚作用于尿路上皮而引起肿瘤,因尿液在膀胱中停留时间最长,故膀胱发病率最高。这些致癌物质多见于染料工业、皮革业、金属加工及有机化学等相关工作,致癌力强度按前述顺序递减,人与该类物质接触后至发生癌的潜伏期为 5～50 年,多在 20 年左右。

(二)内源性色氨酸代谢异常

色氨酸正常的最终代谢产物为烟酸,当有代谢障碍时则出现中间代谢产物积聚,如 3-羟犬尿氨酸、3-羟基邻氨基苯甲酸及 3-羟-2-氨基-苯乙酮等,这些中间产物均属邻羟氨基酚类物质,已在动物试验中证实诱发小鼠膀胱肿瘤。

(三)其他

近年发现吸烟与膀胱肿瘤有明显关系,吸烟者比不吸者膀胱癌发病率高 4 倍;人工甜味品如糖精等可能有膀胱致癌作用,另外长期服用镇痛药非那西丁,或肾移植患者长期服用环孢素 A 等免疫抑制剂亦能增加发生膀胱肿瘤危险。

患埃及血吸虫病后,由于膀胱壁中血吸虫卵的刺激容易发生膀胱肿瘤。我国血吸虫病由日本血吸虫所致,不引起这种病变。膀胱黏膜白斑病、腺性膀胱炎、结石、长期尿潴留、某些病毒感染以及药物环磷酰胺等也可能诱发膀胱肿瘤。

二、病理

（一）病理类型

尿路被覆的上皮统称为尿路上皮。传统上将尿路上皮称为移行上皮，但当前更多的文献主要采用尿路上皮的概念。

膀胱癌包括尿路上皮细胞癌、鳞状细胞癌和腺细胞癌，其次还有较少见的转移性癌、小细胞癌和癌肉瘤等。其中，膀胱尿路上皮癌最为常见，占膀胱癌的90%以上。膀胱鳞状细胞癌比较少见，占膀胱癌的3%～7%。膀胱腺癌更为少见，占膀胱癌的比例<2%。生长方式一种是向膀胱腔内生长成为乳头状瘤或乳头状癌；另一种在上皮内浸润性生长，形成原位癌、内翻性乳头状瘤和浸润性癌。

1.上皮组织发生的肿瘤

主要包括尿路上皮性肿瘤，腺癌及鳞状上皮癌，98%的膀胱肿瘤来自上皮组织，其中尿路上皮性肿瘤占95%，故非特指情况下，膀胱肿瘤即为尿路上皮性肿瘤。

（1）尿路上皮性肿瘤：主要包括原位癌、乳头状瘤、乳头状癌及实体性癌。后两者可在一个肿瘤同时出现，称为乳头状实体性癌。①原位癌：是一个特殊的尿路上皮性肿瘤，开始时局限于尿路上皮内，形成稍突起的绒毛状红色片块，不侵犯基底膜，但细胞分化不良，细胞间的黏附性丧失，故细胞容易脱落而易于从尿中检查；原位癌的自然过程难以预测，有些长期无症状，不出现浸润，有些发展很快，从原位癌发展为浸润癌一般需1～5年，有长达20年的，因此有人认为原位癌存在两种形式，一种代表有浸润能力的实体性癌的前身，另一种却无浸润的能力，称为矛盾性癌，是良性的。②乳头状瘤：是一种良性肿瘤，组织学上可见肿瘤源起于正常膀胱黏膜，像水草样突入膀胱内，具有细长的蒂，其中可见清楚的纤维组织及血管的中心束；乳头状瘤有复发的特点，5年内复发率为60%，其中48.6%复发两次以上。③乳头状癌：在移行上皮性肿瘤中最常见。病理特点是各乳头粗短融合，瘤表面不光洁，坏死或有钙盐沉着，瘤基底宽或蒂粗短，有时乳头状癌长如小拳，但仍保留一蒂，对其他部位无浸润，此情况虽不多见，但应注意，以免作不必要的全膀胱切除术。④实体性癌：在移行上皮性肿瘤中最为恶性，表面不平，无明显乳头形成，肿瘤表面有溃物，溃物边缘高起，表面呈结节状，早期向深处浸润，故又称为浸润性癌。

（2）腺癌：又称腺样癌、黏液腺癌，属较少见的膀胱肿瘤。腺癌多见于膀胱三角区、侧壁及顶部。膀胱三角区的腺癌常起源于腺性膀胱炎或囊性膀胱炎。位于膀胱顶部的腺癌多起源于脐尿管残余，位置隐蔽，出现症状时往往已到晚期。膀胱也可以出现转移性腺癌，可来自直肠、胃、子宫内膜、卵巢、乳腺或前列腺等原发腺癌，比较罕见，有报告5 000例尸检中占0.26%。

（3）膀胱鳞状细胞癌：亦不多见，国内近几年12篇膀胱肿瘤报告中占0.58%～5.55%。膀胱的尿路上皮在各种刺激下能化生为鳞状上皮。有报告指出局灶性鳞状上皮化生可达60%，但主要仍属尿路细胞癌，只有在肿瘤各部出现一致的病理改变时，才能诊断为鳞状细胞癌。国内有不少膀胱结石伴发膀胱癌的报道。一般说来，膀胱鳞状细胞癌比尿路上皮性癌恶性度高，发展快，浸润深，预后不良。

2.非上皮性膀胱肿瘤

非上皮性膀胱肿瘤为来自间叶组织的肿瘤，占全部膀胱肿瘤2%以下，包括血管瘤、淋巴管瘤、恶性淋巴瘤、平滑肌瘤或肉瘤、肌母细胞瘤、横纹肌肉瘤、嗜铬细胞瘤、恶性黑色素瘤、息肉、类癌、浆细胞瘤、纤维瘤、纤维肉瘤、黏液性脂肪肉瘤、癌肉瘤、组织细胞瘤、神经鞘瘤、软骨瘤、恶性畸胎瘤及皮样囊肿等。其中恶性淋巴瘤可能是全身性疾病；血管瘤可能与毗邻器官的血管瘤同时发生并有相连，使手术困难。横纹肌肉瘤起源于膀胱三角区或膀胱黏膜下组织，一方面向黏膜下层扩展，另一方面，肿瘤推顶着膀胱黏膜向膀胱内生长，形成小分叶状肿物，状如葡萄串，故又称为葡萄状肉瘤，但少数也可形成实块性肿瘤。显微镜下可见横纹肌样纤维及幼稚的胚样间叶细胞。

（二）分级

膀胱肿瘤的恶性程度以分级表示，目前普遍采用 WHO 分级法（WHO 1973，WHO/ISUP 1998，WHO 2004）。

1.WHO 1973 分级法

1973 年 WHO 的膀胱癌组织学分级法是根据癌细胞的分化程度，将其分为高分化、中分化和低分化三级，分别用 grade Ⅰ、Ⅱ、Ⅲ表示。Ⅰ级肿瘤的分化好，移行上皮层多于 7 层，其结构及核的异型与正常稍有差异，偶见核分裂。Ⅱ级除上皮增厚外，细胞极性消失，中等度核异型性出现，核分裂常见。Ⅲ级为不分化形，与正常上皮毫无相似之处，核分裂多见。膀胱癌的分级与膀胱癌的复发、浸润性成正比，Ⅰ、Ⅱ、Ⅲ级膀胱癌发展为浸润癌的可能性为 10％、50％、80％。

2.WHO/ISUP 分级法

1998 年 WHO 和国际泌尿病理协会（international society of urological pathology，ISUP）提出了非浸润性尿路上皮癌新分类法，2004 年 WHO 正式公布了这一新的分级法。新分类法中肿瘤的分类主要基于光镜下的显微组织特征，相关形态特征的细胞类型和组织构型。此分级法将尿路上皮肿瘤分为低度恶性倾向尿路上皮乳头状肿瘤（papillary urothelial neo-plasms of low malignant potential，PUNLMP）、低分级和高分级尿路上皮癌。

低度恶性倾向尿路上皮乳头状瘤指乳头状尿路上皮损害，乳头状肿瘤细胞排列有序、结构轻度异常、细胞核轻度间变，可不考虑细胞层次的数目。低度恶性倾向尿路上皮乳头状瘤细胞层次明显多于乳头状瘤，和（或）细胞核轻微增大、染色质增多，有丝分裂像偶见，通常限于基底层。此种尿路上皮肿瘤虽然进展的风险很小，但不完全属于良性病变，仍有复发的可能。

我国《膀胱肿瘤诊疗指南 2007 年版》建议使用 WHO 2004 分级法，以便采用统一的标准诊断膀胱肿瘤，更好地反映肿瘤的危险倾向。

（三）分期

膀胱癌的分期指肿瘤浸润深度及转移情况。病理分期同临床分期，是判断膀胱肿瘤预后的最有价值的参数。

目前主要有两种分期方法，一种是美国的 Jewett-Strong-Marshall 分期法，另一种为国际抗癌联盟（UICC）的 TNM 分期法。目前普遍采用国际抗癌联盟的 2002 年第 6 版 TNM 分期法。膀胱乳头状瘤限于其细胞和正常移行细胞无区别者，较少见，未列入临床和病理分期。

膀胱癌可分为非肌层浸润性膀胱癌（Tis，T_a，T_1）和肌层浸润性膀胱癌（T_2 以上）。局限于黏膜（T_a～Tis）和黏膜下（T_1）的非肌层浸润性膀胱癌（以往称为表浅性膀胱癌）占 75％～85％，肌层浸润性膀胱癌占 15％～25％。而非肌层浸润性膀胱癌中，大约 70％为 T_a 期病变，20％为 T_1 期病变，10％为膀胱原位癌。原位癌虽然也属于非肌层浸润性膀胱癌，但一般分化差，属于高度恶性的肿瘤，向肌层浸润性进展的概率要高得多。因此，应将原位癌与 T_a、T_1 期膀胱癌加以区别。

肿瘤分布在膀胱侧壁及后壁多见，三角区和顶部次之。膀胱肿瘤的转移途径包括经淋巴道、经血行、经直接扩散及瘤细胞直接种植等。

淋巴道转移是最常见的一种途径,膀胱癌可转移到髂内、髂外、闭孔淋巴结群,或可到髂总淋巴结。髂内及闭孔淋巴结或许是膀胱癌转移的第一站淋巴结。

经血行转移,常见于晚期病例,最多见于肝脏,其次为肺及骨骼,皮肤、肾上腺、肾、胰腺、心脏、睾丸、涎腺、卵巢、肌肉及胃肠均曾有报道,但均占少数。

直接扩散常出现于前列腺或后尿道。膀胱癌可延伸至膀胱外与盆腔粘连形成固定块,或蔓延至膀胱顶部的黏膜。

肿瘤细胞直接种植可以出现于手术过程中,术后在膀胱切口处或皮肤切口下发生肿块。膀胱内肿瘤的复发或出现多发性的肿瘤,有一部分也是由于肿瘤细胞种植所致。膀胱全切除术后尿道残端出现肿瘤也可能是手术种植的结果。

三、临床表现

(一)血尿

绝大多数膀胱肿瘤患者的首发症状是无痛性血尿,如肿瘤位于三角区或其附近,血尿常为终末出现。如肿瘤出血较多时,亦可出现全程血尿。血尿可间歇性出现,常能自行停止或减轻,容易造成"治愈"或"好转"的错觉。血尿严重者因血块阻塞尿道内口可引起尿潴留。血尿程度与肿瘤大小、数目、恶性程度可不完全一致,非上皮肿瘤血尿情况一般不很明显。

(二)膀胱刺激症状

肿瘤坏死、溃疡、合并炎症以及形成感染时,患者可出现尿频、尿急、尿痛等膀胱刺激症状。

(三)其他

当肿瘤浸润达肌层时,可出现疼痛症状,肿瘤较大影响膀胱容量或肿瘤发生在膀胱颈部,或出血严重形成血凝块等影响尿流排出时,可引起排尿困难甚至尿潴留。膀胱肿瘤位于输尿管口附近影响上尿路尿液排空时,可造成患侧肾积水。晚期膀胱肿瘤患者有贫血、水肿、下腹部肿块等症状,盆腔淋巴结转移可引起腰骶部疼痛和下肢水肿。

四、诊断

成年人尤其年龄在40岁以上,出现无痛性血尿,特别是全程血尿者,都应想到泌尿系肿瘤,而首先应考虑膀胱肿瘤的可能。查体时注意膀胱区有无压痛,直肠指诊检查双手合诊注意有无触及膀胱区硬块及活动情况。膀胱肿瘤未侵及肌层时,此项检查常阴性,如能触及肿块,即提示癌肿浸润已深,病变已属晚期。

下列检查有助于筛选或明确诊断。

(一)尿常规

有较长时间镜下血尿,相差显微镜分析提示血尿来源于下尿路者,应该警惕有无膀胱肿瘤的发生。由于膀胱肿瘤导致的血尿可为间歇性,故1~2次尿常规正常不能除外膀胱癌。

(二)尿液脱落细胞检查

尿液脱落细胞学(UC)检查是膀胱癌的重要检测手段,特别是检出高级别肿瘤[包括原位癌(Cis)]。细胞体积增大、胞核-胞质比例增高、核多形性、核深染和不规则以及核仁突起等是高级别膀胱癌的特征性所见。为了防止肿瘤细胞的自溶漏诊及增加阳性率,一般连续检查3 d的尿液,留取尿液标本后应及时送检。

尿标本可取自患者自解尿液或膀胱冲洗液,多数资料证明自解尿液的阳性率要比膀胱冲洗液的阳性率低20%,但前者无创,取材方便;后者有创,但可获取更多的肿瘤细胞,细胞的保存亦较完好。尿细胞学检查对高级别肿瘤的敏感度为60%~90%,特异度为90%~100%。对低级别肿瘤敏感度仅为30%~60%,但特异度仍在85%以上。

总的说来,尿细胞学检查的敏感性随膀胱癌细胞分级、临床分期的增高而增高。尿细胞学检查对诊断Cis尤为重要,因Cis癌细胞黏附力差,易于脱落,膀胱镜检查不易发现。

(三)肿瘤标志物检测

虽然有许多文献报道尿液中的瘤标可用于诊断膀胱癌,但目前尚无足够的临床资料证明这些标志物可取代膀胱镜检在膀胱肿瘤诊断中的作用。尽管如此,它们以快速、简便、非侵袭性及较敏感等优点在临床上仍有广阔的应用空间。

1.以尿液中物质为检测对象的肿瘤标志物

(1)膀胱肿瘤抗原:膀胱肿瘤抗原(bladder tumor antigen,BTA)是膀胱肿瘤在生长过程中释放的蛋白水解酶降解基底膜的各种成分形成的胶原片段、糖蛋白和蛋白多糖等释放进入膀胱腔内形成的复合物。

有两种检测BTA方法:BTA stat和BTA-TRAK,前者为定性试验,后者为定量试验,均检测患者尿中补体因子H-相关蛋白。由于所定阈值不一,其敏感度和特异度文献报道分别为50%~80%和50%~75%,随肿瘤分级、分期的增高而升高。膀胱有炎症和血尿时可出现假阳性。

(2)核基质蛋白:核基质是充盈于细胞核内,除了核膜、染色质和核仁以外的三维网状结构,是细胞内部的结构支架,其主要成分为RNA和蛋白质。核基质蛋白(nuclear matrix proteins,NMP)是核基质的主要组成部分,NMP22属于NMP的一种,又称有丝分裂器蛋白,在细胞死亡后被释放,以可溶性复合物或片段的形式存在于人尿液中。采用酶联免疫吸附试验(ELISA)测定其浓度,敏感度为60%~70%,特异度为60%~80%。由于NMP22由已死亡和濒死尿路上皮细胞释放而来,故在尿路结石、炎症、血尿时可出现假阳性。

(3)存活素:存活素(survivin,SV)也称尿液凋亡抑制蛋白,是一个具有潜在价值的肿瘤标志物。SV在成人健康组织中不能被检测到,但在许多人类肿瘤中却表达丰富。据报道采用斑点印迹试验检测尿中存活素,敏感度为64%~100%,特异度为78%~93%,可用于膀胱癌的辅助诊断。

2.以尿脱落细胞为检测目标的肿瘤标志物

(1)端粒酶:端粒酶是真核细胞染色体末端的一段特殊的DNA结构,在细胞分裂时,该区的端粒酶能复制40~200个碱基对的DNA序列,随着每个细胞的分裂,体细胞的端粒进行性缩短,停止分化并衰老,端粒酶失活。许多恶性肿瘤细胞的无限增殖中端粒酶被激活以维持肿瘤细胞不断合成DNA,其端粒酶活性远高于那些高度增殖的正常细胞的酶活性,正常体细胞内端粒酶无活性可测及。

各级膀胱上皮细胞癌患者尿中均有端粒酶活性表现,故检测端粒酶的RNA水平有助于诊断膀胱癌,但端粒酶活性与肿瘤的分期、分级无关。本试验特异度较高,但敏感度和重复性差,结合细胞学检查,可以提高膀胱肿瘤的诊断准确率。

(2)流式细胞光度术:流式细胞光度术(FCM)是测量细胞DNA含量异常的检查膀胱肿瘤细胞学方法。正常尿液内应没有非整倍体干细胞系,超二倍体细胞应少于10%,非整倍体细胞超过 15％则可诊断为肿瘤。非整倍体细胞增多与肿瘤恶性度成正比,采用 FCM 方法,能比较早期地诊断膀胱肿瘤。

（3）UroVysion 试验:采用多色荧光原位杂交（fluorescence in situ hybridization,FISH）探针,检测尿脱落细胞染色体异常,又称 FISH 试验。本试验可与尿细胞学检查相结合,除了保持很高的特异度之外,还大大提高了敏感度,用于诊断膀胱癌具有很好的前景,但费用昂贵,目前仅用于少数大的研究单位。

（四）膀胱镜检查

膀胱镜检查对诊断具有决定性意义。膀胱镜检查应包括全程尿道和膀胱,检查膀胱时应边观察边慢慢充盈,对膀胱壁突起要区分真正病变还是黏膜皱褶。应避免过度充盈以免掩盖微小病变,如 Cis。绝大多数病例可通过直接看到肿瘤生长的部位、大小、数目,以及与输尿管开口和尿道内口的关系,并可在肿瘤附近及远离之处取材,以了解有无上皮变异或原位癌,对决定治疗方案及预后很重要。取活检时须注意同时从肿瘤根部和顶部取材,分开送病检,因为顶部组织的恶性度一般比根部的高。若未见肿瘤,最后做膀胱反复冲洗,收集冲洗液连同检查前自解尿液送细胞学检查。

1.移行上皮细胞肿瘤

（1）乳头状瘤:乳头状瘤生长于膀胱黏膜上,初期可能仅仅表现为一红色小点,或有轻微隆起。逐渐长大后成为带有长蒂的肿瘤,顶端有数目不等的细长绒毛,像水草一样在膀胱冲洗液中飘动,呈橘黄色外观,可清晰地看到乳头内的血管分布。

（2）乳头状癌:表浅乳头状癌呈深红色或灰色,蒂粗而短,限于固有膜或浅肌层,表面的乳头短而粗,充水时活动性差。浸润性乳头状癌呈团块状或结节状,暗红或褐色,表面无乳头或乳头融合,中间有坏死组织,基底部宽广,不活动,周围黏膜呈充血水肿、增厚等浸润表现（图 4-4）。少数肿瘤表面可有钙盐沉着,是恶性度高的表现。在膀胱镜下分化较好的乳头状癌与乳头状瘤不易鉴别,确诊需靠病理检查。

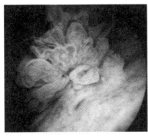 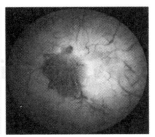

图 4-4　乳头状癌

（3）浸润癌:呈褐色或灰白色,可覆盖有灰绿色脓苔或磷酸盐沉淀,表面有坏死、凹陷、溃疡、周边隆起、边缘不清、周围膀胱壁增厚、僵硬、或有卫星灶。

（4）原位癌:表现为局部黏膜发红,与黏膜充血和增生相似。

2.腺癌

腺癌常位于膀胱的顶部,与其起源于脐尿管的残端有关。腺癌一般倾向于向膀胱外生长,故早期较难发现。进展期腺癌穿破膀胱黏膜后,特别是形成溃疡后才可被膀胱镜检发现。癌性溃疡边缘隆起,中心凹陷,周围有肿瘤浸润和炎性水肿,并伴有出血坏死,腺癌含有分泌黏液的细胞,故癌性溃疡底部常有黏液和炎性分泌物覆盖。

3.鳞状细胞癌

鳞状细胞癌可呈现团块状、溃疡型、菜花状或广基乳头状肿块，表面不光滑，可有出血坏死。周围有充血水肿等炎症表现。伴有结石时可见结石区膀胱壁片状隆起或溃疡。

4.非上皮细胞性肿瘤

这些肿瘤在临床上均少见，且表现各异。如畸胎瘤可表现为隆起的膀胱内肿块上长有毛发；血管瘤表现为膀胱壁上深红色或紫蓝色的肿块。

（五）超声检查

超声检查能在膀胱适度充盈下清晰显示肿瘤的部位、数目、大小、形态及基底宽窄等情况，能分辨出0.5 cm以上的膀胱肿瘤，同时还能检测上尿路是否有积水扩张，是目前诊断膀胱癌最为简便、经济、具较高检出率的一种诊断方法。

超声检查有经腹（TABUS）、经直肠（TRUS）和经尿道（TUUS）三种路径，其中 TABUS 最为简便易行，检查迅速，患者无痛苦，短时间内可多次重复检查，是膀胱癌术前诊断和分期、术后复查的首选方法，但 TRUS 和 TUUS 能更清晰显示膀胱癌部位及浸润程度，可对膀胱癌进行更为准确的分期。

超声诊断术前分期主要根据肿瘤侵入膀胱壁的深度以及是否有盆腔转移而定。浸润与肿瘤生长方式或形态以及基底部宽窄有一定关系，如乳头状向腔内凸出、蒂细小的肿瘤浸润浅，多属于 T_1 期；广基状肿瘤浸润深，多为 T_3 或 T_4 期。

彩色多普勒超声检查还可显示肿瘤基底部血流信号，但膀胱肿瘤血流征象对术前肿瘤分期、分级帮助不大。

超声检查漏诊、误诊的原因，多与肿瘤大小和发生部位有关，如小的隆起性病灶以及直径小于 0.5 cm 的肿瘤，超声难以发现；位于膀胱顶部及前壁的肿瘤易受肠腔气体或腹壁多重反射等伪差干扰而遗漏，位于颈部的肿瘤不易与前列腺增生和前列腺癌相鉴别，故超声诊断多需与膀胱镜、CT 等其他检查相结合。

（六）X 线

尿路平片（KUB 平片）不能用于膀胱肿瘤的诊断，但可以了解有无伴发的泌尿系结石。静脉肾盂造影（IVU）可以了解有无上尿路同时发生的肿瘤，较大的膀胱肿瘤可见膀胱内的充盈缺损。

（七）CT

CT 检查能清晰地显示 1 cm 以上的膀胱肿瘤，肿块较小时，常为乳头状，密度多均匀，边缘较光整。较大肿块者密度不均，中央可出现液化坏死，边缘多不规则，呈菜花状。CT 薄层扫描能增加肿瘤的检出率。CT 平扫 CT 值为 24.6～46.4 Hu，增强后 CT 值为 33.8～81.5 Hu，呈轻至中度强化，强化无显著特异性。

CT 扫描可分辨出肌层、膀胱周围的浸润，用于膀胱癌的分期诊断。CT 对壁内浸润程度的区分不够满意，即对癌肿早期（T_1～T_{3a}）分期的准确性受到一定限制，但当肿瘤突破膀胱向外侵犯时（T_{3b} 期以上），能清晰显示周围脂肪层中的软组织块影，进一步侵犯前列腺及精囊时，可使膀胱精囊角消失，前列腺增大密度不均。输尿管内口受累时可出现输尿管扩张积水。CT 还可清晰显示肿大淋巴结，大于 10 mm 者被视为转移可能，但肿大淋巴结不能区分是转移还是炎症，有时需结合临床分析。采用多层螺旋 CT 容积扫描可进行三维重建从而可以多方位观察膀胱轮廓及肿块情况，对膀胱上下两极多方位观察膀胱轮廓及肿块情况，对膀胱上下两极的病变的分期具有明显的优越性。

CT 对早期局限于膀胱壁内的<1 cm 的肿块不易显示,易漏诊,需结合膀胱镜检查。另外,CT 平扫有时因尿液充盈不够,也易掩盖病灶的检出,故若临床有血尿病史而平扫未发现问题者,需作增强扫描。在检查前必须让膀胱充盈完全并清洁肠道,若膀胱未完全充盈则很难判断膀胱壁是否有增厚。

CT 仿真膀胱镜可获取与膀胱镜相似的视觉信息,是膀胱镜较好的替代和补充方法。施行 CT 仿真膀胱镜时,一种方法是将尿液引出,用气体充盈膀胱,然后进行扫描,将所获数据进行三维重建。采用 CT 仿真膀胱镜检查准确率为 88%,CT 仿真膀胱镜对>5 mm 的肿块能准确识别,并可以显示小至 2 mm 的黏膜异常。CT 仿真膀胱镜检查还可经静脉或经膀胱注入造影剂进行对比。

（八）MRI

MRI 诊断原则与 CT 相同。凸入膀胱腔内的肿块和膀胱壁的局限性增厚在 T_1WI 上呈等或略高信号,T_2WI 上呈低于尿液的略高信号,但小肿瘤有时被尿液高信号掩盖显示不满意。

MRI 对肿瘤的分期略优于 CT,判断膀胱肌壁受侵程度较 CT 准确。MRI 虽不能区分 T_1 期和 T_2 期,但可区分 T_2 期与 T_{3a} 期,即可较好显示肌层的受累情况,对膀胱壁外受累及邻近器官受累情况亦优于 CT。若 T_2WI 表现为肿瘤附着处膀胱壁正常低信号带连续性中断,表示肿瘤侵犯深肌层。若膀胱周围脂肪受侵,则 T_1 或 T_2 像上可见脂肪信号区内有低信号区,并可见膀胱壁低信号带已经断裂。但 MRI 显示淋巴结转移情况并不优于 CT。

应用造影剂行 MRI 检查,可更好区分非肌层浸润性肿瘤与肌层浸润性肿瘤以及浸润深度,也可发现正常大小淋巴结有无转移征象。例如,应用铁剂作为增强剂可鉴别淋巴结有无转移:良性增大的淋巴结可吞噬铁剂,在 T_2 加权像上信号强度降低,而淋巴结转移则无此征象。最近有人评价钆增强 MRI 对膀胱癌分期的准确程度,MRI 分期准确率为 62%,32% 出现分期过高,但在区分非肌层浸润性肿瘤与肌层浸润性肿瘤或区分肿瘤局限于膀胱与否方面,MRI 分期准确率则分别提高到 85% 和 82%。

（九）5-氨基乙酰丙酸荧光膀胱镜检查（PDD）

5-氨基乙酰丙酸(5-ALA)荧光膀胱镜检查是通过向膀胱内灌注 5-ALA 产生荧光物质特异性地积聚于肿瘤细胞中,在激光激发下产生强烈的红色荧光,与正常膀胱黏膜的蓝色荧光形成鲜明对比,能够发现普通膀胱镜难以发现的小肿瘤、不典型增生或原位癌,检出率可以增加 20%~25%。损伤、感染、化学或放射性膀胱炎、瘢痕组织等可以导致此项检查出现假阳性结果。

（十）诊断性经尿道电切术

诊断性经尿道电切术(TUR)作为诊断膀胱癌的首选方法,已逐渐被采纳。如果影像学检查发现膀胱内有肿瘤病变,并且没有明显的膀胱肌层浸润征象,可以酌情省略膀胱镜检查,在麻醉下直接行诊断性 TUR,这样可以达到两个目的,一是切除肿瘤,二是对肿瘤标本进行组织学检查以明确病理诊断、肿瘤分级和分期,为进一步治疗以及判断预后提供依据。

如果肿瘤较小,可以将肿瘤连带其基底的膀胱壁一起切除送病理检查;如果肿瘤较大,先将肿瘤的表面部分切除,然后切除肿瘤的基底部分,分别送病理检查,基底部分应达到膀胱壁肌层。肿瘤较大时,建议切取肿瘤周边的膀胱黏膜送病理检查,因为该区域有原位癌的可能。为了获得准确的病理结果,建议 TUR 时尽量避免对组织烧灼,以减少对标本组织结构的破坏,也可以使用活检钳对肿瘤基底部以及周围黏膜进行活检,这样能够有效地保护标本组织不受损伤。

五、治疗

膀胱癌复发或进展的倾向与分期、分级、肿瘤多发病灶、肿瘤大小和早期复发率有关。肿瘤分期分级高、多发、体积大和术后早期复发的患者,肿瘤复发和浸润进展的可能性大,因此需要根据肿瘤复发或进展的风险制订治疗方案。一般将膀胱肿瘤按肿瘤浸润深度分为非肌层浸润性膀胱癌(Tis,T_a,T_1)和肌层浸润性膀胱癌(T_2以上),不同肿瘤的生物学行为有较大差异,因此治疗上应该区别对待。

(一)非肌层浸润性膀胱癌的治疗

非肌层浸润性膀胱癌又称之为表浅性膀胱癌,占全部膀胱肿瘤的75%~85%,其中 T_a 占70%、T_1 占20%、Tis 占10%。T_a 和 T_1 虽然都属于非肌层浸润性膀胱癌,但两者的生物学特性有显著不同,由于固有层内血管和淋巴管丰富,因此 T_1 容易发生肿瘤扩散。

1.手术治疗

(1)经尿道膀胱肿瘤切除术:经尿道膀胱肿瘤切除术(TURBT)既是非肌层浸润性膀胱癌的重要诊断方法,同时也是主要的治疗手段。经尿道膀胱肿瘤切除术有两个目的:一是切除肉眼可见的全部肿瘤,二是切除组织进行病理分级和分期。TURBT 应将肿瘤完全切除直至露出正常的膀胱壁肌层。在肿瘤切除后,最好进行基底部组织活检,以便于病理分期和下一步治疗方案的确定。

TURBT 手术应注意以下几个问题。

闭孔神经反射及处理:膀胱肿瘤好发于膀胱侧壁。闭孔神经通过盆腔时与膀胱侧壁相连,支配着骨盆、膀胱、大腿内侧区域,电切时电流刺激闭孔神经,常出现突发性大腿内侧内收肌群收缩的神经反射,是膀胱穿孔的主要原因。一般 TURBT 手术中采用的腰麻或硬膜外麻醉不能防止闭孔神经反射的发生,若将手术区受刺激部位的闭孔神经远端加以阻滞,可以有效阻滞其受到刺激后引起的兴奋传导,减弱或避免闭孔神经反射的发生。

在切除膀胱侧壁肿瘤时,应警惕闭孔反射的发生,膀胱不要充盈过多,采用最小有效的切割电流进行切割。肿瘤较小时,改用电凝摧毁肿瘤。手术时电切环稍伸出电切镜鞘,进行短促电切,以便发生闭孔反射时及时回收电切环。

必要时可行闭孔神经封闭,具体方法如下。①经闭孔法:于患侧耻骨水平支下缘,耻骨结节外侧 2 cm 处进针,针尖斜向患侧盆壁,缓慢进针,待针尖碰到盆壁后回抽无血即可注入局麻药;②耻骨上法(经腹壁法):在耻骨结节外上方 2~2.5 cm 处、耻骨水平支上缘进针,针尖亦斜向骨盆壁,碰到盆壁回抽无血即可注射局麻药;③膀胱内直接注射法:该方法需有专用的注射针头,或自制一个能在膀胱镜下使用的注射针头,麻醉后置入膀胱镜,经膀胱镜置入膀胱注射针头,在肿瘤附近或在膀胱侧壁刺入针头 0.5~0.8 cm,或碰到骨头感,回抽无血即可注入麻醉药。前两种方法患者取膀胱截石位,患侧小腿轻度外展,导尿排空膀胱。选用采用 7 号 10 cm 注射针头或腰麻针头穿刺,其中耻骨上法因进针方向与闭孔神经行走方向垂直不易准确定位,效果较差,临床上少用;经闭孔法进针方向与神经走行方向一致,阻滞效果相对较好。若有脉冲针麻仪则可刺入针头后接通电流,同侧下肢有抽动,则表明针刺点准确;若无下肢抽动,需重新调整穿刺方向,直至下肢有抽动。麻醉药一般可选用 0.5%~1% 的利多卡因溶液,或 0.5% 罗哌卡因 10 mL。

膀胱肿瘤的再次电切:有些学者认为首次 TURBT 时往往有 9%~49% 的肿瘤分期被低估,

而再次电切可以纠正分期错误,亦可发现残存肿瘤,尤其是对于高复发和进展风险的肿瘤,如 T_1 肿瘤。

再次电切与首次电切的理想间隔时限尚未明确。大多数作者认为最好在首次电切后 2～6 周行再次电切,主要是经此间隔时间后,首次电切导致的炎症已消退。但也有少数作者认为不必等待 2 周以上。对于再次电切的手术部位并无一致意见。但大家公认应在首次电切部位进行,而且切除标本中应包含膀胱肌层组织。外观正常的膀胱黏膜不常规活检,仅当存在可疑的病变区域或尿细胞学检查为阳性时需行随机活检。

膀胱肿瘤合并良性前列腺增生症的同期手术:对于膀胱肿瘤合并良性前列腺增生症患者是否能同时开展电切手术,临床医师主要有两个方面的顾忌:一是患者能否耐受手术,这个问题需结合患者的内科情况及膀胱肿瘤大小、前列腺大小等综合考虑,大多数患者能够耐受同期施行手术。另一个更为关注的顾忌为同期手术是否会导致前列腺窝的肿瘤种植。国外曾有人报道同期开放手术导致前列腺手术创面肿瘤种植,前列腺窝的复发占复发的 34.8%,建议分期手术。但多数学者认为同期的 TUR 是安全的,前列腺电切创面表面覆有 1～4 mm 厚的凝固层,无血液循环,肿瘤细胞不易种植。

但同期手术应由腔内操作技术熟练、经验丰富的医师施行。因同期手术风险大,高压下施行 TURP 手术时间不宜过长;切除膀胱肿瘤时谨慎操作,尽量避免膀胱穿孔,过早的膀胱穿孔会影响下一步的手术操作;术中密切观察下腹部变化,及时放液,避免压力过高导致膀胱内电切创面穿孔;中叶突入膀胱影响操作时,先切除部分中叶腺体,再切除肿瘤,这有利于膀胱肿瘤的彻底切除;TURP 结束后应常规再次检查膀胱肿瘤创面及膀胱颈部,警惕肿瘤被遗漏。施行 TURBT 时采用蒸馏水灌洗,肿瘤切除完成后反复冲洗,吸净组织块,尽可能减少肿瘤种植。

(2)经尿道激光手术:激光手术可以凝固,也可以气化,其疗效及复发率与经尿道手术相近。但术前需进行肿瘤活检以便进行病理诊断。激光手术对于肿瘤分期有困难,一般适合于乳头状低级别尿路上皮癌,以及病史为低级别、低分期的尿路上皮癌。目前临床上常用的激光有钬激光和绿激光等。

钬激光的脉冲时间极短(0.25 ms),组织穿透深度限制在 0.5～1.0 mm,热弥散少,对周围组织的热损伤范围小,气化切割效应较好,止血效果明显,使手术操作几乎在无血视野下进行。其切割、气化肿瘤过程中无电流产生,释放热量少,其手术过程中可达到较精确解剖层次,其止血及电凝效果被认为优于电切。切除肿瘤时,应先将肿瘤周围 1 cm 范围黏膜及基底封闭,以减少术中肿瘤转移机会。

绿激光渗透组织深度仅 800 μm,使热能被限制在表浅组织中很小的范围内,组织气化效果确切(组织温度达 100 ℃时,其内部会形成小气泡,气泡膨胀使组织基质分裂)。除气化作用,激光束在留下的组织上产生一条很薄的凝固带,深为 1～2 mm,可限制热能向深层组织扩散,防止损伤深层组织。绿激光对组织的气化切割、切开、止血同时完成,可达到非常精确的解剖层次。因为绿激光光束是侧向发射的,只要旋转光纤就可以做到使激光从组织上扫过,因此创面或周围无焦灼样外观,创面新鲜,无意外损伤。

(3)光动力学治疗:光动力学治疗(photody-namic therapy,PDT)的机制是光照射后,光敏剂与分子氧反应,生成具有细胞毒性的自由基和活性单态氧,破坏细胞,并引起局部非特异性免疫反应和强烈的炎症反应,从而破坏肿瘤组织。PDT 主要适用于肿瘤多次复发,对化疗及免疫治疗无效的难治性膀胱癌及原位癌,或不能耐受手术行姑息治疗者。

最初用于膀胱癌光动力学治疗的光敏剂是 HPD,需做皮肤划痕试验,排泄较慢,易发生光毒反应,用药后须避光 1 个月以上。后来又有了 Porphines 等光敏剂,这些光敏剂均须经静脉或口服给药,无法克服皮肤光毒反应。新一代光敏剂 5-ALA 可膀胱局部灌注给药,避免皮肤光敏反应等不良反应的出现。

5-ALA 膀胱灌注的肿瘤光动力学治疗方法:将浓度为 3% 的 5-ALA 溶液 50 mL 经尿管注入膀胱,尽量保留较长时间(4 h 以上),经尿道置入球形激光散射装置,激光功率设置为 3.9 W,以波长为 633 nm 激光行膀胱内照射 20 min 左右。照射时一般采取全膀胱照射,以达到根治效果,必要时需辅助以 B 超来定位。为防止照射不均匀,还可用导光介质来充盈膀胱以使膀胱各区获得较一致的光量达到更好的治疗效果。照射过程中须保持膀胱容量的恒定及避免膀胱出血,否则容量改变及血液吸收激光均对照射量产生影响。在照射时可用激光测量器测量光的强度,总光量应为直射光量的 5 倍。膀胱照射后通常留置 Foley 导尿管,使膀胱松弛,有膀胱痉挛者可使用解痉药物。患者术后不需避光。

2.术后辅助治疗

(1)术后膀胱灌注化疗。TURBT 术后有 10%～67% 的患者会在 12 个月内复发,术后 5 年内有 24%～84% 的患者复发,以异位复发为主。复发的主要原因有:①原发肿瘤未切净;②术中肿瘤细胞脱落种植;③来源于原已存在的移行上皮增殖或非典型病变;④膀胱上皮继续受到尿内致癌物质的刺激。

非肌层浸润性膀胱癌 TURBT 术后复发有两个高峰期,分别为术后的 100～200 d 和术后的 600 d。术后复发的第一个高峰期同术中肿瘤细胞播散有关,而术后膀胱灌注治疗可以大大降低由于肿瘤细胞播散而引起的复发。尽管在理论上 TURBT 可以完全切除非肌层浸润的膀胱癌,但在临床治疗中仍有很高的复发概率,而且有些病例会发展为肌层浸润性膀胱癌。单纯 TURBT 不能解决术后高复发和进展问题,因此建议所有的非肌层浸润性膀胱癌患者术后均进行辅助性膀胱灌注治疗。

TURBT 术后即刻膀胱灌注化疗:即 TURBT 术后 24 h 内完成化疗药物膀胱腔内灌注。对于低危非肌层浸润性膀胱癌患者可以术后行即刻灌注表柔比星或丝裂霉素等化疗药物,肿瘤复发的概率很低,因此即刻灌注后可以不再继续进行膀胱灌注治疗。但化疗药物对肿瘤细胞的杀伤作用都遵循一级动力学原理,即只能杀死(伤)大部分肿瘤细胞,而不是全部,故对相对高危的膀胱肿瘤患者,仍推荐采用维持膀胱灌注化疗的方案。另外,对于术中有膀胱穿孔,或多发膀胱肿瘤手术创面大的患者,为避免化疗药物吸收带来的不良反应,也不主张行即刻膀胱灌注化疗。

术后早期膀胱灌注化疗及维持膀胱灌注化疗:对于中危和高危的非肌层浸润性膀胱癌,术后 24 h 内即刻膀胱灌注治疗后,建议继续膀胱灌注化疗,每周 1 次,共 4～8 周,随后进行膀胱维持灌注化疗,每月 1 次,共 6～12 个月。研究显示,非肌层浸润性膀胱癌维持灌注治疗 6 个月以上时不能继续降低肿瘤的复发概率,因此建议术后维持膀胱灌注治疗 6 个月。但也有研究发现表柔比星维持灌注 1 年可以降低膀胱肿瘤的复发概率。灌注期间出现严重的膀胱刺激症状时,应延迟或停止灌注治疗,以免继发膀胱挛缩。

膀胱灌注化疗的药物:20 世纪 60 年代即有膀胱内灌塞替哌可降低非肌层浸润性膀胱癌术后复发率的报道。此后新药不断出现,常用的包括:羟喜树碱(HCPT)、表柔比星(EPI)、阿霉素(ADM)、丝裂霉素(MMC)等,均有大量的文献报道。但这些药物临床应用的最佳剂量、灌注的频率、维持治疗的时间目前仍无最佳方案。化学药物灌注能降低肿瘤的复发率,但尚无研究表明其能阻止肿瘤的进展。不同于系统化疗,膀胱内灌注化疗药物的疗效与局部药物浓度成正比而不是与药物剂量,同时还依赖于药物与膀胱壁的接触时间,灌注药物的最佳 pH、局部的浓度也尤为重要。

非肌层浸润性膀胱癌术后膀胱灌注方案的选择应根据具体情况而定。这些用药依据包括药物作用特点、细胞对化疗药物耐药性的特点及膀胱肿瘤的生物学性状等,如 ADM、MMC 等属于细胞周期非特异性(CCNSA)药物,其疗效呈剂量依赖性,因此,要求在患者能够耐受的前提下,药物浓度应足量。而 HCPT、依托泊苷(VP-16)等属细胞周期特异性药物(CCSA),其疗效呈时机依赖性,单次用药只能杀灭对药物较敏感的生长期细胞。不可能杀死全部肿瘤群细胞。因此,要求多次用药,而单次药物剂量不一定需要达到患者所能耐受的最大剂量,但要注意保证一定的用药时间,最好是与 CCNSA 药物联合应用。

关于化疗次数,多次灌注优于单次灌注。因为无论是 CCNSA 还是 CCSA,对癌细胞的杀伤都服从于一级动力学原理,即只能按一定比例而不能全部杀死恶性肿瘤细胞。此外,还可能存在药物耐药性问题。单次灌注不可能达到消灭全部残留细胞的目的,虽然机体自身免疫能消除部分化疗后残留肿瘤细胞,但多一份残留细胞毕竟多一分复发的概率。所以,采用联合用药和重复用药,可以消灭不同生长周期的肿瘤细胞,也可逐次杀灭增殖不活跃的肿瘤细胞,提高化疗效果。

膀胱灌注化疗常用药物包括阿霉素、表柔比星、丝裂霉素、吡柔比星、羟喜树碱等。尿液的pH、化疗药的浓度与膀胱灌注化疗效果有关,并且药物浓度比药量更重要。化疗药物应通过导尿管灌入膀胱,膀胱内保留时间需依据药物说明书可选择 $0.5 \sim 2$ h。灌注前不要大量饮水,避免尿液将药物稀释。表柔比星的常用剂量为 $50 \sim 80$ mg,丝裂霉素为 $20 \sim 60$ mg,吡柔比星为30 mg,羟喜树碱为 $10 \sim 20$ mg。其他的化疗药物还包括吉西他滨等。膀胱灌注化疗的主要不良反应是化学性膀胱炎,程度与灌注剂量和频率相关,TURBT 术后即刻膀胱灌注更应注意药物的不良反应。多数不良反应在停止灌注后可以自行改善。

化疗药物的耐药性:虽然可供选择的膀胱腔内化疗药物较多,但并非每一患者都对这些药物敏感。那彦群使用肿瘤细胞原代培养技术和 MTT 比色法测定了 24 例膀胱癌组织对灌注化疗药物的敏感性,结果显示不同个体对化疗药物的敏感性存在明显差异,如 ADM、MMC、HCPT和顺铂对不同个体膀胱癌细胞的抑制率分别为 $0 \sim 95.1\%$、$0 \sim 85.7\%$、$0 \sim 99.0\%$ 和 $0 \sim 56.8\%$,相同的组织学类型和分化程度的膀胱癌对同一药物的敏感性差别也很大。

肿瘤细胞对化疗药物的耐受性有可能是固有的,亦有可能是在治疗过程中获得的,后者往往为多药耐药性(MDR)。MDR 是指肿瘤细胞接触一种抗肿瘤药物后,不仅对该药产生耐药性,而且对其他结构及作用机制不同的药物也产生交叉耐药性。

因而对不同个体应用同一种药物治疗具有一定的盲目性,为提高膀胱肿瘤的化疗效果,对不同患者应采取个体化疗方案。有条件的单位可以直接用从患者机体取材的肿瘤细胞做原代培养,这种方法最大优点是肿瘤细胞刚刚离体,生物学性状尚未发生很大变化,能较真实地反映整个肿瘤细胞群体的特性及不同供体的个体差异,在一定程度上能代表体内状态,检测结果能用于指导临床。在选择灌注药物时,选择肿瘤细胞最敏感的药物如同采用细菌学培养加药物敏感试验指导抗生素应用一样。有作者报道用 MTT 法测定膀胱癌对 4 种化疗药物的敏感性,并对据此进行的化疗效果进行随访,结果药敏组的单位时间复发率显著低于使用 MMC 的对照组($P < 0.05$)。

肿瘤细胞对不同的化疗药物的耐受机制也是不一样的,可以充分利用这个特点选择合理的化疗药物。如 ADM 属抗生素类抗癌剂，对原位癌效果较好，但反复使用易诱导 P-gp、MRP 等表达，并产生经典的 MDR，许多原发性耐药现象也包括对 ADM 耐药。因此，治疗时要充分考虑耐药性问题，有条件者可通过免疫组织化学方法检测 P-gp 和 MRP 的表达情况，阳性者避免使用 ADM。治疗后复发者不宜再采用该药及经典耐药机制中耐药谱中的药物，如表阿霉素、长春新碱、VP-16 等。而 MMC 为烷化剂，对高分级和有肌层浸润的膀胱癌效果较好。膀胱肿瘤细胞对 MMC 亦可产生耐药性，其耐药机制多与谷胱甘肽 S-转移酶 π 活性增强、DT 黄递酶和 P450 还原酶减少等有关，不同于 P-gp 等介导的经典耐药机制。因此，对 MMC 治疗失败的病例，再次治疗必须更换治疗方案。但在经典的 MDR 现象中，MMC 仍敏感，故用 ADM 等治疗失败的患者亦可考虑选用 MMC 治疗。

由于肿瘤细胞对药物耐药具有不确定性，因此，为提高治疗效果，许多学者提倡采用联合用药行膀胱腔内灌注。联合用药的依据可根据肿瘤细胞增殖周期动力学特点、药物作用机制及常见的耐药谱特点等建立。Sekine(1994)经临床观察，认为序贯采用 MMC 和 ADM 行膀胱腔内灌注是治疗膀胱原位癌的首选方案。对反复化疗失败的患者，可以采用 BCG 治疗。笔者单位采用 MMC 和 HCPT 联合序贯膀胱灌注治疗，也取得了较好的疗效。

(2)术后膀胱灌注免疫治疗。卡介苗(BCG)为膀胱腔内灌注的常用生物制剂，为一种活的生物菌，具有一定的抗原性、致敏性和残余毒性，对表浅、无肌层浸润的膀胱肿瘤和原位癌效果较好。其抗肿瘤的机制仍不十分清楚，目前比较明确的有两点：①BCG 与膀胱黏膜接触后引起膀胱黏膜的炎症反应，从而激发局部的细胞免疫反应，形成有胶原纤维包绕的成纤维细胞、巨噬细胞、淋巴细胞团，干扰肿瘤细胞生长；②BCG 对黏膜上皮细胞及肿瘤细胞具有直接细胞毒作用。Michael 等(1991)通过体内外试验研究发现 BCG 黏附于移行上皮肿瘤细胞及体外培养的膀胱癌细胞株 T24、MBT22，并被这些细胞摄入，随后通过细菌增殖使细胞溶解，或生成某些有毒产物对细胞产生毒性作用。

BCG 膀胱灌注适合于高危非肌层浸润性膀胱癌的治疗，可以预防膀胱肿瘤的进展。但 BCG 不能改变低危非肌层浸润性膀胱癌的病程，而且由于 BCG 灌注的不良反应发生率较高，对于低危非肌层浸润膀胱尿路上皮癌不建议行 BCG 灌注治疗。对于中危非肌层浸润膀胱尿路上皮癌而言，其术后肿瘤复发概率为 45%，而进展概率为 1.8%，因此，中危非肌层浸润膀胱尿路上皮癌膀胱灌注的主要目的是防止肿瘤复发，一般建议采用膀胱灌注化疗，某些情况也可以采用 BCG 灌注治疗。

BCG 膀胱灌注的剂量：BCG 治疗一般采用 6 周灌注诱导免疫应答，再加 3 周的灌注强化以维持良好的免疫反应。BCG 灌注用于治疗高危非肌层浸润膀胱尿路上皮癌时，一般采用常规剂量(120～150 mg)；BCG 用于预防非肌层浸润膀胱尿路上皮癌复发时，一般采用低剂量(60～75 mg)。研究发现采用 1/4 剂量(30～40 mg)BCG 灌注治疗中危非肌层浸润膀胱尿路上皮癌时，其疗效与全剂量疗效相同，不良反应却明显降低。不同 BCG 菌株之间的疗效没有差别。BCG 灌注一般在 TURBT 术后 2 周开始。BCG 维持灌注可以使膀胱肿瘤进展概率降低 37%。需维持 BCG 灌注 1～3 年(至少维持灌注 1 年)，因此有文献建议在 3、6、12、18、24、36 个月时重复 BCG 灌注，以保持和强化疗效。

BCG 膀胱灌注的主要不良反应为膀胱刺激症状和全身流感样症状，少见的不良反应包括结核败血症、前列腺炎、附睾炎、肝炎等。因此，TURBT 术后膀胱有开放创面或有肉眼血尿等情况下，不能进行 BCG 膀胱灌注，以免引起严重的不良反应。有免疫缺陷的患者，如先天性或获得性免疫缺陷综合征（AIDS）、器官移植患者或其他免疫力低下的患者，均不宜行 BCG 的治疗，因为不会产生疗效。活动性结核患者也不宜应用 BCG 灌注治疗，以免引起病情恶化。

免疫调节剂：一些免疫调节剂与化疗药物一样可以预防膀胱肿瘤的复发，包括干扰素（IFN）、白细胞介素-2（IL-2）、钥孔戚血蓝素（key-hole limpet hemocyanin，KLH）等。

IFN 是一种糖蛋白，为膀胱内灌注最常采用的生物制剂，能够上调宿主的免疫反应，具有抗病毒、抗增生及免疫调节等作用。膀胱内应用重组 IFN 可以通过增加免疫细胞在膀胱壁内的浸润而增加 NK 细胞和细胞毒性 T 淋巴细胞的细胞毒性作用，即既有增强全身免疫系统的功能，又有增强膀胱内局部免疫的功能。目前国外多采用 IFN-α 进行膀胱内灌注，推荐使用剂量为每次 $10^7 \sim 10^8$ U。膀胱内应用 IFN-α 的毒副作用相对轻微，发生率为 27%，主要是类似流感症状的发热、寒战、疲乏和肌肉疼痛等。

IL-2 是另一种常用的免疫调节剂。通常采用腔内灌注或肿瘤部位注射的方式亦取得了较好的疗效，但是使用的剂量及方案还有待于规范。

（3）复发肿瘤的灌注治疗。膀胱肿瘤复发后，一般建议再次 TURBT 治疗。依照 TURBT 术后分级及分期，按上述方案重新进行膀胱灌注治疗。对频繁复发和多发者，建议行 BCG 灌注治疗。

（4）T_1G_3 膀胱癌的治疗。T_1G_3 膀胱癌通过 BCG 灌注治疗或膀胱灌注化疗，有 50% 可以保留膀胱。建议先行 TURBT，对术后病理诊断分级为 G_3 而标本未见肌层组织的病例，建议 $2 \sim 6$ 周后再次行 TURBT 获取肌层组织标本。无肌层浸润者，术后行 BCG 灌注治疗或膀胱灌注化疗药物。对于 2 周期 BCG 灌注治疗或 6 个月膀胱灌注化疗无效或复发的病例，建议行膀胱根治性切除术。

（二）肌层浸润性膀胱癌的治疗

1.根治性膀胱切除术

根治性膀胱切除术同时行盆腔淋巴结清扫术，是肌层浸润性膀胱癌的标准治疗，可以提高浸润性膀胱癌患者生存率，避免局部复发和远处转移。该手术需要根据肿瘤的病理类型、分期、分级、肿瘤发生部位、有无累及邻近器官等情况，结合患者的全身状况进行选择。文献报道浸润性膀胱癌患者盆腔淋巴结转移的可能性为 $30\% \sim 40\%$，淋巴结清扫范围应根据肿瘤范围、病理类型、浸润深度和患者情况决定。

（1）根治性膀胱切除术的指征：根治性膀胱切除术的基本手术指征为 $T_2 \sim T_{4a}$，$N_{0 \sim x}$，M_0 浸润性膀胱癌，其他指征还包括高危非肌层浸润性膀胱癌 T_1G_3 肿瘤，BCG 治疗无效的 Tis，反复复发的非肌层浸润性膀胱癌，保守治疗无法控制的广泛乳头状病变等，以及保留膀胱手术后非手术治疗无效或肿瘤复发者和膀胱非尿路上皮癌。

（2）根治性膀胱切除术的手术方法及范围：根治性膀胱切除术的手术范围包括膀胱及周围脂肪组织、输尿管远端，并行盆腔淋巴结清扫术；男性应包括前列腺、精囊，女性应包括子宫、附件和阴道前壁。如果肿瘤累及男性前列腺部尿道或女性膀胱颈部，则需考虑施行全尿道切除。对于性功能正常的年龄较轻男性患者，术中对周围神经血管的保护可以使半数以上患者的性功能不受影响，但术后需严密随访肿瘤复发情况及 PSA 变化情况。

手术过程中的淋巴结清扫为预后判断提供重要的信息。目前主要有局部淋巴结清扫、常规淋巴结清扫和扩大淋巴结清扫三种。局部淋巴结清扫仅切除闭孔内淋巴结及脂肪组织；扩大淋巴结清扫的范围包括主动脉分叉和髂总血管（近端）、股生殖神经（外侧）、旋髂静脉和 Cloquet 淋巴结（远端）、髂内血管（后侧），包括闭孔、两侧坐骨前、骶骨前淋巴结，清扫范围向上达到肠系膜下动脉水平；常规淋巴结清扫的范围达髂总血管分叉水平，其余与扩大清扫范围相同。有学者认为扩大淋巴结清扫对患者有益，可以提高术后的 5 年生存率，但该方法仍存在争议。阳性淋巴结占术中切除淋巴结的比例（淋巴结密度）可能是淋巴结阳性高危患者的重要预后指标之一。

目前根治性膀胱切除术的方式可以分为开放手术和腹腔镜手术两种。与开放手术相比，腹腔镜手术具有失血量少、术后疼痛较轻、恢复较快的特点，但手术时间并不明显优于开放性手术，而且腹腔镜手术对术者的操作技巧要求较高。近来机器人辅助的腹腔镜根治性膀胱切除术可以使手术更精确和迅速，并减少出血量。

（3）根治性膀胱切除术的生存率：随着手术技术和随访方式的改进，浸润性膀胱癌患者的生存率有了较大的提高。根治性膀胱切除术围术期的病死率为 $1.8\%\sim2.5\%$，主要死亡原因有心血管并发症、败血症、肺栓塞、肝功能衰竭和大出血等。患者的总体 5 年生存率为 $54.5\%\sim68\%$，10 年生存率为 66%。若淋巴结阴性，T_2 期的 5 年和 10 年生存率分别为 89% 和 78%，T_{3a} 期为 87% 和 76%，T_{3b} 期为 62% 和 61%，T_4 期为 50% 和 45%。而淋巴结阳性患者的 5 年和 10 年生存率只有 35% 和 34%。

2.保留膀胱的手术

对于身体条件不能耐受根治性膀胱切除术，或不愿接受根治性膀胱切除术的浸润性膀胱癌患者，可以考虑行保留膀胱的手术。施行保留膀胱手术的患者需经过细致选择，对肿瘤性质、浸润深度进行评估，正确选择保留膀胱的手术方式，并辅以术后放疗和化疗，且术后需进行密切随访。

浸润性膀胱癌保留膀胱的手术方式有两种：经尿道膀胱肿瘤切除术（TURBT）和膀胱部分切除术。对于多数保留膀胱的浸润性膀胱癌患者，可通过经尿道途径切除肿瘤。但对于部分患者应考虑行膀胱部分切除术：肿瘤位于膀胱憩室内、输尿管开口周围或肿瘤位于经尿道手术操作盲区的患者，有严重尿道狭窄和无法承受截石位的患者。近来有学者认为对于 T_2 期患者，初次TURBT 术后 $4\sim6$ 周内再次行 TURBT 并结合化疗与放疗有助于保全膀胱。

浸润性膀胱癌患者施行保留膀胱手术的 5 年生存率为 $58.5\%\sim69\%$，T_2 期的 3 年生存率为 61.2%，T_3 期的 3 年生存率为 49.1%。

3.尿流改道术

浸润性膀胱肿瘤患者行膀胱全切术后常需行永久性尿流改道术。目前尿流改道术尚无标准治疗方案，有多种尿流改道的手术方法在临床上应用，包括不可控尿流改道、可控尿流改道、膀胱重建等。手术方式的选择需要根据患者的具体情况，如年龄、伴发病、预期寿命、盆腔手术及放疗史等，并结合患者的要求及术者经验认真选择。保护肾功能、提高患者生活质量是治疗的最终目标。神经衰弱、精神病、预期寿命短、肝或肾功能受损的患者对于有复杂操作的尿流改道术属于禁忌证。

（1）不可控尿流改道：即采取最直接的路径，将尿液引流至体外。常用的方法为回肠膀胱术，手术方式简单、安全、有效，主要缺点是需腹壁造口、终身佩戴集尿袋。经过长期随访，患者出现肾功能损害约为 27%，造瘘口并发症发生率约为 24%，输尿管回肠吻合口并发症发生率约为 14%，病死率约为 1.0%。伴有短肠综合征、小肠炎性疾病、回肠受到广泛射线照射的患者不适于此术式。对预期寿命短、有远处转移、姑息性膀胱全切、肠道疾病无法利用肠管进行尿流改道或全身状态不能耐受其他手术者可采取输尿管皮肤造口术。

（2）可控尿流改道如下。可控贮尿囊：该术式繁多，但主要由相互关系密切的三部分组成。首先利用末段回肠及盲升结肠等，切开重组成大容量、低压力、顺应性及调节性强的贮尿囊；将输尿管与贮尿囊行抗逆流的吻合，形成输入道，这是防止上行性输尿管肾积水，上尿路感染以及保护肾功能的重要步骤；最后是利用末端回肠或阑尾形成有足够长度和阻力的抗失禁输出道。除了需建成单向活瓣结构外，保持贮尿囊内低压是防止逆流的重要因素。在多种术式中值得推荐的是使用缩窄的末段回肠作输出道的回结肠贮尿囊，使用原位阑尾作输出道的回结肠贮尿囊以及去带盲升结肠贮尿囊。

可控贮尿囊适用于：①预期寿命较长、能耐受复杂手术；②双侧肾脏功能良好可保证电解质平衡及废物排泄；③无上尿路感染；④肠道未发现病变；⑤能自行导尿。此术式适于男女患者，能自行插管导尿，不需佩戴腹壁集尿器，因此患者有较高的生活质量。

随访发现该术式早、晚期并发症发生率分别为 12% 和 37%。晚期并发症主要有输尿管狭窄或梗阻、尿失禁、导尿困难和尿路结石，代谢并发症也比较常见。正确的病例选择、术前指导以及选用合适的肠段和早期治疗，可以减少大多数患者的这些并发症。主要缺点是需要腹壁造口。

利用肛门控制尿液术式：利用肛门括约肌控制尿液的术式包括尿粪合流术，如输尿管乙状结肠吻合术、结肠直肠吻合术，由于这种术式易出现逆行感染、高氯性酸中毒、肾功能受损和恶变等并发症，现已很少用；尿粪分流术，比较常用的方法为直肠膀胱、结肠腹壁造口术，该方法简单，能建立一个相对低压、可控的直肠储尿囊，现在仍为许多医院所采用。采用肛门括约肌控制尿液的术式患者肛门括约肌功能必须良好。

（3）膀胱重建或原位新膀胱：原位新膀胱术由于患者术后生活质量高，近 10 年内已被很多的治疗中心作为尿流改道的首选术式。此术式主要优点是不需要腹壁造口，患者可以通过腹压或间歇清洁导尿排空尿液。缺点是夜间尿失禁和需要间歇性的自我导尿。早、晚期并发症发生率分别为 20%～30% 和 30%，主要由输尿管与肠道或新膀胱与尿道吻合口引起。另一缺点是尿道肿瘤复发，为 4%～5%，如膀胱内存在多发原位癌或侵犯前列腺尿道则复发率高达 35%，因此术前男性患者须常规行前列腺尿道组织活检，女性行膀胱颈活检，或者术中行冷冻切片检查，术后应定期行尿道镜检和尿脱落细胞学检查。

原位新膀胱主要包括回肠原位新膀胱术、回结肠原位新膀胱术、去带回盲升结肠原位新膀胱术。一些学者认为回肠收缩性少、顺应性高，可达到好的控尿率，黏膜萎缩使尿液成分重吸收减少，手术操作不甚复杂，比利用其他肠道行原位新膀胱术更为优越。乙状结肠原位新膀胱易形成憩室和有癌变的危险，因此不适合作为长期的尿流改道，在其他改道术失败时可选用。胃原位新膀胱仅见个案报道和小样本病例报道，远期疗效需要进一步观察，一般主张在肠道严重缺损、骨盆接受过放疗或其他疾病无法利用肠道时可选用。

原位新膀胱的先决条件是完整无损的尿道和外括约肌功能良好，术中尿道切缘阴性。一般来说，任何形式的可控性尿流改道，都要求患者有正常的肾功能。因为肾功能差的患者在无论使用小肠或结肠行可控性尿流改道术后均会出现严重的代谢紊乱。而回肠膀胱术，则是在患者肾功能较差的情况下唯一可以考虑的尿流改道手术。前列腺尿道有侵犯、膀胱多发原位癌、骨盆淋巴结转移、高剂量术前放疗、复杂的尿道狭窄以及不能忍受长期尿失禁的患者为原位新膀胱术的禁忌证。

4.膀胱癌化疗

尽管在确诊时只有20%的患者属晚期,但大多数早期或浸润性膀胱癌患者最终都会复发或发生转移,其中50%左右的浸润性膀胱癌患者在2年内将发生远处转移,5年生存率为36%～54%。对于T_3～T_4和(或)$N+M_0$膀胱癌高危患者,5年生存率仅为25%～35%。化疗是唯一能延长这些晚期患者的生存时间并改善其生活质量的治疗方法,可使多数患者的预计生存时间由3～6个月延长至1年左右,少数患者可获得长期生存。

(1)新辅助化疗:对于可手术的T_2～T_4期患者,术前可行新辅助化疗。新辅助化疗的主要目的是控制局部病变,使肿瘤降期,降低手术难度和消除微转移灶,提高术后远期生存率,其优点体现在:①在新辅助化疗期间如治疗有效可连续应用,而化疗无效或有进展的情况下可中断治疗或行膀胱切除术;②手术前的化疗可能降低肿瘤分期,从而降低手术的难度;③新的辅助化疗是应用系统的、足量的化疗而不需考虑影响膀胱切除术的术后恢复的困难,患者在术前经常能耐受较大剂量强度的和更多周期的化疗;④新辅助化疗对较早的微小转移有疗效,有可能减少后继的转移癌的发生率。

新辅助化疗后,患者病死率可下降12%～14%,5年生存率提高5%～7%,远处转移率降低5%,对于T_3～T_{4a}患者,其生存率提高可能更明显。新辅助化疗还被用作保留膀胱的手段,但这一方法备受争议。新辅助化疗的疗程尚无明确界定,但至少要用2～3个周期基于顺铂的联合化疗。

(2)辅助化疗:辅助化疗是在手术后选择性给予化疗的策略,包括较早期的膀胱切除术及后继的化疗。通过病理检查膀胱切除术后标本而给患者危险度分层指导后继的辅助化疗,对于临床T_2或T_3期患者,根治性膀胱切除术后病理若显示淋巴结阳性或为pT_3,术前未行新辅助化疗者术后可采用辅助化疗。膀胱部分切除患者术后病理若显示淋巴结阳性或切缘阳性或为pT_3,术后亦可采用辅助化疗。对低危险患者(T_a和T_1～T_2)不必行辅助化疗。辅助化疗可以推迟疾病进展,预防复发,但各项对于辅助化疗的研究由于样本量小、统计及方法学混乱,因此结果备受争议。

(3)对于临床T_{4a}及T_{4b}患者,若CT显示淋巴结阴性或发现不正常淋巴结经活检阴性,可行化疗或化疗+放疗,或手术+化疗(仅限于选择性cT_{4a}患者)。CT显示有肿大淋巴结经活检阳性者,则行化疗或化疗+放疗。

(4)转移性膀胱癌应常规行全身系统化疗,尤其是无法切除、弥漫性转移、可测量的转移病灶。身体状况不宜或不愿意接受根治性膀胱切除术者也可行全身系统化疗+放疗。

(5)动脉导管化疗:通过对双侧髂内动脉灌注化疗药物达到对局部肿瘤病灶的治疗作用,对局部肿瘤效果较全身化疗好,常用于新辅助化疗。文献报道,动脉导管化疗+全剂量放疗的完全缓解率可达78%～91%,动脉导管化疗作为辅助化疗效果不佳。化疗药物可选用MTX/CDDP或单用CDDP或5-FU+ADM+CDDP+MMC等。

(6)化疗方案:晚期膀胱癌的化疗始于20世纪60～70年代,早期多为单药化疗,其中以顺铂(DDP)和甲氨蝶呤(MTX)应用最多,有效率相对较高。DDP单药治疗晚期膀胱癌的Ⅱ期临床研究显示有效率(RR)为35%左右,但是大部分病例为部分缓解(PR),完全缓解(CR)只有5%～16%。单药还包括长春碱(VLB)、阿霉素(ADM)、长春新碱(VCR)、5-氟尿嘧啶(5-FU)、环磷酰胺(CTX)以及丝裂霉素(MMC)等,有效率一般在10%～20%左右,CR均小于10%,但肿瘤缓解时间很少超过3～4个月。在过去几年中涌现出一些新的化疗药物,其中一些对尿路上皮细胞癌较敏感,如紫杉醇、多西紫杉醇、吉西他滨以及异环磷酰胺等,但临床资料表明,其疗效仍不及联合化疗方案。

由于单药化疗的有效率并不高,而且肿瘤缓解时间、生存时间均较短,从20世纪80年代开始多已采用联合化疗方案来治疗晚期膀胱癌,一些新开发出的化疗药物亦用于联合化疗方案。

M-VAC(甲氨蝶呤、长春碱、阿霉素、顺铂)方案:是传统膀胱上尿路上皮癌标准一线治疗方案。甲氨蝶呤 30 mg/m^2 第 1、第 15、第 22 天静脉滴注,长春碱 3 mg/m^2 第 2、第 15、第 22 天静脉滴注,阿霉素 30 mg/m^2 第 2 d 静脉滴注,顺铂 70 mg/m^2 第 2 天静脉滴注,每 4 周重复,共 2～6 个周期。两项随机前瞻性研究已经证实 M-VAC 方案效果明显好于单种药物化疗效果。多项研究显示此方案的 CR 为 15%～25%,有效率为 50%～70%,中位生存时间为 12～13 个月。

尽管 M-VAC 方案有效率较高,但是其毒性反应也较大,主要为骨髓抑制、黏膜炎、恶心、呕吐、脱发以及肾功能损害等,粒细胞缺乏性发热的发生率为 25%,2/3 级黏膜炎为 50%,化疗相关死亡发生率达 3% 左右。Saxman 等对接受 M-VAC 方案化疗的患者做了长期随访后发现,患者的长期存活率并不理想,6 年的无病存活率只有 3.7%。

GC(吉西他滨和顺铂)方案:此联合化疗方案被认为是目前标准一线治疗方案,可被更多患者选用。吉西他滨 800～1 000 mg/m^2 第 1、第 8、第 15 天静脉滴注,顺铂 70 mg/m^2 第 2 天静脉滴注,每 3～4 周重复,共 2～6 个周期。研究显示 GC 方案的 CR 为 15%,PR 为 33%,中位疾病进展时间为 23 周,总生存时间为 54 周,较 M-VAC 方案耐受性好。

目前唯一已完成的将新联合化疗方案与传统标准化疗方案进行比较的Ⅲ期临床研究由 VonderMase 等在 2000 年完成,该研究将 GC 方案与 M-VAC 方案进行了比较,共有来自 19 个国家 99 个中心的 405 例晚期膀胱癌患者入组,GC 组 203 例,M-VAC 组 202 例,两组分别接受标准剂量的 GC 方案和 M-VAC 方案化疗,两方案均为每 4 周重复一次,结果两组的 RR 分别为 49%、46%,CR 均为 12%,中位疾病进展时间均为 7.4 个月,中位总生存时间分别为 13.8、14.8 个月,两组间的这些指标均无统计学差异。但毒性反应 M-VAC 组明显高于 GC 组,两组 3/4 级中性粒细胞减少分别为 82%、71%,粒细胞缺乏性发热分别为 14%、2%,3/4 级感染分别为 12%、1%,3/4 级黏膜炎分别为 22%、1%,脱发分别为 55%、11%,M-VAC 组的化疗相关病死率高达 3%,而 GC 组只有 1%。由于严重的毒性反应,M-VAC 组需要住院的患者数、住院天数以及治疗费用均要高于 GC 组。

该Ⅲ期临床研究表明 GC 方案与 M-VAC 方案在有效率、疾病进展时间、总生存时间等方面均相近,但前者毒性反应及化疗相关病死率明显低于后者,因此 GC 方案取代了 M-VAC 方案成为晚期膀胱癌新的标准化疗方案,并得以广泛应用。

其他化疗方案:TC(紫杉醇和顺铂)方案,TCa(紫杉醇和卡铂)方案,DC(多西紫杉醇和顺铂)3 周方案,GT(吉西他滨和紫杉醇)方案,以及 CMV(甲氨蝶呤联合长春碱和顺铂)方案和 CAP(环磷酰胺联合阿霉素和顺铂)方案。GCT(吉西他滨联合顺铂和紫杉醇)方案,GCaT(吉西他滨联合卡铂和紫杉醇)方案和 ICP(异环磷酰胺联合顺铂和紫杉醇)方案等三种化疗方案毒副作用大,临床很少应用。

5.膀胱癌放疗

肌层浸润性膀胱癌患者在某些情况下,为了保留膀胱不愿意接受根治性膀胱切除术,或患者全身条件不能耐受根治性膀胱切除手术,或根治性手术已不能彻底切除肿瘤以及肿瘤已不能切除时,可选用膀胱放疗或化疗＋放疗。但对于肌层浸润性膀胱癌,单纯放疗有效率只有 20%～

40%,患者的总生存期短于根治性膀胱切除术。

（1）根治性放疗：膀胱外照射方法包括常规外照射、三维适形放疗及强调适形放疗。单纯放疗靶区剂量通常为 60～66 Gy,每天剂量通常为 1.8～2.0 Gy,整个疗程不超过 6～7 周。目前常用的放疗日程：①50～55 Gy,分 25～28 次完成（＞4 周）；②64～66 Gy,分 32～33 次完成（＞6.5 周）。放疗的局部控制率为 30%～50%,肌层浸润性膀胱癌患者 5 年总的生存率为 40%～60%,肿瘤特异生存率为35%～40%,局部复发率约为30%。

临床研究显示,基于顺铂的联合放化疗的反应率为 60%～80%,5 年生存率为 50%～60%,有 50% 的患者可能保留膀胱,但目前尚缺乏长期的随机研究结果。一项大规模的Ⅱ期临床研究提示联合放化疗与单纯放疗相比能提高保留膀胱的可能性。对于保留膀胱的患者应密切随访,出现复发时应积极行补救性的膀胱根治性切除术。

欧洲文献报道,T_1/T_2 期小肿瘤患者可通过膀胱切开（行或未行膀胱部分切除）显露肿瘤后置入放射性碘、铱、钽或铯行组织内近距离照射,再联合外照射和保留膀胱的手术,从而达到治疗目的。根据肿瘤分期不同,5 年生存率可达 60%～80%。

（2）辅助性放疗：根治性膀胱切除术前放疗无明显优越性。膀胱全切或膀胱部分切手术未切净的残存肿瘤或术后病理切缘阳性者,可行术后辅助放疗。

（3）姑息性放疗：通过短程放疗（7 Gy×3 d;3～3.5 Gy×10 d）可减轻因膀胱肿瘤巨大造成无法控制的症状,如血尿、尿急、疼痛等。但这种治疗可增加急性肠道并发症的危险,包括腹泻和腹部痉挛疼痛。

（姜升旭）

第五章

肛肠外科疾病

第一节 肠 扭 转

结肠扭转是以结肠系膜为轴的部分肠袢扭转及以肠管本身纵轴为中心扭曲。其发病率在世界各地很不一致，以非洲、亚洲、中东、东欧、北欧和南美等地多见，西欧和北美少见，Halabi 等报道，在美国结肠扭转约占所有肠梗阻的 1.9%；在巴基斯坦占 30%；巴西占 25%；印度占 20%。国内报道其发生率为 3.6%～13.17%，以山东、河北等地多见。本病可发生于任何年龄，乙状结肠扭转多见于平均年龄大于 70 岁的老年人，男性居多，男与女之比，据统计，在(1～9)：1 之间，一般发病年龄 40～69 岁，而盲肠扭转多见于年轻女性。乙状结肠是最常见的发生部位，约占为 90%，其次是盲肠，偶见横结肠和脾曲。该病发展迅速，有较高的死亡率为 9%～12%，术后并发症多，应早期诊断，早期治疗。

一、病因

结肠扭转常由于肠系膜根部较窄，且所属肠段冗长，活动度大，如乙状结肠。冗长的肠段随着年龄的增长而延长 。此外，Kerry 和 Ransom 归纳了 4 个诱发因素：①肠内容物和气体使肠袢高度膨胀，如长期慢性便秘等；②肠活动的增强和腹内器官位置的变化，如妊娠和分娩；③有过腹腔手术病史而使腹腔内粘连；④先天性异常如肠旋转不良或后天因素造成远端肠管梗阻。盲肠正常固定在后腹壁，正常盲肠可以旋转 270°，不会发生扭转，但有 10%～22% 的人群在胚胎发育期间盲肠与升结肠未完全融合于后腹膜，形成游动盲肠，因活动范围大，其中有 25% 的人会发生盲肠扭转。此外，东欧与非洲扭转多与高纤维饮食有关，西欧与北美多与慢性便秘、滥用泻药与灌肠有关。

二、病理

乙状结肠扭转多为逆时针方向，但也有顺时针方向扭转，扭转程度可由 180°～720°。旋转少于 180°时，不影响肠腔的通畅，尚不算扭转，有自行恢复可能，特别是女性，盆腔宽大，更易恢复，当超过此限，即可出现肠梗阻。肠扭转造成的主要病理改变是肠梗阻和肠管血运的改变。乙状结肠扭转后，肠袢的入口及出口均被闭塞，因此属闭袢性梗阻，肠腔内积气、积液、压力增高，也会影响肠壁血运。除扭转的肠袢外,扭转对其近侧结肠也造成梗阻。乙状结肠扭转后发生肠管血运障碍来自两个方面:一是系膜扭转造成系膜血管扭转不畅,另一方面是肠袢的膨胀,压力高而影响肠壁血循环,先影响毛细血管,然后是静脉,最后是动脉,引起肠腔内和腹腔内出血,肠壁血管发生栓塞、坏死和穿孔。大致可分为3个阶段。①肠淤血水肿期:淤血水肿致肠壁增厚,常发生在黏膜和黏膜下层;②肠缺血期:在肠壁血运受阻时,肠壁缺血缺氧致张力减低或消失而扩张,除肠腔内大量渗液外,常伴有腹腔游离液体;③肠坏死期:肠缺血时间过长,导致组织缺氧、变性、黏膜面糜烂坏死。但由于肠腔内大量积气,高压气体常能循糜烂面溢出,溢出的气体可仅存留在黏膜下层或浆膜下层,此少量气体呈线状围绕肠壁排列,形成肠壁间积气。

盲肠扭转常以系膜为轴呈顺时针方向扭转,也偶见逆时针方向扭转。盲肠扭转是由于盲肠没有固定而具有高度活动性,这种高度活动性更有利于肠管迅速而又过紧地扭转,血管突然闭塞,扭转后盲肠迅速膨胀,压力增高,引起浆膜破裂、血运障碍,出现高比例的肠坏死。肠扭转不包括盲肠折叠,后者又称盲肠并合,是游离盲肠向前向上翻折,虽可发生梗阻,但不影响系膜血管,也不发生盲肠坏死。

三、临床表现

乙状结肠扭转的表现多样化,可呈急性发作,也可呈亚急性或慢性发作。早期肠坏死出现腹膜炎、休克等严重表现,亚急性、慢性发作发病缓慢,多有发作史,腹痛轻,偶为痉挛性,但腹胀严重,以上腹明显,常偏于一侧。腹部体征除明显腹胀外,可有左下腹轻压痛及肠鸣音亢进,有时扪及腹部包块且有弹性。指诊直肠空虚。

盲肠扭转的临床症状、体征与小肠扭转基本相同,而且病情进展更为迅速,发病急,腹中部或右下腹疼痛,为绞痛性质,阵发性加重。并可有恶心呕吐,开始尚可排出气体和粪便。查体见腹部膨隆,广泛触痛,肠鸣音亢进并有高调,叩诊鼓音。在腹中部或上部可摸到胀大的盲肠,如发生肠系膜血循环障碍,短时间内可发生肠壁坏死,腹膜刺激征明显。

四、诊断

结肠扭转的诊断并不困难,腹痛、腹胀、便秘或顽固性便秘为扭转三联征。盲肠扭转或急性结肠扭转常出现恶心、呕吐。查体有腹胀、腹部压痛、腹部包块、肠鸣音亢进、体温升高、休克、腹膜炎体征。再结合病史、诱发易患因素,腹痛、腹块的部位,一般可做出结肠扭转的诊断。Stewardson选择"持续腹痛""发热""心动过速""腹膜炎体征""白细胞增高"5个经典表现作观察,发现约90%的肠绞窄患者同时具有2种或2种以上的表现。

腹部X线片对诊断帮助很大,应作为怀疑结肠扭转的常规检查,乙状结肠扭转的典型X线表现是显著充气的孤立肠袢,自盆腔至上腹或膈下,肠曲横径可达10~20 cm,立位片可见两个巨大且相互靠拢的液平。其他各段小肠和结肠也有胀气与液平,钡灌肠见钡剂止于直肠上端,呈典型的鸟嘴样或螺旋形狭窄。盲肠扭转时腹部X线片显示单个卵圆形胀大肠袢,有长气液平面,如位于上腹可误诊为急性胃扩张,但胃肠减压无好转,可以此鉴别。后期在盲肠扭转上方常可见小肠梗阻的X线征象。并可在盲肠右侧见到有气体轮廓的回盲瓣。钡剂灌肠充盈整个左侧结肠和横结肠,可与乙状结肠扭转鉴别。当怀疑有坏疽时,严禁做钡灌肠,因为有坏死段肠管穿孔的危险。横结肠扭转扩张,肠曲于中上腹呈椭圆形扩张,中间也可见双线条状肠壁影,降结肠萎陷。

CT 也是急腹症的常规检查,也是目前诊断结肠扭转最有意义的诊断方式,Delabrousse 等认为,随着螺旋 CT 不断应用于急腹症的检查,使肠梗阻的诊断准确性明显提高,在明确结肠扭转的病因、梗阻位置及病情的严重程度方面具有极其重要的作用。结肠扭转 CT 表现主要有以下特征。①"漩涡征":"漩涡征"为肠曲紧紧围着某一中轴盘绕聚集,大片水肿系膜与增粗血管同时旋转,漩涡中心尚见高密度系膜出血灶,CT 上呈"漩涡"状影像,若 CT 片示漩涡征出现在右下腹,多提示盲肠扭转;②"鸟喙征":扭转开始后未被卷入"涡团"的近端肠管充气、充液或内容物而扩张,其紧邻漩涡缘的肠管呈鸟嘴样变尖,称之为"鸟喙征",盲肠扭转时,其鸟嘴尖端指向左上腹;③肠壁强化减弱、"靶环征"和腹水;④闭袢型肠梗阻常见肠管呈 C 字形或"咖啡豆征"排列。现在增强 CT 及 CT 的三维重建也逐步推广于临床,使得结肠扭转的诊断更准确,更直观。

对于肠梗阻的诊断,虽然超声的敏感性及特异性低于腹部 CT,但因其实时动态、诊断快速,也是常规检查方法之一。急性肠梗阻的超声表现如下。①一般表现:近端肠管扩张(93.7%),明显的内容物反流,远端肠管多空虚;②并发症表现:当肠管发生坏死、穿孔时,穿孔近端肠壁明显增厚,腹水增多,并可探及游离气体。且超声对判断肠系膜血管有无血流以及有无栓塞都有较高的准确率。

低压盐水灌肠即是治疗手段之一,也是一种重要诊断方法,如不能灌入 300～500 mL 盐水,则提示梗阻在乙状结肠。此外,随着内镜技术的发展,乙状结肠镜和纤维结肠镜也日益成为结肠扭转常规的诊断及治疗方法。

五、治疗

结肠扭转的治疗,除禁食、胃肠减压、输液等肠梗阻的常规治疗措施外,根据病情进展程度的不同、有无并发症等情况而采取非手术治疗或手术治疗。

(一)非手术治疗

非手术治疗一般用于乙状结肠扭转,且为发病初期,而盲肠扭转和晚期病例怀疑有肠坏死时禁用这种疗法。具体方法如下。

1.高压盐水灌肠和钡剂灌肠

温盐水或肥皂水均可,灌肠时逐渐加压,如有气体和粪便排出腹胀消失,腹痛减轻,表示扭转复位,成功率分别可达 66.7%～78.6%。

2.乙状结肠镜或纤维结肠镜插管减压

由于镜管细,镜身软,光源强,视野清晰,不易损伤肠壁,可清晰地观察黏膜水肿程度,且患者耐受性好,故多采用纤维结肠镜复位。内镜循腔经直肠进入乙状结肠,如发现黏膜出血、溃疡或由上方流出脓血,提示肠壁已部分坏死,不宜继续插管,如检查无异常,将软导管通过结肠镜,缓慢经梗阻处远端,进入扭转肠袢,若顺利可排出大量气体和粪便,扭转自行复位,症状好转,插管全程要细致轻柔,不可用力过猛,注意此软管不要立即拔出,要保留 2～3 d。以免扭转短期内复发,还可通过观察导管引出物有无血性物质,以判断扭转肠袢有无坏死。内镜检查作为一种微创治疗,能够有效缓解梗阻症状,避免急诊手术,使外科医师获得充分时间全面评估和判断患者病情,选择最佳的个体化治疗方案,以达到更好的疗效。

尽管非手术疗法复位成功率高达 77%,死亡率和并发症率均较手术治疗为低,但由于发生扭转的根本原因依然存在,复发率达 46%～90%。因此,国内外学者近年均主张,若患者无手术禁忌证,在非手术疗法复位后,短期内应行根治性的手术治疗。

（二）手术治疗

如果非手术疗法失败，或出现弥散性腹膜炎并怀疑有肠坏死、穿孔时，均应及时手术，术中根据有无肠管坏死、腹腔污染情况及患者自身状况，再决定做姑息性手术，还是根治性手术。主要手术方式包括固定术、造口术和切除吻合术等。

1.固定术

由于单纯乙状结肠扭转复位术后复发率可达 28%，单纯盲肠复位术有 7% 的复发率，故术中逆扭转方向复位后，若肠管血运良好，肠壁色泽正常，有蠕动，多加以固定术。手术方法有乙状结肠腹壁固定术、乙状结肠系膜固定术、乙状结肠横结肠固定术、乙状结肠腹膜外被覆术。盲肠扭转多采用后腹膜盲肠固定术。

2.结肠造口术

结肠造口术一般用于手术时发现肠壁明显水肿、肠腔过度扩张、腹腔污染严重、肠壁已坏死、穿孔或全身情况较差的病例。可将坏死肠管切除吻合后在其近侧造口；也可行 Hartmann 手术即坏死肠管切除，近端造口，远端缝闭放回腹腔内旷置；或者做双腔结肠造口术，坏死肠管可切除或暂不切除而外置。以上手术都需要行二期手术。

3.切除吻合术

切除吻合术一般用于肠管有坏死或血运不好，腹腔污染较轻。或者乙状结肠特别冗长，估计行固定术效果不佳，则可将乙状结肠切除行根治性治疗。由于两断端管腔内径差别较大，在切除肠管后，多行一期端侧吻合。在非手术治疗有效后，为防复发也可择期行肠道准备后，行肠切除吻合术。

扭转性结肠梗阻是急性闭袢性肠梗阻，易发生坏死穿孔，应以急诊手术为主。对于右侧大肠梗阻的术式选择意见较为一致，可行梗阻病变的一期切除吻合术。对左侧大肠梗阻的术式选择则有分歧。传统的治疗方法是分期手术，即先行病灶切除和肠造口，然后再择期关闭造口的二次手术方案。这种方法虽能减少腹腔感染和肠漏发生的机会，但却需要二次手术创伤，使术后恢复期延长、整体治疗费用增加。近年来，随着抗生素发展、手术进步，以及对结肠梗阻病理生理认识的提高，越来越主张行一期切除吻合术。为提高一期切除吻合术的成功率，要求术中肠道排空、灌洗，但延长了手术时间，术后肠功能恢复慢，术后并发症发生率达 40%～60%。因此，当出现急性大肠梗阻时，如果用非手术的方法缓解肠梗阻并改善一般状况，就可以变"急诊手术"为"限期手术"，从而最大限度降低手术风险，显然是治疗急性大肠梗阻的最理想方案。

六、评述

扭转性肠梗阻有较高的发病率，其发病急，病情进展快，病死率高。通过询问病史、详细体格检查和辅助 X 线、CT 检查可明确诊断。此病保守治疗大部分可以复位，病情得到缓解，但复发率较高。对于保守治疗无效的患者，应及早进行手术治疗。手术方法有两种：①术中复位后行结肠及系膜进行固定，但术后疗效并不确切；②术中结肠灌洗及一期结肠切除肠吻合术，此手术方式可以达到根治目的，但可能出现一定的术后并发症如吻合口漏、腹腔感染等。当扭转的肠管出现坏疽、穿孔，并发腹膜炎或高龄患者有严重伴随疾病或肠管缺血、水肿明显，而且远近端肠管口径相差悬殊时，应行扭转肠管切除，同时行临时性近端肠管造口术，待病情稳定，度过危险期后，在充分进行术前准备后可择期进行二期手术。

（周吉照）

第二节 肠 套 叠

一、概述

肠套叠是一段肠管以及与其相连的肠系膜(套入部)被套入与其相邻的另一段肠管内(鞘部)引起内容物通过障碍所致的肠梗阻。成人肠套叠缺乏典型的临床表现,最常见的症状有腹痛、恶心、呕吐。在我国,肠套叠在全部肠梗阻中占 15%～20%。儿童肠套叠多见,居急性肠梗阻首位,约占 50%。成人肠套叠较为少见,仅占肠梗阻的 1%,占所有肠套叠的 5%。

二、病因

成人肠套叠与小儿不同,常有明确的病因,80%～90%的成人肠套叠继发于其他肠管疾病。肿瘤是成人肠套叠最常见的病因之一,其中良性或恶性肿瘤约占 65%。非肿瘤性病变占 15%～25%,特发或原发的套叠约占 10%。在各种继发病因中,良性病变有脂肪瘤、平滑肌瘤、血管瘤、神经纤维瘤、腺瘤样息肉、感染性病变、梅克尔憩室、术后粘连及肠动力性病变等;恶性病变有转移癌、腺癌、类癌、淋巴瘤、平滑肌肉瘤等。肠道各种炎性疾病,如溃疡性结肠炎、肠型过敏性紫癜、克罗恩病、阑尾炎、梅克尔憩室等均可引起肠套叠。先天性因素,主要有盲肠过长、活动度大,少数为肠重复畸形所致。HIV 感染患者由于免疫功能低下,易并发各种肠道炎症性及肿瘤性病变,包括感染性肠炎、Kaposi 肉瘤及非霍奇金淋巴瘤等,因此 AIDS 患者合并肠套叠的报道较多见。成人术后肠套叠通常较少发生。原因不明的特发性肠套叠病因不十分清楚,任何可致肠蠕动失去正常节律、肠环肌局部持续痉挛的因素均可引起肠套叠。

三、病理

目前成人肠套叠的发病机制尚未阐明,以老年人多发。由于肠壁上某一处病变,如肿瘤、息肉、憩室、粘连、异物等,使肠蠕动的节律失调,近端肠管强有力地蠕动,将病变连同肠管同时送入远端肠管中从而形成肠套叠。肠套叠由 3 层肠壁组成:套叠的最外层称鞘部,进入里面的部分称套入部,由最内壁和反折壁组成,套入部最前端称顶部,又称头部(图 5-1)。

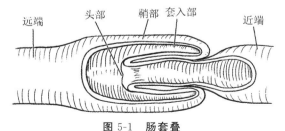

图 5-1 肠套叠

(一)根据病理变化分类

1.急性肠套叠

急性肠套叠的病理变化主要在套入肠段。当套入部肠系膜血管受鞘部挤压时,早期使静脉回流障碍,而套入肠管充血水肿。由于缺血时间延长,血流完全阻断,最终可能出现套入肠段坏死。鞘部变化轻,浆膜下有纤维素渗出。鞘部痉挛,又使套入部受压而肠腔缩小出现肠梗阻。套叠发生后,只要肠系膜够长且肠管可活动,套入部还可以继续向前推进,甚至到左侧结肠或直肠。如鞘部破裂或穿孔,套叠还可能从顶部钻出。

2.慢性肠套叠

慢性肠套叠的病理变化,套入肠管的顶部组织水肿、变硬,鞘部肠管同样增厚,形成不完全性肠梗阻。套叠以上肠管蠕动增强,可引起代偿性肥厚。

(二)根据套入部位不同分型

1.回盲型

此型临床最多见,占50%～60%。回盲瓣是套入的头部,带领回肠末端进入升结肠,盲肠、阑尾也随之翻入升结肠内(图5-2)。

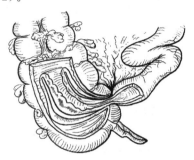

图5-2 回盲型肠套叠

2.回结型

回结型较多见,约占30%。回肠套入回肠末段,穿过回盲瓣进入升结肠,但盲肠和阑尾一般并不套入。

3.回回结型

此型占10%～15%。回肠先套入远端回肠内,然后再整个套入结肠内。

4.小肠型

小肠型比较少见,即小肠套入小肠。按套入部位不同又可分为空-空肠、回-回肠、空-回肠三种类型。其中,回-回肠型占肠套叠总数的6%～10%。

5.结结型

此型少见,占2%～5%。是一段结肠套入相邻一段结肠内。

6.多发性肠套叠

本型极为罕见,仅占1%左右。如回结套加小肠套,或小肠上有两个套叠。

四、临床表现

成人肠套叠缺乏典型的临床表现,最常见的症状有腹痛、恶心、呕吐,较少见的症状有黑便、体重减轻,发热和便秘。少数患者可扪及腹部肿块。发作时仍以阵发性腹痛为主,同时伴有恶心、呕吐,一般在右上腹或右下腹摸到肿块。多数表现为症状反复发作,病程可从几周到几个月不等,儿童肠套叠的特异性"三联征"在成人很少见。成人肠套叠的临床表现还受头端部肿瘤的影响。头端部无肿瘤的肠套叠常表现为弥漫性腹痛,多在CT检查中偶然被发现。通常只是短暂发作,不会引起临近肠段的梗阻。头端部有肿瘤的肠套叠常间断发作,通常不会表现为套叠本身特异性的症状,而表现为腹痛、恶心、呕吐等部分肠梗阻的症状,也可表现为与肿瘤发展相关的临床症状,包括便秘、体重减轻、黑便,或者体检时可触到的腹部肿块。不同部位的肠套叠其临床特点也有所不同:回回型肠套叠发作时,多表现为阵发性腹痛伴呕吐,间歇时可无症状;回结型腹痛多为持续性,阵发性加重,可伴肿块;结结型则常有腹痛、腹部肿块、血便等。

五、诊断

本病诊断较小儿肠套叠困难,临床上遇到下列情况应考虑本病:①成人突然发作的腹部绞痛,伴有可消散或随腹痛而出现的腹部肿块者;②急性腹痛伴腹部包块或(和)黏液血便;③原因不明反复发作的慢性肠梗阻;④腹部手术或外伤后恢复期出现急慢性肠梗阻者。当怀疑有肠套叠时,应多次反复进行腹部检查和直肠指诊。尚需进行相关影像学检查,以明确诊断。

(一)超声检查

B超检查对肠套叠诊断敏感性较强,声像图具有典型的"靶环征""同心圆征"或"假肾型征",并且超声检查迅速、无创、简便、可反复检查,因此可以作为肠套叠的首选辅助检查。但B超检查受患者肥胖和气体干扰较大,和操作者手法及熟练程度关系很大,诊断有很大的局限性。

(二)X线检查

腹部透视往往缺乏典型的肠梗阻表现,因此早期临床诊断常有困难。钡剂灌肠造影在评估成人肠套叠中很少应用。因为成人肠套叠多数为继发性,使用钡剂灌肠可能使套叠复位,而且肠道有肿瘤时会表现出套叠的影像,假阳性较高,并且在上消化道造影中典型的"弹簧征"并不多见,灵敏度不高。目前在成人肠套叠的术前诊断中较少采用。

(三)CT检查

螺旋CT不受气体影响,可清晰显示腹内肠道病变的情况,病变检出率高,是目前应用最广的影像学检查手段,在诊断成人肠套叠中的作用已越来越受到重视。肠套叠可以通过CT上特异性的影像确诊,直接征象有靶形征和彗星尾征或肾形征。靶形征见于各型肠套叠,而肾形肿块和彗星尾征主要见于小肠型肠套叠。这三种典型的表现,可反映疾病的不同进程及严重程度。有时头端部的肿瘤可在逐渐变细的套入部远端见到,在CT上显示为特异性肠内肠的征象,伴有或不伴有脂性密度和肠系膜血管。除了直接征象外,间接征象的显示也很重要,表现为肠袢扩张、积气及气液平面、腹水等。如果肠壁节段性环形增厚超过 $2\sim3$ mm,肠系膜结构模糊、腹水、螺旋CT增强扫描肠壁强化减弱或不强化,延迟扫描强化正常,说明肠缺血水肿。由于原发病变和套叠肠管的肿块常混为一体,其形态大小及强化特点判断困难,而且原发病变种类多,故原发病变诊断困难。良性、恶性肠套叠在CT上表现的直接征象无明显差异,但间接征象可帮助诊断。CT可观察邻近器官有无受侵、转移、腹膜后淋巴结肿大等,如肠壁不规则增厚或见密度小、均匀的软组织块影,伴周围系膜及筋膜浸润、腹膜后淋巴结增大,则提示病因是恶性肿瘤。

(四)MRI

MRI采用HASTE成像技术在诊断肠套叠中具有独特的作用,在 T_2 加权像中能够通过高信号腔内水和低信号肠壁间的强烈对比,清楚地显示肠套叠的范围及可能存在的病灶。但MRI检查费用昂贵、易受呼吸等多种因素影响,目前还不宜作为常规检查方法。最近超快多翼机技术可以使图像基本不受肠道运动的影响。

（五）内镜检查

纤维结肠镜可发现结肠套叠及引起套叠的原因,起到定性和定位的作用。胃镜仅对术后空肠胃套叠有诊断价值。纤维结肠镜在有的病变段进入困难,且不能了解病变肠管周围情况,但可取病变组织活检。随着诊断性腹腔镜在临床上越来越广泛地应用,这项技术有望成为成人肠套叠确诊手段之一。

六、鉴别诊断

（一）胃肠道肿瘤

胃肠道肿瘤也可出现类似"靶环征"和"假肾征"的超声征象,但其形态多不规则,肠壁厚薄不均,肿瘤中心部呈现较强的气体反射,长轴段面多无对称的多层回声,而肠套叠鞘部形成的外圆轮廓规整,中心部环状高回声直径较大,多较稳定、整齐,同时两者病史也有区别。

（二）肠梗阻

肠梗阻患者也可表现为腹痛、腹胀及腹部包块,超声检查梗阻部位以上肠管扩张明显,并伴有积气、积液,成人肠套叠的套叠部位以上肠管可无扩张,但要注意的是成人肠套叠可合并肠梗阻。

（三）急性阑尾炎

急性阑尾炎超声上也可表现为腹部包块,形似"假肾征",但其常位于右下腹麦氏点附近,合并有积气或粪石时有助于诊断。

（四）克罗恩（Crohn）病

Crohn病超声纵切面形似"假肾征",但其外层为增厚的肠壁,厚度范围在 $1\sim2$ cm,超声表现为均匀一致的低回声,病变周围可见肿大淋巴结,合并内瘘时可出现肠周围脓肿,而成人肠套叠纵切面外层为鞘部,其外圆直径与肠套叠类型有关,病变周围一般无肿大淋巴结。

七、治疗

成人肠梗阻由于多继发于肠管其他疾病,非手术治疗不能发现病因和并发症,不易确定是否完全复位,即使复位成功,难免遗漏恶性肿瘤的可能。因此,应首选手术治疗。

（一）非手术治疗

1.保守治疗

持续胃肠减压、纠正水、电解质紊乱和酸碱失衡、抗感染、抑制消化液分泌（生长抑素及其类似物）、对症治疗（镇静、解痉）等。

2.结肠充气复位法

利用向结肠内注入气体所产生的压力,将套叠顶点推向回盲部,迫使套入段完全退出。适用于回盲型和结结型套叠的患者,且未超过 48 h,一般情况良好,体温正常,无明显腹胀,无腹膜刺激征,无中毒、休克等表现。

3.钡剂灌肠治疗

少数病例在行 X 线钡剂造影检查时,套叠肠管可解除套叠,但由于成人肠套叠多继发于肠管原发病,钡剂灌肠有可能延误病情甚至加重病情可能,因此,无论是在诊断或者治疗成人肠套叠时钡剂灌肠要慎重考虑。

（二）手术治疗

成人肠套叠多继发于肠管原发病变引起，常难以自行复位，一经确诊，应及早手术治疗。手术治疗不仅可解除肠套叠引起的梗阻，而且可祛除存在的器质性病变。手术方法应根据肠套叠的部位、类型、引起套叠的病因、受累肠管的情况、患者的一般情况，决定治疗的方法和手术方式。

1.手术方式

（1）术前或术中探查明确为恶性肿瘤引起肠套叠者，不应手法复位，应行包括肿瘤、引流淋巴在内的根治性切除术。

（2）术中发现套叠严重、复位困难及有明显肠壁血供不良或坏死者，应直接行相应肠段切除。

（3）肠管易于复位且血供良好，可先行复位，再根据探查情况决定是否行肠切除术。

（4）对于回结肠型套叠，如手法复位后未发现其他病变以切除阑尾为宜。

（5）盲肠过长者则应作盲肠固定术。

2.手术步骤

（1）切口：可采用右中腹部旁正中或经腹直肌纵切口或横切口进腹。

（2）探查：进腹后应先仔细探查，找到病灶所在部位，观察套入肠管的局部情况，以及全身情况选择适当的手术方法。

（3）对外观无肠坏死的肠套叠，可采用挤捏外推的手法，注意用力持续，将套入的肠管轻轻地、缓缓地加大挤压力量，渐渐地将肠管退出，完全复位。由于肠管套入后，肠壁水肿，组织脆弱，不能承受牵扯的拉力，若采用牵扯的方法，容易造成肠管肌层撕裂甚至肠管全层断裂，而导致腹腔感染、肠瘘发生。

（4）当套叠的肠管复位后，如发现肠壁有较广泛的出血或破损、坏死，或套叠系由肿瘤、局部肠管病变等引起，则根据病变的性质进行手术治疗。

（5）套叠部位处理结束后，根据腹腔的污染程度进行清洗，如果有肠坏死或污染程度较重，还考虑是否需要放置腹腔引流。

八、预后

成人肠套叠多为继发性，其预后多取决于原发疾病的处理。

（周吉照）

第三节 粘连性肠梗阻

腹部手术或腹腔感染后患者多有腹腔内粘连，部分患者出现粘连性肠梗阻，占所有肠梗阻的40％。粘连性肠梗阻绝大多数为小肠梗阻，结肠梗阻少见，后者可见于盆腔手术或感染之后，多为不完全性肠梗阻。

一、发病机制

肠粘连是胃肠道对外来刺激的保护性反应，手术翻动肠管浆膜损伤、缺血、吻合口瘘、缝线、血肿及腹腔感染等均可引起炎症反应,局部纤维蛋白原及纤维蛋白积聚,诱发蛋白性粘连。此种粘连可被纤溶系统和巨噬细胞清除,再由间皮细胞覆盖创面而达到生理性修复。在壁腹膜及脏腹膜损伤严重情况下,纤溶系统功能低下,蛋白性粘连不能溶解,逐渐为纤维组织细胞所替代,形成胶原纤维,间皮细胞无法覆盖损伤面,即导致纤维性粘连。开腹手术大部分患者会出现肠粘连,其中约30%的患者会发生肠梗阻。发生肠梗阻的解剖因素包括:粘连成团、粘连成角、粘连带压迫、内疝、以粘连带为轴心小肠旋转及肠管粘连或被误缝于腹壁切口。在体位转变、暴饮暴食及胃肠道功能紊乱的情况下,即诱发肠梗阻。

二、病理生理

粘连性结肠梗阻时,由于回盲瓣关闭,阻止结肠内容物倒流入回肠,成为闭袢型肠梗阻,肠腔极度膨胀,另外结肠血液供应远不及小肠,容易导致肠壁坏死和穿孔。由于结肠梗阻早期小肠依然可吸收大量液体,水、电解质、酸碱平衡紊乱相对较轻。长期结肠不完全性梗阻,可导致近侧结肠壁逐渐肥厚,肠腔扩张。并发小肠梗阻时,可导致体液丧失,水、电解质及酸碱平衡紊乱,胃肠道每天约8 000 mL 分泌液,肠梗阻时难以再吸收,积存在肠腔或经呕吐排出;肠腔过度扩张还可导致血液回流障碍,肠液通过肠壁向腹腔渗出增加;如果出现绞窄、坏死,则可丢失部分血液;其结局是导致血容量不足及酸碱平衡紊乱。大多数小肠梗阻,因丢失大量碱性肠液,缺氧导致酸性产物积聚,加之尿量减少,患者易出现代谢性酸中毒。扩张肠袢内的细菌繁殖活跃,产生大量毒素,易导致患者细菌毒素中毒;在肠梗阻时间过长或肠壁坏死情况下,发生细菌移位,引起化脓性腹膜炎和菌血症。患者出现严重缺水、血容量减少、酸碱平衡紊乱、细菌感染中毒等,易诱发休克,病情多较严重,晚期出现多器官功能障碍综合征(MODS)甚至多脏器功能衰竭而死亡。

三、临床表现

粘连性结肠梗阻患者可出现腹部胀痛,疼痛程度不及小肠梗阻,阵发性绞痛少见,除非出现绞窄或穿孔。呕吐少见。闭袢型结肠梗阻可导致高度腹胀。患者停止排便排气,绞窄时出现血便。查体可见腹部切口瘢痕,腹胀,不对称,肠蠕动波少见;绞窄时出现腹肌紧张、压痛、反跳痛;叩诊腹部四周鼓音;肠鸣音可亢进。血白细胞计数可增加,中性粒细胞比例上升伴核左移。X线少见小肠"鱼骨刺"样改变或液平面,腹部四周可见高度扩张的结肠袢,结肠袋显影。怀疑结肠梗阻者,可给予低压钡灌肠检查,对诊断有一定的帮助。

四、治疗

(一)非手术治疗

1.胃肠减压

此为肠梗阻的最基本的处理方法,通过胃肠减压清除积聚的气体及液体,降低胃肠腔内压力,改善胃肠壁血液循环,减少细菌繁殖与毒素吸收,促进局部及全身状况改善。尽量用较粗的鼻胃管,前端10 cm 多剪侧孔,插入深度应达幽门部,以起到良好的吸引减压作用。但是对于结肠梗阻,胃肠减压效果不理想。

2.纠正水、电解质及酸碱平衡紊乱

这也是肠梗阻治疗的重要方法,根据梗阻部位、生化检查、血气分析、引流量、尿量、心脏功能及肾功能等,决定输液量及种类,绞窄性坏死者,根据血红蛋白检测结果,酌情给予补充红细胞,但大多数情况下,并无输注红细胞的必要。

3.应用抗生素

肠梗阻多半有细菌繁殖及毒素吸收,应给予静脉抗生素,目前第三代头孢菌素应用效果较好,由于肠腔内尚有厌氧菌存在,可加用抗厌氧菌药物如甲硝唑等。

4.解痉止痛

肠梗阻早期由于梗阻以上肠管收缩加强,患者多有剧烈阵发性腹痛,可给予解痉剂如屈他维林,阿托品或654-2由于存在口干等不良反应,患者耐受性不及屈他维林。哌替啶及吗啡必须在排除绞窄性肠梗阻之后应用。

5.抑制胃肠道液体分泌

减少胃肠道液体分泌必然减轻胃肠道负担,促进康复,生长抑素效果较好,胃肠引流量可减少300~500 mL/d,效果确切。

6.肠外营养支持及维持水、电解质及酸碱平衡

禁食期间,应给予[104.5~125.4 kJ(25~30 kcal)]/kg体重非蛋白热量的营养支持,可以减少负氮平衡,促进合成代谢,改善患者身体状况。根据血生化和血气分析,补充电解质,防治水、电解质及酸碱平衡紊乱。

7.温盐水低压灌肠

一方面可以清洗梗阻以下肠管内残存粪便,另一方面可以促进肠蠕动,利于肠道功能早期恢复,但切记必须排除绞窄性肠梗阻,否则可导致穿孔。因此,灌注压切勿过高。

8.润滑肠道

特别是术后单纯性不完全性肠梗阻最为适合,给予液状石蜡30~50 mL自胃管注入,夹管30 min后开放,对肠梗阻的解除颇有裨益。

9.下床活动

肠腔内容物的排空动力,一方面来自肠腔蠕动,一方面来自重力作用,因此,在病情允许的情况下,患者应坚持下床活动。

(二)手术治疗

1.手术适应证

出现腹肌紧张、压痛、反跳痛、肠鸣音消失等腹膜炎体征者;腹腔穿刺、胃肠减压或排出物为血性液体者;脉搏、体温、血白细胞及中性粒细胞持续上升,血压下降者;经24~48 h积极的非手术治疗后,未见好转反而加重者;腹部绞痛剧烈,腹胀不对称,局部隆起者;X线发现孤立胀大肠袢者;对于多次反复发作者,可于最后一次发作开始即予以手术探查。

2.手术策略

(1)肠梗阻导致肠道细菌过度繁殖并分泌毒素,有肠道细菌移位的可能性,因此,围术期必须应用抗生素。

(2)尽量不经原切口进腹,因其下方多存在严重粘连之肠袢,易于损伤。如果经原切口,首先需要在原切口上方或下方5 cm进腹,可降低手术损伤肠管的可能性。上腹部有肝脏和胃壁间隔,很少与腹部粘连,因此,最好在切口上方延长切口并于此处进入腹腔。用Allis钳钳夹提起腹部切口,术者示指绕至粘连肠管和腹壁之间,小圆刃刀或薄组织剪锐性解离粘连;如肠管与腹壁粘连严重,难以分离,可切除部分腹膜,以保护小肠。

(3)腹腔内可能存在广泛粘连,先分离容易分离之处,然后逐步过渡至严重粘连肠管。粘连

成团的肠管可从其近侧和远侧肠管开始解离,直至完全汇合。也可沿梗阻远侧肠管向上方探寻梗阻部位,可直视下分离松解粘连肠管。需注意有时粘连造成的肠梗阻不止一处,应全面探查,以防遗漏。

(4)分离粘连的理想方法是术者将示指置于肠管间粘连下方,轻轻抬举,分开肠管,薄组织剪剪断粘连(图 5-3)。粘连解除以锐性分离为主,薄组织剪及小圆刃刀都是较好的器械。短的粘连予以切断,长的粘连带必须完全剪除,预防其游离缘形成新的粘连带。一般不要用手指钝性分离,以免撕裂浆膜层。

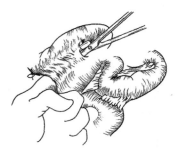

图 5-3　分离粘连

(5)避免肠内容物污染腹腔是肠梗阻手术必须遵循的基本原则。如果近端肠腔大量积气积液,可先行肠管减压处理,以免肠壁破裂,肠液污染腹腔,而且利于关腹和术后恢复。于扩张肠壁做 2 个直径约 1 cm 同心圆荷包缝合,将此处肠管用湿纱布垫环绕保护;粗针头于同心圆中心刺入肠腔,将其内气体吸除;切开肠管,置入吸引器,收紧 2 个荷包缝线;非常耐心地将远、近侧肠管内的气体和液体推移至吸引器周围,尽量全部吸除;去除吸引器,安尔碘消毒,荷包线打结,外加浆肌层包埋;撤除保护用纱布垫,术者更换手套,所用器械不再继续使用。

(6)术中浆膜层损伤,务必立即用 4-0 可吸收线或 1 号丝线间断缝合,损伤面积较大者,必须采用横形缝合,以免肠腔狭窄梗阻。切忌等待粘连分离完毕后再修补的错误做法,一方面可能遗漏浆膜损伤;另一方面损伤处也可能在随后手术过程中破裂导致肠液污染腹腔。

(7)肠梗阻患者可能存在弥散性多处粘连,包括肠管、大网膜、系膜和腹膜等之间的粘连,因此,术中应全面探查,包括自胃至直肠的全部消化道,粘连处予以锐性分离。

(8)在可能发生漏的肠管附近留置双腔引流管,虽有引起新的粘连之虞,但可通过引流液性状早期发现肠漏,尽早处理更危险的并发症。

(9)单纯性粘连性结肠梗阻,可行粘连松解术。对肠壁坏死变黑、蠕动丧失、血管搏动消失及生理盐水纱布热敷或 1% 利多卡因封闭 30 min 未见好转者,需行手术治疗。手术方法包括 Hartmann 切除术、部分结肠切除一期吻合术、部分结肠切除一期吻合＋近侧结肠或回肠造口术以及术中全结肠灌洗一期吻合术。术中全结肠灌洗为一期吻合提供保障。常规 Hartmann 切除术后造口关闭需行二次开腹手术,末端-袢式造口术(end-loop stomas)不需开腹即可完成造口关闭术,方法为:近侧结肠断端常规造口,远断端切割闭合器闭合,经同一造口通道的肛侧,将对系膜缘侧角拉出腹壁外,剪除侧角少许,并与切口和近侧造口肠管缝合固定(图 5-4)。术毕行大量温生理盐水冲洗腹腔,吻合欠佳者,应留置引流管。行近侧结肠或回肠造口者,一般术后 3 个月行造口关闭术。

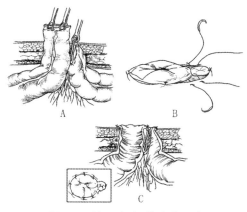

图 5-4　结肠末端-袢式造口术

（10）对于伴有小肠广泛粘连且反复手术者，可行 Baker 管小肠排列术，肠管间虽然亦存在粘连，但不至于梗阻。此术式经 Stamm 胃造口插入 18F 的 Baker 管，管长为 270 cm，头端一个长为 5 cm 的气囊，此管有两个腔：一个用于吸引肠内容物，行术后小肠减压，另一个用于控制顶端气囊的打开与关闭（图 5-5）。全部小肠松解完毕，行 Stamm 胃造口，消毒 Baker 管，自胃造口处置入胃腔，通过幽门后，气囊充气达半充盈状态，利于将导管在肠腔内向下运行，同时间断负压吸引清除肠内容物。气囊进入盲肠后，完全充气。将全部小肠和 Baker 管拉直，再将小肠行多个"S"形阶梯状排列。如果患者为全胃切除术后等无法经胃造口置管，可行逆行置管：盲肠 Stamm 造口；置入 Baker 管并引入空肠内；气囊半充气，逐渐推送至梗阻近侧肠管，间断吸引清除肠内容物；放空气囊，以免气囊导致肠梗阻；Baker 管引出体外，将造口盲肠壁固定于侧腹壁。

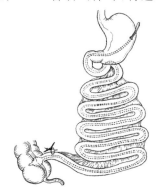

图 5-5　Baker 管小肠排列术

（11）文献报道 1 例患者共接受多达 22 次肠粘连手术，促使外科医师不断探索预防肠粘连的有效方法。在腹腔留置防粘连药物虽然研究较多，但目前尚无任何一种药物值得信赖。因此，术中应采取如下措施以减少肠粘连的发生：严格无菌操作，避免肠内容物污染腹腔；手术操作轻柔，避免浆膜面损于切口和小肠之间。

（12）手术医师丰富的临床经验无疑是手术成功的重要保障。粘连性肠梗阻在很多时候相当复杂，手术耗时耗力，术者必须戒骄戒躁，耐心细致地完成每一步操作，否则将会给患者带来灾难，也给自己留下终身遗憾。

（周吉照）

第四节　粪石性肠梗阻

粪石性肠梗阻是一类由肠腔内粪块、胆石、异物或蛔虫团堵塞肠腔所引起的机械性肠梗阻，临床并不多见。近几年随着饮食结构的变化，发病率有上升趋势。另外，随着社会老龄化，老年性粪石性肠梗阻日益增多，因其病理生理的特殊性，病情发展快，病死率高。粪石性肠梗阻早期临床多表现为不完全性肠梗阻，若不能及时正确诊断和选择合理治疗方案，当堵塞物持续压迫肠壁时间过长，肠腔压力升高和肠壁水肿会出现肠壁血液供应障碍，发生绞窄性肠梗阻，肠管可出现坏死和穿孔，出现严重的腹膜炎和腹腔感染，若处理不当，患者会出现死亡。

一、病因

（一）粪块堵塞

对于瘫痪、长期便秘、骨折牵引、大手术后长期卧床或重病等体虚无力排便的患者，因排便困难或无力或肠蠕动差，排便次数明显减少，每5～6 d排便一次或十余日排便一次，积存在肠腔内的粪便中水分渐被吸收，粪便聚集成硬团块状，随着时间推移，粪块越来越多，堵塞肠腔，造成肠梗阻。这种堵塞性肠梗阻，发生的部位多在结肠，其中乙状结肠和降结肠最多见。另外，还有一种特殊的新生儿胎粪性肠梗阻，这是由于胎粪过于稠厚，淤积在末段回肠所造成的梗阻。

（二）胆石堵塞

本病发病率较低，在欧美为0.6%～3%，我国较少见。由于胆囊结石或胆总管结石长期压迫邻近器官如十二指肠、空肠、横结肠等，再加以反复发作的炎症，可使这些器官局部发生坏死形成胆肠内瘘，通过内瘘口结石可进入肠腔内，一般直径小于2.5 cm的结石，不易发生肠腔堵塞，若直径大于2.5 cm时，可堵塞肠腔发生肠梗阻。这种患者多既往有胆囊炎、胆囊结石病史，而且发病年龄多为60岁以上的老年人，女性多于男性。

（三）异物堵塞

异物堵塞性肠梗阻常因胃石或肠石所致。食用柿子、山楂（糖葫芦）、黑枣等含鞣酸较高的食品是胃石或肠石形成的主要原因。这些食品与胃酸混合后形成胶样物质，再与未能消化的果核、果皮和植物纤维互相掺杂，水分吸收后形成硬块状异物团块，引起胃或肠管的堵塞。异物堵塞多引起小肠梗阻，少见结肠梗阻病例的报道。

二、临床表现

患者具有腹痛、腹胀、呕吐和肛门停止排便排气等典型肠梗阻表现，结肠梗阻的腹痛多为阵发性且位于下腹部，但腹胀出现较早，呈倒U形位于腹部周围，这是因闭袢梗阻及结肠产气较多所致；腹部触诊较软，沿左侧腹部可触及条索状肿块样粪块，可移动，表面光滑；患者可有间歇性排出少量黏液粪便史；直肠指诊可在直肠内触及硬性干粪团块，以区别肿瘤性梗阻。当回盲瓣关闭作用失控后，结肠内容物逆流到小肠后才发生呕吐，呕吐发生的时间较晚而且也不频繁，呕吐物具有臭味。部分梗阻严重的老年患者，可因结肠穿孔而出现急性腹膜炎；追问病史，这些肠梗阻的患者常有胆石症和慢性胆囊炎病史。

三、诊断

粪石性肠梗阻多发生在老年人,缺乏典型的肠梗阻临床表现,部分老年人平时有习惯性便秘,常忽略肛门停止排气、排便这一重要症状,导致就诊时间通常较迟,由于常并存其他系统疾病,易出现严重的代谢紊乱。老年人肠梗阻的病理生理变化迅速,易导致肠绞窄、坏死,并发症发生率及病死率较高。所以在治疗肠梗阻的同时,也应重视对并存疾病的诊断及治疗,应详细询问病史,认真进行体格检查,并请相关学科会诊,进行系统治疗,为手术及保守治疗提供最佳状态。

粪石性肠梗阻以腹胀为主要临床表现,腹痛不显著,可于左下腹部触及条块状粪块,并可移动。再结合患者长期便秘病史、易患因素等可得出诊断。由于胆石性结肠梗阻病例少见,所以早期诊断比较困难。

腹部 X 线和 CT 检查可明确诊断。腹部 X 线见全结肠或降结肠、乙状结肠、直肠充满粪石影像;中腹部可见阶梯状液平面。腹部 CT 对于诊断胆石性肠梗阻更有意义,除了可以判断结石所在的位置和大小外,还可以显示胆囊的炎症范围、胆囊结肠瘘的位置等,同时于胆道系统内可见气体影。

四、治疗

(一)保守治疗

粪块堵塞肠梗阻一般为单纯性不完全性梗阻,多为老年人,主要采取保守治疗,其方法如下:服用各种润肠剂,如液状石蜡、生豆油和 33% 硫酸镁液等;也可用肥皂水或温生理盐水等润滑剂低压保留灌肠;必要时用手指或器械破碎粪块后掏出;予以禁食、水和胃肠减压、补充水和电解质、营养支持和全身应用抗生素等对症支持治疗。保守治疗期间应严密观察患者的体征和全身情况的变化,严格掌握保守治疗的时间,以及需要手术的指征。

(二)手术治疗

当粪石性肠梗阻怀疑有肠管绞窄者才考虑手术治疗。在手术前,要正确评估患者的一般状况,详细检查明确各个脏器功能状态,并及时处理使其达到或者接近手术的要求。由于老年人多合并其他系统疾病,术前降低由并存疾病造成的手术风险是决定手术成功的重要一环,短时间内尽量进行充分的术前准备,如纠正水电解质紊乱和酸碱失衡、必要的营养支持、有休克者要进行抗休克治疗等,最大限度地增加患者对手术的耐受性,提高手术成功率。据报道老年粪石性肠梗阻若发生肠穿孔,其总病死率可高达 47%,应引起临床医师的足够重视。

胆石性结肠梗阻由于诊断困难,易耽误诊治,故并发症率和死亡率均较高。由于胆石多位于乙状结肠或直肠与乙状结肠交界处,早期可经纤维结肠镜检查取出,但成功率较低;手术可切开肠管取石或行肠切除肠吻合。另外,在手术中要仔细探查胆囊、胆总管和内瘘的位置,视患者的具体情况可进行胆囊切除、胆总管探查及瘘管的切除和修补等。但由于本病好发人群多为老年女性,她们常伴有心、肺疾病及糖尿病等,入院时多有水、电解质紊乱,全身营养状态较差,手术耐受性较差,术中和术后死亡率较高,所以,建议采取最简单的手术方式,如单纯结肠切开取石、胆囊造口,使患者度过危险期,待充分术前准备后再进行二期胆瘘修补或切除术。

五、评述

粪石性肠梗阻多发生于长期便秘的老年人,病程发展缓慢,偶有胆石阻塞引起的急性肠梗阻。早期临床表现主要为腹胀,后期可出现腹痛和呕吐;常因不够重视而导致诊治延迟;一旦发生穿孔,预后极差。以非手术治疗为主,梗阻多可缓解;但肠梗阻不缓解,怀疑有肠绞窄发生时,应及早手术治疗,手术方式应视当时病情而定。由于此病主要发生于老年女性,多同时伴有多种疾病,如慢性肺部疾病、高血压、冠心病和糖尿病等,而且术前一般状态较差,多有水电解质紊乱、营养不良等,手术耐受性较差,故建议手术方式不宜复杂,应简单快捷较好。

(周吉照)

第五节　炎症性肠病性梗阻

一些肠道炎症性疾病在发展过程中出现增生、纤维化或肉芽肿等病理变化,会引起肠腔的狭窄甚至闭塞,引起肠梗阻,有时还须外科手术治疗,炎症性肠病是其中比较常见的一种。

一、病因及病理

炎症性肠病一般指其"狭义",即溃疡性结肠炎(ulcerative colitis, UC)和克罗恩病(Crohn's disease, CD),是反复发作的非传染性肠道炎性反应疾病。病因不明,可能与免疫异常、病毒感染和遗传因素有关。虽然两者临床表现有一定的相似之处,但由于溃疡性结肠炎和克罗恩病发病机制不同,导致疾病的发展和转归差异,溃疡性结肠炎仅累及结肠黏膜,而克罗恩病可发生于消化道各个部位的肠壁全层并且常呈节段性分布。炎症性肠病并发肠梗阻的情况有两种,一是在急性炎症期,由于炎症改变和充血水肿,使管腔狭窄,但常为部分性肠梗阻,多可用非手术方法缓解;另一种情况是慢性增生性肠管狭窄,肠管壁增厚,比正常厚3～4倍,呈皮革样,并可互相粘连成团,加剧了梗阻。有的会同时并发肠管微小穿孔,并发内瘘形成。

二、临床表现

未发生梗阻时可表现为消化障碍、腹痛、稀便、营养不良、发育迟缓等,当出现梗阻时可表现为发热、腹痛、便血和腹部肿块等。

三、诊断

体格检查可见腹胀和肠型,可触到韧性团块,肠鸣音亢进。腹部 X 线片检查可确诊肠梗阻。如为部分梗阻,可口服有机碘液或气钡灌肠的肠道对比检查,纤维结肠镜检查、活检可协助诊断结肠病变的性质。

近年来随着影像设备、技术的发展,为提高肠梗阻诊断的准确性,不少学者对 CT 在肠梗阻诊断中的价值和应用进行了研究,特别是 CT 仿真内镜成像技术的应用,能清晰显示出黏膜皱襞及肠腔内表面情况,在理想的条件下能显示 0.3 cm 大小的息肉。其与纤维内镜相比有显著优点:①为非侵入性检查,安全无痛苦;②从梗阻两侧观察病灶及对比观察;③能观察纤维内镜无法到达的管腔;④可观察肠管内外情况。因此,CT 在机械性和麻痹性肠梗阻的鉴别、判断肠梗阻原因、有无绞窄存在及决定治疗方案方面,均可提供更多的信息,可作为腹部 X 线片检查的重要补充手段。

四、治疗

炎症性肠病患者多已有较长的病史,营养、免疫等整体生理状况都受到损害,愈合、抗感染、代谢等功能都有障碍,接受较大创伤的手术能力下降,所以在梗阻早期多采用保守治疗。为减少肠内容物导致的肠膨胀,除禁食、胃肠减压外,还应该使用足量的生长抑素减少消化液分泌和丢失。肠壁水肿也是造成肠梗阻的重要原因之一,通过利尿、输注血浆或清蛋白等方式提高血浆胶体渗透压有助于缓解肠壁水肿,扩大肠管内径,改善肠黏膜氧供;消除腹水有助于改善肠道动力。营养支持,通过改善营养状况提高血浆胶体渗透压,并能够为机体提供所需的营养物质,是肠梗阻患者必需的选择。

对于内镜可及的结直肠狭窄,如果狭窄肠管长<4 cm,可先考虑于内镜下行球囊扩张,Williams等人应用25 mm的Riglex TTS球囊实施了狭窄扩张术,术后症状明显改善。还可经内镜放置肠梗阻导管用于急性大肠梗阻的减压治疗。在内镜引导下,将导丝插过梗阻部位,然后在透视下行扩张和导管置入,不仅降低了大肠穿孔的风险,并且可以进行术前的肠腔灌洗。为此,日本发明了一种大口径导管,即Dennis导管,可以成功地进行大肠减压和冲洗,无论梗阻部位,减压成功率高达97%(61/63),且大多数患者经积极的术前准备后,成功实施了梗阻病变的一期切除吻合。还可以通过内镜放置自膨式金属支架,理论上认为,结肠任何部位梗阻均可行支架术,但近段结肠(脾曲以上部位)梗阻的支架释放成功率低于左半结肠。乙状结肠过长、盘曲及结肠直径较大、部分肠段游离和下垂、结肠蠕动活跃、支架推送器材质过硬和盘曲后操作顺应性不佳等多重因素均是影响成功操作的原因。Neufel等还经内镜下电刀切开治疗纤维性的肠管狭窄,也取得了良好的疗效。

无论是溃疡性结肠炎、还是克罗恩病并发完全性肠梗阻,保守治疗无效时都应行手术治疗,对溃疡性结肠炎和克罗恩病行急诊手术治疗时应区别对待,选择急诊手术方式的决定性依据是病理学诊断结果。以结肠切除为主的手术(包括结肠次全切除术和结肠全切术等)可能成为溃疡性结肠炎的治愈性手术。而克罗恩病可发生于消化道各个部位的肠壁全层并且常呈节段性分布,单纯结肠切除术对于克罗恩病则意义有限。更为重要的是,经手术切除大部分结肠后,残余乙状结肠和直肠的溃疡性结肠炎病变就会逐渐缓解而进入静止期。与之不同的是,手术后的克罗恩病则可能在消化道其他部位,特别是手术吻合部位复发,使得患者不得不面临多次肠切除手术。至今,克罗恩病仍被认为是不可治愈的,我们对其选择术式和实施急诊手术时必须更加慎重。20世纪90年代提出的"损伤控制性手术"的原则,也适用于这些患者。在选择溃疡性结肠炎的急诊手术方式时不需犹豫,首选结肠切除和回肠单腔造口术。该术式耗时少,危险低,效果理想。可根据具体情况斟酌结肠的远端切除范围和直肠(乙状结肠)残端的处理方式,可选择全结肠切除术(直-乙状结肠交界处切断)或次全结肠切除术(腹膜反折上方切断,保留部分乙状结肠)。溃疡性结肠炎一般由发生部位向近侧肠管连续发展,因此,可根据最远端的病变部位,保留部分正常的乙状结肠以利于二期还纳重建手术。简而言之,切缘可向近侧调整,但不能向远侧移动而过多切除直肠。应为彻底去除溃疡性结肠炎的靶器官的手术创造机会和条件。溃疡性结肠炎的治愈性手术目前仍认为是全结、直肠切除,回肠与肛管吻合术。

结肠切除和回肠造口术前无须肠道准备,但应预防性给予抗生素并维持应用类固醇激素,患者术后基本恢复后才能逐渐减量激素。术中要点如下:①可从病变较轻的一侧开始游离结肠,切开侧腹壁的腹膜反折后,注意找到结肠系膜后层与后腹壁筋膜之间的间隙并在其中分离;②近端在距回盲部 5 cm 处切断回肠,注意保留肠系膜上动脉的终末支以便于二期回肠贮袋的构建,远端注意保留直肠上动脉并且避免过多分离直肠,这样即使不需要额外固定,直肠残端也不会回缩入盆腔,有利于再次手术中寻找;③ 手术结束前适当扩肛门并在直肠残端腔内经肛门置入一引流管如气管导管并于 1 周左右拔除,可避免积血感染和黏液瘘。在正确的解剖间隙中操作,以减少出血,尽可能避免不必要的分离与缝合固定,目的在于减少腹腔、盆腔粘连,这对于未生育女性尤为重要。

除此之外,由于全结直肠切除联合回肠造口术未留下二期手术关闭造口的余地,还会增加盆腔感染和盆腔神经丛损伤等多种术后并发症,现已很少采用。除非术中探查发现直肠病变严重,如直肠溃疡大出血或病程大于 7 年,直肠伴有重度不典型增生,高度怀疑癌变者。另外,也不推荐在急诊手术中完成回肠直肠吻合或直肠肛门吻合,全身应用激素会大大增加吻合口瘘的危险。

(周吉照)

第六节 结直肠息肉

一、概述

肠息肉(polyp)是指一类从黏膜表面突出到肠腔内的隆起状病变。肠息肉是一类疾病的总称。1981 年,全国大肠癌病理专业会议参考了国外对大肠息肉的分类,结合我国病理学家的实践经验,按照病理性质的不同分为:①腺瘤性息肉,包括管状、绒毛状及管状绒毛状腺瘤;②炎性息肉,黏膜炎性增生、血吸虫卵性及良性淋巴样息肉;③错构瘤性息肉,幼年性息肉及色素沉着息肉综合征(Peutz-Jeghers 综合征,P-J 综合征);④其他,化生性息肉及黏膜肥大赘生物。不同性质的息肉,其预后和处理亦不相同。息肉在形态上可分为有蒂、无蒂、广基、扁平状等。在数目上又有单发与多发两类(图 5-6)。息肉病是指息肉数目在 100 枚以上(仅 P-J 综合征除外),反之,则称散发性息肉。本节仅限于讨论单发的各种息肉。多发的息肉将在下一节讨论。

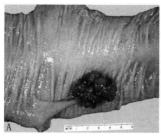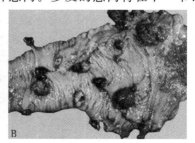

图 5-6 单发与多发肠息肉
A.结肠单发息肉;B.结肠多发息肉

二、病因

结直肠息肉的病因及发病机制目前仍不清楚。研究证明,影响腺瘤性息肉与结直肠癌发病的危险因素基本一致。目前初步证实,腺瘤的发生是多个基因改变的复杂过程,而环境因素改变致基因表达异常或突变基因在环境因素作用下表达形成腺瘤;而增生性息肉或炎性息肉则与感染和损伤相关。有研究已经证实,息肉与 CD44 基因 mRNA 的表达明显相关。散发性结直肠肿瘤中,结直肠息肉和癌组织 APC 基因突变率无显著差异,而在正常结直肠黏膜、炎性息肉和增生性息肉中均无突变。

三、发病

结直肠息肉的发生率各国不同,总的肠镜检出率为 10% 左右。其发病率随年龄的增长而增加,30 岁以上结直肠息肉开始增多,60~80 岁的发病率最高,尤以腺瘤增加显著,女性略低于男性。以腺瘤性息肉为多见,约占 70%,其次是增生性息肉和炎性息肉,错构瘤性息肉主要见于幼年性息肉和 P-J 综合征(Peutz-Jeghers息肉)。我国肠息肉发病率较低,成人多为腺瘤性息肉,好发于乙状结肠、直肠,占全结直肠息肉的 70%~80%。大小一般为 0.5~2.0 cm。

四、组织学分类

(一)腺瘤性息肉

腺瘤是息肉中最常见的一种组织学类型。腺瘤在病理切片中除可见管状腺体结构外,还常伴乳头状成分,亦即绒毛状成分,根据组织学中两种不同结构成分所占比例决定腺瘤的性质。Appel 提出管状腺瘤中绒毛状成分应<5%,当绒毛状成分达 5%~50% 时属混合性腺瘤,>50% 者则属绒毛状腺瘤。Shinya 则认为管状腺瘤中绒毛状成分应<25%,在 25%~75% 者属混合性腺瘤,>75% 者属绒毛状腺瘤。鉴于标准不同,各家报道腺瘤中各种腺瘤的比例可有较大差异,且无可比性。为此,1981 年我国第一次大肠癌病理会议上建议统一标准为绒毛状成分<20% 者属管状腺瘤,>80% 者为绒毛状腺瘤,介于20%~80% 之间者则属混合腺瘤。

1. 管状腺瘤

管状腺瘤是最常见的组织学类型,占腺瘤的 60%~80%,发病率随年龄增加而增加,在小于 20 岁的年轻人中极少存在。多为带蒂型(占 85%),亚蒂、无蒂少见。常多发,小于 0.5 cm 的小腺瘤多由正常的黏膜覆盖,多数管状腺瘤为 1.0~2.0 cm 大小,少数大于 3 cm,腺瘤的恶变与其大小直接相关。常有蒂、呈球状或梨状,表面光滑,可有浅沟或分叶现象,色泽发红或正常,质地软。活体组织学检查管状腺瘤由密集的增生的腺体构成,腺体大小、形态不一致,常见有分枝和发芽(图 5-7)。多数管状腺瘤仅表现为轻度不典型增生。然而,可以有高达 20% 的表现为重度非典型增生、原位癌或浸润性癌,仅 5% 管状腺瘤是恶性的。

2. 绒毛状腺瘤

绒毛状腺瘤较少见,又称乳头状腺瘤,这是一种癌变倾向极大的腺瘤,一般癌变率为 40%,故被认为是一种癌前病变,其发病率仅为管状腺瘤的 1/10,好发于直肠和乙状结肠,临床所见绝大多数为广基型,呈绒毛状或粗颗粒状隆起,伴有宽广的基底,有时可侵占肠周径的大部分,其表面可覆盖一层黏液,质地较管状腺瘤为软(图 5-8)。在少数病例中绒毛状腺瘤可以有蒂,活动度极大。体积大,一般直径大于 3.0 cm,可达 10~20 cm。活组织检查见绒毛结构占据腺瘤的 80% 以上。

3. 绒毛状管状腺瘤

这类息肉兼有管状腺瘤和绒毛状腺瘤两种组织学特点(图 5-9)。即有分支状的腺体,同时也有像手指一样突起的长长的腺体。绒毛状管状腺瘤是 10~20 mm 息肉中最常见的一种。其恶变率介于管状腺瘤与绒毛状腺瘤之间。

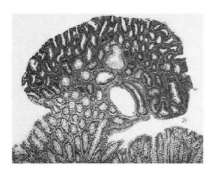

图 5-7　管状腺瘤

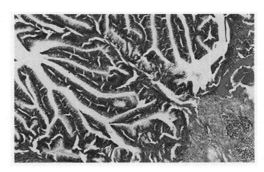

图 5-8　绒毛状腺瘤

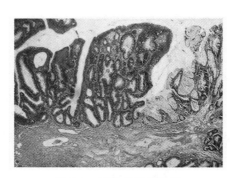

图 5-9　绒毛状管状腺瘤

(二)炎性息肉

炎性息肉是由对炎症反应的再生上皮组成。可以继发于任何一种炎症反应,但是最常见的原因是溃疡性结肠炎。炎性息肉也可以继发于感染性疾病,例如阿米巴性结肠炎、慢性血吸虫病或细菌性痢疾。炎性息肉没有恶变倾向,但是,对溃疡性结肠炎患者,可以有某些部位的异型性改变或恶性变同时存在。

1.假息肉病

主要发生于慢性溃疡性结肠炎或克罗恩病,由于慢性炎症刺激,形成多发性肉芽肿。在其形成的早期,如炎症能获控制,肉芽肿有可能随之消失。但如慢性炎症不能得到有效的控制,而呈持久的慢性刺激,肉芽肿就有恶变的可能。癌变率与病程长短往往呈正相关。病程超过 30 年时癌变率达 13%～15%。慢性溃疡性结肠炎具有极高的癌变率,是公认的癌前病变之一。因此,对这些假息肉病应慎重处理。

2.炎性息肉

指单发的非特异性炎症所引起的息肉,组织结构与上述相同,但不会癌变。往往炎症消退后,息肉可自行消逝。

3.血吸虫性息肉

在慢性血吸虫病时,大肠黏膜下常有血吸虫卵沉着,其周围伴纤维组织增生,或形成虫卵结节。当虫卵多时,固有膜内亦可有虫卵沉着,并破坏腺管和引起增生。一般血吸虫卵结节体积不大,呈小球状或条索状,并常呈簇状分布,外观中央呈橘黄色,周围呈灰白色。在长期慢性、反复感染的病例,这类息肉可进一步发展成炎性肉芽肿,具有很大癌变倾向,也是一种癌前病变。

4.良性淋巴样息肉

直肠具有丰富的淋巴组织,在肠道炎症时,直肠黏膜下的淋巴滤泡即可增生并形成息肉而突入肠腔。因此,所谓息肉实质上是增生的、高度活跃的淋巴样组织。细胞分化成熟,其上覆盖有正常的直肠黏膜上皮,是一种良性病变,应与恶性淋巴瘤区分。因为本病不会恶变,无须做肠断切除。

(三)错构瘤性息肉

幼年性息肉是一种错构瘤,属大肠黏膜上皮的错构瘤,又称先天性息肉,主要发生于儿童,以10岁以下多见,尤以5岁左右为最多。息肉好发于直肠和乙状结肠,多数发生在距肛缘5 cm以内的直肠内。

息肉多呈圆球形或椭圆形,鲜红、粉红或暗红色,表面光滑,如继发感染可呈现粗糙颗粒状或分叶状。其大小平均为1 cm左右,多数有蒂。组织学上息肉蒂为正常结直肠黏膜,当形成息肉时,结直肠黏膜上皮即转为慢性肉芽组织,由大量结缔组织、血管组织、单核细胞和嗜酸性细胞浸润,其中还有许多黏液腺增生和含有黏液囊肿组成。因此,组织学上这不是肿瘤,也不属肿瘤性质,而是正常组织的异常组合,故称为错构瘤。

关于错构瘤形成的机制尚不清楚。有人认为其发生与黏膜慢性炎症、腺管阻塞、黏液滞留相关,故又有滞留性息肉之名。肠道错构瘤有恶变可能。为进行组织学检查和去除症状,应当切除。多数可以经内镜切除,需特别小心将其富含血管的蒂处理好。在直肠下端或从肛门脱垂出的病变可以经肛门切除。切除后复发非常少见。

(四)增生性息肉

增生性息肉是在结肠和直肠内发现的最常见的非肿瘤性息肉,常常是多发的,多无蒂,直径多小于5 mm;大于10 mm的增生性息肉非常罕见。在无症状患者的结肠镜检查中,可以发现增生性息肉约占10%。这些病变一般可以保持大小不变和无症状。然而,由于它们从外表与肿瘤性息肉不能区分,因此常常将其切除并活检。

组织学方面,增生性息肉表现为黏膜隐窝拉长的正常乳头状的表现。没有细胞异型表现。隐窝基底可见有丝分裂,表现为正常的成熟过程。其发生机制尚不清楚,可能与正常细胞在成熟过程中未脱落有关,演变成了一大的增生区。对这些病变不需要特殊治疗。仅仅有增生性息肉存在也不需要进行结肠镜随访。

五、临床表现

大多数息肉并无任何自觉症状,而在纤维结肠镜检查或X线钡剂灌肠造影时无意中发现。大肠息肉约半数无临床症状,仅当发生并发症时才被发现,其表现:①肠道刺激症状,腹泻或排便次数增多,继发感染者可出现黏液脓血便;②便血可因部位及出血量而表现不一,高位者粪便中混有血,直肠下段者粪便表面附有血,出血量多者为鲜血或血凝块;③肠梗阻及肠套叠,以盲肠息肉多见;④位于直肠内较大的有蒂息肉可随排便脱出肛门外,甚至需反复手法帮助回纳。偶尔,蒂细长的息肉可发生蒂部扭转、坏死而自行脱落。

炎性息肉主要表现为原发疾病如溃疡性结肠炎、肠结核、克罗恩病及血吸虫病等的症状,炎性息肉乃原发疾病的表现之一。

六、诊断

发生在直肠中下段的息肉,直肠指检可以触及,发生在乙状结肠镜能达到的范围内者,也易确诊,但国内已较少开展这种简便、经济的乙状结肠镜检查方法,这可能与当前社会的医患关系紧张、恐漏诊引起纠纷有关。位于乙状结肠以上的息肉需做钡剂灌肠气钡双重对比造影,或纤维结肠镜检查确认。结直肠息肉明确诊断并无困难,重要的是应认识结直肠腺瘤呈多发性者及与癌肿并存者并不少见,临床检查时切勿因在某一段结肠或直肠内发现病变后,忽视全面的结肠检查。

结直肠腺瘤性息肉被认为是结直肠癌的癌前病变,但并非所有腺瘤都会癌变。一般认为腺瘤的大小对癌变的可能性具有很大影响。<1.0 cm 的腺瘤未见有发生浸润性癌者,>1.0 cm 者癌变机会增大,$1\sim2$ cm 腺瘤的癌变率在 10% 左右,>2 cm 腺瘤的癌变率可高达 50%。息肉数目越多,越密布,癌变率越高。有文献认为,多发性息肉患者体内可能存在基因突变,因此,即使息肉切除仍易癌变。统计表明,息肉数目少于 3 枚,癌变率为 12%~29%;等于或超过 3 枚,癌变率增至 66.7%。腺瘤中绒毛状成分的多少对确定癌变的可能性则是另一个重要因素。绒毛状腺瘤的癌变率明显高于管状腺瘤,绒毛状管状腺瘤(混合腺瘤)的恶变率则居于两者之间。另一个因素是腺瘤的形态,广基腺瘤的癌变率比有蒂腺瘤高,而且广基腺瘤发展为浸润型癌的机会也比有蒂腺瘤为高,因为有蒂腺瘤癌变罕有侵入其蒂部者。

七、治疗

肠镜下息肉电切术安全、有效、简单,已经基本取代了传统的开腹手术。其中高频电息肉切除术是最成熟也是最普及的肠镜治疗方法,还可以选择行内镜下黏膜切除术或内镜下黏膜剥离术。腺瘤肠镜下治疗的关键是保证治疗的彻底性。对于广基或巨大息肉,有条件的单位可以双镜联合(内镜与腹腔镜)行息肉切除,以保证切除彻底并减少并发症。术后应行全瘤病理检查并特别注意观察标本边缘有无癌组织浸润。对腺瘤癌变的处理应根据癌变浸润深度和腺瘤部位来决定,凡符合下列情况者应追加外科根治性切除术:①腺瘤基底部发生癌变已浸润至黏膜下层者;②癌细胞分化程度包括低分化与未分化癌;③癌细胞已浸润淋巴管、血管、神经周围或血管内发现癌栓;④切缘有癌组织。

如息肉位于腹膜反折下直肠内时(距肛缘 6~8 cm 内,直肠指检可触及范围内),可经肛门直视下予以局部切除。对位于黏膜内的局灶性癌或原位癌,局部切除已经足够。黏膜下癌则在局部切除后可加做术后辅助性放疗,对已经浸润至肌层的病例,则应追加根治性经腹直肠切除术。对位于腹膜反折以上直肠或结肠内的广基腺瘤癌变,因为不涉及切除肛门和永久性结肠造口的问题,多以经腹病变肠段切除为首选。现在有条件的医院对距肛缘 16 cm 以内的适合局部切除的肿瘤可采用经肛内镜显微手术(TEM)。

八、随访

由于腺瘤性息肉具有复发和恶变的潜能,息肉切除术后必须进行结肠镜随访。腺瘤性息肉术后的复发往往与腺瘤的数目、大小、病理类型及不典型增生程度相关。息肉数目大于 3 个、直径≥10 mm、绒毛状结构、重度不典型增生是息肉复发和癌变的高危因素。对已经进行了结肠镜下腺瘤切除的患者进行随访要遵循个体化的原则。息肉进行内镜下切除后,在 3~6 个月内要进行结肠镜随访检查,以确保切除干净。所有残留的息肉应当切除,同时再随访 3~6 个月。在经过 2~3 次随访后,仍没有切除干净的患者,多数应行手术切除。在完全切除后,多数患者应在 1~3 年后重复结肠镜检查。随访中没有发现异常的患者可以自此每 5 年检查一次。

(周吉照)

第七节 痔

一、内痔

根据内痔发生的部位分原发性内痔（母痔）和继发性内痔（子痔）。母痔有三个，位于齿状线上方的右前、右后、左正中。这与血管的分支有关，直肠上动脉的终末支主要分布在右前、右后、左正中的肛柱内。与该动脉伴行的静脉首先在齿状线上方形成右前、右后、左正中三个主要的痔内静脉丛，然后汇集成右前、右后、左正中三支较粗的静脉，再汇集成直肠上静脉，注入肠系膜下静脉。由于直肠上静脉无静脉瓣，在直肠压力增高等因素的影响下，痔内静脉丛容易淤血、扩张、迂曲成为原发性内痔。继发性内痔有1～4个，由左正中及右后支静脉再分支扩张而成，故子痔常与左正中及右后的母痔相连（图5-10）。而右前支静脉常无分支，多无子痔。母痔和子痔的位置并不恒定，有的也有变异，有的孤立，有的数个连在一起。若母痔和子痔都脱出肛门，呈梅花瓣状，称环状痔。如内痔脱垂水肿不能回纳，称嵌顿性内痔。嵌顿性内痔发生血循环障碍，出现坏死，疼痛加剧，称绞窄性内痔。

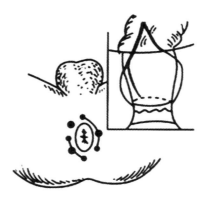

图 5-10　三个母痔的位置
（小图为直肠上动脉的分支与母痔的关系）

（一）分期

内痔分四期。

1.一期

排便时出血，血在大便表面，鲜血；或有滴血及喷射状出血，出血量较多。痔块不脱出肛门外。内镜检查，在齿状线上可见淡红色的结节状隆起，有的还可见出血。

2.二期

间歇性排便带血、滴血或喷血，出血量较一期减少。但排便时痔块脱出肛门外，便后痔能自行还纳。

3.三期

排便时出血量减少，但便时内痔常脱出肛门外，或劳累、行走过久，以及咳嗽或负重等腹内压

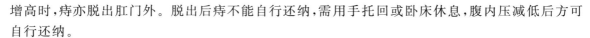

增高时,痔亦脱出肛门外。脱出后痔不能自行还纳,需用手托回或卧床休息,腹内压减低后方可自行还纳。

4.四期

内痔长期脱出在肛门外,不能还纳,或还纳后又立即脱出。

内痔发展到三、四期时,多数已成为混合痔,因脱出的痔块较大,常累及到内、外痔静脉丛,因此,混合痔常是由内痔逐步加重形成。

(二)临床表现

1.便血

便血多见于一、二期内痔,三、四期内痔出血较少,其特点:无痛性、间歇性便少量鲜血,便血数月后可自行停止,但会反复出现。血多在大便表面,有时为便时滴血,出血严重者可呈喷射状,如长期反复便血,可出现贫血。便血多因粪便擦破了痔表面上的黏膜,或排便时用力过猛引起扩张的内痔血管破裂出血,或因痔反复脱出肛门外,痔表面黏膜因摩擦、炎症、糜烂出血。便血常由大便干结、饮酒或吃刺激性食物以及疲劳引起。

2.内痔脱垂

内痔脱垂见于内痔后三期。多先有便血,后有脱垂,并越到晚期脱垂越严重,因晚期痔体积增大,逐渐与肌层分离,排便时易被推出肛门外。轻者便后可自行还纳,重者需用手推回,严重者在咳嗽、体力劳动等腹压增加时也能脱出肛门外。甚至有的内痔(四期)脱出肛门后不能还纳,严重影响患者的生活及劳动。有的内痔出血不明显,而脱垂是其主要症状。

3.疼痛

单纯内痔无疼痛,但有肛门下坠感。只有当内痔脱出嵌顿、水肿、血栓形成、感染、坏死时才有不同程度的疼痛。

4.肛门瘙痒、潮湿

晚期内痔,由于痔块反复脱垂,肛门括约肌松弛,分泌物常流出刺激肛周皮肤,出现潮湿及瘙痒,有的还出现肛周湿疹。

(三)诊断

内痔主要根据其临床表现及检查结果来诊断。检查应按照视诊、直肠指检和肛门镜检查的顺序仔细进行。

1.肛门视诊

用两手拇指将肛门向两侧牵开,三、四期内痔多能清楚地看到,二期痔有时亦能看到。痔有脱垂者,在蹲位或嘱患者排便后使痔保持脱垂状态下立即观察,可清楚地看到痔核的大小、形态、部位和数目。痔黏膜有无破溃、出血,特别对诊断环状痔有意义。

2.直肠指检

如内痔无血栓形成或纤维化,不易扪出。但对排除直肠其他病变十分重要,尤其要除外直肠癌、息肉和直肠黏膜下肿块等病变。

3.肛门镜检查

进行肛门镜检查时,先观察直肠腔内有无血迹、黏液,黏膜有无充血、水肿、溃疡及肿块,排除直肠内其他病变,再观察齿状线上方的痔块,痔块向肛门镜内突出,呈暗红色结节,并注意其大小、数目、部位及其黏膜有无糜烂等。

（四）鉴别诊断

内痔的诊断并不困难,关键是在诊断内痔时应注意与直肠癌等严重疾病进行鉴别,避免对肛管直肠其他疾病的漏、误诊。与痔鉴别的主要疾病有以下几种。

1.直肠癌

临床上将直肠癌误诊为痔者并不少见,其误诊原因是仅凭便血等症状来诊断,忽视了直肠癌、溃疡性结肠炎等疾病也多有便血,而未行直肠指检或内镜检查。直肠癌为高低不平的实质性肿块,表面有溃疡、组织脆、易出血,指套有血迹。肿瘤较大时,肠腔有狭窄,并且肿块较固定。尤其注意三、四期内痔与直肠远端癌的鉴别,不要看到有痔或环状痔,就满足于痔的诊断、治疗,直到病情加重才行直肠指检或内镜检查,这种沉痛的教训并非少见,应予以高度重视。

2.直肠息肉

息肉如有糜烂可以并发出血,有蒂息肉可脱出肛门外,有时误诊为痔脱垂。但息肉呈淡红色、可活动、圆形或分叶状,触之呈实质感。

3.直肠脱垂

有时将直肠脱垂误诊为环状痔。直肠脱垂呈环形,黏膜表面平滑,肛管括约肌松弛。环状痔脱垂黏膜呈梅花瓣状,括约肌不松弛。

4.肥大肛乳头

肥大肛乳头呈乳头状或三角形突起,有的有蒂,可脱出肛门外。肛门镜见肥大肛乳头位于齿状线部位,呈灰白色、质硬,有触痛,无出血。

（五）治疗

痔不会转变为其他恶性病变,偶有出血或脱垂,只需注意饮食,多吃蔬菜、多喝水,使大便松软、通畅,即可缓解。故目前对痔的治疗观点如下。①无症状的痔无须治疗,一切治疗的目的是消除症状,而不是消除痔体,故痔有出血、脱垂、嵌顿或血栓形成时才需治疗,一切没有症状的痔只需注意饮食,保持大便通畅,注意肛门清洁,防止并发出血、脱垂等的发生即可,无须特殊治疗;②痔的治疗是消除症状,而不是根除痔本身,通过对痔周围组织的纤维化,以达到固定肛垫于直肠肌壁的目的,防止痔出血、脱垂;③严格掌握手术适应证,当保守治疗失败或三、四期内痔已失去其保留的意义,而且不再有可逆性时,选择手术切除是必要的,但轻易地将痔切除或大范围地切除是不可取的。同时痔有出血、脱垂,眼看着患者受痛苦,这也是不符合医学伦理的。

根据以上观点,内痔的治疗应根据每个患者的病情,医师的经验等,选择不同的治疗方法。

1.一般治疗

对伴有便秘的患者,应用缓泻药软化大便,每晚或便后用 $1:5\,000$ 高锰酸钾液坐浴,然后向直肠内塞入痔疮栓。如痔核脱出,用手轻轻推回。对嵌顿性痔,用 50% 硫酸镁湿敷后,轻柔地将其复位,待炎症消退后再进一步治疗。

2.痔注射疗法

内痔注射疗法自 19 世纪起一直沿用至今。目前用作内痔注射疗法的药物较多,常用的有 5% 苯酚植物油,5% 鱼肝油酸钠,5% 盐酸奎宁尿素水溶液,以及消痔宁等。注射疗法的作用机制是将硬化剂注入痔块周围,造成局部无菌性炎症,导致痔黏膜下组织纤维化,小血管闭塞,使下移的肛垫回缩固定于肌层面上。而注射疗法绝不是使血管栓塞。在这些硬化剂中,目前国内外最常用的是 5% 苯酚植物油。该药有以下优点:①用量小,总剂量 $10\sim15$ mL,一般无不良反应,如用其他注射剂量大的药物,容易引起局部黏膜的坏死及溃疡;②容易吸收,局部反应小,因植物油容易吸收,如用矿物油配制则不易吸收,并且可致不良后果;③苯酚本身有灭菌作用,用于易被污染的肛门部位是有益的;④注射后局部产生的瘢痕很小。

(1)适应证:①无感染、糜烂等并发症的内痔都可以注射;②一期内痔,尤其适用于主诉便血无脱垂者,对控制出血的效果明显,且有很高的两年治愈率;③二、三期内痔,注射后可防止或减轻脱垂;④痔手术后复发,再度出血或脱垂者;⑤年老体弱、高血压、心脏病、肝、肾功能不全者亦可注射,但应谨慎进行。

(2)禁忌证:任何外痔及内痔有血栓、感染或糜烂者。

(3)方法:注射前排空大小便,取侧卧位或截石位。行直肠指检后插入肛门镜,仔细检查肛管后暴露内痔。用氯己定消毒。将针尖刺入齿状线上内痔根部黏膜 0.5 cm(图 5-11A),刺入后针尖能左右移动,即证明在黏膜下层;针尖不能移动,说明针刺入过深,已达肌层,应将针拔出少许,抽吸无回血,即可注射。针尖不应刺入痔中心的静脉丛内,以防硬化剂注入血管内,引起急性痔栓塞。注射 5%苯酚植物油的量应根据黏膜的松弛程度和痔的大小来定。一般每个痔注入 3～5 mL,如黏膜很松弛可达 5 mL。每次注射 1～3 个母痔。药液注入黏膜下层后,可见粉红色的黏膜隆起,并可见黏膜血管纹理(图 5-11B)。如药液注入过浅,隆起黏膜呈白色,以后黏膜易坏死形成溃疡。若注射过深,达肠壁肌层,可出现疼痛。若注入齿状线以下,患者立即感到疼痛。并且前正中线部位不宜注射,因易损伤前列腺、尿道或阴道。因此注射的部位和深浅关系到疗效的好坏、患者的痛苦及并发症,应加注意。

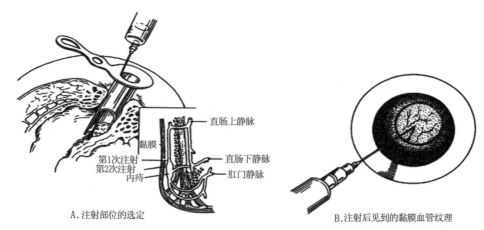

A.注射部位的选定　　　　　　　　　　B.注射后见到的黏膜血管纹理

图 5-11　内痔注射疗法

(4)注射疗法的注意事项如下。①注射结束,拔针后观察穿刺点有无出血,如有出血,用无菌干棉球压迫片刻止血;肛门镜拔除后,括约肌收缩,多能止血及防止药液自针孔流出。②拔除肛门镜前,直肠内置入 1 枚外涂痔疮膏的痔疮栓,有利于局部的消炎、止痛。③每隔 5～7 d 注射1 次,每次注射内痔不超过 3 个,1～3 次为 1 个疗程,第 2 次注射部位较第 1 次稍低。④注射药量要适当,注射过少疗效差,足量注射疗效好,过量注射易致局部黏膜坏死;注射针头用 9 号长的穿刺针,针太粗易致出血,过细药液不易注入。⑤注射中或注射后都不应有疼痛,如注射中出现疼痛多是因注入过深或注射到齿状线以下等原因引起,术后疼痛多是感染造成。⑥注射后 24 h不排便,以防止痔脱垂及出血、感染;若有脱垂,应立即还纳,以免发生痔静脉栓塞。⑦第 2 次注射前应先行直肠指检,如痔已硬化,表明痔已固定,则不需要再次注射;或在肛门镜下用钝针头拨动痔表面黏膜,如仍松弛,可再注射。⑧注射后应休息 30 min,患者无不适后才可离开,以防虚脱等反应。

(5)并发症:一般内痔注射发生的并发症少,尤其是 5%苯酚植物油注射发生的并发症很少。常见的并发症有以下几种。①出血:多是黏膜破溃后出血,且出血量多较大,主要是注射药浓度过高,过于集中,痔上血管被腐蚀后发生大出血;应在直视下缝扎止血。②局部坏死:如用消痔宁或奎宁等注射,浓度过高,用量过大、深浅不当引起;坏死后形成溃疡,有的可发生出血,多经抗感染等对症治疗 1 个月左右才能愈合。③直肠狭窄:多因注射无计划、无目的、在同一平面上注射痔过多,或注入药物过多、过浓,大片坏死,巨大溃疡愈合后形成狭窄,可用手指或气囊扩张狭窄,或手术成形等治疗。

(6)疗效:内痔注射疗法操作简单,多在门诊完成,见效快。尤其对一期内痔出血的止血作用好。有学者报道用 5%苯酚植物油注射一、二期内痔,其治愈率达 75%。但多数学者认为对二、三期内痔注射后疗效欠佳,2 年内复发率较高。

3.枯痔钉疗法

将枯痔钉插入痔中心部位产生创伤、异物反应,使痔静脉闭塞,间质纤维组织增生收缩、固定于肌肉表面,从而达到治愈痔。在异物反应期间,枯痔钉插入创道有引流作用,一般不会发生感染。枯痔钉有含砒与不含砒两类,目前多用不含砒的二黄枯痔钉(黄柏、大黄制成),避免了砒的毒性反应。

(1)适应证与禁忌证:枯痔钉疗法适用于二、三期内痔,但内痔如有糜烂、溃疡等感染时,以及外痔禁用枯痔钉疗法。

(2)方法:取左侧卧位,不用麻醉,先让患者下蹲屏气或用吸肛器等使痔充分暴露于肛门外。术者用左手固定脱出之痔,消毒。用右手捏住枯痔钉后段,将钉与肛管平行或呈 15°斜插入。用力刺破黏膜后,再左右旋转插入,深约为 1 cm,以不超过痔的直径为宜(图 5-12)。黏膜外剩余部分剪除,仅使钉外露 0.1 cm 起固定、引流作用。插钉间距 0.2~0.4 cm,齿状线以上 0.2 cm,插钉数量根据痔的大小来定,一般每个痔插钉4~6 根,两排枯痔钉应错位呈三角形。先插出血的痔,再插左侧的痔,最后插右侧的痔,一次插钉1~3 个内痔。插毕将痔送回肛门内,包扎。

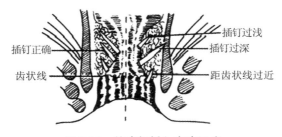

图 5-12　枯痔钉插入内痔深度

(3)术后处理:术后控制排便 1 d,以免枯痔钉脱落、痔脱出、出血。第 2 天开始口服液状石蜡等软化大便,避免用力排便。若痔脱出应立即送回,防止嵌顿。并注意大便性状,若出血过多,应行缝扎止血。便后及每晚应用1∶5 000高锰酸钾溶液坐浴,向直肠内塞入痔疮栓。1 周内避免重体力劳动,如用含砒枯痔钉,应注意查肝、肾功能。

枯痔钉插入后 12~24 h 溶化,2 周左右愈合。该法近期疗效好,1 年复发率约 20%,无肛门狭窄、失禁等并发症。由于复发率高等因素影响,近年来应用逐渐减少。

4.胶圈套扎疗法

通过器械将小胶圈套扎在内痔的根部,利用胶圈的弹性回缩力阻断内痔的血运,使痔缺血、坏死、脱落,创面逐渐愈合。该法适用于各期内痔,主要用于二、三期内痔。痔有感染等并发症时禁用。套扎器有吸入套扎器和拉入套扎器两种,前者常套扎痔块较少,疗效欠佳,以及易发生机械故障等,现应用渐减少。后一种套扎器圈套痔块的大小容易调节,故疗效较好。现以拉入套扎器为例说明套扎器的结构及使用方法。

(1)套扎器的组成:套扎器用不锈钢制成,全长为 20 cm,分三部分。①套扎器前端为套扎圈环,直径为1 cm,有内、外两圈,内圈套入外圈,外圈能前后移动。②杆部:为一长为 20 cm 带柄的金属杆,分内、外两杆,外杆与外圈相连接,按压柄部时,可使外圈向前移动,将内圈上的小胶圈推出,套住痔块根部。内杆与内圈相连接,不活动。③扩胶圈圆锥体,为将小胶圈装入内圈之用(图 5-13)。

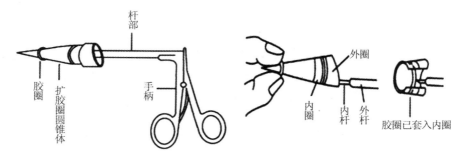

图 5-13　拉入套扎器

(2)方法:套扎前排尽大便,患者取膝胸位或侧卧位。插入肛门镜,显露需套扎的内痔,局部消毒后,助手固定肛门镜,术者左手持套扎器,右手持痔钳(或弯麦粒钳),从套扎器内伸入肛门内,钳夹痔块,将其拉入套扎器圈内,扣动手柄将两个胶圈推出,套扎于痔块根部,然后松开痔钳,并与套扎器一并取出,最后取出肛门镜(图 5-14)。一般一次可套扎1~3 个内痔。如无套扎器也可用两把血管钳替代。先将胶圈套在两把血管钳的前端部,然后用 1 把血管钳夹住痔根部,另1 把血管钳挑起胶圈越过痔,套在痔的根部(图 5-15)。痔的下端如套在齿状线处,应将其皮肤剪开,防止疼痛。

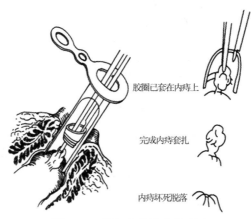

图 5-14　拉入套扎器套扎内痔

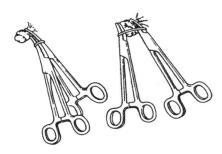

图 5-15　内痔血管钳套扎法

（3）注意事项：①钳夹痔块时如果患者感到疼痛，应重新往上夹，防止胶圈套在皮肤上，术后疼痛；②每个痔同时套两个胶圈，防止断离，使套扎失败，胶圈用浸泡消毒，防止高压消毒失去弹性；③套扎后如感疼痛不适，若是套扎到皮肤引起，应局部麻醉后 V 字形剪开痔下缘的皮肤；④每次套扎不超过 3 个痔，如为环状痔，第 1 次套扎后症状还明显者，可在 3～4 周后再行第2次套扎。

（4）术后处理：①术后控制排便 1 d，以防痔脱垂、水肿，若便后有脱垂应立即还纳；②便后或睡前用 1∶5 000 高锰酸钾溶液坐浴，并用痔疮栓塞肛；③对年老体弱者，可适当服用甲硝唑及环丙沙星等预防感染；④2 d 后适当应用缓泻剂以防便秘。

（5）并发症：一般患者行套扎术后第 1 次大便时，可能带少许血或肛门有下坠不适及疼痛感者，用坐浴或止痛药等对症治疗，这不属于并发症。常见的并发症有以下几种。①迟发性出血：一般发生在套扎后7～10 d，痔块脱落后发生出血，其发生率约为 1％，多需应用巴曲酶等止血药治疗，必要时行缝扎止血；如胶圈未脱落的出血，多因胶圈失去弹力或套扎过松，此时可行硬化剂注射，或行切除。②疼痛：剧烈疼痛应除外肛周感染，如无感染多系橡皮圈套扎到皮肤上，应在局部麻醉下切开被套扎的皮肤；如有感染应立即抗感染治疗，以防坏疽等严重并发症发生。③胶圈滑脱：常因胶圈本身的问题或组织张力过大引起，可使用缓泻剂，避免大便过于干结，大便时使胶圈移位，或在术中行结扎后，在痔内注入硬化剂防止滑脱。④血栓形成：内痔结扎后，在相应部位发生血栓性外痔的发生率为 2％～3％。发生后应给予坐浴或切开取血栓。

（6）疗效：该法操作简单，疗效较好，患者痛苦小。一般报道治愈率为 76％～90％，症状改善者为10％～25％，无效为 1％～10％，并且多为四期内痔。但套扎疗法愈合时间长，需 3 周左右。并且感染也偶有发生，应加警惕。

5.红外线凝固疗法

接近痔的正常黏膜处，围绕痔做 3～5 次脉冲照射。每次脉冲可产生直径为 3 mm，深为3 mm区域的组织坏死，使痔周围黏膜下产生纤维化，从而达到使痔缩小固定于肌肉表面的目的，使痔治愈。

（1）适应证：红外线凝固疗法适用于一二期内痔。

（2）方法：患者侧卧位或折刀位，可在靠近齿状线处黏膜下注射少量麻药，以防照射时疼痛。用肛门镜显露痔块，根据痔的大小，在靠近痔块正常黏膜处环形照射 3～5 次脉冲，每次脉冲1～1.5 s（图 5-16）。不能直接照射痔的中部，每次可照射1～3 个母痔，如需要 2 周后可再用该法治疗。照射后组织凝固变白，以后数天内成黑色的焦痂，最后焦痂脱落，留下轻微皱缩的粉红色瘢痕。

311

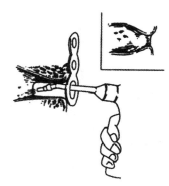

图 5-16　红外线凝固疗法治疗内痔

上图示 1 个痔需照射 4 个点

（3）疗效：该方法操作简单，无疼痛，疗效较好。对一、二期内痔与胶圈及注射疗法相比较疗效相似。但对三期内痔的疗效差。

6.双极透热疗法

该方法通过热效应使局部组织破坏，形成溃疡，纤维组织增生愈合，使痔缩小、固定，达到治愈目的。该仪器的痔探头是通过双极电流来使血管团发生凝固、电流经过探头顶端两个临近电极之间的组织，使组织凝固、发白。由于电流通过的路径较短，即使多次应用，其穿透的深度仍较有限。

（1）适应证：双极透热疗法适用于一、二、三期无并发症的内痔。

（2）方法：左侧卧位或折刀位。不用麻醉。用绝缘肛门镜暴露痔块。将探头紧密接触齿状线 1 cm 以上的痔块，打开开关，直到局部组织发白。此时局部组织凝固的深度已达到 3 mm。一次可治疗 1～3 个内痔。

（3）疗效：该法容易操作，治疗时间短、无疼痛、疗效较好，一次治愈率可达 78%，并对三期内痔亦有较好的疗效。

7.肛管扩张术

1968 年 Lord 报道了应用肛管扩张术治疗内痔。认为痔的发生是由于肛管内压增高所致，因此扩张肛管降低肛管压力，可以解除痔的症状，达到治愈目的。

（1）适应证：该法适用于肛管静息压大于 13.3 kPa，或疼痛剧烈的绞窄性内痔。禁用于老年人及常有腹泻者。

（2）方法：取截石位或折刀位。用腰麻或骶管麻醉。具体操作方法见肛裂的肛管扩张术。扩张后 2 周复查，如症状未消失，可用扩肛器再次扩肛。并发症有肛管皮肤撕裂、出血、黏膜下血肿及暂时性肛门失禁。

（3）疗效：扩肛后症状改善或无症状者，一般报道为 75% 左右；无效者为 5%～20%，故有的患者需改用手术等治疗。长期随访复发率较高。

8.手术治疗

手术治疗适用于三、四期内痔，尤其适用于外痔较大的混合痔。

（1）外剥内扎术：外剥内扎术适用于混合痔。即外痔剥离，内痔结扎。手术步骤如下。①折刀位或截石位，骶管麻醉或局部麻醉。②消毒、扩张肛管后，用拉钩轻轻拉开肛管，探查痔的数目、大小和部位。③用组织钳夹住外痔向外牵拉，暴露内痔（图 5-17A），在外痔基底部两侧皮肤做 V 形切口,剪开皮肤时,防止剪破痔静脉丛;在括约肌表面钝性分离外痔静脉丛至齿状线稍上方,并剪开内痔两侧少许黏膜,显露内痔基底部。④用弯血管钳夹住内痔基底部,用 7 号不吸收线结扎(图 5-17B),再用 4 号不吸收线缝扎一道,剪除痔块。⑤用 3-0 号可吸收线缝合切开的黏膜直至齿状线处,皮肤切口不缝合,以利引流。

用同样的方法切除其他 1～2 个母痔,一次手术切除不超过 3 个。并且在切除的两痔之间必须留有 1 cm 以上的正常黏膜和皮肤,避免发生肛门狭窄。创面敷以凡士林纱布包扎。

(2)急性嵌顿性内痔的手术治疗:内痔,尤其是环状内痔脱出嵌顿(称急性痔病),由于有广泛的血栓形成及水肿,患者十分痛苦。以往认为手术会导致炎症扩散,其治愈时间长,有的还发生感染,故不敢手术切除,而行保守治疗。近来认为嵌顿性痔的急性水肿是静脉和淋巴回流障碍所致,而并非炎症引起,即使痔有浅表溃疡形成,但炎症多在痔表面,不在深层组织,并不影响手术。并且肛周组织对细菌感染有较强的抵抗力,应行急症手术切除,但仅限于其 1～3 个嵌顿有血栓形成的痔,而不适宜做痔环形切除等范围较大的手术。术后水肿明显减轻或消失,疼痛缓解。但脱垂之痔如有明显感染或坏死,仍应保守治疗。

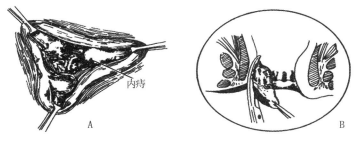

图 5-17　混合痔外剥内扎术

A.用组织钳夹住外痔向外牵拉,暴露内痔;B.外痔已剥离,在内痔根部上血管钳准备结扎

(3)痔环形切除术:痔环形切除术适用于环状痔及内痔伴有直肠黏膜脱垂者。术前排尽大便。手术步骤:①取折刀位或截石位;腰麻或骶管麻醉。②消毒、铺单后,扩肛至 4 指,探查痔的数目、大小及部位。③选一与肛管直径相同的软木塞塞入肛管内,然后向外拉 2～3 cm,使痔全部脱出,并附着于软木塞上;用一排大头钉将痔块环形固定在软木塞上,针距 1 cm;在齿状线上缘 0.5 cm 处环形切开黏膜(图 5-18);在括约肌表面剥离切除所有扩张的痔静脉团。④在 12 点处纵行剪开黏膜,将直肠黏膜与齿状线皮肤缝合 1 针,用同样方法在 3、6、9 点处各缝 1 针。⑤在痔块上方从 12 点处向 3 点方向做环形切口,切除黏膜及痔块。用 3-0 号可吸收线边切边间断缝合,逐步完成环状痔的切除与缝合(图 5-19A、B)。肛管内置一小块凡士林纱布包扎。

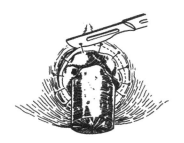

图 5-18　在齿状线上方 0.5 cm 环形切开黏膜

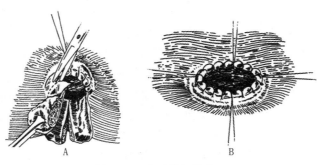

图 5-19 痔环形切除术

A.在痔块上方环形切断黏膜,边切边缝;B.痔切除后外观

切口愈合后,应做直肠指检,如有狭窄,应定期扩肛。痔行环形切除,容易发生肛管狭窄,故在切除中尽量多保留皮肤。由于该手术容易发生并发症,并且操作相对复杂,故近年来施行该手术者逐渐减少,而应用吻合器行环状痔切除术者增多。

(4)吻合器行痔环形切除术:该手术适用于三、四期环状脱垂性内痔。1998 年意大利 Longo 医师首先应用吻合器行痔环形切除术(procedure for prolapse and hemorrhoids,PPH)以来,在世界许多国家也开展了此手术,我国已行 PPH 手术上千例。

该手术的原理:用圆形吻合器(图 5-20)经肛门环形切除直肠下端黏膜 4 cm 的同时,并将黏膜对端吻合,不切除痔及肛管内的组织。由于直肠下端黏膜(距齿状线 2～3 cm)被切除了 4 cm,对端吻合后将下段脱垂的内痔组织向上提到肛管内,并且痔的血液循环也受到一定程度的阻断,痔缩小,以及术后炎症的影响,纤维组织增生,痔不易脱出肛门外。并且此手术未累及到齿状线及皮肤,故术后疼痛极轻,术后气、便的分辨、排泄能力不受影响,并发症少,手术时间和住院时间均短。但器械昂贵。

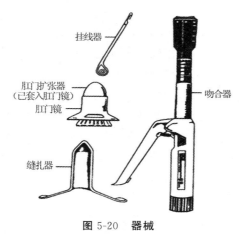

图 5-20 器械

方法:截石位或折刀位。腰麻或硬膜外麻醉。①扩张肛管,使内痔脱出,用 3 把组织钳夹住 3 个母痔,然后将外套肛门镜的肛管扩张器插入肛管直肠内,肛管扩张完毕后,取出扩张器;将缝扎器从肛门镜插入直肠,经肛门镜可见到脱入缝扎器内的黏膜;距齿状线 5 cm 用 7 号不吸收线缝合黏膜层一周,方法是边缝合边转动缝扎器(图 5-21),一圈缝好后,退除缝扎器。②将吻合器旋开到最大限度后从肛门镜插入,其头端伸入到环形缝线的上端,收紧环形缝合线打结,结不可

打得过紧,以防捆绑于中心杆上,影响向下滑动;结扎后的线不能剪断,用持线器通过吻合器侧孔将线尾引出肛门外打结或用钳夹住(图5-22),整个吻合器头伸入到肛管及直肠内;适当牵引结扎线使脱垂的黏膜进入套管内,拧紧吻合器,打开保险,击发完成切割、吻合(图5-23);并继续保持吻合器呈关闭状态20 s,有压迫止血的作用。③将吻合器松开,同时取出吻合器及肛门镜。然后用小S形拉钩或肛门镜暴露检查吻合口,如有出血行缝扎止血。

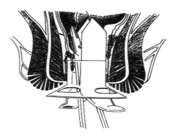

图 5-21　荷包缝合

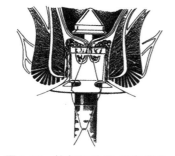

图 5-22　拉紧打结线,准备吻合

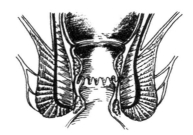

图 5-23　吻合口

手术注意事项:①缝合黏膜时,只能缝到黏膜下层,太深容易损伤括约肌及阴道,术后发生直肠阴道瘘,该并发症虽然较少,但已有报道。②环形缝合应距齿线5 cm,黏膜松弛明显时可作两道对称性的环形缝合,两环形缝合线应靠近;环形缝合的针距为0.5 cm,针距过大容易发生吻合口裂开。③取出吻合器应检查切除的黏膜是否完整、光滑;④拔除吻合器及肛门镜后,一定要检查吻合口是否光滑、完整、有无出血,如有出血或怀疑吻合欠佳时,应加强缝合,避免吻合口出血及瘘等并发症的发生。

9.痔手术的并发症

痔行手术切除疗效较好,术后症状解除或明显好转者可达93%。但手术并发症亦不容忽视。常见的有十余种,如出血、尿潴留、疼痛、便秘、粪便嵌塞、切口感染、肛门皮垂、直肠黏膜脱垂、肛门狭窄、肛裂、假性息肉、表皮囊肿、肛瘘、肛门瘙痒、肛门失禁、痔复发。避免这些并发症除了精心操作外,还应严格掌握手术适应证及围术期处理,在这些并发症中最常见、较严重的如下。

(1)出血:有早期及晚期出血。前者是因结扎不紧,脱落出血。后者发生在术后7～10 d,多因感染出血。由于肛管括约肌的作用,血液多反流入肠腔,而不易流出肛门外,故出血不容易及时发现。但出现下列征象者,应考虑到出血的可能:有阵发性腹痛、肠鸣音增强及腹胀;肛门下坠、便意感加重;患者出现头昏、心悸、恶心、出冷汗等虚脱症状。凡出现以上情况,应在止痛情况下行直肠指检,必要时行内镜检查,以便及时诊断和处理。如有出血除了全身应用巴曲酶或酚磺乙胺等止血药外,抗生素也应适当应用,但关键是局部止血。如出血量较大,应在腰麻或局部麻醉下缝扎止血。出血量较小,如渗血等用气囊导尿管,或30号肛管,外裹凡士林纱布,两端用丝线扎紧,外面再涂麻醉软膏,塞入肛门内压迫止血,一般均能达到止血目的。

(2)尿潴留:尿潴留是痔手术后最常见的并发症。有学者报道了痔手术后的尿潴留达 20%。疼痛及输液量过多是尿潴留的主要原因。因为疼痛、尿道括约肌不能充分地松弛,引起尿潴留。因此手术不缝合肛管皮肤,肛管内不塞入大块凡士林纱布用以压迫止血,可以减轻疼痛,同时适当应用止痛药,对预防尿潴留是重要的。并且在手术前及术后 12 h 限制水摄入量,造成短暂的轻微失水状态,使之在麻醉消失前,膀胱不会膨胀,待麻醉消失后,膀胱收缩功能恢复后再排尿,不会造成尿潴留。由于腰麻等对排尿功能有一定影响,故最好用局部麻醉。并术后患者应尽早起床活动,第 1 次排尿时到厕所可引起条件反射,对防止尿潴留有一定作用。

(3)便秘:痔手术后患者恐惧排便,以及术后卧床,肠功能紊乱或局部功能失调,如伴有结肠功能低下,则可出现便秘。故术后第 2 天,患者仍未排便者,可给予缓泻药软化大便,促进排便。如术后第 4 d 仍未排便,可用温盐水灌肠。

(4)肛门狭窄:肛门狭窄多见于环状痔行环形切除术后,或一次切除痔过多,切除两痔间留的皮肤、黏膜过少,或痔切除后纤维组织增生、瘢痕形成过大等引起。痔手术后的肛门狭窄常见的有以下三种。①肛缘处狭窄:多见于环状痔行环形切除时,切除肛管皮肤较多,或在行单个痔切除时,切除痔过多,同时切除的皮肤、黏膜范围较广,切口瘢痕收缩造成肛缘狭窄;检查时示指不能通过,瘢痕处有裂伤,多是由排便造成的撕裂。②齿状线处狭窄:多见于闭合式痔切除术后,即痔切除后皮肤黏膜完全缝合,外观肛门皮肤无异常,但直肠指检,齿状线处不能通过一示指。③齿状线上狭窄:多由于内痔蒂部结扎过宽,或切除痔的个数过多,结扎范围过于广泛引起。肛门狭窄应先行扩肛治疗,每天 1~2 次,多数患者有效,若无效者应行肛门成形术。

二、外痔

(一)静脉曲张性外痔

静脉曲张性外痔也称单纯性外痔,由齿状线以下的外痔静脉丛扩张、迂曲形成。行走过久肛门可有下坠或异物感,有时有瘙痒。但无疼痛等其他症状。检查见肛周皮下有圆形或椭圆形的柔软突出物。静脉曲张性外痔给予内痔的一般治疗即可,无须手术等治疗。

(二)血栓性外痔

血栓性外痔常见于便秘,排便用力过猛,咳嗽,过度疲劳,或局部静脉炎症,使肛缘静脉破裂,但也有无原因的自发性破裂。血液在肛缘皮下形成圆形或卵圆形血块。患者有突感肛门疼痛史,并出现一肿块,行走不便。疼痛在 48 h 内最剧烈,严重者坐卧不安。数天后疼痛渐减轻,5~7 d 后肿块变软,逐渐消散,疼痛缓解。

1.检查

早期在肛缘皮下可见暗红色结节,多为 0.5~2 cm 大小。触之质地硬,边界清楚,压痛明显。血栓性外痔皮肤可自行破裂排出血块,伤口可自愈,但有的则形成脓肿或肛瘘。

2.治疗

发病 1~3 d,若疼痛剧烈,肿块无变软、缩小,则应行手术治疗。反之若肿块缩小,疼痛轻微,则不需手术治疗。

3.手术方法

左侧卧位。局部麻醉后消毒,以血栓为中心,做一放射状切口,用血管钳将血栓完整地取出,有时有多个血栓,应逐个取出,不能遗留血栓,以免术后疼痛、肿胀不能缓解。取尽血栓后,剪除切口边缘皮肤少许,以利引流,并可防止愈合后形成皮垂外痔。伤口内置凡士林纱布引流,包扎。

（三）结缔组织外痔

结缔组织外痔也称皮垂性外痔,痔内无静脉扩张。常由慢性炎症刺激引起,多是血栓性外痔及肛门手术后的后遗症。患者有时有肛门异物、下坠感,或瘙痒,如有炎症时则感疼痛。常有粪便擦不尽污染内裤。皮垂性外痔如伴有炎症反复发作,可行手术切除。但一般情况下无须手术治疗,保持肛门部清洁,以免肛周瘙痒及感染。

三、混合痔

（一）概述

混合痔是指齿状线上直肠黏膜下的血管性衬垫病理性扩张或增生,与齿状线下曲张的痔下静脉丛在同一方位的相互贯通融合,括约肌间沟消失,使内痔部分和外痔部分形成一整体的隆起性组织。多发于截石位 3 点、7 点、11 点处,且以 11 点处最为多见。在诊断混合痔时,应注明内痔的分期和外痔的分类。

（二）临床表现

用力排便或负重等致腹压增加时,肛缘可见扩大隆起的静脉曲张性外痔,内痔部分较大者,常可脱出肛门外（图 5-24、图 5-25）。

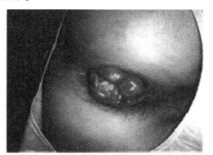

图 5-24　混合痔伴肛乳头肥大

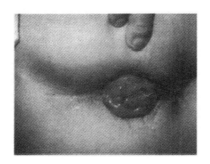

图 5-25　静脉曲张型混合痔

（三）诊断

直肠指诊可触及柔软、表面光滑、无压痛的隆起组织;混合痔部位括约肌间沟消失;肛镜检查内痔与外痔连成一体,无明显分界。

（四）鉴别诊断

鉴别诊断参照内、外痔的相关部分。

（五）治疗

1.非手术治疗

非手术治疗参照内、外痔的相关部分。

2.手术治疗

（1）电容场电钳治疗：取左侧卧位，常规消毒铺巾，腰部麻醉或局部麻醉。消毒肛管，扩肛，用组织钳夹住痔核并提起，然后用电钳夹紧痔核根部，其下垫好纱布，踩下脚控开关，3～50 s后仪器将自动报警，如果痔核较大，可在同一痔核不同平面反复钳夹直至满意为止。松开脚控开关，取下治疗电钳，痔核的基底部出现一2～3 mm宽的白色干结组织，距该干结组织1～2 mm处将痔核切除。对单个或界面清楚的混合痔，若以内痔为主，外痔部分较小者可内外部分一次钳夹；相反若以外痔为主，外痔基底部较广泛者，可先将外痔基底部皮肤呈V形切开，稍加钝性分离，然后钳夹内、外部分一次治疗。如遇过大痔组织，也可先行外痔部分钳夹，后进行内痔钳夹。

（2）外痔剥离，内痔结扎术：麻醉后，肛门部常规消毒，铺治疗巾，消毒肛管直肠，充分扩肛，使内痔全部暴露，在外痔部分，先做"V"形切口，注意保留肛管皮瓣，用组织钳提起"V"字形皮瓣，将皮瓣下方的外痔静脉丛剥离至齿状线上0.2 cm处，然后用止血钳夹住内痔部分基底部，用丝线圆针做"8"字形贯穿缝扎，距缝扎线0.5 cm剪去痔的远端，修剪皮肤边缘至整齐，并使引流通畅，检查创面无出血，肛管内放入油纱条，外盖敷料并固定。术后当天限制大便，以后每次便后中药煎汤或温水坐浴，常规换药至愈。

外痔剥离时要选好切口，照顾外痔部分的整体关系，手术中注意保留适当的黏膜和皮肤，以防术后肛门直肠狭窄。术后处理参见内痔贯穿结扎法。

（3）环状混合痔分段结扎术：麻醉后，肛门部常规消毒，铺治疗巾，消毒肛管直肠，充分扩肛，使内痔全部暴露，首先根据痔核的多少、大小及与齿状线、肛管、肛缘的关系，决定痔核分段以及保留肛管皮桥、黏膜桥的部位和数量。一般保留3～4条肛管皮桥、黏膜桥。每条肛管皮桥的宽度不小于0.5 cm，黏膜桥的宽度不小于0.2 cm。肛管皮桥与黏膜桥应尽可能保留在痔核自然凹陷处，并呈较远距离均匀地分布。使痔核下端分离及结扎顶点的连线均呈齿形。由于保留了肛管皮桥、黏膜桥，进行了齿形分离结扎，这对避免肛门狭窄、肛门松弛、黏膜外翻后遗症有重要的作用。手术时，先将设计的一个痔核，在相应的外痔部分做放射状的梭形切口（肛管内切口应平行于肛管）。若外痔部分为静脉曲张，可做潜行剥离，尽量减少对正常肛管皮肤的损伤。分离至齿状线上0.5 cm，用一把弯钳将内痔基底部夹住，用丝线将内痔结扎，剪去结扎后的大部分痔组织。同法处理其他痔核。然后修理创口皮缘，并可将切口适当向肛外延长，以利引流，术中如有血管出血，予以结扎。对于肛管较紧缩的患者可在后正中切开内括约肌下缘。检查无出血，创面及肛门内放入油纱条，外盖敷料并固定。

（4）结扎注射后位扩肛术：麻醉后常规铺巾，消毒肛管、扩肛显露痔核，设计痔核分组，从肛管后位自齿状线向对应肛缘做切口，于肛管内侧将内括约肌做部分切断以此向后位肛缘做斜坡样切口，将切口肛管内侧黏膜缘缝合固定。于痔核的内痔部分与直肠黏膜交界处至痔核外侧皮肤剪切缘，用10号丝线做"8"字缝合结扎。使结扎平面平行于肛管。同法处理其他各组痔核。一般为3～5组。每两组间曲张的外痔部分，可将其皮肤分离切开一并结扎。结扎后，肛管可能过一指半。于痔核内注入坏死剂，在肛管内放置排气引流管（图5-26），加盖敷料，手术毕。

（5）特殊痔病的治疗处理。①急性嵌顿痔：在内痔无绞窄坏死的情况下可考虑手术治疗，可使用外剥内扎手术、PPH手术、痔结扎手术，手术注意结扎前行血栓摘除及皮肤的保留，防止过度损伤;②妊娠期痔手术:孕后 20～30 周为安定期,痔病发作时可考虑手术,但麻醉和抗生素应用对胎儿有影响,须注意;③高龄患者原则上非手术治疗,病情需要、条件许可时可选择适宜的手术,应以微创手术为主。

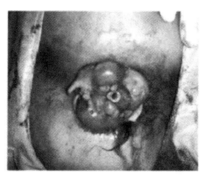

图 5-26　混合痔结扎术后

（周吉照）

第六章

血管外科疾病

第一节　血栓闭塞性脉管炎

血栓闭塞性脉管炎(thrombo angiitis obliterans,TAO)是一种有别于动脉硬化,节段分布的血管炎症。病变主要累及四肢远端的中、小动静脉。病理上主要表现为特征性的炎症细胞浸润性血栓,而较少有血管壁的受累。1908年Burger首先对11条截肢肢体的动、静脉进行研究,并发现其病理变化主要是病变血管的血栓形成和机化,不同于传统的动脉硬化。因此本病又称Burger病,国内简称脉管炎。

一、流行病学

血栓闭塞性脉管炎的发病虽为全球性分布,但亚洲地区的发病率明显高于欧美。我国各地均有发病,但以北方地区为主,可能与气候寒冷有关。就性别而言,患者绝大部分为中、青年男性。近年的流行病学调查表明,血栓闭塞性脉管炎总的发病率呈下降趋势,但女性发病有所上升。

二、病因和病理

目前有关血栓闭塞性脉管炎的确切发病机制尚不清楚。由大量的研究表明吸烟与TAO密切相关。患者中有吸烟史者(包括主动和被动吸烟)可达$80\%\sim95\%$,持续吸烟可显著加速病情进展和症状恶化。及时戒烟(尤其在肢体末端出现坏疽前)可明显减缓症状,甚至达到完全缓解。而再吸烟后,病情又会复发。至于吸烟在TAO发病过程中所参与的作用,目前尚不清楚。可能的机制有:烟碱能使血管收缩;对烟草内某些成分的变态反应导致小血管炎性、闭塞性变化;纯化的烟草糖蛋白可影响血管壁的反应性。其他可能参与血栓闭塞性脉管炎起病的因素还包括遗传易感性、寒冷刺激、性激素(由于本病多见于青壮年男性)、高凝倾向、内皮细胞功能受损以及免疫状态紊乱。

病理上血栓闭塞性脉管炎可分为急性期、进展期和终末期。血栓形成、大量炎症细胞浸润和增生是血栓闭塞性脉管炎特征性的病理改变。就病变的分布范围而言,血栓闭塞性脉管炎主要累及四肢的中小动静脉,并以动脉为主。如下肢的胫前、胫后、足背及跖动脉,上肢的桡、尺及掌

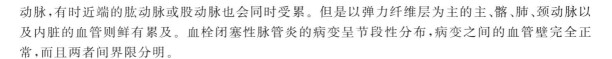

动脉,有时近端的肱动脉或股动脉也会同时受累。但是以弹力纤维层为主的主、髂、肺、颈动脉以及内脏的血管则鲜有累及。血栓闭塞性脉管炎的病变呈节段性分布,病变之间的血管壁完全正常,而且两者间界限分明。

三、临床表现

血栓闭塞性脉管炎多见于男性吸烟者,一般在 40～50 岁以前开始起病,按照病程的进展以及病情的轻重,临床上可分为三期。

第一期:局部缺血期。主要表现为患肢的苍白、发凉、酸胀乏力和感觉异常(包括麻木、刺痛、烧灼感等)。然后可出现间歇性跛行,而且随着病情的进展,间跛距离会逐渐缩短。与动脉硬化导致肢体缺血有所不同,血栓闭塞性脉管炎的间跛往往起始于足背或足弓部,随着病情的进展,才会出现小腿腓肠肌的疼痛。体检则主要表现为患肢远端的动脉搏动减弱。此外,此期还可能表现为反复发作的游走性血栓性静脉炎,并有压痛,需对此引起重视。

第二期:营养障碍期。此期主要表现为随着间跛距离的日益缩短,患者最终在静息状态下出现持续的患肢疼痛,尤以夜间疼痛剧烈而无法入睡。同时患肢皮温明显下降,出现苍白、潮红或发绀,并伴有营养障碍,但尚未出现肢端溃疡或坏疽。交感神经阻滞后也会出现一定程度的皮温升高。

第三期:组织坏死期。为病情晚期,出现患肢肢端的发黑、干瘪、溃疡或坏疽。多为干性坏疽。先在一两个指(趾)的末端出现,然后逐渐波及整个指(趾),甚至周边的指(趾),最终与周围组织形成明显界线,坏疽的肢端可自行脱落。此时患者静息痛明显,整夜无法入睡,消耗症状明显。若同时并发感染,可转为湿性坏疽,严重者出现全身中毒症状而危及生命。值得一提的是血栓闭塞性脉管炎往往会先后或同时累及两个或两个以上肢体,可能症状出现不同步,在诊治时应引起注意。

四、诊断

(一)病史及体格检查

对于年龄在 40～45 岁(尤其是男性患者),既往有长期吸烟史,出现肢体远端的缺血表现,同时排除其他可能引起肢体远端缺血的病理因素时,则应考虑血栓闭塞性脉管炎的诊断。此外,下列三项体格检查也有助于进一步的明确诊断。

1.Burger 试验

患者取平卧位,下肢抬高 45°,3 min 后观察。阳性者足部皮肤苍白,自觉麻木或疼痛。待患者坐起,下肢下垂后则足部肤色潮红或出现局部紫斑。该检查提示患肢存在严重的供血不足。

2.Allen 试验

本试验目的是为了了解血栓闭塞性脉管炎患者手部动脉的闭塞情况。即压住患者桡动脉,令其反复做松拳、握拳动作。若原手指缺血区皮色恢复,证明尺动脉来源的侧支健全,反之提示有远端动脉闭塞存在。同理,本试验也可检测桡动脉的侧支健全与否。

3.神经阻滞试验

神经阻滞试验即通过腰麻或硬膜外麻醉,阻滞腰交感神经。若患肢皮温明显升高,提示肢体远端缺血主要为动脉痉挛所致,反之则可能已有动脉闭塞。但本试验为有创操作,目前临床上很少应用。

（二）实验室检查

目前诊断血栓闭塞性脉管炎除了行病理切片观察外，尚缺乏有效的实验室检查手段。临床主要是行常规的血、尿及肝肾功能检查，了解患者全身情况，测定血脂、血糖及凝血指标，明确有无高凝倾向和其他危险因素。此外，还可行风湿免疫系统检查排除其他风湿系疾病可能，如RF、CRP、抗核抗体、补体、免疫球蛋白等。

（三）特殊检查

1.无损伤血管检查

即通过电阻抗血流描记，了解患肢血流的通畅情况，通过测定上肢和下肢各个节段的血压，计算踝肱指数（ABI）评估患肢的缺血程度及血管闭塞的平面，正常ABI应大于或等于1，若ABI小于0.8提示有缺血存在，若两个节段的ABI值下降0.2以上，则提示该段血管有狭窄或闭塞存在。此外，本检查还可以作为随访疗效的一个客观指标。

2.多普勒超声检查

可以直观地显示患肢血管，尤其是肢体远端动、静脉的病变范围及程度。结合彩色多普勒血流描记，还可测算血管的直径和流速，对选择治疗方案有一定的指导意义。

3.磁共振血管成像（magnetic resonance angiography，MRA）

这是近年来新发展起来的一种无损伤血管成像技术，在磁共振扫描的基础上，利用血管内的流空现象进行图像整合，从而整体上显示患肢动、静脉的病变节段及狭窄程度，其显像效果一定程度上可以替代血管造影（尤其是下肢股段的动脉）。但是MRA对四肢末梢血管的显像效果不佳，这一点限制了MRA在血栓闭塞性脉管炎患者中的应用。

4.CT血管成像（computed tomographic angiography，CTA）

这也是近年来新发展起来的一种无损伤血管成像技术，在多排螺旋CT扫描的基础上，将横断面的增强CT图像进行三维整合，从而整体上显示患肢动、静脉的病变节段及狭窄程度，其显像效果与MRA相似。

5.数字减影血管造影（DSA）

目前为止，血管造影（主要是动脉造影）依旧是判断血栓闭塞性脉管炎血管病变情况的"黄金标准"，虽然DSA为有创性检查，但是在必要的情况下，仍需通过造影来评估血管的闭塞情况，指导治疗方案。在DSA上，血栓闭塞性脉管炎主要表现为肢体远端动脉的节段性受累，即股、腘动脉以远的中、小动脉，但有时也可同时伴有近端动脉的节段性病变，但单纯的高位血栓闭塞性脉管炎较为罕见。病变的血管一般呈狭窄或闭塞，而受累血管之间的血管壁完全正常，光滑平整，这与动脉硬化闭塞症的动脉扭曲、钙化以及虫蚀样变不同，可以鉴别。此外，DSA检查还可显示闭塞血管周围有丰富的侧支循环建立，同时也能排除有无动脉栓塞的存在。

五、鉴别诊断

根据血栓闭塞性脉管炎的病史特点，在诊断中应与下列疾病进行鉴别。

（一）动脉硬化闭塞症

本病多见于50岁以上的老年人。患者往往同时伴有高血压、高脂血症及其他动脉硬化性心脑血管病史（冠心病、脑梗死等）。病变主要累及大、中动脉，如腹主动脉、髂动脉、股动脉等。X线检查可见动脉壁的不规则钙化。血管造影显示有动脉狭窄、闭塞，伴扭曲、成角或虫蚀样改变。

（二）急性动脉栓塞

起病突然,既往多有风湿性心脏病伴房颤史。在短期内可出现远端肢体 5P 症状:苍白、疼痛、无脉、麻木、麻痹。血管造影可显示动脉连续性突然中断。而未受累的动脉则光滑、平整。同时,心脏超声还可以明确近端栓子的来源。

（三）多发性大动脉炎

多见于青年女性,主要累及主动脉及其分支动脉,包括颈动脉、锁骨下动脉、肾动脉等。表现为动脉的狭窄或闭塞,并产生相应的缺血症状。同时在活动期可有红细胞沉降率增快,并有其他风湿指标异常。

（四）糖尿病性坏疽

应与血栓闭塞性脉管炎晚期出现肢端溃疡或坏疽进行鉴别。糖尿病者往往有相关病史,血糖、尿糖升高,而且多为湿性坏疽。

（五）雷诺综合征

多见于青年女性。主要表现为双上肢手指阵发性苍白,发紫和潮红,发作间期皮色正常。患肢远端动脉搏动正常,且鲜有坏疽发生。

（六）自身免疫性疾病

首先是与 CREST 综合征及硬皮病相鉴别。这两种疾病均可引起末梢血管病变,但同时有皮肤的病理改变。血清中 Scl-70 及抗着丝点抗体呈阳性,结合指（趾）甲黏膜的微循环变化,可予以鉴别。其次是与系统性红斑狼疮（SLE）、类风湿关节炎及其他全身性风湿系统疾病引起的血管炎相鉴别,主要通过病史采集,一些特征性实验室检查及组织活检来鉴别。

六、治疗

目前临床上对于血栓闭塞性脉管炎主要采取综合治疗,但总体效果不理想,相当一部分患者仍旧需要截肢。想要取得良好疗效,关键是戒烟。

（一）戒烟

研究表明即使每天抽烟仅 1～2 支,就足以使血栓闭塞性脉管炎的病变继续进展,使得原来通过多种治疗业已稳定的病情恶化。反之,若能在患肢末端发生溃疡或坏疽之前及时戒烟,虽然患者仍旧可能存在间歇性跛行或雷诺征的表现,但绝大多数可以避免截肢。因此对于血栓闭塞性脉管炎的患者一定要加强戒烟教育,同时避免各种类型的被动吸烟。

（二）保暖

由于血栓闭塞性脉管炎易在寒冷的条件下发病,因此患肢应当注意保暖,防止受寒。但也不可局部过度热敷,从而加重组织缺氧。

（三）加强运动锻炼

可促进患肢侧支循环的建立,缓解症状,保存肢体,但主要适用于较早期的患者。主要有两类运动方法。①缓步行走:但应在预计发生间歇性跛行性疼痛之前停步休息,如此每天可进行数次;②Burger 运动:即让患者平卧,先抬高患肢 45°,1～2 min 后再下垂 2～3 min,再放平 2 min,并做伸屈或旋转运动 10 次,如此每次重复 5 次,每天数次。

（四）药物治疗

主要适用于早、中期患者,包括下列几类。

1.血管扩张剂

由于血栓闭塞性脉管炎存在明显血管痉挛,可使用血管 α 受体阻滞剂妥拉唑林,钙离子阻滞剂尼卡地平、佩尔地平、地巴唑、盐酸罂粟碱及烟酸等来缓解症状。

2.抗凝剂

理论上抗凝药物对血栓闭塞性脉管炎并无效。但有报道可减慢病情恶化,为建立足够的侧支循环创造时间。主要的抗凝药物是各类低分子肝素。

3.抗血小板聚集剂

如阿司匹林、氯吡格雷、西洛他唑、双嘧达莫等,可防止血小板聚集继发血栓形成。

4.改善微循环的药物

如西洛他唑、安步乐克以及诺保思泰,这些药物具有较明确的扩张微血管网的功能。主要用于间歇性跛行期的患者,对于静息痛的患者效果不理想。还有瑞潘通,可加强红细胞变形能力,促进毛细血管内的气体交换,改善组织氧供。

5.前列腺素

此类药物可抑制血小板聚集,并扩张局部微血管,可缓解静息痛,并促进溃疡愈合。目前在临床上使用较为广泛的是前列腺素 E_1（PGE_1）的针剂,主要有前列地尔（凯时,保达新）两个品种。同时临床上还有口服前列环素（德纳）可供选用。此外近来还尝试用 PGE_1 动脉插管局部渗透给药,处于临床试验阶段,也有一定效果。

6.止痛剂

为对症处理,可口服或肌内注射,甚至硬膜外置管给药。

（五）中医治疗

一方面可辨证施治,服用汤药。另一方面现有的成药有毛冬青、丹参、红花针剂等（后两者主要是活血化瘀）。

（六）手术治疗

手术治疗包括下列几种式式。

1.腰交感神经节切除术

本式式主要适用于一、二期患者,尤其是神经阻滞试验阳性者,同时也可以作为动脉重建性手术的辅助式式。由于血栓闭塞性脉管炎大多累及小腿以下动脉,因此手术时主要切除患肢同侧第二、第三、第四腰交感神经节及神经链。近期内可解除血管痉挛,缓解疼痛,促进侧支形成。但对间歇性跛行无明显改善作用,而且远期疗效不确切,截肢率并无显著下降。对男性患者,手术时尤其要注意应避免切除双侧第一腰交感神经节,以免术后并发射精功能障碍。对于上肢血栓闭塞性脉管炎,可施行胸交感神经节切除术。传统的胸、腰交感神经节切除术手术切口长,创伤较大。近年来随着腔镜的发展,开展了腹腔镜后腹膜腰交感神经节切除或者胸腔镜下胸交感神经节切除。手术效果与传统手术相似,但创伤显著降低,患者术后恢复快,因此应用日益增多。

2.动脉旁路术

动脉旁路术主要适用于动脉节段性闭塞,远端存在流出道者。移植物可采用聚四氯乙烯（PTFE）或自体大隐静脉。但多因为肢体远端的动脉重建,故以大隐静脉为佳。平均通畅时间约为 2.8 年。由于大部分患者远端没有流出道,因此有条件行旁路的患者很少。

3.动静脉转流术

由于许多血栓闭塞性脉管炎患者患肢末梢动脉闭塞,缺乏流出道,因此有学者考虑通过动脉血向静脉逆灌来改善血栓闭塞性脉管炎的缺血症状。其第一次手术是通过端-端吻合或间置人造血管建立下肢的动静脉瘘。通过动脉血冲入静脉,一部分向心回流,另一部分向远端持续冲击,最终造成远端静脉瓣膜单向阀门关闭功能丧失。而后行第二次手术,结扎近端静脉,使所有动脉血均向静脉远端逆行灌注。根据吻合口位置的高低,动静脉转流术可分为下列三类术式。①高位深组:将髂外、股总或股浅动脉与股浅静脉建立动静脉瘘,4~6个月后再行二期手术,本术式操作较为简便,但因吻合口位置较高,术后肢体肿胀较明显;②低位深组:将动脉与胫腓干之间建立动静脉转流,2~4个月后行二期手术,静脉血主要通过胫前静脉回流;③浅组:将动脉与大隐静脉远侧端行动静脉吻合,一般不行二期手术,术后肢体肿胀较轻,但手术操作较复杂。目前的临床实践表明动静脉转流术可改善血栓闭塞性脉管炎患者的静息痛,但术后肢体肿胀明显,有湿性坏疽可能(尤其是同时合并糖尿病的患者)。因此并不降低截肢率,而且对于术后动脉血逆行灌注的微循环改变也有待进一步探讨。

4.大网膜移植术

大网膜移植术也适用于动脉流出道不良者,可缓解疼痛,有利于溃疡愈合。但操作较复杂,远期效果也不肯定。

5.截肢术

对于晚期患者,溃疡无法愈合,坏疽无法控制,可予以截肢或截指(趾)。截肢术后可安装假肢,截指(趾)术后一般创面敞开换药,以利肉芽生长。

(七)介入治疗

介入治疗包括近年来新兴的膝下闭塞动脉长球囊扩张术以及介入插管溶栓,但由于血栓闭塞性脉管炎远端血管多为闭塞,而且血栓以炎性为主,因此疗效尚不确切。

(八)血管内皮生长因子基因治疗

由于血栓闭塞性脉管炎主要累及肢体远端的中、小动脉,很多情况下动脉流出道不佳,无法施行动脉架桥手术。随着分子生物学的发展,基因治疗性血管生成为血栓闭塞性脉管炎患者带来一种新的治疗手段。血管内皮生长因子(VEGF)可以特异性地与血管内皮细胞表面的 VEGF 受体结合,从而促进内皮细胞分裂,形成新生血管。Isner 首先将这一技术应用于临床,他采用患肢注射 phVEGF 165 的方法,共治疗了 9 例下肢动脉缺血伴溃疡的患者。随访表明,血流显著增加,溃疡愈合率超过 50%。当然 VEGF 本身也存在一定的不良反应,其中主要一点是它可以促进肿瘤生成并加速转移,同时远期疗效有待进一步研究。

(九)干细胞移植治疗

近年来新兴的干细胞和内皮祖细胞移植技术是血栓闭塞性脉管炎最新的治疗方法。干细胞是一群较原始的细胞,具有极强的自我更新能力及多项分化潜能。一部分干细胞可以分化为内皮祖细胞,而后者可以定向分化为血管内皮细胞甚至血管平滑肌细胞,参与血管新生。初步动物及人体试验证明自体骨髓干细胞、单个核细胞局部或静脉注射,在 VEGF 的动员下能够促进缺血部位侧支血管生成,有效改善症状,保全肢体。从而给动脉流出道不佳、无法施行手术的终末期血栓闭塞性脉管炎患者带来一种新的治疗选择。但是本技术尚处于试验研究和临床试验阶段,远期疗效和安全性有待密切随访。

(崔潇文)

第二节 血管炎及其他动脉疾病

一、概述

血管炎是以血管的炎症与破坏为主要病理改变的一组异质性疾病,其临床表现各异,多引起系统损害,故又称为系统性血管炎。继发于系统性红斑狼疮、类风湿关节炎等结缔组织疾病,以及肿瘤、感染、药物等,称为继发性血管炎;排除了各种继发原因的血管炎,称为原发性血管炎。其他的非炎性动脉疾病少见,包括先天性主动脉缩窄、先天性纤维肌发育不良、法洛四联症、弹力纤维性假黄瘤、神经纤维瘤病等遗传性血管病变,放射性动脉炎、药物相关性动脉病、运动相关的髂外动脉病变等。

二、流行病学

目前,我国关于血管炎的流行病学资料尚不全面、确切。

大动脉炎(Takayasu arteritis,TA)好发于中国、日本、韩国、土耳其等亚洲国家。多见于40岁以下女性;巨细胞动脉炎(giant cell arteritis,GCA)则好发于50岁以上的北欧人群。结节性多动脉炎(polyarteritis nodosa,PAN)主要见于40～60岁男性人群;川崎病(Kawasaki disease,KD)多见于5岁以下儿童。ANCA相关性血管炎(ANCA associated vasculitis,AAV)多见于65～70岁老年人,男性多于女性。白塞病(Behcet disease,BD)主要以土耳其、地中海、中国、日本等地高发,故又被称为丝绸之路病。男性发病高于女性。科根综合征见于青壮年,平均发病年龄在30岁。

三、病因

血管炎的发病原因迄今未明。一般认为与下列因素有关。

(一)遗传因素

血管炎存在遗传易感性,GCA与人类白细胞抗原(HLA)Ⅱ类区 $HLA\text{-}DRB1*04$、$HLADRB1*01$ 等位基因的遗传多态性密切相关;肉芽肿性多血管炎(GPA)可能与 $HLA\text{-}B50$、$B55$、$DR1$、$DR2$、$DR4$、$DR8$、$DR9$ 和 $DQw7$ 有关;白塞病发病可能与 $HLA\text{-}B5$ 及其亚型 $HLA\text{-}B51$ 相关。

(二)感染因素

多种病毒感染与血管炎发病相关,如细小病毒B19、副流感病毒、人类免疫缺陷病毒、丙型肝炎病毒、巨细胞病毒、人类T细胞嗜淋巴病毒Ⅰ型等,还包括结核分枝杆菌、非结核分枝杆菌、肺炎支原体、肺炎衣原体等。其中,PAN患者中约1/3与乙型肝炎病毒感染相关;变应性鼻炎和哮喘在嗜酸性肉芽肿性多血管炎(EGPA)患者中很常见,可能与吸入或接触某些特殊的变应原或化学物质有关。

四、病理

组织病理检查是诊断血管炎金标准。系统性血管炎基本病理表现为白细胞破碎性血管炎、淋巴细胞肉芽肿性动脉炎、巨细胞血管炎、坏死性血管炎。皮肤白细胞破碎性血管炎、IgA 血管炎、冷球蛋白血症性血管炎、低补体荨麻疹性血管炎在组织病理上表现为破碎性血管炎；大动脉炎、巨细胞动脉炎、肉芽肿性多血管炎、嗜酸性肉芽肿性血管炎均以肉芽肿性病变为典型表现；ANCA 血管炎和结节性多动脉炎突出表现为坏死性血管炎。变应性肉芽肿性血管炎、结节性多动脉炎中易见嗜酸性粒细胞；肉芽肿性多血管炎中淋巴细胞占绝大多数。

五、临床表现

（一）大动脉炎（TA）

主要表现为系统性炎症症状（全身症状）及病变血管狭窄或闭塞后导致的局部缺血症状。

1.全身症状

常在局部症状或体征出现前数周至数月，表现为发热、全身不适、疲劳、盗汗、体重下降、食欲缺乏、肌痛、关节炎、结节红斑等。

2.血管狭窄导致的局部症状

TA 主要累及主动脉弓及其主要分支，好发部位依次为：锁骨下动脉、主动脉弓上分支、颈总动脉、肾动脉、腹主动脉、降主动脉等。常见表现为患肢发凉、麻木无力、肢体跛行、桡动脉搏动减弱或消失、头晕、高血压、晕厥、脑梗死、偏瘫；视网膜缺血可有一过性黑矇、单眼或双眼视力减退直至黑矇；当肺动脉明显狭窄时可出现肺动脉高压症，即乏力、气急、右心室肥大等，少数有咯血；9％～11％的冠状动脉受累，主要为闭塞性病变，也有发生动脉瘤的报道，可出现心绞痛及心肌梗死。

目前多采用 1994 年东京会议上公布的根据动脉造影分型法。

（1）Ⅰ型：病变多累及左锁骨下动脉、左颈总动脉及无名动脉起始部，其中锁骨下动脉受累最常见；也可累及腋动脉、颈内动脉、个别累及颅内动脉（如大脑中动脉）。

（2）Ⅱ型：病变累及升主动脉，主动脉弓和分支，胸降主动脉可伴有相应分支受累，其中Ⅱa 型累及升主动脉、主动脉弓和分支，Ⅱb 型累及升主动脉、主动脉弓和分支、胸降主动脉。

（3）Ⅲ型：累及胸降主动脉、腹主动脉，伴有或累及肾动脉。病变广泛，既有主动脉弓三分支受累，又有胸腹主动脉和（或）其分支的病变。

（4）Ⅳ型：累及腹主动脉和（或）肾动脉。病变累及腹主动和（或）肾动脉可同时伴有其他动脉受累。

（5）Ⅴ型：兼有Ⅱb 和Ⅳ型的特点（又称混合型、Inada 型）。

（二）巨细胞动脉炎（GCA）

典型的三联征：头痛、视物不清、咀嚼痛。其中，头痛可伴随头皮压痛及颞动脉壁增厚或结节状改变，颞动脉超声、活检病理等均有助于疾病诊断。视物不清为常见的眼部症状，还可出现复视、一过性黑矇等症状，甚至发展为永久性视力丧失。咀嚼痛，又称颌跛行，约 1/3 的患者可出现，为 GCA 特征性症状。GCA 患者常可伴有风湿性多肌痛，表现为颈、肩、背、四肢等部位的疼痛、僵硬及压痛。GCA 主要累及颈动脉的颅外段，也可以累及腋动脉、椎动脉、胸主动脉等。

（三）结节性多动脉炎（PAN）

早期以不典型的全身症状为多见，也可以某一系统或脏器为主要表现。

常见全身症状为发热、乏力、食欲缺乏、关节痛、体重减轻等。50％～70％的患者可出现周围神经系统病变，为多发性单神经根炎；出现广泛分布的肌痛、非对称性非破坏性下肢大关节痛、网状青斑、痛性溃疡、肢端缺血、坏疽等表现；消化系统：肠系膜动脉血栓形成致缺血和腹痛，小动脉瘤破裂可致消化道或腹腔出血,表现为剧烈腹痛、腹膜炎体征,严重者可出现肠梗死、穿孔、出血、腹膜炎等。常见肾性高血压、氮质血症、急性肾动脉血栓形成、肾动脉瘤、肾梗死、肾脏微动脉瘤、动脉瘤破裂出血等,但不会出现肾小球肾炎;可出现冠状动脉炎、高血压、充血性心力衰竭、心包炎、心律失常等。

（四）ANCA 相关性血管炎（AAV）

全身症状包括发热、乏力、消瘦、盗汗等。局部症状,可累及上呼吸道、下呼吸道、肾脏、眼、神经系统等;上呼吸道多见于 GPA 和 EGPA 患者,可表现为流脓鼻涕、鼻窦炎、鼻黏膜溃疡和结痂、鼻出血,听力下降、中耳炎等,部分患者可因声门下狭窄出现声音嘶哑和呼吸喘鸣。EGPA 初始可表现为变应性鼻炎,伴有反复发作的鼻窦炎和鼻息肉。AAV 均可有肺部受累,可表现为咳嗽、咯血、胸痛（胸膜炎）、胸闷和气短等。哮喘是 EGPA 主要的临床症状之一,通常在确诊之前患者已有多年变应性鼻炎和哮喘的病史。肾脏损害见于绝大多数 GPA 和 MPA,以及 ANCA 阳性的 EGPA 患者,表现为镜下血尿、蛋白尿、红细胞管型及水肿等。AAV 常见五官受累,包括眼球突出、视神经及眼肌损伤、巩膜炎、虹膜炎、视网膜血管炎、视力障碍、失明、听力下降等。EGPA、GPA 较多见多发性单神经炎,表现为四肢麻木和乏力,也可有中枢受累。

（五）白塞病复发性口腔溃疡

白塞病复发性口腔溃疡是诊断白塞病的必备条件。亦常见复发性外阴溃疡,女性常见外阴、阴道黏膜处,男性常见于阴囊、阴茎以及肛周处。皮肤以结节红斑最常见,多见于双侧下肢小腿伸侧面,还包括非细菌性化脓性毛囊炎、痤疮样病变、毛囊炎以及血栓性浅静脉炎,针刺反应可呈阳性。眼部病变包括虹膜睫状体炎（前葡萄膜炎）、视网膜炎（后葡萄膜炎）、视网膜血管炎、前房积脓等。可以自上而下累及整个消化道,内镜检查或者钡餐检查均可发现多发黏膜溃疡,回盲部最常受累,其次是升结肠、降结肠、胃、食管等处,需要与溃疡性结肠炎、克罗恩病、肠结核、肠淋巴瘤等疾病相鉴别。白塞病可发生心肌梗死、心包炎、心包积液、房室传导阻滞、右心功能不全等,也可致主动脉根部瘤样扩张引起主动脉瓣关闭不全。可出现肺动脉瘤、肺小动脉栓塞,表现胸闷、胸痛、气急、咯血等。

六、实验室检查和辅助检查

（一）常规检查

血管炎缺乏特异性的实验室检查指标。急性期炎症指标如 ESR、CRP,有助于疾病活动度的评价;部分患者还可伴有贫血、白细胞和血小板数增多、纤维蛋白原增多等。EGPA 外周血嗜酸性粒细胞增多,一般在 $1.5×10^9/L$ 以上,同时伴血清中 IgE 升高。肾脏累及时可出现蛋白尿、镜下血尿和红细胞管型尿,血清肌酐和尿素氮水平升高。

（二）自身抗体

ANCA 是 ANCA 相关性血管炎的血清学标记,是明确诊断、监测病情活动和预测复发的重要指标。ANCA 按其免疫荧光类型可分为 p-ANCA 和 c-ANCA;p-ANCA 为核周型,其主要靶抗原为髓过氧化物酶（MPO）;c-ANCA 为胞浆型,靶抗原为蛋白水解酶 3（PR3）。PR3-ANCA 对活动性 GPA 的诊断有较高敏感性及特异性。MPO-ANCA 主要见于显微镜下多血管炎（MPA）和 EGPA。

（三）辅助检查

肺部高分辨率 CT 对于血管炎肺部累及的探查非常重要,肺功能检测及 6 min 步行试验有助于进一步评价肺功能改变情况。若出现心血管受累,心电图常有左心室肥厚、劳损或高电压,少数出现冠状动脉供血不足或心肌梗死图形,心脏超声有助于发现瓣膜病变、评价房室结构及血流动力学改变。

血管造影(DSA):可显示血管走行与形态,评估血管病变的范围。但鉴于其有创性、造影剂肾毒性、电离放射性等,且无法显示管壁情况,已逐渐被其他影像学方法所取代。

CT血管造影(CTA):可通过造影剂显影而了解动脉管腔及血管周围组织情况,活动期病变动脉壁增厚可呈双环征;血管三维重建可更直观地了解病变血管的范围和程度。肺动脉受累时,可呈枯树枝样改变,表现为叶、段肺动脉变细小,管壁增厚及管腔狭窄对于动脉瘤、动脉夹层有诊断价值。

磁共振血管造影(MRA):可显示血管管壁厚度、管腔及炎症情况,对于判断受累血管范围、探查管壁炎症等有重要意义,目前已被证实在大动脉炎等大血管病变的疾病诊断与活动度评价方面具有优势。

正电子发射计算机断层显像(PET-CT):近年来在血管炎的诊断与鉴别诊断方面得到了很好的应用,但检查费用昂贵。

血管超声:可探查颞动脉、颈动脉等动脉壁水肿及炎症信号,其无创、安全、方便、便宜等诸多优点有利于血管炎患者的诊断、评价与长期随访;但对锁骨下动脉、腋动脉、肾动脉、腹主动脉等探查受限。

核素肺灌注扫描:在肺动脉受累患者中可发现肺野放射性缺损区;核素肾扫描,当肾动脉狭窄影响肾功能时,肾图表现为低功能或无功能,血管段或分泌段降低。

七、诊断

各类血管炎的临床表现复杂多样、实验室检查无特异性。对不明原因发热、皮疹、关节痛、腹痛、心血管病、间质性肺炎、肾炎、多发性单神经炎等多系统病变,原因不明的血白细胞增高、贫血、血沉增快等应想到血管炎可能。诊断时应首先排除因其他结缔组织病、感染、肿瘤、药物等引起的继发性血管炎。受累器官的活检对诊断有重要意义,根据受累器官和严重程度选择合适的治疗和判断预后。

八、鉴别诊断

大血管性血管炎(包括大动脉炎和巨细胞动脉炎)需和先天性主动脉缩窄、肾动脉纤维肌发育不良、血栓闭塞性脉管炎、胸廓出口综合征、动脉粥样硬化相鉴别。此外,对不明原因发热的患者,在诊断巨细胞动脉炎时应注意和感染性心内膜炎、非霍奇金淋巴瘤、多发性骨髓瘤、大动脉炎、结核、系统性红斑狼疮等疾病相鉴别。

中等血管性血管炎中结节性多动脉炎需要与ANCA相关性血管炎相鉴别,由于其累及中小动脉,一般无肾小球肾炎及肺间质病变,ANCA多为阴性。川崎病多见于儿童,需与出疹性传染病、病毒感染、急性淋巴结炎、其他结缔组织病、病毒性心肌炎、风湿性心脏病互相鉴别。

小血管性血管炎根据其有无免疫复合物形成分为ANCA相关性血管炎(寡免疫复合物性)和免疫复合物性血管炎。ANCA相关性血管炎需和结节性多动脉炎、感染性心内膜炎、感染和肿瘤的模拟血管炎、肺出血-肾炎综合征(Good-Pasture综合征)相鉴别,并排除其他结缔组织病和药物等继发因素。免疫复合物性血管炎通过其血清标志物和病理、免疫荧光特点可与其他血管炎相鉴别。变应性血管炎中白塞病需与感染性疾病、肿瘤性疾病所致的口眼皮肤病变、其他风湿结缔组织病相鉴别。继发性血管炎根据患者的血管炎表现,结合风湿病病史、乙丙肝感染或其他感染的依据以及有无特殊药物使用史可鉴别。

九、治疗

原发性血管炎发病机制多为免疫异常,因此糖皮质激素、免疫抑制剂治疗可取得一定的疗效。继发性血管炎需同步针对原发疾病进行治疗。治疗方案基于具体诊断及疾病的严重程度和预后。总的来说,血管炎的治疗包括诱导缓解期和维持缓解期两个阶段,目的是控制病情和防止复发,维持重要脏器功能,减少药物不良事件。

(一)药物治疗

1.糖皮质激素

有系统损害或疾病显著活动者在诱导缓解期常使用中至高剂量的糖皮质激素,通常用泼尼松1 mg/(kg·d)。对于有严重脏器损害的危重患者(如 ANCA 相关性血管炎和 Good-Pasture 综合征的患者出现弥漫性肺泡出血和肾功能减退,巨细胞动脉炎患者出现视力丧失等)可用糖皮质激素冲击[最多可用(500~1 000)mg/d×3 d]治疗,然后减量至1~1.5 mg/(kg·d),维持4~6周后病情缓解后逐渐减量,直至小剂量维持。

2.免疫抑制剂

当糖皮质激素治疗效果不佳、用药有禁忌、减药后复发、难治性患者,需要联合免疫抑制剂治疗。

(1)环磷酰胺(CTX):在 ANCA 相关性血管炎、结节性多动脉炎和大动脉炎等血管炎中常用,剂量为每天口服 CTX 1.5~2 mg/kg,也可静脉滴注 0.8~1.0 g,每月 1 次。待病情缓解后,替换为硫唑嘌呤(AZA)、甲氨蝶呤(MTX)、吗替麦考酚酯等。用药期间需注意骨髓抑制、肝功能损害、感染及性腺抑制等不良反应。

(2)硫唑嘌呤(AZA):为嘌呤类似药。可用于诱导期治疗或 CTX 治疗缓解后的维持期治疗,一般用量为 1~2 mg/(kg·d)。

(3)甲氨蝶呤(MTX):一般用量为 10~25 mg,每周 1 次,口服、肌内注射或静脉注射疗效相同。Meta 分析证实,MTX 能减少巨细胞动脉炎的复发。另外,MTX 可用于大动脉炎和 ANCA 相关性血管炎 CTX 治疗缓解后的维持期治疗。

(4)其他免疫抑制剂:其他药物如环孢素(CSA)、吗替麦考酚酯等,在以上药物治疗效果不佳或不能耐受时可选用。白塞病患者皮肤和黏膜病变首选秋水仙碱(0.6~1.8 mg/d,口服)或沙利度胺(50~150 mg/d,口服)治疗。

(5)对症治疗:包括扩血管、降压及抗血小板(如阿司匹林、双嘧达莫)等治疗,主要用于改善脏器缺血、预防血管内栓塞事件。

3.静脉注射丙种球蛋白(IVIG)

丙种球蛋白可抑制 T 淋巴细胞增殖及减少自然杀伤细胞的活性,还具有广谱抗病毒、细菌及其他病原体作用。一般与激素及其他免疫抑制剂合用,用于难治性或重症血管炎如 ANCA 相关性血管炎、结节性多动脉炎和 Good-Pasture 综合征等,剂量为 300~400 mg/(kg·d),连用 5~7 d。

4.生物制剂

近年来有较多报道显示,白细胞介素-6 单抗对大血管炎可能有效。此外,CD20 单抗能诱导 ANCA 相关性血管炎患者疾病缓解并预防复发,特别对于复发和难治患者疗效甚至优于 CTX。

白塞病患者也有使用 TNF-α 拮抗剂成功的案例。

（二）血浆置换

对于难治性、活动期或危重血管炎,如急性肾损伤患者、严重的肺出血、HBV 相关结节性多动脉炎患者可用血浆置换治疗联合激素及其他免疫抑制剂治疗。

（三）外科治疗

主要用于大动脉炎、巨细胞动脉炎及白塞病引起的动脉狭窄、动脉闭塞、动脉瘤、主动脉根部扩张伴主动脉瓣关闭不全的治疗。

1.大动脉炎的外科治疗

大动脉炎患者多为青年,肢体及内脏血管的阻塞可建立较丰富的侧支循环;当出现重要脏器缺血症状时,需考虑手术治疗。本病手术治疗的主要目的:改善脑部供血不足及肢体缺血症状;治疗引起高血压的主动脉和肾动脉狭窄;动脉瘤形成是手术适应证之一。需要强调,在大多数情况下,需要经内科积极治疗控制血管炎症后,可以提高手术成功率和减少并发症。手术方法可分以下几类。

（1）颈动脉重建术。手术适应证:①颈部血管阻塞并出现明显的脑缺血症状,如头晕、晕厥、黑矇等影响生活、工作者;②因颈部血管阻塞既往发生过脑梗死;③因锁骨下动脉窃血而出现肢体活动后脑部出现明显缺血症状者。具体包括:锁骨下动脉-颈动脉旁路术、颈总动脉-颈内动脉旁路术、颈动脉-锁骨下动脉旁路术、腋动脉-腋动脉旁路术等。

（2）主动脉旁路术:主动脉狭窄后,形成狭窄近段的高血压及远段供血不足,肾脏供血不足更加重高血压,药物治疗往往效果不佳;主动脉旁路术可取得良好疗效。具体包括:降主动脉旁路术、降主动脉-腹主动脉旁路术、升主动脉-腹主动脉旁路术等。

（3）肾动脉重建术。适应证:①有明确的肾动脉狭窄或肾动脉水平腹主动脉狭窄;②肾功能尚存;③测定两侧肾静脉肾素、血管紧张素水平,患肾较健肾高 1.4～1.5 倍者,手术指征强,术后效果佳。具体包括:肾动脉旁路术、脾肾动脉吻合术、自体肾移植、肾动脉体外成形术。

（4）介入手术治疗:包括血管腔内球囊扩张术、人工支架置入术。对发生动脉瘤的患者,可放置腔内支架隔绝动脉瘤。腔内血管介入治疗远期效果不佳可能与 TA 所致的病变段炎症未控制、血管纤维化等有关。

（5）动脉瘤切除术:大动脉炎动脉瘤好发于锁骨下动脉、降主动脉、腹主动脉等,常与狭窄合并存在。动脉瘤最有效的治疗手段为手术治疗,多需要行人工血管移植。累及重要内脏动脉者还需要同时行内脏动脉重建。

（6）其他手术:出现主动脉瓣关闭不全者可行主动脉瓣膜置换,累及冠状动脉者可行冠状动脉旁路术。

2.巨细胞动脉炎的外科治疗

在巨细胞动脉炎的治疗中,很少需要进行至四肢的动脉血运重建术,因为会形成丰富的侧支循环。通过糖皮质激素治疗后,GCA 导致的上肢间歇性运动障碍常可缓解或消失。仅在一些特殊情况下(如发生锁骨下动脉窃血综合征、严重的上肢间歇性运动障碍且糖皮质激素治疗无效)才应考虑进行血运重建。

3.结节性多动脉炎的外科治疗

对于出现脏器缺血、梗死(如肾脏、睾丸)等并发症时,需考虑手术治疗。

4.白塞病的外科治疗

白塞病患者动脉瘤的修复治疗应考虑动脉瘤的大小、生长速度及症状。手术治疗可能会出现手术部位动脉或动脉旁路吻合口部位的动脉瘤复发,由于吻合口动脉瘤和血栓形成常需再次手术。应用腔内修复技术治疗动脉瘤可减少手术创伤导致的并发症。糖皮质激素、免疫抑制剂以及抗凝药物治疗,可有效减少术后复发和移植血管闭塞。

5.ANCA 相关性血管炎的外科治疗

对于出现声门下狭窄、支气管狭窄等患者可考虑内镜治疗或外科治疗。

(崔潇文)

第三节　深静脉血栓后综合征

深静脉血栓后综合征(post-thrombotic syndrome,PTS)是深静脉血栓形成(DVT)后非常常见的并发症,可导致深静脉瓣膜功能受损而引起慢性静脉功能不全的一系列表现,严重者往往出现难愈的静脉性溃疡,严重影响患者的生活质量。有文献报道急性 DVT 患者 2 年内 23%～65%的患者可发生 PTS。

一、发病机制

目前的观点认为 DVT 后可通过两种机制导致 PTS,一是完全或部分静脉阻塞,回流障碍,主要是中央型髂股静脉为主,二是静脉血栓后炎性反应活化、瓣叶纤维瘢痕形成破坏静脉瓣膜引起静脉瓣膜闭合不全性反流,其中以前者更为重要。两者均可导致下肢长期静脉高压,使得下肢尤其足靴区大量毛细血管增生和通透性增加,产生色素沉着和脂质硬化。由于大量纤维蛋白原的堆积,阻碍了毛细血管与周围组织间的交换,可导致皮肤和皮下组织的营养性改变、色素沉着最终发生溃疡。

二、临床表现

PTS 通常发生于 DVT 后 1～2 年,典型的症状类似原发性慢性静脉功能不全,包括受累肢体疼痛、沉重、肿胀、痉挛、色素沉着、皮肤和皮下组织硬结、湿疹,上述症状可单独或联合出现,一般在站立或长时间行走后加重,休息或抬高患肢则有所减轻。如果得不到及时治疗,最终会发展为持久难愈性溃疡。PTS 常见体征包括肢体可凹性水肿、足靴区皮肤硬结、色素沉着、淤滞性湿疹,继发性静脉曲张,严重者可出现慢性久治不愈的静脉性溃疡。

目前对于 PTS 的严重程度分级标准较多,除了类似下肢静脉功能不全的 CEAP 分级标准外,应用较多的是 Villalta 临床评分分级法,Villalta 评分主要评估内容包括五项主观静脉症状(疼痛、痉挛、沉重感、感觉异常和瘙痒)和六项客观静脉体征(胫骨前水肿、皮肤硬化、色素沉着、发红、静脉扩张和小腿按压痛)以及 DVT 患肢是否存在溃疡。每项指标按照从无到严重评为0～4 分。总分若 0～4 分无 PTS,5～9 分为轻度 PTS,10～14 分为中度 PTS,>14 分或溃疡形成则是重度 PTS。这一评分可用于指导 PTS 的治疗,一般中重度 PTS 需要考虑外科治疗。

三、诊断与鉴别诊断

患者既往有DVT病史1～2年后并出现上述临床表现及体征就可以考虑诊断为PTS。除了症状与体征外，PTS常用的影像学检查和上一节慢性静脉功能不全的影像检查类似，包括以下几种。①无损伤检查中的容积描记和多普勒超声检查：其中多普勒超声显像仪可以较敏感观察深静脉通畅程度、瓣膜关闭情况及有无血液反流，操作简便、直观、无创，因此是诊断PTS的首选，在临床应用最为广泛；②CTV、MRV，两者都可以较清晰地显示下肢深浅静脉以及穿通静脉的通畅情况，如果主干静脉有堵塞，甚至可以显示侧支循环情况，但对于反流观察不足，其中CTV清晰度更高，MRV适用于肾功能不全的患者。③下肢静脉造影：下肢深静脉造影虽然是一种创伤性检查，但是可准确了解病变的性质、程度、范围和血流动力学变化，分为顺行和逆行造影，顺行造影主要用于观察下肢深静脉通畅度和穿通静脉瓣膜功能，同时观察侧支静脉情况，而逆行造影主要用于观察下肢深静脉瓣膜功能，两者结合起来可以较全面诊断PTS，但是缺点是对于髂静脉闭塞，造影往往只能看到广泛侧支，无法直接显示病变情况；④腔内超声：是在导丝导引下将腔内超声探头导入病变，显示血管病变的横断面情况，国外应用较多，国内刚刚开展，它的优点是可以较清晰显示髂静脉闭塞段的狭窄血栓情况，是对下肢静脉造影对髂静脉病变本身显影不足的重要补充。

需要指出的是，由于急性DVT导致的初始疼痛及肿胀需要在数月后消退，因此PTS的诊断应建立在急性DVT之后的慢性期。对于没有PTS的临床表现，而仅通过影像学检查，也不能诊为PTS。需要与PTS进行鉴别诊断的主要是原发性下肢静脉功能不全，一般通过既往有无DVT病史以及影像学检查下肢深静脉有无闭塞或者血栓就可以做出鉴别。

四、预防

对于已经发生DVT的患者，从病程一开始就要注意PTS的预防。①足量的长期抗凝：由于同侧肢体DVT，复发DVT是PTS的重要危险因素之一，因此在初发DVT患者的治疗过程中，应给予足量的抗凝并保证足够的治疗疗程。②穿医用弹力袜：具有压力梯度的医用弹力袜在足靴区压力最高，然后压力逐步递减，由此可有效促进静脉回流，降低静脉高压、减轻水肿并发症，对于PTS，一般建议Ⅱ级压力梯度。国外已经多项临床试验证实了长期使用弹力袜对于预防症状性DVT后PTS的有效性。最近的一项荟萃分析总结5项随机对照研究后得出结论，近端DVT患者长期穿弹力袜后可使PTS发生率由46%降至26%。最新的美国胸科医师协会（ACCP）2012年指南中推荐对于急性症状性近端DVT患者，应佩戴踝部压力4.0～5.3 kPa（30～40 mmHg）的弹力袜至少2年，来预防PTS。③急性期置管溶栓治疗急性DVT：在急性DVT如果在最短的时间内快速恢复静脉通畅可以保存静脉瓣膜功能，从而预防PTS。最新公布的CaVenT研究通过急性期经导管溶栓治疗技术（CDT），对于近端静脉DVT（髂股静脉）CDT治疗24个月的PTS发生率明显低于单纯抗凝治疗（41.1%vs55.6%，$P=0.047$）。

五、治疗

（一）物理治疗

PTS的物理治疗包括一方面让患者避免久站，休息时抬高患肢；另一方面就是压力治疗。压力治疗又包括两类：①穿弹力袜，在行走或站立时采用加压治疗，减轻下肢酸胀和水肿，根据病变范围选用合适的弹力袜,压力选择应因人而异,通常应用的压力为 4.0～5.3 kPa(30～40 mmHg),长度通常到膝盖即可;②间歇式压力泵:它的工作原理是模拟人体小腿腓肠肌肌泵的作用,通过间歇式被动收缩小腿腓肠肌,让静脉血液回流,一般要求每天应用间歇性压力泵 2 次[每次 20 min,压力为 6.7 kPa(50 mmHg)],1 个疗程后可有效减轻水肿及改善 PTS 症状。

(二)药物治疗

类似于慢性静脉功能不全,一些静脉活性药物,如马栗种子提取物或者地奥司明可以增加静脉壁张力、促进静脉血液回流并减少毛细血管渗出,从而减轻 PTS 的症状或者延缓 PTS 的进展。

(三)外科治疗

外科治疗通常适用于中重度 PTS 的患者。相对应于 PTS 的发病机制,外科治疗分为两大类:改善静脉回流障碍;修复损伤的深静脉瓣膜、纠正血液倒流。由于目前对于深静脉瓣膜关闭不全的术式虽然很多,但是效果均不理想,而且外科治疗 PTS 关键是要改善流出道,主要针对髂股静脉闭塞,所以目前的外科治疗重点在于通过各种开放手术或者腔内治疗改善使远心段的高压静脉顺利回流,以达到缓解静脉高压的目的。

1.传统开放手术

大隐静脉交叉转流术、原位大隐静脉-腘静脉转流术等。但是此类手术创伤较大,而且中远期通畅率不高,目前使用逐渐减少。

2.腔内治疗

由于髂静脉 PTS 往往同时存在髂静脉解剖学外压导致管腔狭窄的情况(Cocket 综合征),因此只要远端股浅或者股深静脉回流通畅,可以开通髂静脉闭塞段行支架置入来改善回流障碍,此类病变要求支架近端放入下腔静脉,远端放到股总静脉,图 6-1 显示了髂静脉 PTS 支架置入前的静脉造影情况,可见支架置入前髂静脉主干未见显影,只有大量盆腔侧支和腰升静脉,而图 6-2 支架置入后髂静脉主干基本通畅,盆腔侧支和腰升静脉消失。

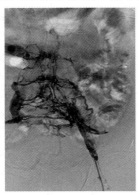

图 6-1　髂静脉 PTS 支架置入前的静脉造影情况
髂静脉主干未见显影,只有大量盆腔
侧支和腰升静脉

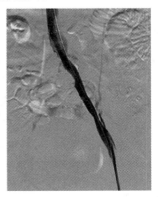

图 6-2　髂静脉 PTS 支架置入后髂静脉情况
髂静脉主干通畅,盆腔侧支和腰升静脉消失

(崔潇文)

第四节 髂静脉压迫综合征

　　髂静脉压迫综合征是髂静脉受压和(或)存在腔内异常粘连结构所引起的下肢和盆腔静脉回流障碍性疾病。1965 年 Cockett 和 Lea Thomas 通过静脉造影和手术，对具有髂-股静脉血栓病史和严重血栓后遗症的患者进行研究发现，在右髂总动脉跨越左髂总静脉的部位，静脉腔内容易血栓形成，并且已形成的血栓难以再通，从而引起下肢和盆腔的静脉回流障碍，产生一系列临床症状和体征。因此有人将此综合征称为 Cockett 综合征。髂静脉压迫不仅造成静脉回流障碍和下肢静脉高压，成为下肢静脉瓣膜功能不全和浅静脉曲张的原因之一，而且可继发髂-股静脉血栓形成，是静脉血栓好发于左下肢的潜在因素。

一、发病机制

(一)解剖学因素

　　髂动脉与髂静脉的解剖关系是髂静脉压迫综合征产生的基础。双侧髂总静脉于第五腰椎体中下部平面的右侧，汇合成下腔静脉而沿脊柱上行。右髂总静脉几乎成直线与下腔静脉连续，而左髂总静脉则自骨盆左侧横行向右，于腰骶椎之前与下腔静脉汇合时几乎成直角。腹主动脉则自脊柱左旁下行，于第四腰椎体下缘平面分为左、右髂总动脉，故右髂总动脉跨越左髂总静脉的前方，然后向骨盆右下延伸。有研究发现，在近 3/4 人体内，右髂总动脉于双侧髂总静脉汇合点水平跨越左髂总静脉；1/5 的人在这一点轻度偏上的水平，少数人在这一点的下方。这样，左髂总静脉或多或少被腰骶椎的生理性前凸推向前方，同时又被跨越于其前方的右髂总动脉压向后方，使其处于前压后挤的解剖位置。当人体直立而腰骶部高度前倾时，生理性前凸加剧使压迫更加明显；当人体处于坐位时，压迫得以缓解或消失。偶尔，左髂总静脉的压迫来源于低分叉的腹主动脉、扭曲的左髂总动脉、膀胱、肿瘤、异位肾脏等。

(二)静脉腔内异常结构

　　1956 年，May 和 Thurner 提出在尸解中有 22％ 存在左髂总静脉腔内类似嵴状的结构，这种嵴状结构包含纤维细胞、胶原和大量毛细血管。Pinsolle 等细致观察 130 具尸体的腔-髂静脉连接点，其中 121 具尸体的左髂总静脉腔内存在异常结构。他将其分为五类。①嵴：双髂总静脉连接点处呈矢状位的三角形垂直突向腔内的细小结构；②瓣：髂总静脉侧缘的类似燕窝的结构；③粘连：静脉前后壁一定长度和宽度的融合；④桥：长条状结构将管腔分为 2～3 个不同口径和空间方向的部分；⑤束带：隔膜样结构使管腔形成类似筛状的多孔状改变。髂总静脉内异常结构来源和意义仍存在争论。目前更倾向于解释为右髂总动脉、腰骶椎与左髂总静脉的紧密接触，以及动脉搏动使静脉壁反复受刺激，引起静脉的慢性损伤和组织反应所致。

(三)继发血栓形成

　　在髂静脉受压和腔内异常结构存在的基础上，一旦合并外伤、手术、分娩、恶性肿瘤或长期卧床，使静脉回流缓慢或血液凝固性增高等情况，即可继发髂-股静脉血栓形成。一旦血栓形成，髂静脉压迫及粘连段即进一步发生炎症和纤维化，使髂静脉由部分阻塞发展为完全阻塞。由于压迫和腔内异常结构的存在，髂静脉血栓形成后很难再通，使左髂总静脉长期处于闭塞状态而难以治愈。

二、临床表现

髂总静脉受压综合征的临床表现,主要决定于下肢静脉回流障碍的程度。根据其血流动力学变化的轻重,将临床表现分为三期。

初期:下肢肿胀和乏力为最常见的早期症状。患肢仅有轻度的水肿,尤其长期站立和久坐时出现。女性腰骶生理性前突明显,左侧下肢会出现经期酷似青春性淋巴水肿。女性患者可有月经期延长和月经量增多,以及因月经期盆腔内脏充血、静脉内压升高而使下肢肿胀等症状加重。

中期:随着静脉回流障碍加重和静脉压持续升高,就会导致深静脉瓣膜关闭不全。一旦波及小腿和交通支静脉瓣膜,就会出现与原发性深静脉瓣膜关闭不全的相似症状。表现为下肢静脉曲张、下肢水肿、色素沉着、精索静脉曲张等。

晚期:出现重症深静脉瓣膜关闭不全的症状,诸如小腿溃疡等,或髂股静脉继发血栓形成。国内外报道的患者,绝大多数都是在治疗血栓形成时被发现的。对于非血栓性静脉阻塞现象和症状性静脉阻塞的患者尤应注意。由于髂静脉严重狭窄和阻塞病变局限,而且侧支静脉较好,所以出现相似但又不同于静脉血栓的临床表现。另外,由于髂总静脉的原有狭窄,下肢深静脉的血栓并不容易发生脱落而发生肺栓塞。

三、辅助诊断检查

(一)空气容积描记和活动后静脉压测定

空气容积描记和活动后静脉压测定是髂静脉压迫综合征最好的筛选指标。该症患者下肢静脉最大流量在休息时正常,活动后较正常人下降,同时静脉再充盈时间缩短;活动后静脉压较正常人升高。但是本方法存在较高的假阳性率,明确诊断有赖于影像学检查。

(二)下肢顺行和(或)股静脉插管造影

下肢顺行和(或)股静脉插管造影是目前唯一特异性诊断方法,被称为髂总静脉受压综合征诊断的金标准。影像所见有受压静脉横径增宽,上粗下细喇叭状形态;局限性充盈残缺,纤维索条和粘连结构阴影;不同程度的狭窄,如髂外静脉受压则有嵌压阴影,静脉闭塞或受压移位等影像;出现不同程度的盆腔侧支静脉;可见侧支静脉内造影剂排空延迟现象,提示髂静脉回流不畅。髂静脉内粘连结构是髂总静脉受压综合征的主要原因之一,其形态各异,对此还缺乏影像学报告。

(三)动态性静脉测压法

在股静脉插管造影时进行狭窄段近、远侧静脉测压,如压差为 0.2 kPa 就有诊断意义,但缺乏特异性。如平静时相差不明显,可以挤压小腿腓肠肌增加血流量以明确显示。

(四)彩色超声检查

1.二维超声

原发性髂总静脉受压综合征的超声表现:①左髂总静脉前方受到右髂总动脉压迫,后方受到脊柱向前推挤使局部血管变细,特点是前后径变扁,左右径增宽可达 4 cm 左右;②左髂总静脉受压远端前后径逐渐增宽,形成喇叭口状改变,横径变窄<2 cm;③该综合征常常伴有左侧髂静脉内血栓形成,栓塞后引起该侧下肢深静脉血管内径增宽,病程较长者会形成同侧下肢深静脉血栓,并形成大量侧支循环。

继发性髂总静脉受压综合征超声表现:①髂静脉局限性受压变窄、常有不同程度的移位,受压静脉有较长段的狭窄,其周围可见到实质性肿块回声;②髂静脉狭窄的程度与肿瘤压迫的程度有关,严重者可完全闭塞中断,同侧下肢深部静脉及浅静脉均有扩张征象;③有时也可探及腹股沟肿大的转移淋巴结。

2.彩色多普勒

原发性髂总静脉受压综合征的彩色多普勒表现:受压处狭窄区域呈五彩镶嵌持续性高速血流。受压完全闭塞时彩色血流中断,彩色血流中断处恰好与右髂总动脉骑跨压迫的部位一致。应用彩色多普勒对该症检查很有帮助,容易识别髂总动脉与髂总静脉的关系,比二维超声检查方便。侧支循环最常见于左髂总静脉大多通过盆腔内丰富的吻合支逐渐扩张,并起代偿作用,盆腔内有多个圆形及带状液性暗区,其内可显示高速血流。由于侧支循环代偿血流加速彩色血流明亮,而髂外静脉侧支静脉形成甚少。

继发性髂总静脉受压综合征的彩色多普勒表现:①在受压处髂静脉呈局限彩色血流变细,色彩明亮,边缘不整齐;②完全闭塞者无彩色血流显示,一般情况下髂动脉不易变扁,其彩色血流可穿过实质性肿块;③下肢静脉有血液回流障碍征象。

3.脉冲多普勒

原发性髂总静脉受压综合征的脉冲多普勒表现:受压处可测及高速持续性血流频谱,闭塞时,局部无血流信号,远端静脉血流速度减慢。在做 Valsalva 试验时,静脉血流速度变化不明显。

继发性髂总静脉受压综合征的脉冲多普勒表现:在受压处狭窄的髂静脉可测及高速连续血流频谱,完全闭塞者不能测及血流信号。

(五)磁共振和CT静脉造影

在显示病变血管的同时还可以显示腔外结构(动脉、侧支血管、腰骶椎等),有助于该症的诊断。

四、治疗和预防

(一)非手术治疗

对于症状轻微的髂静脉压迫综合征,可在监测下行保守治疗。

(1)一般治疗:如抬高患肢、穿循序减压弹力袜以缓解症状。

(2)药物治疗:①口服阿司匹林、双嘧达莫等抗血小板药和华法林等抗凝药,以预防髂-股静脉血栓形成;②丹参注射液 10~20 mL,加入 5% 葡萄糖注射液 500 mL 中,每天 1 次,静脉滴注,15 次为 1 个疗程;③曲克芦丁 1.0 g 加入 5% 葡萄糖注射液或生理盐水 500 mL 中,静脉滴注,每 15 d 为 1 个疗程;④七叶皂苷 1.0 g 加入 0.9% 生理盐水 250 mL 中,静脉滴注,每 15 d 为 1 个疗程;⑤配合口服强力脉痔灵、地奥司明(爱脉朗)等药物。

(二)溶栓治疗

对于髂静脉压迫综合征合并左下肢急性静脉血栓的患者,一旦确诊后,应早期清除血栓,并针对髂静脉压迫综合征原发病变进行手术或介入治疗。原则上,快速再通可以通过取栓或溶栓的方法实行。全身药物溶栓治疗的效果一直存在争论,髂静脉压迫综合征的病变段周围常形成许多侧支,使药物不能进入血栓。随着近年来血管腔内技术的发展,对髂-股静脉血栓进行经导管直接溶栓和机械血栓消融术取得了较好的效果,并可通过球囊导管扩张以解除病变段的压迫和管腔狭窄,对于由纤维束带或动脉压迫等因素造成的弹性回缩,可以行支架置入加以避免。

（三）外科治疗

对于症状严重或髂静脉管腔狭窄超过50%的患者应考虑外科干预。手术目的是解除髂静脉的压迫，恢复患肢正常的静脉回流。传统的外科手术方式有以下几种。

（1）筋膜悬吊术：用缝线、筋膜或人造血管将髂总动脉移位固定（悬吊）到腰大肌，借以保护左髂总静脉，免受压迫。

（2）静脉成形术：局限的髂总静脉阻塞可以行静脉切开、异常结构组织切除。通常关闭切口时，加一块自体的血管补片以避免管腔狭窄。这一类型手术的缺点是不能解除压迫，不能消除急性静脉血栓形成的危险因素。

（3）静脉转流术：针对存在血栓和（或）严重并发症的患者，双股间的静脉交叉转流术有一定的作用。转流血管可以是自体的或人造的，术后还可以加做远侧暂时性动静脉瘘以增加血流量，减少移植物血栓发生的概率。经典的Palma手术是对侧大隐静脉切断后，其近侧段转至患肢闭塞段的远端；也有将左侧髂静脉转至右髂总静脉，该手术的优点可以避开病变区，但术后的移植物血栓一直是棘手的问题。

（4）髂静脉松解和衬垫减压术：左髂总静脉受压而腔内正常的患者可以将骶骨磨平或在第4腰椎和远端腹主动脉之间垫入骨片等组织，也可以在动、静脉之间嵌入衬垫物，或者在病变段静脉周围包裹一圈膨体聚四氟乙烯血管片，以防止静脉再度受压。

（5）髂动脉移位术：右髂总动脉移位是另一种解除压迫的方法，将右髂总动脉切断，其远端与左髂总动脉或腹主动脉吻合。该方法的缺点是需要间置一段人造血管。还有报道将右髂总动脉与左髂总动脉吻合。

（四）腔内治疗

1995年，Berger等首次报道采用介入疗法，即球囊扩张和支架置入的方法来治疗髂静脉压迫综合征，获得满意的近期疗效。以后陆续有该方面的文献报道，介入治疗也逐渐成为近年来取代外科手术治疗髂静脉压迫综合征的一种主要手段，其直接作用于病变段，既支持了静脉腔以避免被动脉和腰骶椎压迫，同时通过扩张管腔解除了腔内异常结构所引起的狭窄，并且创伤小、操作简便，因而显示出良好的应用前景。与髂静脉切开成形术、右髂动脉移位术、静脉旁路转流术等手术相比，介入疗法对该综合征在缓解率、改善率及通畅率方面具有更好的疗效，后者更符合人体正常的解剖和生理，因而获得了较好的近期疗效，且并发症较少。对于并发急性下肢深静脉血栓者，导管介入溶栓治疗，通常在发病后3周内疗效较好。如在溶栓过程中或溶栓后发现髂静脉受压，可于最后静脉造影时置入支架，扩张静脉到正常大小，防止回缩。O'Sullivan等报道髂静脉受压合并急性和慢性症状患者置入支架1年通畅率分别是93.1%和100%。球囊扩张和支架置入的操作较为简易，但针对该综合征的特殊性，操作过程中有以下几点值得注意：①病变髂静脉腔内异常结构的主要组织构成是胶原纤维和纤维细胞，因此其物理特性上缺少弹性和伸展性，故在介入治疗过程中管腔扩张较困难，且扩张的管壁极易回缩，因此球囊扩张后的支架置入十分必要；由于病变的髂静脉往往难以扩张至正常管径，过度的张力会导致管壁破裂，因此选择直径略大于球囊且张力较小的支架可使操作更安全，不必苛求将病变段扩张至正常管径。②髂静脉压迫综合征的左髂总静脉的病变段可分隔成多个通道，因此造影导管、球囊导管和支架输送装置应保持在同一位置的导丝上操作，以保证支架放置与球囊扩张为同一通道，同时也避免了反复输送导管、导丝对血管内膜的损伤。③左髂总静脉病变段与下腔静脉邻接，为更好地扩张病变段的近心端，可将支架近端1～2 cm置入下腔静脉。

（崔潇文）

第五节 主动脉夹层

主动脉夹层(aortic dissection,AD)是在胸主动脉瘤病理改变的基础上,主动脉内膜破损,主动脉腔内的血液从主动脉内膜撕裂口进入主动脉中膜,使中膜分离,并沿主动脉长轴方向扩展,从而造成主动脉真假两腔分离的一种病理改变。

一、病因

病因至今未明。80%以上主动脉夹层的患者有高血压,不少患者有囊性中层坏死。高血压并非引起囊性中层坏死的原因,但可促进其发展。临床与动物试验发现,不是血压的高度而是血压波动的幅度,与主动脉夹层分裂相关。遗传性疾病马方综合征中主动脉囊性中层坏死颇常见,发生主动脉夹层的机会也多,其他遗传性疾病如特纳(Turner)综合征、埃-当(Ehlers-Danlos)综合征,也有发生主动脉夹层的趋向。主动脉夹层还易在妊娠期发生,其原因不明,可能妊娠时内分泌变化使主动脉的结构发生改变而易于裂开。

二、病理生理及病理解剖

动脉中层弹性纤维有局部断裂或坏死,基质有黏液样和囊肿形成。夹层分裂常发生于升主动脉,此处经受血流冲击力最大,而主动脉弓的远端则病变少而渐轻。主动脉壁分裂为2层,其间积有血液和血块,该处主动脉明显扩大,呈梭形或囊状。病变如涉及主动脉瓣环则环扩大而引起主动脉瓣关闭不全。病变可从主动脉根部向远处扩延,最远可达髂动脉及股动脉,亦可累及主动脉的各分支,如无名动脉、颈总动脉、锁骨下动脉、肾动脉等。冠状动脉一般不受影响,但主动脉根部夹层血块对冠状动脉开口处可有压迫作用。多数夹层的起源有内膜的横行裂口,常位于主动脉瓣的上方,裂口也可有两处,夹层与主动脉腔相通。少数夹层的内膜完整无裂口。部分病例外膜破裂而引起大出血,破裂处都在升主动脉,出血容易进入心包腔内,破裂部位较低者亦可进入纵隔、胸腔或腹膜后间隙。慢性裂开的夹层可以形成一双腔主动脉,一个管道套于另一个管道之中,此种情况见于胸主动脉或主动脉弓的降支。

三、临床表现

(一)疼痛

夹层分离突然发生时,多数患者突感胸部疼痛,向胸前及背部放射,随夹层涉及范围可以延至腹部、下肢及颈部。疼痛剧烈难以忍受,起病后即达高峰,呈刀割或撕裂样。少数起病缓慢者疼痛不显著。

(二)高血压

患者因剧痛而有休克外貌,焦虑不安、大汗淋漓、面色苍白、心率加快,如外膜破裂出血则血压降低。不少患者原有高血压,起病后剧痛使血压更增高。

(三)心血管症状

(1)主动脉瓣关闭不全:夹层血肿涉及主动脉瓣或影响心瓣-叶的支撑时发生,故可突然在主动脉瓣区出现舒张期吹风样杂音,脉压增宽,急性主动脉瓣反流可以引起心力衰竭。

(2)脉搏改变:一般见于颈、肱或股动脉,一侧脉搏减弱或消失,反映主动脉的分支受压迫或内膜裂片堵塞其起源。

(3)胸锁关节处出现搏动或在胸骨上窝可触到搏动性肿块。

(4)心包摩擦音:夹层破裂入心包腔可引起心包堵塞。

(5)胸腔积液:夹层破裂入胸膜腔内引起。

(四)神经症状

主动脉夹层延伸至主动脉分支颈动脉或肋间动脉,可造成脑或脊髓缺血,引起偏瘫、昏迷、神志模糊、截瘫、肢体麻木、反射异常、视力障碍与大小便障碍。

(五)压迫症状

主动脉夹层压迫腹腔动脉、肠系膜动脉时可引起恶心、呕吐、腹胀、腹泻、黑便等症状;压迫颈交感神经节引起霍纳(Horner)综合征;压迫喉返神经致声嘶;压迫上腔静脉致上腔静脉综合征;累及肾动脉可有血尿、尿闭及肾缺血后血压增高。

四、辅助检查

(一)心电图检查

心电图可示左心室肥大,非特异性 ST-T 改变。病变累及冠状动脉时,可出现心肌急性缺血甚至急性心肌梗死改变。心包积血时可出现急性心包炎的心电图改变。

(二)X 线胸部平片检查

X 线胸部平片可见上纵隔或主动脉弓影增大,主动脉外形不规则,有局部隆起。如见主动脉内膜钙化影,可准确测量主动脉壁的厚度。正常在 2～3 mm,增到 10 mm 时则提示夹层分离可能性,若超过 10 mm 则可肯定为本病。

(三)超声检查

(1)在 M 型超声检查中可见主动脉根部扩大,夹层分离处主动脉壁由正常的单条回声带变成两条分离的回声带。

(2)在二维超声检查中可见主动内分离的内膜片呈内膜摆动征,主动脉夹层分离形成主动脉真假双腔征。有时可见心包或胸腔积液。

(3)多普勒超声不仅能检出主动脉夹层分离管壁双重回声之间的异常血流,而且对主动脉夹层的分型、破口定位及主动脉瓣反流的定量分析都具有重要的诊断价值。

(四)磁共振成像(MRI)扫描

MRI 扫描能直接显示主动脉夹层的真假腔,清楚显示内膜撕裂的位置和剥离的内膜片或血栓。能确定夹层的范围和分型,及与主动脉分支的关系。

(五)数字减影血管造影(DSA)检查

DSA 检查可发现夹层的位置及范围,有时还可见撕裂的内膜片。还能显示主动脉的血流动力学和主要分支的灌注情况。易于发现血管造影不能检测到的钙化。

(六)血和尿检查

血白细胞计数常迅速增高。可出现溶血性贫血和黄疸。尿中可有红细胞,甚至肉眼血尿。

五、治疗

(一)非手术治疗

1.镇静

给予地西泮、氯丙嗪、异丙嗪等。

2.镇痛

根据疼痛程度及体重可选用布桂嗪、哌替啶或吗啡,一般哌替啶 100 mg 或吗啡5~10 mg,静脉注射效果好,必要时可每 6~8 h 一次。

3.降压

对合并有高血压的患者,可采用普萘洛尔 5 mg 静脉间歇给药与硝普钠静脉滴注 25~50 μg/min,调节滴速,使血压降低至临床治疗指标,保持收缩压为 13.3~16.0 kPa(100~120 mmHg)。血压下降后疼痛明显减轻或消失是夹层分离停止扩展的临床指征。需要注意的是合并有主动脉大分支阻塞的高血压患者,因降压能使缺血加重,不可采用降压治疗。对血压不高者,也不应用降压药,但可用普萘洛尔减低心肌收缩力。

4.补充血容量

胸腔或主动脉破裂者需输血治疗。

5.对症处理

如制动、防止腹压增加、处理并发症等。疼痛缓解是夹层动脉瘤停止发展、治疗显效的指标,只有疼痛缓解后,才可行主动脉造影检查。

(二)手术治疗

对近端主动脉夹层、已破裂或濒临破裂的主动脉夹层,伴主动脉瓣关闭不全的患者应进行手术治疗。微创是腔内隔绝术最突出的特点,手术仅需在大腿根部作一个 3 cm 长的小切口即可完成,患者术后恢复快,并发症发生率、病死率低,并且使许多因高龄及不能耐受传统手术的患者获得了治疗机会。

(崔潇文)

第六节　腹主动脉瘤

腹主动脉是主动脉在腹部的延续,是人体最大的动脉,主要负责腹腔内脏和腹壁的血液供应。当腹主动脉某段动脉中层结构破坏,动脉壁不能承受血流冲击的压力而形成的局部或者广泛性的永久性扩张或膨出,使该段血管的直径超过正常腹主动脉直径的 1.5 倍以上时,医学上就称之为腹主动脉瘤。

一、病因

(一)动脉粥样硬化

动脉粥样硬化为最常见的原因。粥样斑块侵蚀主动脉壁,破坏中层成分,弹力纤维发生退行性变。管壁因粥样硬化而增厚,使滋养血管受压,发生营养障碍,或滋养血管破裂而在中层积血。

（二）感染

感染以梅毒为显著，常侵蚀胸主动脉。败血症、心内膜炎时的菌血症使病菌经血流到达主动脉，主动脉邻近的脓肿直接蔓延，或在粥样硬化性溃疡的基础上继发感染，都可形成细菌性动脉瘤。致病菌以链球菌、葡萄球菌和沙门菌属为主，较少见。

（三）囊性中层坏死

囊性中层坏死为一种比较少见的病因未明的病变。主动脉中层弹力纤维断裂，代之以异染性酸性黏多糖。

（四）外伤

贯通伤直接作用于受损处主动脉引起动脉瘤，可发生于任何部位。间接损伤时暴力常作用于不易移动的部位，受力较多处易形成动脉瘤。

（五）先天性

以主动脉窦瘤为主。

（六）其他

其他包括巨细胞性主动脉炎、贝赫切特综合征（白塞病）、多发性大动脉炎等。

二、病理生理及病理解剖

主动脉发生动脉粥样硬化后，中层弹性纤维断裂，管壁薄弱，不能耐受主动脉内血流压力而发生局部膨大，形成主动脉瘤。由于动脉瘤承受的血流压力较大，使动脉瘤逐渐扩大，并可压迫邻近器官，或向体表膨出，成为搏动性肿块。在膨大的瘤部，血流减慢，形成涡流，可产生附壁血栓。患者可因动脉瘤严重压迫重要脏器或破裂而死亡，囊性的动脉瘤较梭形的更容易破裂。

三、临床表现

（一）疼痛

疼痛是腹主动脉瘤较为常见的临床症状，约在1/3的患者表现出疼痛。其部位多位于腹部脐周，两肋部或腰部，疼痛的性质可为钝痛、胀痛、刺痛或刀割样疼痛。一般认为疼痛是瘤壁的张力增加，引起动脉外膜和后腹膜的牵引，压迫邻近的躯体神经所致。巨大的腹主动脉瘤当瘤体侵蚀脊柱，亦可引起神经根性疼痛。

（二）压迫症状

随着腹主动脉瘤瘤体的不断扩大，可以压迫邻近的器官而引起相应的症状。

1.肠道压迫症状

肠道是腹主动脉瘤最常压迫的器官，可出现腹部不适，饱满感，食欲下降，重者会出现恶心、呕吐，排气排便停止等不全或完全性肠梗阻等症状。

2.泌尿系压迫症状

由于腹主动脉瘤压迫或炎性腹主动脉瘤侵犯到输尿管时可以出现输尿管的梗阻，肾盂积液。由于解剖学的关系，左侧输尿管最易受累。

3.胆管压迫症状

临床上比较少见。

（三）栓塞症状

腹主动脉瘤的血栓，一旦发生脱落便成为栓子，栓塞其供血的脏器或肢体而引起与之相应的急性缺血性症状。如栓塞部位为肠系膜血管，表现为肠缺血，严重者可引起肠坏死。患者出现剧烈的腹痛和血便，继而表现为低血压和休克，及全腹的腹膜刺激症状。栓塞至肾动脉，则可引起肾脏相应部位的梗死，患者表现为剧烈的腰痛和血尿。栓塞至下肢主要动脉时，则出现相应肢体的疼痛，脉搏减弱以至消失，肢体瘫痪，颜色苍白，及感觉异常等。

（四）腹部搏动性包块

腹部搏动性包块是腹主动脉瘤最常见最重要的体征。肿块多位于左侧腹部，具有持续性和向着多方向的搏动和膨胀感。腹部触诊也是诊断腹主动脉瘤最简单而有效的方法，其准确率为30%～90%。

（五）破裂症状

腹主动脉瘤破裂是一种极其危险的外科急症。病死率达50%～80%。动脉瘤的直径是决定破裂的最重要的因素。

四、辅助检查

（一）腹部正侧位片

有67%～75%的患者腹主动脉壁可有钙化影，并且有2/3的患者可通过其钙化的影像来粗略地判断动脉瘤的大小，但阴性的病例也不能否定腹主动脉瘤的存在。

（二）腹主动脉造影

对于了解动脉瘤的大小，腔内管壁的病变情况及所属分支血管是否有病变，在一定的情况下有不可替代的作用。有选择地使用主动脉造影是非常必要的。

（三）血管超声检查

避免了电离辐射，为无痛性的非创伤检查，检查费用相对比较低，在血管横向及纵向上均能探测成像，检查患者方便。目前已被作为腹主动脉瘤的首选检测方法。据资料报道，直径为3 cm以上的动脉瘤即可被超声检查发现。

（四）CT 检查

CT 获得的是关于主动脉和身体其他结构的横截面图像，是目前检查主动脉瘤的最好方法之一。

（五）MRI 检查

MRI 是一种无创伤性检查，可以得到冠状面、矢状面和横断面等任何断层像。

（六）DSA 检查

比血管造影更为先进完善的检查方法，能测得各种血管口径，为动脉瘤腔内隔绝术提供准确的数据。

五、治疗

（一）非手术治疗

瘤体直径<5 cm 时，视各种情况可保守治疗，但应密切随诊观察。

（二）手术治疗

瘤体直径>5 cm 的患者应手术修复，对较小的病灶可进行修补，尤其是超声图显示动脉瘤有进行性增大且患者在其他方面是健康的应手术治疗。理想的治疗方法是手术将动脉瘤切除及血管重建手术，手术病死率<5%。血管重建可选用涤纶或真丝人造血管，效果良好。

（三）介入治疗

为微创技术，创伤小，患者痛苦少，只需在一侧腹股沟处行 5 cm 切口，游离出股动脉，另一侧行股动脉穿刺即可，用支架型人工血管行瘤体隔绝术。从而可消除腹主动脉瘤破裂及其他危险情况。

（崔潇文）

第七节　外周动脉瘤

外周动脉瘤可发生于颈动脉、锁骨下动脉、腋动脉、肱动脉、桡动脉、髂动脉、股动脉和腘动脉及其分支等部位，但股动脉和腘动脉为好发部位，占 90% 以上。发生在肢体的一侧或两侧，可为单发性或多发性，有时可同时伴有胸和（或）腹主动脉瘤。病因包括创伤、动脉硬化、感染、中层囊性变性、先天性及梅毒性等。

一、临床表现和诊断

渐增性搏动肿块是主要的临床表现。也有少数患者无明显表现，直至肿块并发感染，出现剧烈疼痛时才被发现。如肿块压迫附近神经，肢体可出现麻木及放射痛。如远段动脉并发血栓栓塞，肢体可出现缺血症状。搏动肿块在关节部位，可影响肢体伸屈活动。

局部检查时，在周围动脉的行经部位可扪及膨胀性搏动肿块，这是外周动脉瘤的典型体征。在搏动性肿块部位有时可闻及收缩期杂音，偶可扪及震颤。压迫动脉瘤近侧动脉可使肿块缩小，搏动、震颤及杂音等均减轻或消失。肢体动脉瘤增大压迫附近淋巴管和伴行静脉时，可产生肢体远侧淋巴水肿及浅静脉曲张。巨大髂、腋或肱动脉瘤可引起肢体屈曲畸形。

根据外周动脉瘤的特征，诊断一般不难，但需要与紧贴动脉或位于动脉表面的肿瘤或脓肿相鉴别。特别要警惕不能将动脉瘤误诊为脓肿而作切开造成不良后果。如动脉瘤难于确诊时，可做 B 型超声检查或诊断性穿刺，必要时也可做动脉造影检查。

二、治疗

外周动脉瘤一旦确诊，应尽早手术治疗。外周动脉瘤的治疗方法应根据动脉瘤的部位、大小、局部解剖条件，侧支循环的建立以及有无并发感染等具体情况而定。一般可选用下列几种：①动脉瘤切除和动脉端-端吻合术；②动脉瘤切除和自体静脉或人工血管移植术；③动脉瘤切线切除和动脉瘤壁修补术；④动脉瘤切除和近、远侧动脉结扎；⑤动脉瘤腔内旁路术；⑥动脉瘤腔内修复术等。动脉瘤腔内修复术为近年来发展起来的新技术，技术原理等同于腹主动脉瘤腔内修复术，具有创伤小，住院时间短等优点，但不适用于近关节处的动脉瘤。如动脉瘤并发感染时，动脉瘤近、远侧动脉结扎，瘤腔作切开引流，并用自体静脉经解剖外途径做旁路移植术。

三、动脉瘤分类

（一）髂动脉瘤

不伴腹主动脉瘤病变的髂动脉瘤很少见，人群研究显示髂动脉瘤的发病率约为 0.03%。而在所有主髂动脉瘤中,局限于髂动脉的病变仅占 0.6%。髂动脉瘤的发病率男性高于女性[(5～16):1],且多见于 60 岁以上的老年患者。髂总动脉瘤占髂动脉瘤中的 70%～90%,髂内和髂外动脉瘤占 10%～30%,约 50% 的患者为双侧发病。

髂动脉瘤患者在动脉瘤破裂前多无临床症状。有时因髂动脉瘤对邻近组织脏器压迫,可出现尿路梗阻、血尿、髂静脉血栓形成、肠梗阻及下肢神经功能损害等症状。由于髂动脉瘤位于盆部,因此体格检查很难发现。很少情况下,较大的髂动脉瘤可通过直肠指诊发现。随着影像学检查的进步,髂动脉瘤的诊断率不断提高。

由于髂动脉瘤破裂的死亡率较高(25%～57%),而择期手术的死亡率低于 5%,因此目前建议对直径在 3～4 cm 的孤立性髂动脉瘤,如果患者手术风险控制较好,应择期行手术治疗;如果动脉瘤直径>5 cm,建议立即手术。

经腹膜外途径可显露髂动脉瘤,单侧髂动脉瘤可行动脉瘤切除及人工血管旁路。双侧髂动脉瘤或伴腹主动脉扩张的患者,可行主动脉-双侧髂动脉人工血管旁路术,选择经腹途径较为适宜。髂内动脉瘤的治疗需要结扎动脉瘤流入道和流出道,并且缝扎瘤腔内反流的侧支血管。也可考虑人工血管重建血运,但是髂内动脉侧支较多,重建存在困难。双侧髂内动脉瘤或一侧髂内动脉瘤伴对侧髂内动脉闭塞的患者,测定远端髂内动脉反流压或髂动脉阻断后乙状结肠血供,对于盆腔血供的评估有所帮助,但是多数患者需要重建一侧髂内动脉。少数情况下,髂动脉瘤可破入相邻的直肠、膀胱或小肠。如果术野污染严重,则需结扎动脉并行解剖外旁路重建血运。支架型人工血管腔内修复术治疗髂总动脉瘤或髂外动脉瘤已取得较好疗效,且手术创伤小、支架中远期通畅率高;髂内动脉瘤也可通过介入栓塞的方法进行治疗,或应用 IBD 支架、平行支架技术重建髂内动脉。腔内技术修复髂动脉瘤有望成为未来治疗的首选。

(二)股动脉瘤

国人中股动脉瘤占外周动脉瘤的首位,而在欧美国家其发病率仅次于腘动脉瘤,居外周动脉瘤的第二位。根据股动脉瘤累及股动脉分叉的情况,将股动脉瘤分为两型,从而帮助制订手术方案。Ⅰ型股动脉瘤局限于股总动脉,而Ⅱ型股动脉瘤累及股总动脉和股深动脉。常见病因包括创伤、动脉粥样硬化或血管退行性变,少见的病因还包括感染性动脉瘤、炎症性动脉瘤、白塞病及特发性动脉瘤。动静脉畸形也可导致股动脉瘤样扩张的改变。创伤性动脉瘤多发生于年轻患者,动脉退行性变导致的股动脉瘤主要发生于老年吸烟男性患者。

临床主要症状是在股三角区出现膨胀搏动性肿块,有时可听到收缩期杂音。患侧足背动脉搏动常减弱或消失,股动脉瘤破裂很罕见。较大直径的动脉瘤,可表现为局部的压迫症状,如压迫股静脉导致的下肢水肿或压迫股神经导致的下肢感觉异常。动脉瘤血栓形成、下肢动脉栓塞也可能发生,并与股动脉瘤直径大小和瘤体内附壁血栓有关。瘤体急性血栓形成可能导致股浅、股深动脉的闭塞,引起下肢远端严重缺血,发生率约为 15%。远端动脉栓塞可能导致蓝趾综合征,发生率约为 26%。

股动脉瘤可通过体格检查发现,但是仍有近 1/3 的患者存在漏诊。X 线摄片有时可显示动脉瘤壁钙化阴影。多普勒超声检查的准确性较高,且可对瘤体直径进行测量,并可检查动脉瘤与股动脉分叉的关系以及是否存在瘤体内附壁血栓。如果发现股动脉瘤,应行超声检查以排除同时存在的主动脉瘤和腘动脉瘤。CTA 和 MRA 对股动脉瘤的诊断,也具有重要的意义。

股动脉瘤一旦确诊,应尽早进行手术治疗。对于年龄较大且手术风险较高的老年患者,可先予观察。如果股动脉瘤进一步增大或出现下肢动脉栓塞并发症,则需要手术。对于同时患有无症状主动脉瘤、股动脉瘤或腘动脉瘤的患者,手术治疗应分期进行,首先治疗风险最大的动脉瘤。

手术方案取决于动脉瘤的累及范围以及股深、股浅动脉的通畅度。可选择腹股沟部直切口,如果瘤体直径较大导致动脉瘤近心段控制困难,可采用单独的侧腹部切口经腹膜外途径控制髂外动脉,或直接切开腹股沟韧带向近心端延伸腹股沟切口,或从对侧股动脉放置髂外动脉阻断球囊控制出血。较小的Ⅰ型股动脉瘤可直接切除并行人工血管端-端吻合置换。而较大的Ⅰ型股动脉瘤可采用降落伞缝合法,吻合结束后人工血管应用瘤壁包裹。Ⅱ型股动脉瘤累及股动脉分叉,尤其是累及股深动脉的Ⅱ型股动脉瘤,原则上需要重建股深动脉。可采用人工血管置换股总动脉和股浅动脉起始段(端-端吻合),股深动脉再植于人工血管上(端-侧吻合)。对于孤立性的股浅动脉瘤,支架型人工血管腔内修复术也是一个有效的手段。

(三)腘动脉瘤

多数腘动脉瘤为退行性动脉瘤,与局部炎症和遗传因素均有关,最终导致血管壁弹性蛋白和胶原蛋白降解及动脉瘤形成。腘动脉窘迫综合征引起的反复慢性血管损伤,也可导致腘动脉瘤。腘动脉假性动脉瘤可由良性骨肿瘤的慢性损伤引起,如股骨远端干骺端的软骨瘤。穿透伤(如枪伤或刺伤)和医源性损伤(如介入操作或膝关节手术)都可导致腘动脉假性动脉瘤的发生。

患者常在腘窝部感觉有一个搏动性肿块,有时可引起局部疼痛,膝关节伸屈活动受限制。如动脉瘤血栓形成,肿块搏动即消失,瘤体远侧动脉继发血栓导致肢体出现缺血症状。瘤体内血栓突然脱落时,可造成肢体远端血管急性栓塞,出现剧烈疼痛。动脉瘤无症状时可误诊为腘窝囊肿。对于主动脉瘤或股动脉瘤患者需要排除合并腘动脉瘤的可能,应进行必要的体格检查和多普勒超声检查。血管造影、CTA 及 MRA 能进一步明确诊断腘动脉瘤。

远端动脉急性血栓栓塞,往往可导致下肢急性缺血症状,甚至可发展到肢端坏疽。因此,动脉瘤即使较小,增大缓慢,临床上无明显症状,一旦确诊,也应尽早进行手术治疗,预防并发症发生。年龄超过 70 岁而腘动脉瘤直径小于 2 cm 的患者,可暂行随访。术前应注意评估影响血管长期通畅性的各项因素,包括自体大隐静脉、下肢动脉流入道和流出道、近远端吻合口位置。腘动脉瘤结扎及旁路重建是腘动脉瘤治疗的金标准。其优点在于避免了术中分离可能造成的瘤体周围组织损伤(如腘静脉),但是腘动脉瘤引起的压迫症状未能通过手术解除。而且在侧支循环存在的情况下,腘动脉瘤仍存在进一步增大甚至破裂的可能。腘动脉瘤切除加自体大隐静脉移植通常用于较大腘动脉瘤的治疗。需纵行切开腘动脉瘤,移除瘤体内的附壁血栓,缝扎瘤腔内的侧支血管,移植自体大隐静脉重建血运。

(四)颈动脉瘤

颈动脉瘤是指颈总动脉、颅外段颈内动脉和颈外动脉及其分支的动脉瘤。颈总动脉瘤占30%,其次为颈内动脉瘤(15%)、颈外动脉瘤(7%)及分叉处动脉瘤(8%)。常见的病因是动脉粥样硬化、创伤和感染。极少数是由医源性引起,如颈动脉内膜剥除术或颈动脉切开,自体静脉补片术后并发假性动脉瘤。颈动脉瘤的病变部位也与发病原因有关。损伤导致的颈动脉瘤常位于颈内动脉的高位颈段,而动脉粥样硬化引起的颈动脉瘤常位于或邻近颈总动脉分叉部。

颅外颈动脉瘤的临床症状取决于动脉瘤的部位、大小和病因。较小的颈内动脉瘤可无临床症状,但多数颈动脉瘤(30%)查体可发现位于颈部下颌角下方的搏动性肿块,可伴有收缩期血管杂音。通常认为颈内动脉瘤向内朝咽部扁桃体窝突出,而颈总动脉瘤向外朝颈部突出,但这也取决于颈总动脉分叉位置的高低。疼痛是最常见的局部症状,文献报道发生率高达40%,包括颈部疼痛、眼眶后疼痛或搏动性头痛。颈动脉瘤压迫引起的症状包括吞咽困难、脑神经压迫和中枢神经功能异常,而动脉瘤破裂引起的出血症状很少见。颅外颈动脉瘤需要与颈动脉扭曲、颈部肿瘤或淋巴结肿大、鳃裂囊肿及淋巴水囊肿相鉴别,超声多普勒、CTA、MRA 或血管造影检查可帮助诊断。

虽然较小的颈动脉瘤长期随访显示破裂发生率很低,但是因局部压迫症状或神经系统症状,多数患者仍需要手术治疗。手术治疗的目的主要是预防颈动脉瘤血栓形成或栓子脱落栓塞导致永久性的神经功能损害。动脉瘤切除及血管重建是较佳选择,瘤体包裹或瘤体切线切除等手术方式现在已很少采用。颈动脉瘤手术中常需短暂阻断颈总或颈内动脉血流,少数情况下需结扎颈总动脉。后者常会引起脑组织损害并发症,偏瘫发生率为 25%～35%,高者可达 70%。因此,术前用手指压迫颈总动脉锻炼试验(Matas 试验)以了解脑部侧支循环建立的情况。如能压迫颈总动脉时间延长至 15～20 min,而无脑组织缺血症状出现,则术中短暂阻断颈内动脉血流就较安全。手术方式有下列几种:①对颈外动脉瘤,做动脉瘤切除,颈外动脉结扎术;②对颈总动脉瘤,做动脉瘤切除,如动脉缺损短,可做动脉端-端吻合,动脉缺损长,则采用自体静脉或人工血管移植术;③对颈内动脉瘤,可做动脉瘤切除,如动脉缺损长,则采用自体静脉移植术。

由于颈动脉结扎后,动脉残端血栓形成并可向上蔓延至颅内眼动脉开口甚至累及 Willis 环,神经系统并发症发生率很高(30%～60%),半数患者死亡。虽然较大的颈动脉瘤或累及颈内动脉远端的动脉瘤,可通过阻断球囊或下颌关节半脱位增加远端流出道的控制和显露,但接近颅底的颈内动脉瘤其远端控制及吻合重建仍存在很大难度,必要时只能选择颈动脉结扎治疗,术后需肝素抗凝 7～10 d。腔内介入栓塞和支架型人工血管腔内修复术治疗颈动脉瘤已有报道。

(五)锁骨下动脉瘤

较少见。病因主要是动脉粥样硬化或血管退行性病变、胸廓出口综合征或损伤、肌纤维发育不良、梅毒性动脉瘤、动脉中层囊性坏死或邻近的淋巴结结核对血管壁侵蚀等因素引起的锁骨下动脉瘤。锁骨下动脉插管可引起动脉医源性损伤,从而导致假性动脉瘤的发生。

主要症状有在锁骨上区或下区出现搏动性肿块,还包括动脉瘤急性扩张或破裂导致的胸颈肩部疼痛;动脉栓塞导致的上肢急性或慢性缺血;臂丛神经受压导致的上肢疼痛或神经功能异常;右侧喉返神经受压迫导致的声音嘶哑;气管受压迫导致的呼吸异常;椎动脉或右侧颈动脉逆向栓塞引起的短暂性脑缺血发作或脑卒中;动脉瘤破入肺尖引起的咯血等。检查时,在锁骨区可扪及膨胀、搏动性肿块,有时可闻及收缩期杂音,桡动脉搏动可减弱或消失。

体格检查所见的锁骨上窝搏动性肿块多为颈总动脉或锁骨下动脉扭曲。超声多普勒检查可鉴别动脉扭曲与动脉瘤。除锁骨上窝肿块外,体格检查还可能发现:锁骨上窝血管杂音;上肢动脉搏动消失;微栓塞导致的蓝指综合征;臂丛神经压迫导致的感觉运动异常;声带麻痹以及 Horner 征。超声多普勒或 CTA 检查可明确诊断,必要时还可行血管造影检查两侧椎动脉的通畅度。

虽然既往有单纯行锁骨下动脉瘤结扎而不重建的报道,但由于缺血并发症的发生率近 25%,因此目前建议近端及中段锁骨下动脉瘤的手术治疗应包括动脉瘤切除及血管重建。少数情况下也可考虑锁骨下动脉瘤近远端结扎,解剖外旁路重建血运。如果锁骨下动脉瘤累及椎动脉开口,则应在术中重建椎动脉血运,尤其是在对侧椎动脉发育不全或缺如的情况下。

治疗:①对较小的锁骨下动脉瘤,可采用锁骨上或锁骨下切口,必要时需切断锁骨以利显露,切除动脉瘤,自体大隐静脉或人工血管置入术;②对巨大锁骨下动脉瘤,宜采用胸骨正中劈开至第二或第三肋间横断的颈胸联合切口,切除动脉瘤,人工血管或自体大隐静脉置入术;③对锁骨下动脉瘤伴有周围紧密粘连时,则可将瘤的近、远端动脉结扎,切开动脉瘤,在瘤腔内缝扎锁骨下动脉的各分支开口,缝合瘤壁切口,或加做血管旁路移植术。锁骨下动脉瘤的腔内治疗已有报道,尤其适合于伴随疾病较多,传统手术风险较大的患者。锁骨下动脉的近端和中段较适合行支架型人工血管腔内修复术。但是锁骨下动脉的远端位于锁骨和第一肋骨之间,支架放置后容易受到外力压迫变形甚至断裂。右侧锁骨下动脉瘤行腔内修复术还有栓子碎屑脱落至右侧颈动脉系统导致脑卒中的风险。腔内修复术后存在支架受压变形、断裂以及支架内狭窄等可能,对于手术风险较小的患者,传统手术治疗应为首选。也有学者提出采用动脉瘤钢圈栓塞及颈动脉-锁骨下动脉旁路术治疗锁骨下动脉瘤。

(六)腋动脉瘤

腋动脉瘤多数由钝性伤或穿刺伤所致,多见于年轻男性患者。腋杖导致动脉慢性损伤所引起的腋动脉瘤,多见于老年患者。腋动脉假性动脉瘤常见于动脉穿刺伤的患者,也可见于肱骨骨折或肩关节前脱位的患者。由于腋动脉位置较深且侧支循环丰富,早期诊断存在困难。而动脉瘤破裂出血时,血液积于腋动脉鞘,臂丛神经受压可导致严重而持久的神经功能损害。多普勒超声、CTA 或 MRA 检查可帮助诊断。腋动脉瘤的手术治疗包括动脉瘤切除及自体大隐静脉重建血运,术中应注意防止臂丛神经损伤。腋动脉瘤的支架型人工血管腔内治疗已有成功报道,手术风险较大的患者可尝试损伤较小的腔内治疗,但是长期疗效尚待证实。

(崔潇文)

第七章

骨外科疾病

第一节 脊 柱 损 伤

一、脊柱骨折

(一)胸腰椎骨折

1.发生机制

造成胸腰椎骨折的主要暴力包括间接暴力和直接暴力,常见于坠落伤、车祸和重物打击伤后。根据暴力的类型、方式和体位,损伤各不相同,常见的暴力类型有以下数种。

(1)屈曲暴力:屈曲暴力致伤,脊柱的前部承受压应力,脊柱后部承受张应力。主要造成椎体的前缘压缩骨折,当暴力很大时椎体前缘压缩超过其高度的1/2,常伴有椎体后上缘骨折块突入椎管。椎体后缘高度往往无明显改变。

(2)压缩暴力:在轴向压缩载荷的作用下椎体产生爆裂骨折,横断面上整个椎体的各径线均增大。骨折块向椎体左右和前后碎裂,椎体后部碎骨块突出进入椎管,造成脊髓神经不同程度的损伤。

(3)屈曲分离暴力:常见于车祸中,又名安全带损伤。高速行驶的汽车发生车祸时,由于安全带的作用,下肢和躯干下部保持不动,上半身高速前移,造成以安全带附近脊椎为支点,脊柱后部结构承受过大的张力而撕裂,受累的结构以后柱和中柱为主。

(4)屈曲扭转暴力:屈曲和扭转两种暴力同时作用于脊柱,损伤严重,椎体旋转、前中柱骨折、单侧或双侧小关节突交锁。

(5)水平暴力:水平剪力往往较大,造成上下位椎体前后脱位,对脊髓和马尾神经的损伤严重,预后差。

(6)伸展分离暴力:在胸腰椎比较少见,此种主要造成脊柱前部张力性破坏,黄韧带皱褶突入椎管,压迫脊髓。

2.临床表现

有明确的外伤史,重者常合并脑外伤或其他内脏损伤,神志清醒者主诉伤区疼痛,肢体麻木、活动无力或损伤平面以下感觉消失。检查见伤区皮下淤血、脊柱后凸畸形。严重骨折脱位者,脱

349

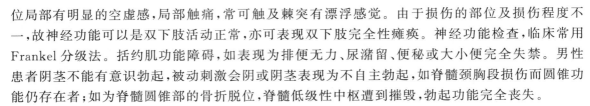

位局部有明显的空虚感,局部触痛,常可触及棘突有漂浮感觉。由于损伤的部位及损伤程度不一,故神经功能可以是双下肢活动正常,亦可表现双下肢完全性瘫痪。神经功能检查,临床常用Frankel 分级法。括约肌功能障碍,如表现为排便无力、尿潴留、便秘或大小便完全失禁。男性患者阴茎不能有意识勃起,被动刺激会阴或阴茎表现为不自主勃起,如脊髓颈胸段损伤而圆锥功能仍存在者;如为脊髓圆锥部的骨折脱位,脊髓低级性中枢遭到摧毁,勃起功能完全丧失。

3.诊断要点

根据外伤史及外伤后的症状、体征可初步确定为胸腰椎骨折或脱位,并可依感觉、运动功能丧失而初步确定损伤节段,便于进一步选择影像学检查部位。X 线平片是胸腰椎骨折的最基本的影像学检查手段,应常规应用。通常拍正侧位片,根据病情需要可加照斜位或其他位置。单纯压缩骨折正位片可见椎体高度变扁,左右横径增宽,侧位片可见椎体楔形变,脊柱后凸畸形,椎体后上缘骨折块向后上移位,处于椎间水平。爆裂骨折侧位片显示椎体后上缘有大块骨块后移,致伤椎椎体后上部弧形突向椎管内,小关节正常解剖关系破坏。骨折脱位者侧位片显示两椎体相对位置发生明显变化,以上位脊椎向前方或前方偏一侧移位较常见。CT 扫描比普通 X 线检查能提供更多的有关病变组织的信息,因而优越性极大,有条件者应该常规应用。CT 片可以显示骨折的类型和损伤的范围,用于单纯椎体压缩骨折,可以显示椎体后缘有无撕脱骨块,骨块是否对硬脊膜囊形成压迫,有助于决定治疗方法。爆裂骨折 CT 扫描可以观察爆裂的椎体占据椎管的程度,有助于决定采用何种手术方法减压,并为术中准确解除压迫提供依据。MRI 能够较清楚地显示椎管内部软组织的病损情况,在观察脊髓损伤的程度(水肿、压迫、血肿、萎缩)和范围方面较 CT 优越,对脊柱后柱结构的损伤亦有良好显示,有助于判断脊柱稳定性。

4.治疗原则

根据脊柱的稳定程度可以采用非手术治疗或手术治疗。非手术治疗主要用于稳定性脊柱骨折,目的在于通过缓慢的逐步复位恢复伤椎的解剖关系,通过脊柱肌肉的功能训练,为脊柱提供外源性稳定,从而避免患者晚期常见的损伤后背痛。手术治疗脊柱损伤的目的在于:解除脊髓神经压迫,纠正畸形并恢复脊柱的稳定性。手术早期稳定性由内固定材料提供,坚强的内固定可以保证患者早下地活动,防止长期卧床导致的各种并发症,加速创伤愈合,恢复机体的生理功能。脊柱稳定性的远期重建,依赖正规的植骨融合。

5.治疗选择

(1)非手术治疗。①适应证:用于稳定性脊柱骨折,如椎体前部压缩<50%,且不伴神经症状的屈曲压缩骨折,脊柱附件单纯骨折。②方法:伤后仰卧硬板床,腰背后伸,在伤椎的后侧背部垫软垫;根据椎体压缩和脊柱后凸成角的程度及患者耐受程度,逐步增加枕头的厚度,于 12 周内恢复椎体前部高度;X 线片证实后凸畸形已纠正,继续卧床 3 周,然后床上行腰背肌锻炼,床上腰背肌锻炼为目前临床上较常用的功能疗法,腰背肌锻炼的目的是恢复肌力,为后期脊柱稳定性重建提供动力基础、预防后期腰背痛与骨质疏松症的出现,过早下地负重的做法不宜提倡,因为有畸形复发可能,尤其是老年骨质疏松的患者,临床上出现慢性不稳定者,大多源于此。③优点:治疗方法简单,无须长时间住院,治疗费用较低。④缺点:卧床时间长,老年患者易出现肺部并发症和压疮,部分病例遗留晚期腰背痛和骨质疏松症,适应证较局限等。

(2)手术治疗的目标和适应证。①手术治疗的目标:为损伤脊髓恢复功能创造条件(减压和避免再损伤);尽快恢复脊柱的稳定性,使患者能尽早起床活动,减少卧床并发症;植骨融合后提供长期稳定性,预防顽固性腰背痛的发生。②适应证:适用于多数不稳定性骨折与伴脊髓有明显压迫的骨折、陈旧性骨折椎管狭窄、后凸或侧凸畸形者,近年来,随着微创脊柱外科技术的发展,适应证已进一步扩大,包括单纯压缩骨折、骨质疏松症所致压缩骨折等。

(3)手术方法。①对有神经症状者应行脊髓神经减压术:脊柱骨折脊髓压迫的因素主要来自硬脊膜的前方,包括脊柱脱位,伤椎椎体后上缘压迫脊髓前方;压缩骨折,椎体后上角突入椎管压迫脊髓;爆裂骨折,骨折块向后移位压迫脊髓;单纯椎间盘突出压迫脊髓;脊柱呈锐弧后凸或侧凸畸形>20°,椎管受到压迫性和张力性两种损伤,故应采用硬脊膜前方减压,经一侧椎弓根的侧前方减压或经两侧椎弓根的环形减压或侧前方入路下直接减压。②内固定,以短节段为主:Lcuque棒或Harrington器械固定,由于节段过长,有一定的缺点,目前应用较少;减压完成后,应使患者维持于脊柱过伸位,在此基础上行内固定,有望使椎体达到良好的复位要求;目前应用的内固定器械包括后路与前路两大类,后路多采用短节段椎弓根螺钉系列,前路多采用短节段椎体螺钉钢板系列或椎体螺钉棒系列。③植骨融合,脊柱融合的要点如下:内固定只能提供早期稳定,后期的永久性稳定需依赖于植骨融合,因而植骨是处理胸腰椎骨折的一个常规手段,必须保证正规、确实的植骨操作;植骨数量要足够,由于植骨是在非生理情况下的骨性融合,因而骨量少,骨痂生成少,有限的骨痂难以承受生理活动所施加的载荷;植骨的质量要保证,异体骨应避免单独应用于脊柱融合,有不少失败的报道,有的后果相当严重,但在前路大量植骨时,自体骨量不够,可混合少量异体骨或骨传导活性载体;大块髂骨植骨质量可靠,并可起到支撑和承载作用,而火柴棒样植骨增加了生骨面积,能较早发生骨性融合,两者可联合应用;究竟是采用前路椎体间融合还是采用后路椎板、横突间融合应根据具体情况决定,决定因素取决于骨折类型、脊髓损伤程度、骨折时间、脊髓受压的主要来源以及患者的一般状况等;通常后路张力侧能同时做到固定与减压,但在脊柱稳定性方面远不如前路椎体间植骨。

(二)单纯椎体压缩骨折

单纯椎体压缩骨折为稳定性骨折,临床比较常见,一般不伴有神经损伤,个别患者有一过性肢体麻木乏力,多能在短时间自行恢复,非手术方法治疗能取得良好的效果。

1.发生机制

多为遭受较轻微的屈曲暴力作用,老年者骨质疏松多由摔倒臀部着地引起,临床病理改变主要体现为脊柱前柱压缩呈楔形改变,不伴有中柱的损伤,后柱棘间韧带部分损伤,少有韧带断裂及关节突骨折与交锁者;因中柱结构完整,椎管形态无改变,脊髓除少数因冲击作用直接损伤外,一般无明显骨性压迫损伤。如椎体压缩不超过50%,脊柱稳定性无破坏。

2.临床表现

伤后腰背部疼痛,脊柱活动受限。伤区触痛和叩痛(+),少数患者可见轻度脊柱后凸畸形,早期双下肢主动抬腿肌力减弱,这是由于髂腰肌、腰大肌痉挛,伤区疼痛等间接原因所致,不应与神经损伤相混淆。

3.诊断要点

(1)明确外伤史及伤后腰背部疼痛、伤区触痛及叩击痛。

(2)X线检查:正位片显示伤椎椎体变扁,侧位片示椎体方形外观消失,代之以伤椎前低后高呈楔形变。测量伤椎前缘的高度,一般不低于后缘高度的50%,个别患者在伤椎后上缘可见小的撕脱骨块,骨块稍向上后移位,脊柱中柱、后柱完整性多无破坏。

(3)CT扫描:可见椎体前上部骨折,椎体后部多数正常,椎管各径线无变化。

(4)MRI示骨折区附近硬脊膜前方有局限性高密度改变,为伤区水肿、充血所致,脊髓本身无异常;后凸严重时可显示椎后软组织区水肿甚至韧带断裂。

(5)青少年患者,应与休门氏病(Scheuermann 病)相鉴别,后者又称青年性驼背、脊椎骨骺炎或脊椎骨软骨炎,其特点为胸椎长节段、均匀的后凸,相邻多个椎体楔形变。老年患者,尤其是老年妇女,应与骨质疏松胸腰椎楔形变相鉴别,后者无外伤史,骨质疏松明显,亦为多个椎体改变;MRI 检查椎体或椎后软组织的信号改变可鉴别。

4.治疗选择

(1)非手术治疗。①适应证:单纯椎体压缩骨折。②方法:伤后立即卧硬板床,腰下垫枕,使伤区脊柱前凸以达复位之目的;腰背部垫枕厚度应逐步增加,应以患者能够耐受为度,不可操之过急,尤其是高龄患者,复位过于急促,可导致严重的消化道症状;垫枕开始时,厚度为 5~8 cm,适应数天后,再增加高度,1 周后达 15~20 cm。③优点:方法简单,有一定效果。④缺点:不可能达到解剖复位,卧床时间相对较长。

(2)手术治疗。少数骨折后腰背部疼痛严重,长时间不能缓解或老年患者不能耐受伤后疼痛和长期卧床者,可采用手术治疗行椎体成形或后凸成形术。①优点:缓解疼痛快,卧床时间短。②缺点:手术有风险,费用开支大。

(三)骶尾椎损伤

1.骶尾椎损伤机制及特征

骶骨骨折常与骨盆骨折伴发,单纯骶骨骨折很少见。骨盆骨折患者中骶骨骨折的发病率为 35%。正常情况下骶骨抗压缩应力很强,而抗剪力和张力较弱;在骨盆环完整时,除了直接暴力外骶骨只能受到压缩应力作用,所以骶骨骨折常伴发于骨盆骨折。骶骨骨折常常是单侧下肢或者单侧躯体的暴力沿髋骨间接作用于骶骨所致,最常见的应力是张力和剪力。

旋转力:伴发耻骨联合分离或者耻坐骨支骨折的严重暴力。作用于下肢的强大的过伸张力导致髋骨沿骶髂关节的水平轴旋转,如果骶髂关节不旋转(骶髂关节抗这种应力的能力很强),就会发生经 $S_{1~2}$ 的骶孔骨折。骨折后髂后上棘上移而髋骨不上移。反方向的髋骨旋转可见耻骨联合端上移,这种损伤相对少见。

杠杆作用:一旦骨盆环的前方被破坏,骨盆的两个半环产生明显分离,常见于碾压伤或者下肢极度外展。骶髂关节张开到极限,就会产生经骶骨翼的骨折;骨折常常介于第 1、第 2 骶孔水平之间。其机制类似于完全张开的合页将固定螺钉拔出。反方向的损伤导致耻骨联合端相互重叠,相对少见。

剪切力:坐位时暴力作用于膝部,使半侧骨盆直接向后移位。这种暴力更容易导致髋关节后脱位;但是如果受伤时髋关节轻度外展,就可能导致半侧骨盆向后向上移位,导致骶椎侧块承受剪切力而骨折。

具体到某一例患者各种应力结合到一起并占不同的比例,因此不可能精确地分析某种应力的作用。例如在坠落伤时,身体的重力和下肢、骨盆传导到地面的抵抗力共同作用于骶骨水平,使骨盆沿水平轴旋转同时骶骨则受到来自身体重力的作用而产生垂直向尾侧移位的倾向,从而导致骶骨的横行骨折。

2.骶尾椎损伤诊断

(1)脊髓造影检查:脊髓造影解决了脊神经根不能显影的困难,同时理想的脊髓造影片也可对 S_1、S_2 以上脊神经根袖内的部分神经显影,而对于 S_2 以下骶神经根、硬脊膜外神经根、骶丛神经、坐骨神经均不能显影。

（2）CT检查：CT检查能很好地显示骨结构，确定骨折部位，显示椎管形态及椎管内有无骨折块。

（3）MRI检查：MR较其他影像技术对神经、软组织有良好的显像，采用先进的MRI技术，使用适当的表面线圈和脉冲序列能够获得较清楚的周围神经影像。

（4）放射性核素扫描（^{99m}Tc）：诊断骶骨不全骨折（SIF）的敏感性很高，表现为单侧或双侧骶骨翼上位于骶髂关节与骶孔之间核素异常浓聚。不过此种检查特异性差，炎症、肿瘤也可有浓聚征。

3.骶尾椎损伤的治疗

处理骶骨骨折患者时，必须首先遵循创伤患者诊治的总体原则。骶骨骨折时常伴有骨盆环的破坏、神经根损伤、马尾神经损伤以及脊柱的损伤，它们之间相互影响。总体而言，应当根据骨盆环和腰骶的稳定性、神经损伤情况以及患者的全身状况来制订治疗方案。

骶骨骨折应当初步分为以下四类：①伴有稳定或不稳定性骨盆环损伤；②伴有腰骶椎小关节损伤；③伴有腰骶分离；④伴有神经损伤及马尾神经或脊髓压迫。

（1）伴有骨盆环损伤的骶骨骨折：必须对骨盆环的稳定性进行评估。当存在明显的骨盆环不稳定时，需要对骨盆环进行初步的复位和固定；方法包括骨牵引、外固定架、骨盆固定带、骨盆钳等，这些方法都可以达到复位骨折、减少出血的目的。如果患者的血流动力学不稳定，可以考虑进一步行血管造影栓塞。

对于骨盆环稳定的患者，并且无神经损伤、软组织损伤也较轻，保守治疗效果比较好。具体方法：对于无移位的稳定骨折采用卧床休息，早期不负重下床活动；对于移位的骶骨骨折可手法复位后行骨牵引，牵引复位时需要准确地设计好牵引的方向和力量。牵引重量一般为患者自身体重的1/5～1/4，牵引时间应在伤后24 h内完成且不少于8周。

（2）伴有腰骶椎小关节损伤的骶骨骨折：Isler第一个提出了腰骶交界损伤与不稳定性骶骨骨折的关系。他提出骨折线经过S_1上关节突或者位于S_1上关节突内侧的垂直型骶骨骨折会影响腰骶交界的稳定性。他还发现腰骶交界损伤与半骨盆脱位有关。这种类型的损伤见于38%的垂直不稳定型骶骨骨折和3.5%的旋转不稳定型骶骨骨折。

但是Isler可能低估了伴有腰骶椎小关节损伤的骶骨骨折的发病率，因为限于那个时代的影像学检查条件，很多病例可能漏诊了。对于经骶孔的尤其是伴有移位的骶骨骨折，应当考虑腰骶交界损伤的可能，应当行进一步检查。一旦确诊，应进行手术固定。

（3）腰骶脱位的骶骨骨折：腰骶脱位，也称为创伤性腰骶前脱位，非常少见。临床表现为腰椎滑脱至骶骨前方，可能伴有双侧L_5～S_1椎小关节脱位、同侧的椎小关节骨折、或者经骶骨椎体的骨折。可能有多种受伤机制，都属于高能量损伤。

腰骶脱位非常少见、表现通常不典型，而且患者的病情通常都非常重，所以腰骶脱位在首诊时常漏诊。脊柱骨盆分离（也称为U型骶骨骨折）的损伤与此类似，治疗相当困难。它们的共同特征是骶骨与腰椎及骨盆分离，都是高能量损伤所致，患者存活的概率很小。这种损伤高度不稳定。

固定方法包括骶髂螺钉、接骨板螺钉及腰椎-骨盆桥接固定等。因为发病率很低，虽然各种方法都有一定的临床应用效果的报道，但是各种固定方法的优缺点及临床适应证目前还无法准确评价。

（4）伴有神经损伤和压迫的骶骨骨折：神经损伤的情况对治疗方法的选择也有指导作用。马尾神经完全横断的患者减压固定手术的重要性比马尾神经不完全断裂患者就差一些。

骶骨骨折手术治疗指征是:有神经损伤的表现同时存在神经压迫的客观证据,伴有软组织裂伤以及广泛的腰骶结构损伤。对于多发伤患者固定骶骨骨折后早期活动,可作为相对手术指征,有利于患者康复。手术的目的是稳定骨折、恢复腰骶对线、改善神经状态、充分的软组织覆盖以及改善全身状况。

(5)减压:骶骨骨折时神经损伤的程度不同;轻者可为单一神经根病变,重者可能马尾神经完全横断。横行骶骨骨折时马尾神经完全断裂的发生率是 35%。根据骶骨骨折的移位和成角情况,骶神经根可能会受压、挫伤或者受牵拉。因此可以通过骨折复位间接减压,也可以通过椎板切除或骶孔扩大来直接减压。对于马尾神经横断或者骶神经根撕脱的患者,单纯减压是没有意义的。

减压手术没有绝对的适应证,术后的结果也无法预测。然而在伴有神经损伤的骶骨骨折患者,骨折愈合后神经周围纤维化、骶管及骶孔内瘢痕的形成会令骶神经根减压更加困难。因此,神经减压最好在受伤后的 24～72 h 内完成。对于伴有足下垂的患者行保守治疗或者延期手术,75% 的患者预后差。尽管 L_5 神经根在骶骨水平位于椎管外,但是骶骨翼的骨折块向上向后移位可能会导致 L_5 神经根受牵拉、压迫甚至卡压于骨折块与 L_5 横突之间,需要手术减压。

(6)骶骨不全骨折的治疗:几乎所有学者都认为卧床休息是最好的治疗方法,可有效控制疼痛,一般 1 个月内疼痛缓解,6～12 个月内疼痛消失。同时应针对骨质疏松治疗。但也有学者主张早期下床活动,因为骶骨不全骨折属于稳定性骨折,不需手术,且患者多为老年人,卧床休息时间过长将导致肌肉、心脏、呼吸、消化、泌尿生殖、血管、内分泌等系统的并发症,严重影响 SIF 患者的治疗效果和生活质量,某些并发症甚至会导致患者死亡。在控制疼痛、严密监控的情况下,让患者借助支撑物早期下床活动将会有效减少上述并发症,并可减少患者的住院时间和费用。近年来兴起的骶骨成形术为 SIF 的治疗提供了新的选择;这项技术可以达到即刻缓解疼痛的目的,但是目前还没有随机对照的临床研究和长期临床应用结果的报道。

(7)尾骨骨折的治疗:①非手术疗法包括急性期和慢性期的治疗。急性期,卧床休息 3～5 d 后逐渐下床活动,坐位时垫以充气物或海绵垫。对有骨折移位者,在局部麻醉下通过肛门指诊行手法复位(采取上下滑动、加压,以使远折端还纳原位),3 d 后再重复 1 次。由于肛周肛提肌的牵拉作用,常难以获得理想复位。慢性期,可行理疗、坐浴等疗法,并注意局部勿多受压。病重者,可行骶管封闭疗法,每周 1 次,3～4 次为 1 个疗程。对症状顽固者,可酌情行尾骨切除术。②手术疗法主要为尾骨切除术。手术病例选择:主要是尾骨损伤后长期疼痛且无法缓解的病例。其具体原因不明确,可能是由于瘢痕组织压迫尾神经所致。

二、脊髓损伤

(一)脊髓损伤的定义与分类

1.定义

脊髓损伤(spinal cord injury,SCI)是指由于外界直接或间接因素导致脊髓损伤,在损害的相应节段出现各种运动、感觉和括约肌功能障碍,肌张力异常及病理反射等的相应改变。

脊髓损伤的程度和临床表现取决于原发性损伤的部位和性质。脊髓损伤是脊柱骨折的严重并发症,由于椎体的移位或碎骨片突出于椎管内,使脊髓或马尾神经产生不同程度的损伤。胸腰段损伤使下肢的感觉与运动功能产生障碍,称为截瘫,而颈段脊髓损伤后,双上肢也有神经功能障碍,为四肢瘫痪,简称"四瘫"。

2.病因分类

脊髓损伤是因各种致病因素(外伤、炎症、肿瘤等)引起的脊髓的横贯性损害,造成损害平面以下的脊髓神经功能(运动、感觉、括约肌及自主神经功能)的障碍。脊髓损伤可根据病理情况、致病因素及神经功能障碍情况进行分类。

(1)外伤性脊髓损伤:外伤性脊髓损伤是因脊柱脊髓受到机械外力作用,包括直接或间接的外力作用造成脊髓结构与功能的损害。脊柱损伤造成了稳定性的破坏,而脊柱不稳定是造成脊髓损伤,特别是继发性损伤的主要原因。①直接外力:刀刃刺伤脊髓或子弹、弹片直接贯穿脊髓,可造成开放性的脊髓损伤;石块或重物直接打击于腰背部,造成脊柱骨折而损伤脊髓。②间接外力:交通事故、高处坠落及跳水意外时,外力多未直接作用于脊柱、脊髓,但间接外力可引起各种类型不同的脊柱骨折、脱位,导致脊髓损伤,间接外力作用是造成脊柱、脊髓损伤的主要原因。

(2)非外伤性脊髓损伤:非外伤性脊髓损伤的发病率难以统计,有的学者估计与外伤性脊髓损伤近似。非外伤的脊髓损伤的病因很多,Burke 与 Murra 将非外伤性脊髓损伤的原因分为两类。①发育性病因:发育性病因包括脊柱侧弯、脊椎裂、脊椎滑脱等,脊柱侧弯中主要是先天性脊柱侧弯,易引起脊髓损伤,而脊椎裂主要引起脊髓栓系综合征;②获得性病因:获得性病因主要包括感染(脊柱结核、脊柱化脓性感染、横贯性脊髓炎等)、肿瘤(脊柱或脊髓的肿瘤)、脊柱退化性、代谢性、医源性等疾病。

3.临床分类

(1)完全性脊髓损伤:损伤后在病理上损伤平面的神经组织与上级神经中枢的联络完全中断。临床上表现为损伤的神经平面以下:①深、浅感觉完全丧失,包括鞍区感觉;②运动功能完全丧失;③深、浅反射消失;④大小便功能障碍,失禁或潴留。急性脊髓损伤的早期,常常出现脊髓休克,主要表现为肢体瘫痪、肌张力减低、腱反射消失、病理反射阴性。休克期长短各异,短则2周,长则可达2个月。休克期过后,损伤平面以下脊髓功能失去上运动神经元的抑制,表现出损伤平面以下肌张力增高、腱反射亢进、病理征阳性,即痉挛性瘫痪。但是患者仍然表现为全瘫,不能自主活动,感觉障碍,括约肌功能障碍。

(2)不完全性脊髓损伤:损伤后损伤平面以下感觉与运动功能,或者括约肌功能不完全丧失。如损伤平面以下可以无运动功能,但是存有感觉,包括鞍区感觉;也可以保留部分肌肉的运动功能,而无感觉功能。包括以下4个类型:脊髓半侧损伤综合征(Brown-Sequard 综合征)、中央型脊髓损伤、前侧型脊髓损伤、脊髓后部损伤。①脊髓半侧损伤综合征:常见于颈椎或胸椎的横向脱位损伤,亦可见于锐器刺伤半侧脊髓,损伤了同侧的下行运动纤维(皮质脊髓束),也损伤了对侧传过来上行的感觉束(丘脑脊髓束)。临床表现为伤侧平面以下运动功能及深感觉障碍,对侧浅感觉和皮肤痛、温觉障碍。②中央型脊髓损伤综合征:常见于颈椎后伸损伤和颈椎爆裂性骨折,脊髓受到前后方挤压,导致中央部位缺血(或出血)损伤,而周边相对保留。临床表现为运动感觉障碍,上肢瘫痪症状较下肢重,近端重于远端;圆锥部位神经功能大多保留,浅感觉多保留。③前侧型脊髓损伤综合征:常见于颈椎爆裂骨折或者颈椎后伸损伤,损伤了脊髓前部,而脊髓后方未受到损伤。临床表现为损伤平面以下深感觉、位置觉保存,浅感觉和运动功能受到不同程度的损伤。④脊髓后侧损伤:较少见,常见于椎板骨折向内塌陷压迫脊髓后部,而前侧脊髓未受到损伤,临床表现为脊髓深感觉障碍或者丧失,运动功能保留或轻度障碍。

(3)无骨折脱位脊髓损伤。①颈椎无骨折脱位脊髓损伤:颈椎无骨折脱位脊髓损伤多见于中老年人,跌倒或者交通意外等导致头部碰撞,致头颈部过伸(或者过度屈曲)损伤。这类患者通常既往有颈椎病史或颈椎管狭窄的病理基础。临床多为不全性脊髓损伤的表现,严重时也可能出现完全性脊髓损伤。因为患者既往有颈椎病史,所以部分患者有肌张力增高、腱反射亢进、病理征阳性的上运动神经元损伤的表现。MRI能够显示狭窄的椎管和脊髓损伤的表现。儿童在车祸伤或者高处坠落伤时,颈椎过度屈曲和拉伸,也可能出现脊髓损伤,但是较少见。②胸椎无骨折脱位的脊髓损伤:胸椎无骨折脱位的脊髓损伤主要发生于儿童和青壮年,多数因为严重的外伤、碾压伤和砸伤直接作用于胸腰部脊髓导致损伤,也可见于儿童的过度训练致伤。临床表现为损伤平面以下的脊髓功能障碍,多数为完全性脊髓功能障碍,可能与损伤时脊髓直接受损、脊髓血管缺血、脊髓内压力增高有关。

(4)圆锥损伤:脊髓圆锥在第一腰椎平面水平,故第一腰椎体骨折脱位是圆锥损伤最常见的原因。损伤后出现鞍区、肛周、阴茎的感觉障碍,肛门括约肌和尿道括约肌功能障碍,球海绵体反射、肛门反射消失,患者出现大小便功能障碍。

(5)马尾神经损伤:第二腰椎以下为马尾神经损伤,由于马尾神经相对耐受性好,而且是周围神经,故损伤的表现多数为损伤神经的支配区感觉、运动功能障碍或者大小便功能障碍。

(二)脊髓损伤诊断与治疗

1.脊髓损伤的临床表现

在脊髓休克期间表现为受伤平面以下出现弛缓性瘫痪,运动、反射及括约肌功能丧失,有感觉丧失平面及大小便不能自解,2~4周后逐渐演变成痉挛性瘫痪,表现为肌张力增高、腱反射亢进,并出现病理性锥体束征。

胸段脊髓损伤表现为截瘫,颈段脊髓损伤则表现为四肢瘫,上颈椎损伤的四肢瘫均为痉挛性瘫痪,下颈椎损伤的四肢瘫由于脊髓颈膨大部位和神经根的毁损,上肢表现为弛缓性瘫痪,下肢仍表现为痉挛性瘫痪。

2.脊髓损伤的诊断

在临床上诊断并不很困难。根据患者提供的病史、症状,经过全面系统的神经功能检查,再结合 X 线片、CT 和 MRI 等影像学资料,以及诱发电位辅助检查,可得出完整的结论。

3.脊髓损伤的治疗

(1)合适的固定:防止因损伤部位的移位而产生脊髓的再损伤。一般先用颌枕吊带牵引或持续的颅骨牵引。

(2)减轻脊髓水肿和继发性损害。①地塞米松:10~20 mg 静脉滴注,连续应用5~7 d后,改为口服,每日 3 次,每次 0.75 mg,维持2周左右;②甘露醇:20% 甘露醇 250 mL 静脉滴注,每天 2 次,连续5~7 次;③甲泼尼龙冲击疗法:每千克体质量 30 mg 剂量一次给药,15 min 静脉注射完毕,间隔 45 min 后,再以 5.4 mg/(kg·h)维持,脊髓损伤 3 h 内维持23 h,脊髓损伤 3~8 h 内维持 47 h;④高压氧治疗:据动物试验,伤后 2 h 进行高压氧治疗效果最好,这显然不适合于临床病例,根据实践经验,一般伤后 4~6 h 内应用也可收到良好的效果。

(3)促进神经恢复药物。①神经营养因子(NTFs):目前临床较为常用的为鼠神经生长因子(恩经复),18 μg 肌内注射,1 次/天,4 周 1 个疗程;②神经节苷脂(Ganglioside,GM-1):每天20~40 mg,遵医嘱一次或分次肌内注射或缓慢静脉滴注。在病变急性期(尤急性创伤):每天100 mg,静脉滴注;2~3 周后改为维持量,每天 20~40 mg,一般 6 周。

(4)手术治疗:手术治疗的目的是解除对脊髓的压迫、减轻神经的水肿和恢复脊椎的稳定性。

手术的途径和方式视骨折的类型和致压物的部位而定。如果外伤后诊断明确,有明确的骨折脱位压迫神经,原则上无绝对手术禁忌证的情况下急诊手术,可以尽可能挽救患者的神经功能,即便患者神经严重损伤,估计无恢复的希望,也可以稳定脊柱,便于术后护理,大大减少术后并发症。

(5)陈旧性脊髓损伤的治疗:实际上是陈旧性脊椎损伤合并脊髓损伤。临床上超过2周甚至3周,除非手术切开,已不能通过间接整复骨折脱位者为陈旧性脊椎骨折脱位合并脊髓损伤。

陈旧性脊髓损伤分为稳定型和不稳定型,功能障碍主要由不稳定所致。不稳的发生可以是急性、亚急性或慢性,并可引起临床症状和影像学异常进行性加重。不稳定型损伤伴有临床症状者一般需要手术治疗,其目的是:①解除疼痛症状;②改善神经功能;③维持脊柱稳定性,在可能情况下纠正畸形。

(三)早期药物治疗与预后评估

1.脊髓损伤早期药物治疗

治疗的时间窗非常短暂。从病理组织改变看,伤后12 h灰质坏死,24 h伤段脊髓坏死,因此用甲泼尼龙(MP)治疗的时间应控制在伤后8 h之内,此时组织的反应已开始,用药可减轻继发损伤。

2.完全脊髓损伤早期药物治疗效果

美国国家急性脊髓损伤研究所(NASCIS Ⅲ)对499例脊髓损伤进行治疗,其中完全脊髓损伤占51.5%,分别用MP 24 h,48 h和lirilazadmesylate(TM)治疗,在6个月时,按ASIA运动评分,MP 24 h组为1.7分,MP 48 h组为4.6分,TM组在两者之间,可见完全脊髓损伤,早期药物治疗的效果非常有限,仅有1块肌肉功能有所恢复。

据临床观察,完全脊髓损伤早期药物及手术治疗后,颈脊髓损伤可见到1个神经根恢复,胸腰段可见腰丛神经根恢复,而胸脊髓伤未恢复。这也说明完全脊髓损伤的药物治疗效果有限。这是因为脊髓已受到完全程度的损伤,继发损伤的作用已经很小。在颈脊髓,同序数神经根是从同序数颈椎的上缘离开颈椎,当颈椎骨折致脊髓损伤时,同序数颈脊髓与其神经根不在损伤的中心而在损伤的上部,损伤相对较轻,故可能恢复。在胸腰段,腰丛($L_2 \sim L_4$)的脊髓在T_{12}平面内,L_1椎体平面为骶髓,当T_{12}、L_1骨折脱位时,L_1骨折,T_{12}向前脱位,损伤了T_{12}、L_1之间的L_5与骶髓及其间的腰丛神经根。因为神经根为纤维组织,较脊髓更耐受损伤,所以当脊髓完全损伤时,神经根不一定完全损伤。另外,由于$L_2 \sim L_4$脊髓在T_{12}椎管内,它们同时向前移位,不一定损伤,故$L_2 \sim L_4$神经根有可能恢复。

3.不全脊髓损伤早期药物治疗效果

NASCIS Ⅲ对48.5%的不全脊髓损伤患者进行治疗,治疗后6个月ASIA运动评分:MP 24 h组为25.4分,MP 48 h组为28.9分,TM组在两者之间,较完全脊髓损伤好。这主要由于脊髓损伤较轻、可逆,抑制继发损伤,有利于脊髓功能恢复。我们在临床中见到较重的不完全脊髓损伤患者(仅保留骶区肛门感觉,上下肢伤平面以下皆瘫),经MP 24 h治疗及手术减压后1年,上下肢感觉和运动均恢复,排尿功能正常,但遗留病理反射。需要说明的是,虽然在试验研究中许多继发损伤因素分别被抑制后,脊髓功能恢复较对照组佳,但在临床中许多继发损伤因素被抑制后并未见到功能改善,这可能与继发损伤的因素多而我们仅抑制其中一部分,且所占比例或所起作用又较小有关。因此,治疗脊髓继发损伤应采用多方法联合治疗。

4.脊髓损伤的预后

一般情况下,完全性四肢瘫患者如果损伤超过 1 个月时感觉和运动仍完全丧失,则下肢运动功能几乎没有恢复的可能。也有学者认为患者伤后完全性截瘫 48 h 而无丝毫恢复者,其功能将永久丧失。完全性脊髓损伤患者的大部分神经恢复发生在损伤后 6～9 个月,损伤后 12～18 个月则为进一步恢复的平台期,随后恢复的速度则迅速下降。不完全性截瘫患者损伤 1 个月后肌力 1 或 2 级的肌肉在 1 年后有 85％肌力提高到 3 级。故目前的临床上,不管是颈椎还是腰椎或者胸椎,对于不完全瘫痪的患者预后较为乐观,而完全性瘫痪的患者,L_2 以下的损伤,可能有部分恢复,也可能由于神经损伤严重无任何恢复。

(四)脊髓损伤的展望

脊髓损伤的发病率高,给患者和家属带来严重的身体负担和经济负担,也消耗了大量的医疗资源。目前,对于脊髓损伤的治疗是全世界迫切需要解决的问题。从研究损伤的机制,到干细胞治疗,到转基因治疗,投入了大量的人力和资金。另外,为了脊髓损伤的康复治疗,各种先进的支具也逐渐得到研究发展。我们相信,经过不断地完善和改进,伴随着科学技术的发展,在治疗脊髓损伤上必将取得更大的突破,使更多的截瘫患者站起来成为可能。

(李成林)

第二节　锁　骨　骨　折

一、功能解剖

锁骨属长管状骨,连接于肩胛骨与胸骨之间,外形呈"∽"状,内侧向前突出成弓状,外侧向后弯曲,如弓的末端凹进。锁骨中 1/3 以内的截面呈棱柱状,外 1/3 截面扁平状。中 1/3 段直径最细,是薄弱之处,若纵向或横向暴力作用于此,其弓状突出部位容易发生骨折。中 1/3 与外 1/3 交界处是棱柱状与扁平状的交接处,这种生理解剖的改变也是骨折的好发部位。

锁骨内端与胸骨的锁骨切迹构成胸锁关节,外端与肩峰形成肩锁关节。锁骨外端被喙锁韧带、肩锁韧带、三角肌及斜方肌附着而稳定。

锁骨与下后方的第 1 肋骨之间有肋锁间隙、间隙中有锁骨下动脉、静脉及臂丛神经通过。锁骨骨折内固定时应小心保护血管和神经。

锁骨的功能和作用较多:①锁骨桥架于胸骨与肩峰之间,使肩部宽阔、壮实而美观,如果锁骨缺如,肩部就会狭窄而下垂;②锁骨通过韧带和软组织作用牵动肩胛带上举,带动肋骨上移,有协同呼吸和保护肺脏的作用;③为肌肉提供附着点,胸锁乳突肌附着在锁骨内 1/3,胸大肌附着在锁骨前缘,三角肌和斜方肌附着在锁骨外1/3;④锁骨的骨架支撑作用不仅串连内侧的胸锁关节和外侧的肩锁关节,而且通过韧带辅助肩胛带和肩关节进行相关活动;⑤锁骨中段的前凸和外侧的后凹,宛如动力机的曲轴,锁骨纵轴发生旋转时(可在纵轴上旋转 50°),可带动肩胛带发挥旋转和升降作用;⑥为通过锁骨下方的血管和神经提供支撑和保护作用。

二、损伤机制及分类

间接与直接暴力均可引起骨折,以间接居多。体操运动员跌倒时手掌支撑肩部着地,自行车运动员在运动中突然翻车,双足不能及时抽出,肩部着地跌倒,地面的反作用力与撞击力相互作用造成锁骨骨折,大多为斜形或横断骨折(图7-1)。直接暴力即运动员肩部直接撞击在器械或物件上,形成斜形或粉碎性骨折。幼儿或青少年大多为横断或青枝骨折,如检查不仔细,容易漏诊。

竞技运动所发生的锁骨骨折,研究损伤机制要重视运动员摔倒的速度和体重作用于着力点的力量。摔倒时手掌先行撑地,但如速度很快,惯性力量带动体重使肩部直接撞击物件或地面而损伤。

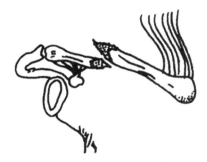

图7-1 锁骨外1/3斜形骨折

锁骨骨折的分类若按部位可分为内1/3骨折、中1/3骨折及外1/3骨折。锁骨内侧半向前凸,外侧半向后迂回,交接处正是力学上的薄弱之处,所以中1/3骨折最多见,占所有锁骨骨折的75%~80%。

锁骨中段骨折近侧端因受胸锁乳突肌牵拉可向上、向后移位,远侧端因上肢的重量和肌肉牵拉而向下前内移位(图7-2)。

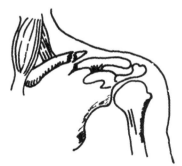

图7-2 锁骨中段粉碎骨折,骨折端移位

三、症状与诊断

(一)受伤史

摔倒时一侧上肢撑地或肩锁部位直接撞击损伤史。

(二)肩锁部位疼痛、肿胀、畸形

锁骨骨折后肩锁部位疼痛明显,骨折处有肿胀,且有向前突起畸形。患肢不敢活动,患者常用健手托住患肢肘部以减少肩部疼痛。

（三）骨擦音

于锁骨骨折处触诊时有骨折端移动的骨擦音，表示骨折端有错位。

（四）X线检查

X线拍片检查多能显示骨折形式和移位状况。锁骨骨折后，由于胸锁乳突肌的牵拉，近折端向上向后移位，远折端因为上肢的重力作用和韧带的牵拉大多向下向内移位。

四、治疗

（一）悬吊

儿童青枝骨折、不完全骨折或成人无移位骨折，可用三角巾或颈腕吊带悬吊1～2周即可自愈。

（二）绷带固定

对常见的中1/3段移位骨折可采用闭合复位绷带固定。

复位方法：以1½～2½普鲁卡因局部麻醉。患者取坐位，双手叉腰挺胸，双肩后伸。医师立于患者背后，双手握住患者两肩向后上扳提，同时以一侧膝部顶住其背部起对抗作用，一般大多能复位（图7-3）。有时需术者将两骨折端向前牵拉方能复位。为使骨折端维持对位，以适当厚度的棉垫压住骨折近侧端，用胶布固定在皮肤上（图7-4）。复位后双侧腋窝棉垫保护，以"∞"字绷带固定。"∞"字绷带的松紧度要恰当，太松不起作用，形成骨折移位，太紧压迫损伤神经血管，应恰如其分（图7-5）。

（三）手术切开复位

手术切开皮肤遗留瘢痕不雅观，且切开骨膜后需延迟愈合时间，所以一般多不采用。但严重粉碎骨折合并神经血管损伤者可谨慎选用。锁骨位于皮下，血液循环并不十分丰富，骨折愈合所需要的血液供应主要依靠骨膜。锁骨骨折行钢板内固定如骨膜剥离太多，容易发生延迟愈合与不愈合。锁骨骨折内固定方式较多，主要有克氏针交叉内固定、钢板内固定及张力带钢丝内固定等（图7-6）。其中克氏针交叉内固定不必剥离骨膜，其他各种方式也应尽一切努力减少剥离骨膜的范围，使术后的骨折愈合能得以顺利进行。

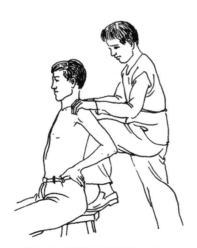
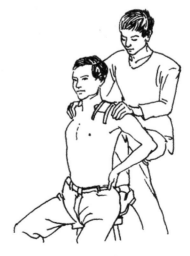

图7-3 锁骨骨折整复方法　　　　图7-4 放置棉垫

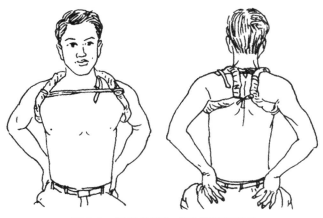

图 7-5　锁骨骨折"∞"字绷带固定法

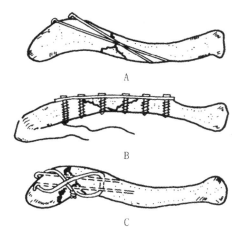

A

B

C

图 7-6　锁骨骨折内固定

A.克氏针内固定；B.钢板螺钉内固定；C.张力带钢丝内固定

（李成林）

第三节　肱骨干骨折

一、解剖特点

　　自胸大肌附着处上缘至肱骨髁上为肱骨骨干。近端肱骨干横断面呈圆周形，远端在前后径上呈狭窄状。内、外侧肌间隔将上臂分成前间隔和后间隔。前间隔包括肱二头肌、喙肱肌和肱肌。肱动、静脉及正中神经、肌皮神经及尺神经沿肱二头肌内侧走行。后间隔包含肱三头肌和桡神经。桡神经穿过肱三头肌在后方骨干中段走行于桡神经沟内，在臂中下 1/3 处穿过外侧肌间隔至臂前侧，骨折移位时易受到损伤。

二、损伤机制

(一)直接暴力

直接暴力是造成肱骨干骨折的常见原因,如打击伤、机械挤压伤、火器伤等,可呈横断骨折、粉碎骨折或开放骨折。

(二)间接暴力

如摔倒时手或肘部着地,由于身体多伴有旋转或因附着肌肉的不对称收缩,发生斜形或螺旋形骨折。

(三)旋转暴力

以军事或体育训练的投掷骨折,以及掰手腕所引起的骨折最为典型,多发生于肱骨干的中下1/3处,主要由于肌肉突然收缩,引起肱骨轴向受力,导致螺旋形骨折。

由于肱骨干上的肌肉作用,骨折后常呈典型的畸形。当骨折线在胸大肌止点近端时,由于肩袖的作用,骨折近端呈外展和内旋畸形,远端由于胸大肌的作用向内侧移位;当骨折线位于胸大肌止点以远、三角肌止点以近时,骨折远端由于三角肌的牵拉向外侧移位,近端则由于胸大肌、背阔肌及大圆肌的牵拉作用向内侧移位;当骨折线位于三角肌止点以远时,骨折近端外展、屈曲,远端则向近端移位。

三、骨折的分类

同其他骨折的分类一样,肱骨干骨折可依据不同的分类因素构成多种分类方式。根据骨折是否与外环境相通,可分为开放和闭合骨折;因骨折部位不同,可分为三角肌止点以上及三角肌止点以下骨折;由于骨折程度不同,可分为完全骨折和不完全骨折;根据骨折线的方向和特性又可分为纵、横、斜、螺旋、多段和粉碎型骨折;根据骨的内在因素是否存在异常而分为正常和病理骨折等。

四、肱骨干骨折的临床症状和体征

同其他骨折一样,肱骨干骨折后可出现疼痛、肿胀、局部压疼、畸形、反常活动及骨擦音等,骨科医师不应为证实骨折的存在而刻意检查骨擦音,以免增加伤者的痛苦和桡神经损伤。对于不完全或无移位的骨折,单凭临床体检很难判断,所以对可疑骨折的患者必须拍X线片。拍片范围包括:肱骨的两端、肩关节和肘关节。对于高度怀疑有骨折的患者,即使在急诊拍片时未能发现骨折也不要轻易下无骨折的结论,可用石膏托暂时固定两周后再拍片复查,若有不全的裂纹骨折此时因骨折线的吸收而显现出来。若骨折合并桡神经损伤,可出现垂腕、手部掌指关节不能伸直、拇指不能伸展和手背虎口区感觉减退或消失。肱骨干骨折的患者应当常规检查患肢远端血运的情况,包括:对比两侧桡动脉搏动、甲床充盈、皮肤温度等,必要时可行血管造影,以确定有无肱动脉损伤。

五、治疗方法

近几十年来,骨折固定技术有了极大的提高,治疗手段远比过去丰富,在具体实施何种治疗方案时必须考虑如下因素:骨折的类型和水平、骨折的移位程度,患者的年龄、全身健康情况、与医师的配合能力、合并伤的情况,患者的职业及对治疗的要求等,此外,经治医师还应考虑本身所具备的客观设备条件,掌握各种操作技术的水平、经验等。经过全面分析比较后再确定一最佳治疗方案。根本原则是有利于骨折尽早愈合,有利于患肢的功能恢复,尽可能减少并发症。

（一）闭合治疗

近几十年来的骨科著作中,均强调绝大多数的肱骨干骨折可经非手术治疗而痊愈,国外的文献报道中其成功的比例甚至可达94％以上。但在临床实际工作中能否达到如此高的比例仍值得商榷。此外,现代的就医人群已对骨科医师提出了更高的要求,即不仅要获得良好的最终治疗结果,而且希望治疗过程中尽量减少痛苦,在骨折愈合期间有相对高的生活质量,甚至仍能够从事一些工作。那种令患者在石膏加外展架上苦撑苦熬数个月,夜间无法平卧的传统治疗方式很难为多数患者所接受。依现代的治疗观点,闭合治疗的适应证应结合患者的具体情况认真审视后而定。

1.适应证

可供参考的适应证如下。

（1）移位不明显的简单骨折（AO分类:A_1、A_2、A_3）。

（2）有移位的中、下1/3骨折（AO分类:A_1、A_2、A_3或B_1、B_2）经手法整复可以达到功能复位标准的。

2.闭合治疗的复位标准

肱骨属非负重骨,轻度的畸形愈合可由肩胛骨代偿,其复位标准在四肢长骨中最低,其功能复位的标准为:2 cm以内的短缩,1/3以内的侧方移位、20°以内的向前、30°以内的外翻成角以及15°以内的旋转畸形。

3.常用的闭合治疗方法

（1）悬垂石膏:应用悬垂石膏法治疗肱骨干骨折已有半个多世纪的历史,目前在国内外仍有相当多的骨科医师在继续沿用。此法比较适合于有移位并伴有短缩的骨折或者斜形、螺旋形的骨折。悬垂石膏应具有适当的重量,避免过重或过轻,其上缘至少应超过骨折断端2.5 cm以上,下缘可达腕部,屈肘90°,前臂中立位,在腕部有三个固定调整环。在石膏固定期间,前臂需始终维持下垂,以便提供一向下的牵引力。患者夜间不宜平卧,而采取坐睡或半卧位（这是使用悬垂石膏的不便之处）。吊带需可靠地固定在腕部石膏固定环上,向内成角畸形可通过将吊带移至掌侧调整,反之向外成角则通过背侧的固定环调整。后成角和前成角,可利用吊带的长短来调整,后成角时加长吊带,而前成角则缩短吊带。使用悬垂石膏治疗应经常复查拍X线片,开始时为1～2周,以后可改为2～3周或更长的间隔时间复查。石膏固定期间应注意功能锻炼,如握拳、肩关节活动等,减少石膏固定引起的不良反应。对某些患者,如肥胖或女性,可在内侧加一衬垫,以免由于过多的皮下组织或乳房造成的成角畸形。当骨折的短缩已经克服、骨折已达到纤维性连接时,可更换为U形石膏。

悬垂石膏曾成功地治愈过许多患者,但也不乏骨折不愈合或延迟愈合的例子。故治疗期间应注意密切观察,若固定超过3个月仍无骨折愈合迹象,已出现失用性骨质疏松时,应考虑改用其他方法,如切开复位内固定加自体植骨,不要一味地坚持下去,以避免最后因严重的失用性骨质疏松导致连内固定的条件都不具备,丧失有利的治疗时机,对中老年患者更应注意这点。

（2）U形或O形石膏:多用于稳定的中下1/3骨折复位后,或应用其他方法治疗肱骨干骨折后的继续固定手段。所谓U形即石膏绷带由腋窝处开始,向下绕过肘部,再向上至三头肌以上。若石膏绷带再延长一些,使两端在肩部重叠则成为O形石膏。U形石膏有利于肩、腕和手部的关节功能锻炼（图7-7）,而O形石膏的固定稳定性更好一些。

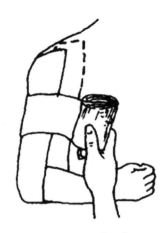

图 7-7　U形石膏

（3）小夹板固定：对内外成角不大者，可采用两点直接加压方法（利用纸垫）；对侧方移位较多，成角显著者，常可用三点纸垫挤压原理，以使骨折达到复位。不同水平的骨折需用不同类型的小夹板，如上 1/3 骨折用超肩关节小夹板，中 1/3 骨折用单纯上臂小夹板，而下 1/3 骨折需用超肘关节小夹板固定。其中尤以中 1/3 骨折的固定效果最为理想（图 7-8）。

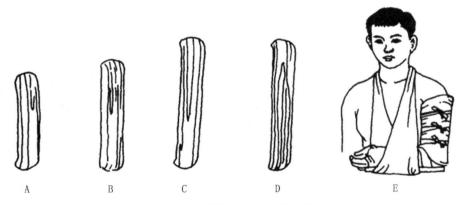

图 7-8　小夹板固定治疗肱骨干骨折

A.内侧小夹板；B.前侧小夹板；C.后侧小夹板；D.外侧小夹板；E.小夹板固定后的外形

利用小夹板治疗肱骨干骨折时，经治医师需密切随诊，观察病情的变化，根据肢体肿胀的程度随时调整夹板的松紧度，避免因固定不当而引起并发症，同时鼓励患者在固定期间积极锻炼患肢功能。

（4）其他治疗方法：采用肩人字石膏、外展架加牵引或鹰嘴骨牵引等治疗肱骨干骨折，但多数情况下已经较少使用。

（二）手术治疗

如果能够正确掌握手术指征并配合以高质量手术操作，绝大多数的肱骨干骨折可以正常愈合。同时可以减少因长期石膏或小夹板等外固定带来的邻近关节僵硬、肌肉萎缩和失用性骨质疏松等不利影响，甚至可在在固定期间从事某些非负重性工作，治疗期的生活质量相对较高。不利的方面是：所花费用较多，需二次手术取出内固定物，手术本身具有一定的风险等。

1.手术治疗的适应证

(1)绝对适应证:①保守治疗无法达到或维持功能复位的;②合并其他部位损伤,如同侧前臂骨折、肘关节骨折、肩关节骨折,伤肢需早期活动的;③多段骨折或粉碎性骨折(AO分型:B_3、C_1、C_2、C_3);④骨折不愈合;⑤合并有肱动脉、桡神经损伤需行探查手术的;⑥合并有其他系统特殊疾病而无法坚持保守治疗的,如严重的帕金森病;⑦经过2～3个月保守治疗已出现骨折延迟愈合现象,开始有失用性骨质疏松的(如继续坚持保守治疗,严重的失用性骨质疏松可导致失去切开复位内固定治疗的机会);⑧病理性骨折。

(2)相对适应证:①从事某些职业对肢体外形有特殊要求,不接受功能复位而需要解剖复位的;②因工作或学习需要,不能坚持较长时间的石膏、夹板或支具牵引固定的。

2.手术治疗的方法

(1)拉力螺丝钉固定:单纯的拉力螺钉固定只能够用于长螺旋形骨折,而且术后常需要外固定保护一段时间,优点是骨折段软组织剥离较少,骨折断端的血运影响小,正确使用可缩短骨折愈合时间。

(2)接骨钢板固定:尽管带锁髓内钉的使用趋于增多,但现阶段接骨钢板仍在较广的范围内继续应用,缘于其操作简单,易于掌握,无须C形臂X线透视等较高档辅助设备。钢板应有足够长度,螺钉孔数目不得少于6孔,最好选用较宽的4.5 mm动力加压钢板(DCP或LC-DCP),远近骨折段至少各由3枚螺钉固定,以获得足够的固定强度。对于短斜形骨折尽量使用1枚跨越骨折线的拉力螺钉,而粉碎性骨折最好同时植入自体松质骨(图7-9)。AO推荐的手术入路是后侧切口(Henry1966),将钢板置于肱骨干的后侧,而且在骨折愈合后不再取出。但国内多数骨科医师愿意采用上臂前外侧入路,将钢板放置在骨干的前外侧,在骨折愈合后取出内固定物也相对比较容易。

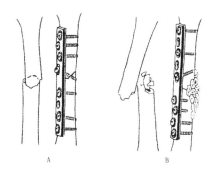

图7-9　肱骨干骨折钢板螺钉内固定
A.横形骨折的固定方法;B.如为粉碎性骨折应Ⅰ期自体松质骨植骨

(3)带锁髓内针固定:随着带锁髓内针的普及应用,以往的Rush针或V形针、矩形针已较少使用。使用带锁髓内针的优点是软组织剥离少,术后可以适当负重,用于粉碎性骨折时其优点更为突出。由于是带锁髓内针,其尾端部分基本与肱骨大结节在同一平面,对肩关节功能影响不大(近期可能有一定影响)。使用时采用顺行或逆行穿针方法,与股骨或胫骨不同的是,其近端锁钉一般不穿过对侧皮质(避免损伤腋神经),而远端锁钉最好采用前后方向(避免损伤桡神经)(图7-10)。

(4)外固定架固定:从严格意义上讲,外固定架固定是一种介于内固定和传统外固定之间的一种固定方式,其有创、有固定针进入组织内穿过两侧皮质,必要时可切开直视下复位。优点是创伤小,固定相对可靠,愈合周期比较短,不需二次手术取出内固定物,对邻近关节干扰小。缺点是针道可能发生感染,尽管其固定物已经比其他外固定方式轻便了许多,但仍有不便,用于中上1/3骨折时可能影响肩关节活动。肱骨干骨折多用单边固定方式,有多种比较成熟的外固定架可供选择,治疗成功的关键在于熟悉和正确使用,而不在于外固定架本身。

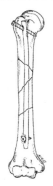

图 7-10　髓内针治疗肱骨干骨折(顺行穿针)

（5）Ender 针固定：采用多根可弯曲的髓内针——Ender 针固定,现国内少数医院的医师仍在应用。利用不同方向插针和三点固定原理,可较好地控制骨折端的旋转,成角。操作比较简单,既可顺行也可逆行打入。术前需要准备比较齐全的规格、型号,包括不同长度和直径的Ender针。切忌强行打入,否则可造成骨质劈裂和髓内针穿出髓腔。

（李成林）

第四节　股骨干骨折

股骨干骨折是指股骨小转子下 2～5 cm 至股骨髁上 2～5 cm 之间的骨干骨折。

一、诊断

（一）病史

多有明显外伤史。多数骨折由强大的直接暴力所致,如打击、挤压等;一部分骨折由间接暴力引起,如杠杆作用、扭转作用、高处跌落等。前者多引起横断或粉碎性骨折,而后者多引起斜形或螺旋形骨折。儿童的股骨干骨折多为不全或青枝骨折,成人闭合性股骨干骨折后,内出血量可达 1 000～1 500 mL,开放性骨折则出血量更多。

（二）症状和体征

伤后肢体剧烈疼痛,不能站立,主动活动丧失,被动活动剧痛。局部严重肿胀、压痛,功能障碍,大多数患者可有明显短缩、成角及外旋畸形,以及骨异常活动及骨擦感。上段骨折可合并髋关节脱位;下段骨折可合并血管神经损伤及膝部损伤;部分患者早期因失血量大或剧烈疼痛可发生创伤性休克,极少数患者有发生脂肪栓塞综合征的可能;因交通创伤造成的股骨干骨折常合并其他部位的损伤,如髋关节脱位、股骨颈及股骨转子间骨折。

（三）辅助检查

X线检查可明确诊断及骨折类型,特别重要的是检查股骨转子及膝部体征,以免遗漏同时存在的其他部位的损伤。

二、分型

（一）根据骨折的形状分为五种类型

（1）斜形骨折:大多数由间接暴力引起,骨折线为斜形。

（2）螺旋形骨折:多由强大的旋转暴力引起,骨折线呈螺旋状。

（3）横断骨折:大多数由直接暴力引起,骨折线为横形。

（4）粉碎性骨折:骨折片在3块以上者,如砸压伤。

（5）青枝骨折:断端没有完全断离,多见于儿童。

（二）根据骨折部位分为3种类型

（1）股骨干上1/3骨折。

（2）股骨干中1/3骨折。

（3）股骨干下1/3骨折。

三、治疗

（一）非手术治疗

1.小夹板固定

（1）适应证:无移位或移位较少的新生儿产伤骨折。

（2）操作方法:将患肢用小夹板固定2～3周。对移位较大或成角较大的骨折,可行牵引配合夹板固定。因新生儿骨折愈合快,自行矫正能力强,轻度移位或成角可自行矫正。

2.悬吊皮牵引法

（1）适应证:3岁以下儿童。

（2）操作方法:将患儿的两下肢用皮肤牵引,两腿同时垂直向上悬吊,其重量以患儿臀部稍稍离床为度。牵开后可采用对挤、叩合、端提、捺正手法使骨折复位,然后行夹板外固定,一般牵引4周左右。

3.水平皮牵引法

（1）适应证:4～8岁的患儿。

（2）操作方法:用胶布贴于患肢骨折远端内、外两侧,用绷带缠绕患肢放于垫枕或托马氏架上,牵引重量2～3 kg。上1/3骨折屈髋50°～60°,屈膝45°,外展30°位牵引,必要时配合钢针撬压法进行复位固定;中1/3骨折轻度屈髋屈膝位牵引;下1/3骨折行屈髋屈膝各45°牵引,以使膝后关节囊、腓肠肌松弛,必要时行一针双向牵引,即在牵引针上再挂一牵引弓向前牵引复位,减少骨折远端向后移位的倾向。4～6周X线复查视骨折愈合情况决定是否去除牵引。

4.骨牵引法

（1）适应证:8～12岁的儿童及成年患者。

（2）操作方法:中1/3骨折及远侧骨折端向后移位的下1/3骨折,用股骨髁上牵引;骨折位置很低且远端向后移位的下1/3骨折,用股骨髁间牵引;上1/3骨折及骨折远端向前移位的下1/3骨折,用胫骨结节牵引。儿童因骨骺未闭,可在髌骨上缘2～3横指或胫骨结节下2～3横指处的骨皮质上穿针牵引。儿童牵引重量约为 1/6 体重,时间约 3 周;成人牵引重量约为 1/7 体重,时间 8~10 周。上 1/3 骨折应置于屈髋外展位,中 1/3 骨折置于外展中立位,下 1/3 骨折远端向后移位时应置于屈髋屈膝中立位,同时用小夹板固定,第一周床边 X 线照片复查对位良好,即可将牵引重量逐渐减轻至维持重量(一般成人用 5 kg,儿童用 3 kg)。若复位不良,应调整牵引的重量和方向,检查牵引装置和夹板松紧,保持牵引效能和良好固定,但要防止过度牵引。对于斜形、螺旋形、粉碎性及蝶形骨折,于牵引中自行复位,横断骨折的复位可待骨折重叠纠正后施行,须注意发生"背对背"错位者,应辅以手法复位。牵引期间应注意患肢功能锻炼。

(二)手术治疗

1.闭合髓内针内固定

(1)适应证:股骨上及中 1/3 的横、短斜骨折,有蝶形骨折片或轻度粉碎性骨折及多发骨折。

(2)操作方法:术前先行骨牵引,重量为体重的 1/6,以维持骨折的力线及长度,根据患者全身情况,在伤后 3~10 d 手术。在大转子顶向上作短纵形切口,长为 3~4 cm,显露大转子顶部。在大转子顶内侧凹陷的外缘,在 X 线电视监视下插入导针,进入骨髓腔达骨折线处,复位后,沿导针打入髓内针通过骨折线进入远折端。

2.切开复位,加压钢板内固定

(1)适应证:股骨干上、中、下 1/3 段横形、短斜形骨折。

(2)操作方法:手术在平卧位进行,大腿外侧切口,在外侧肌间隔前显露股骨干外侧面,推开骨膜后,钢板置于股骨干外侧。

3.角翼接骨板内固定

(1)适应证:对髓内针不能牢固固定的股骨下 1/3 骨折。

(2)操作方法:同切开复位加压钢板内固定,此接骨板有角翼,可同时在两个平面进行固定,此钢板应置于股骨干的外侧及前外侧。

4.带锁髓内针内固定

(1)适应证:适用于几乎所有类型的股骨干骨折,尤其适用于股骨中、下 1/3 骨折及各段粉碎性骨折。

(2)操作方法:术前实施骨牵引 1 周,患者平卧或侧卧位,在牵引及 G 形或 C 形臂 X 线机监视下进行,手法复位后从大转子内侧插入导针,经骨折部达骨髓腔远端。借助瞄准器于大转子下向小转子方向经髓内针近侧横孔穿入 1~2 枚螺丝钉,锁住髓内钉。在髁上横孔经髓内针穿入 1~2 枚螺丝钉锁住远端。术后即可在床上活动,4~5 d 依据骨折类型可适当扶拐下地活动。

(三)药物治疗

对开放性骨折出血过多或休克者,应用敏感抗生素抗菌消炎及液体支持疗法,输入成分血或全血。择期手术治疗,术前半小时预防性应用抗生素,术后一般应用 3 d。合并其他内科疾病应给予对症药物治疗。

(四)康复治疗

早期进行股四头肌舒缩锻炼及膝关节伸屈活动,2~3 周行牵引的患者则可撑臀、抬臀,逐渐大范围伸屈髋膝关节。行手术内固定者,视固定的可靠程度及折端愈合情况决定下床活动时间。去除牵引或外固定架后,可在小夹板保护下在床上锻炼 1~2 周,然后扶双拐下床逐渐负重活动。

(李成林)

第五节 胫腓骨干骨折

　　胫腓骨由于部位的关系,遭受直接暴力打击的机会较多,因此胫腓骨骨折在全身长管状骨骨折中最为多见,约占全身骨折的 13.7%。其中以胫腓骨双骨折最为常见,胫骨骨折次之,单纯腓骨骨折最少。因胫骨前内侧紧贴皮肤,所以开放性骨折比较多见,有时伴有广泛的软组织、神经、血管损伤,甚至污染严重,组织失活。这给治疗带来了很大的困难,选择一种最好的治疗方法,一直是骨折治疗的研究方向。

一、发病机制

(一)直接暴力

　　胫腓骨干骨折多见于交通事故和工伤,可能是撞击伤、车轮碾压伤、重物打击伤。暴力常来自小腿的前外侧,所造成的胫腓骨骨折往往在同一水平面上,骨折线多呈横断形或短斜形,可在暴力作用侧有一三角形的碎骨片。骨折后,骨折端多有重叠、成角、旋转等移位。较大暴力或交通事故伤多为粉碎性骨折,有时呈多段,因胫骨前内侧位于皮下,骨折端极易穿破皮肤,肌肉也会有较严重的挫伤。即使未穿破皮肤,如果挫伤严重,血运不好,亦可发生皮肤坏死、骨外露,容易继发感染。巨大暴力的碾挫、绞轧伤可能会有大面积皮肤剥脱、肌肉撕裂、神经血管损伤和骨折端裸露。

(二)间接暴力

　　多为高处坠落、旋转暴力扭伤、滑跌等所致的骨折,骨折线多呈长斜形或螺旋形,胫腓骨骨折常不在同一平面上,即胫骨中下端而腓骨可能在上端,一般腓骨骨折线较胫骨骨折线高。软组织损伤一般较轻,有时骨折移位后骨折端可戳破皮肤形成开放性骨折,这种开放性骨折比直接暴力所造成的污染好得多,软组织损伤轻,出血少。

　　骨折的移位取决于外力的大小、方向、肌肉收缩和伤肢远端重量等因素。暴力较多来自于小腿的外侧,因此可使骨折端向内侧成角,小腿的重力可使骨折端向后侧倾斜成角,足的重量可使骨折远端向外旋转,肌肉收缩又可使两骨折端重叠移位。儿童胫腓骨骨折遭受的外力一般较小,而且儿童的骨皮质韧性较大,多为青枝骨折。

二、分类

　　对骨折及伴随软组织损伤的范围和类型进行分类可以让医师确定最佳的治疗方案,也可使医师能够追踪治疗的结果。

　　胫骨骨折的 OTA 分型:胫骨骨折分为 42-A、42-B、42-C 三大型,每型又分为三种亚型(图 7-11)。

　　(1)42-A 型。A_1:简单骨折,螺旋形。A_2:简单骨折,斜形(成角大于或等于 30°)。A_3:简单骨折,横形(成角小于 30°)。

　　(2)42-B 型。B_1:蝶形骨折,蝶形块旋转。B_2:蝶形骨折,蝶形块弯曲。B_3:蝶形骨折,蝶形块游离。

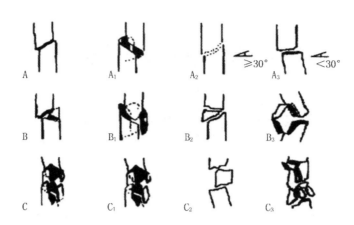

图 7-11　胫骨骨折 OTA 分型

（3）42-C 型。C_1：粉碎骨折，骨折块旋转。C_2：粉碎骨折，骨折块分段。C_3：粉碎骨折，骨折块不规则。

三、临床表现及诊断

临床检查局部疼痛明显，肿胀及压痛，可有典型的骨折体征，骨折有移位时畸形明显，可表现为小腿外旋、成角、短缩。应注意是否有神经、血管损伤，检查足趾伸屈活动是否受影响，足背动脉和足跟内侧动脉搏动强度及小腿张力是否增高。

骨折引起的并发症往往比骨折本身产生的后果更加严重，应避免漏诊，需尽早处理。小腿远端温暖以及足背动脉搏动未消失绝非供血无障碍的证据，有任何可疑时，都有必要进行多普勒超声检查，甚至动脉造影。对小腿的肿胀应有充分的警惕，尤其是触诊张力高、足趾伸屈活动引起相关肌肉疼痛时，有必要进行筋膜间室压力的检查和动态监测。

软组织损伤的程度需要仔细地检查和评估，有无开放性伤口，有无潜在的皮肤剥脱、坏死区。碾挫伤对皮肤及软组织都会造成严重的影响，有时皮肤和软组织损伤的实际范围需要经过数天的观察才能确定。这些对于骨折的预后有重要的意义。

儿童青枝骨折或裂缝骨折临床无明显畸形，受伤小腿可抬举，仅表现为拒绝站立及行走，临床检查时使伤侧膝关节伸直，在足跟部轻轻用力叩击，力量可传导至骨折端，使局部产生明显疼痛。

X 线检查可进一步了解骨折的类型及移位，分析创伤机制、骨膜损伤程度以及移位趋势等。X 线检查时应注意包括整个小腿，有些胫腓骨双骨折的骨折线不在同一水平面上，可因拍摄范围不够而容易漏诊，也不能正确地判断下肢有无内外翻畸形。

四、治疗

胫腓骨骨折的治疗目的是恢复小腿的负重功能。完全纠正骨折端的成角和旋转畸形，维持膝、踝两关节的平行，使胫骨有良好的对线，小腿才能负重。在治疗过程中重点在于胫骨，因为胫骨是下肢的主要负重骨，只要胫骨骨折能达到解剖复位，腓骨骨折一般也会有良好的对位对线，不一定强求解剖复位，但有时腓骨骨折的解剖复位固定有助于稳定其他结构。

每例骨折都各具有其特殊性，应根据每个患者的具体情况，如骨折类型、软组织损伤程度及有无复合伤等,进行客观的评价和判断,决定选择外固定还是开放复位内固定。

（一）闭合复位外固定

闭合复位外固定适用于稳定性骨折、经复位后骨折面接触稳定无明显移位趋势的不稳定骨折。稳定性骨折无移位、青枝骨折、经复位后骨折面接触稳定无明显移位趋势的横形骨折、短斜形骨折等,在麻醉下进行手法骨折闭合复位,长腿石膏外固定。复位尽量达到解剖复位,但坚决反对反复多次地、甚至是暴力式的整复,如果复位不满意,宁可改行开放复位内固定。膝关节应保持在20°左右的轻度屈曲位,以利控制旋转。如果屈曲过多,伸膝装置紧张,牵拉胫骨近端使得近骨折端上抬,骨折向前成角。踝关节应固定在功能位,避免造成踝关节背伸障碍,行走以及下蹲困难。石膏干燥坚固后可扶拐练习患足踏地及行走,2～3周后可开始去拐,循序练习负重行走。

（二）跟骨牵引外固定

跟骨牵引外固定适用于斜形、螺旋形、轻度粉碎性的不稳定骨折以及严重软组织损伤的胫腓骨骨折。对于不稳定骨折,单纯的外固定可能不能维持良好的对位对线。可在麻醉下行跟骨穿针,牵引架上牵引复位,短腿石膏外固定,用4～6 kg重量持续牵引,应注意避免过度牵引。3周左右后,达到纤维连接,可除去跟骨牵引,改用长腿石膏继续固定直至骨愈合。

骨折手法复位后,对于稳定性骨折,对位对线良好者,可考虑应用小夹板外固定。小夹板外固定的优点是不超关节固定,膝、踝两关节的活动不受影响,如果能够保持良好的固定,注意功能锻炼,骨折愈合往往比较快,因此小夹板外固定的愈合期比石膏外固定者为短。但小夹板外固定的部位比较局限,压力不均匀,衬垫处皮肤可发生压疮,甚至坏死,需严密观察;小夹板外固定包扎过紧可能造成小腿筋膜间室综合征,应注意防止。

石膏固定的优点是可以按照肢体的轮廓进行塑型,固定牢靠,尤其是管型石膏。Sarmiento认为膝下管型石膏能减少胫骨的旋转活动,其外形略似髌腱承重假体,使承重力线通过胫骨髁沿骨干达到足跟,可以减少骨延迟愈合及骨不愈合的发生率,并能使膝关节功能及时恢复,骨折端可能略有缩短,但不会发生成角畸形。但如果包扎过紧,可造成肢体缺血,甚至发生坏死;包扎过松、肿胀减轻后、肌肉萎缩都可使石膏松动,骨折发生移位。因此石膏固定期间应随时观察,包扎过紧应及时松开,发生松动应及时小心更换。长腿石膏固定的缺点是超关节范围固定,可能影响膝、踝两关节的活动功能,延长胫骨骨折的愈合时间。因此,可在长腿石膏固定6～8周后,骨痂已有形成时,改用小夹板外固定,开始循序功能锻炼。

闭合复位外固定虽经常发生一些较小的并发症,但却有较高的骨折愈合率,而且很少发生严重的并发症,而且经济。它适用于多种类型的胫腓骨骨折的治疗,但需要花费较长的时间,需要医师的耐心、责任心以及患者的信心和配合。

跟骨牵引复位外固定有其独特的优点,但随着骨折固定方法的日新月异,现在已很少作为胫腓骨骨折的终极治疗,而往往是早期治疗的权宜之计。长时间的牵引会严重影响患者的活动,可能会引起一系列并发症,尤其是老年人,更需警惕。

（三）开放复位内固定

胫腓骨骨折的骨性愈合时间一般较长,长时间的石膏外固定,对膝、踝两关节的功能必然造成影响。而且,由于肿胀消退、肌肉萎缩及负重等原因,石膏外固定期间很可能发生骨折再移位,造成骨折畸形愈合,功能障碍。因此,对于不稳定胫腓骨骨折采用开放复位内固定者日益增多。根据不同类型的骨折可采用螺丝钉固定、钢板螺丝钉固定、髓内钉固定等内固定方法。

1.螺丝钉固定

适用于长斜形骨折及螺旋形骨折。长斜形骨折或螺旋形骨折开放复位后,采用1~2枚螺丝钉在骨折部位固定,可按拉力螺钉固定技术固定。通常这些拉力螺钉与骨折线呈垂直拧入。1~2枚螺丝钉固定仅能维持骨折的对位,固定不够坚强,需要持续石膏外固定10~12周。尽管手术操作简单,但整个治疗过程中仍需要石膏外固定,因此临床应用受到限制。

2.钢板螺丝钉固定

不适合于闭合治疗的,尤其是不稳定的胫腓骨骨折均可应用。应用钢板螺丝钉,尤其是加压钢板治疗胫腓骨骨折时,应该采用改进的钢板固定技术和间接复位技术,小心仔细处理软组织,否则会引起骨的延迟愈合及很高的并发症发生率。加压钢板的类型有多种,应针对不同类型骨折做出不同的选择,就目前医疗情况而言,LC-DCP(有限接触动力加压钢板)为首选。应用近年来发展起来的 LISS 固定系统,通过闭合复位,经皮钢板固定的方法治疗胫腓骨骨折,具有操作简便、手术损伤小、固定可靠、术后恢复和骨折愈合快的优点,值得在有条件的单位推广使用。

胫骨前内侧面仅有皮肤覆盖,缺乏肌肉保护,所以习惯把钢板置于胫骨前外侧肌肉下面。但这样不能获得最大的稳定性以及最大限度地保护局部血运。

AO学派非常强调,骨干骨折的钢板应置于该骨的张力侧。从步态的力学分析,人体的重力线交替落于负重肢胫骨的内或外侧,并不固定,所以 AO 学派没有提出胫骨的张力侧何在,也没有强调钢板应置于胫骨的内侧。

从骨折的创伤机制和肌肉收缩作用而言,胫腓骨骨折的移位趋势多为向前内成角,前内侧的骨膜多已断裂,而后外侧则是完整的,是软组织的铰链之所在。因此胫骨的张力侧在内侧,外侧是完整的软组织铰链。钢板置于胫骨内侧,既可使内侧的张应力转为压应力,又可利用其外侧的软组织铰链增强骨折复位后的紧密接触以及稳定。

另外,胫骨前内侧的骨膜严重破坏,局部血运破坏,保护对侧完整的骨膜以保护尚存的血供极为重要。如果按照旧习惯,把钢板置于外侧,则不仅将仅存的来自骨膜的血供完全破坏,也将滋养动脉破坏,危及髓内血供。可见,就大多数胫腓骨骨折而言,钢板放在胫骨内侧可达到骨折稳定的要求,也符合保护局部血运的原则。这也正是 BO 所要求的。

所以当胫骨前内侧软组织条件许可的情况下,钢板应放在内侧,但由于胫骨前内侧的皮肤及皮下组织较薄,严重损伤后容易坏死,可把钢板放在胫前肌的深面、胫骨的外侧。

3.髓内钉固定

大部分需要手术治疗的胫腓骨骨折,可采用髓内钉治疗(图 7-12),尤其是不稳定性、节段性、双侧胫腓骨骨折。用于胫骨的髓内钉有多种,如 Ender 钉、Lottes 钉、矩形钉、自锁钉、交锁钉等。Ender 钉、Lottes 钉适合治疗轴向稳定的各型胫腓骨骨折,它可以防止胫骨发生成角畸形,但可能发生骨折端旋转、横移位等,有将近50%的患者仍需要石膏辅助固定。Wiss 等建议对发生在膝下 7.5 cm 至踝上 7.5 cm 范围并至少有 25% 的骨皮质接触的骨折方可用 Ender 钉治疗。胫骨交锁髓内钉基本上解决了对旋转稳定性的控制,可用于膝下 7 cm 至踝上 4 cm 的轴向不稳定性骨折。

胫骨交锁髓内钉的直径一般为 11~15 mm。距钉的顶部 4.5 cm 处有 15°的前弯,以允许髓内钉进入胫骨近端的前侧部位;在钉的远端 6.5 cm 处有 3°的前弯,在插髓内钉时起到一个斜坡的作用,以减少胫骨后侧皮质粉碎的机会;髓内钉的近端和远端各有两个孔道,以供锁钉穿过;锁钉为直径 5 mm 的自攻丝骨螺丝钉。

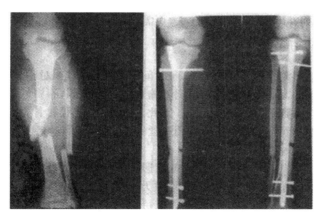

图 7-12　胫骨骨折交锁髓内钉固定术

对于骨干峡部的稳定性胫腓骨骨折,如横形、短斜形、非粉碎性骨折等,可以采用动力型胫骨交锁髓内钉,有利于骨折端间的紧密接触乃至加压。对于所有不稳定性胫腓骨骨折,髓内钉的近、远两端各需锁2枚锁钉,以维持肢体的长度及控制旋转。Ekeland 等报告应用胫骨交锁髓内钉获得较好的结果,但他们认为应慎用动力型或简单的无锁胫骨交锁髓内钉,因为大部分的并发症都发生于动力型胫骨交锁髓内钉,他们也不赞成对胫骨交锁髓内钉常规地做动力性加压处理。

由于不扩髓和扩髓相比具有以下潜在优点:手术时间短,出血少,合并严重闭合性软组织损伤者能较少地干扰骨内膜血供等。所以大多数学者推荐采用不扩髓髓内钉。Keating 等报告了一项随机前瞻性研究,他们对不扩髓和扩髓胫骨交锁髓内钉所治疗的开放胫腓骨骨折进行了比较,除不扩髓组的锁钉断裂较高外,不扩髓和扩髓胫骨交锁髓内钉治疗的开放胫腓骨骨折的其他结果在统计学上没有显著性差异。Duwelius 等建议将不扩髓交锁髓内钉用于治疗合并较严重软组织损伤的胫腓骨骨折,而将扩髓交锁髓内钉用于治疗没有明显软组织损伤者。

值得一提的是,由于胫骨交锁髓内钉治疗胫腓骨骨折日渐盛行,使得一些骨科医师将其应用范围扩大至更靠近近端和远端。因此,在胫骨近1/3骨折采用交锁髓内钉治疗,出现胫骨对线不良成为常见问题,应引起重视。

4.外支架固定

无论是闭合或开放性胫腓骨骨折均可应用,尤其是后者,更有实用价值。用于合并有严重皮肤软组织损伤的胫腓骨骨折,不仅可使骨折得到稳定固定,而且方便皮肤软组织损伤的观察和处理。用于粉碎性骨折或伴有骨缺损时,可以维持肢体的长度,有利于晚期植骨。而且不影响膝、踝关节的活动,甚至可以带着外支架起床行走,所以,近年来应用较广。具体应用在开放性胫腓骨骨折节中阐述。

五、预后

（一）筋膜间室综合征

筋膜间室综合征主要发生在小腿、前臂以及足,以小腿更为多见,也更加严重。它并不是只发生于高能量损伤,也并不是只发生于闭合性损伤中,低能量的损伤和开放性损伤也可出现。小腿的肌肉等软组织损伤或骨折后出血形成血肿,加上反应性水肿,或包扎过紧,使得筋膜间室内压力增高,可以造成血液循环障碍,形成筋膜间室综合征。

小腿的筋膜间室综合征发生于胫前间隙最多，胫后间隙次之，外侧间隙最少，多数有多间隙同时发生。胫前间隙位于小腿前外侧，内有胫前肌、伸趾肌、第三腓骨肌、胫前动静脉和腓深神经。当间隙内压力增高时，小腿前外侧肿胀变硬，明显压痛，被动伸屈足趾时疼痛明显加剧，随后发生伸趾肌、胫前肌麻痹，背伸踝关节和伸趾无力，但由于腓动脉有交通支与胫前动脉相同，因此，早期足背动脉可以触及。

筋膜间室综合征是一种进行性疾病，刚开始时症状可能不明显，一旦遇到可疑情况，应密切观察，多做检查，做到早期确诊、及时处理，避免严重后果。由于筋膜间室综合征为筋膜间室内压力增高所致，早期的切开减压是有效的治疗手段。要达到减压的目的，就要把筋膜间室的筋膜彻底打开。早期的彻底切开减压是防止肌肉、神经发生坏死以及永久性功能损害的有效方法。

（二）感染

开放性胫腓骨骨折行钢板内固定后，发生感染的概率最高。Johner 和 Wruhs 报告当开放性胫腓骨骨折应用钢板内固定时，感染率增加到 5 倍。但随着医疗技术和医药的不断发展，感染的发生率明显下降。尽管如此，仍不可小视。对于开放性胫腓骨骨折，有条件地选择胫骨交锁髓内钉和外支架固定是明智的。一旦感染发生，应积极治疗。先选择有效的药物以及充分引流，感染控制后，应充分清创，清除坏死组织、骨端间的无血运组织以及死骨，然后在骨缺损处植入松质骨条块，闭合创口，放置引流管作持续冲洗引流，引流液中加入有效抗生素，直至冲洗液多次培养阴性。如果原有的内固定已经失效，或妨碍引流，则必须取出原有的全部内固定物，改用外支架固定。如果创口无法直接闭合，应选择肌皮瓣覆盖，或者二期闭合。

（三）骨延迟愈合、不愈合和畸形愈合

胫腓骨骨折的愈合时间较长，不愈合的发生率较高。导致胫腓骨骨折延迟愈合、不愈合的原因很多，大致可以分为骨折本身因素和处理不当两大类，多以骨折本身因素为主，多种原因同时存在。

1.骨延迟愈合

Russel 在 1996 年对胫骨骨折的愈合期提出了一般标准。①闭合-低能量损伤：10～14 周；②闭合-高能量损伤：12～16 周；③开放性骨折平均 16～26 周；④Castilo Ⅲb、Ⅲc：30～50 周。一般胫骨骨折超过时限尚未愈合，但比较不同时期的系列 X 线片，它仍处于愈合过程中，可以诊断骨延迟愈合。根据不同资料统计计有 1%～17%。在骨折治疗过程中，必须定期复查，确保固定可靠，指导循序功能锻炼，促进康复。

对于胫骨骨折骨延迟愈合，如果骨折固定稳定、可靠，则可以在石膏固定保护下及时加强练习负重行走，给以良性的轴向应力刺激，以促进骨折愈合。当然也可以在骨折周围进行植骨术，方法简单，创伤小。另外，还可以采用电刺激疗法。

2.骨不愈合

一般胫骨骨折超过时限尚未愈合，X 线上有骨端硬化，髓腔封闭；骨端萎缩疏松，中间有较大的间隙；骨端硬化，相互间成为杵臼状假关节等。以上 3 种形式的任何 1 种，可以诊断骨不愈合。骨不愈合的患者在临床上常有疼痛、负重疼痛、不能负重，局部在应力下疼痛、压痛、小腿成角畸形、异常活动等。

胫骨的骨延迟愈合和不愈合的界限不是很明确的，骨延迟愈合的患者，患肢可以负重，以促进骨折愈合，但如果是骨不愈合患者，过多的活动反而会使骨折端形成假关节，所以应该采取积极的手术治疗。可靠的固定和改善骨折端周围的软组织血运是主要的手段。

对于胫骨骨不愈合,如果骨折端已有纤维连接,骨折对位、对线可以接受时,简单有效的治疗方法是在胫骨骨折部位行松质骨植骨,术中注意保护局部血液循环良好的软组织,骨折部不广泛剥离,不打开骨折端。胫骨前方软组织菲薄,可能不适合植骨,可以行后方植骨。

对于骨折位置不能接受,骨端硬化,纤维组织愈合差者,需要暴露骨折端,打通髓腔,采用LC-DCP、胫骨交锁髓内钉、外固定支架重新进行可靠的固定,再在骨折端周围、髓腔内植入松质骨条块。

如果是骨折处局部有瘢痕或皮肤缺损引起的骨不愈合,改善局部血运则有利于骨折的愈合。可以选用腓肠肌内侧头肌皮瓣转位覆盖胫前中以及上 1/3 皮肤缺损;比目鱼肌肌皮瓣转位覆盖胫骨中下段皮肤缺损;也可以用带旋髂血管的皮肤髂骨瓣游离移植修复胫骨缺损和局部皮肤缺损。

对于骨缺损引起的骨不愈合,可以根据骨缺损的情况采取不同的方法。如果骨缺损不是很大,在5～7 cm 以内,可以取同侧髂骨块嵌入胫骨骨缺损处植骨。骨缺损在 5～7 cm 以上,可以采用带血管的游离骨移植术。

3.畸形愈合

胫骨骨折的畸形容易发现,一般都得到及时的纠正,畸形愈合的发生率较低。但粉碎性骨折、有软组织或骨缺损以及移位严重者,容易发生畸形愈合,注意及时发现,早期处理。前文亦已提及,在胫骨近 1/3 骨折采用交锁髓内钉治疗,极易发生成角畸形。

从理论上讲,凡是非解剖愈合,都是畸形愈合。但许多非解剖愈合,其功能和外观都是可以接受的。所以判断骨折畸形愈合要看是否是造成了肢体功能障碍或有明显的外观畸形。这也可以作为骨折畸形愈合是否需要截骨矫形的标准。

4.创伤性关节炎、关节功能障碍

由于骨折涉及关节,骨折固定时间长、固定不当,骨折畸形愈合,筋膜间室综合征后遗症等原因,都会造成创伤性关节炎、关节功能障碍。无论是创伤性关节炎还是关节功能障碍,一旦发生,都缺少有效的治疗方法,关键在于预防。

5.爪状趾畸形

小腿的后筋膜间室综合征会遗留爪状趾畸形;胫骨下段骨折骨痂形成后,趾长伸肌在骨折处粘连也可引起爪状趾畸形。爪状趾畸形可以影响穿鞋、袜,也可能影响行走,应注意预防。患者早期要练习伸屈足趾运动。如果爪状趾畸形严重,被动牵引不能纠正,可以行趾关节融合术或屈趾长肌切断固定术等。

(李成林)

第六节　肩锁关节脱位

一、病因

肩锁关节脱位通常由暴力自上而下作用于肩峰所致。坠落物直接砸在肩顶部后,锁骨下移,由于第1肋骨阻止了锁骨的进一步下移,如果锁骨未骨折,则肩锁、喙锁韧带断裂,同时可伴有三角肌和斜方肌锁骨附着点的撕裂,肩峰、锁骨和喙突的骨折,肩锁纤维软骨盘的断裂和肩锁关节的关节软骨骨折。锁骨的移位程度取决于肩锁和喙锁韧带、肩锁关节囊以及斜方肌和三角肌的损伤程度。

二、分型

Urist 根据关节面解剖形态和排列方向,把肩锁关节分为三种形态(图 7-13)。Ⅰ型,冠状面关节间隙的排列方向自外上向内下,即锁骨端关节面斜形覆盖肩峰端关节面;Ⅱ型,关节间隙呈垂直型排列,两个关节面相互平行;Ⅲ型,关节间隙由内上向外下,即肩峰端关节面斜形覆盖锁骨端关节面。Ⅲ型的结构居于稳定型,Ⅰ型属于不稳定型。在水平面上,肩锁关节的轴线方向由前外指向后内。

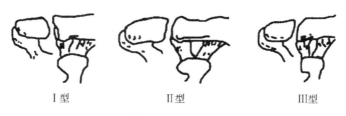

Ⅰ型　　　　　　Ⅱ型　　　　　　Ⅲ型

图 7-13　肩锁关节三种形态

三、分类

Rockwood 等将肩锁关节脱位分为Ⅰ～Ⅵ型(图 7-14)。

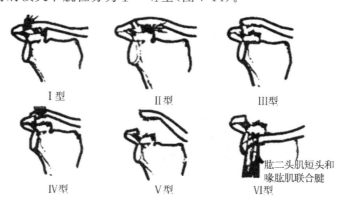

Ⅰ型　　　　　　Ⅱ型　　　　　　Ⅲ型

Ⅳ型　　　　　　Ⅴ型　　　　　　Ⅵ型

肱二头肌短头和喙肱肌联合腱

图 7-14　肩锁关节损伤分六型

(一)Ⅰ型

指肩锁关节的挫伤,并无韧带断裂和关节脱位,肩锁关节稳定,疼痛轻微,早期 X 线平片阴性,后期可见锁骨远端骨膜的钙化。

(二)Ⅱ型

由更大的外力引起,肩锁韧带和关节囊破裂,但喙锁韧带完好,肩锁关节不稳定,尤其是在前后平面上不稳定。X 线平片上可看到锁骨外侧端高于肩峰,但高出的程度小于锁骨的厚度,肩锁关节出现明显的疼痛和触痛,但必须拍摄应力下的 X 线平片来确定关节不稳定的程度。

（三）Ⅲ型

损伤肩锁韧带和喙锁韧带以及锁骨远端三角肌附着点的撕裂。锁骨远端高于肩峰至少一个锁骨厚度的高度。

（四）Ⅳ型

损伤的结构与Ⅲ型损伤相同，但锁骨远端向后移位进入或穿过斜方肌。

（五）Ⅴ型

损伤三角肌与斜方肌在锁骨远端上的附着部均从锁骨上分离，肩锁关节的移位程度为 $10\%\sim30\%$，同时在锁骨和肩峰之间出现明显的分离。

（六）Ⅵ型

损伤较少见，由过度外展使肩锁韧带和喙锁韧带撕裂所致，锁骨远端移位至喙突下、肱二头肌和喙肱肌联合腱后。

四、临床表现及诊断

查体有局部疼痛、肿胀及肩锁关节不稳定伴锁骨远端移位，X线平片可以帮助评价损伤的程度。患者直立，摄双侧肩锁关节的前后位平片，然后进行两侧比较。必要时可在患者腕部悬挂 $4.5\sim6.8$ kg 的重物，可以观察到肩锁关节的不稳定，重物最好系在患者腕部，避免让患者用手握，以使上肢肌肉能够完全放松。

五、治疗

（一）非手术治疗

Ⅰ型损伤通常采用吊带制动，配合局部冰敷、止痛药物治疗。Ⅱ型损伤的治疗方法与Ⅰ型相似，如果锁骨远端移位的距离不超过锁骨厚度的 1/2，可应用绑扎、夹板或吊带制动 $2\sim3$ 周，但必须在 6 周以后才能恢复举重物或参加体育运动。

（二）手术治疗

对于Ⅲ、Ⅳ、Ⅴ、Ⅵ型损伤应行手术治疗，手术方法有许多种，可以分为五个主要类型：①肩锁关节复位和固定；②肩锁关节复位、喙锁韧带修复和喙锁关节固定；③前两种类型的联合应用；④锁骨远端切除；⑤肌肉转移。常用的手术方法如下所述。

1.喙锁韧带缝合、肩锁关节克氏针内固定术（改良 Phemister 法）

通过肩部前内侧的 Thompson 和 Henry 入路，显露肩锁关节、锁骨外侧端及喙突。探查肩锁关节，去除关节盘或其他妨碍复位的结构，然后褥式缝合肩锁韧带，暂不要打结，接着逆行穿出克氏针，整复脱位的肩锁关节后顺行穿入，使其进入锁骨 $2.5\sim4$ cm。通过前后位和侧位（腋部）X 线平片检查克氏针的位置和复位的情况。如二者均满意，于肩峰外侧边缘将克氏针折弯 $90°$ 并剪断，保留 0.6 cm 的钩状末端以防止其向内侧移位，旋转克氏针，将末端埋于肩峰下软组织内，修复肩锁关节囊和韧带，并将预先缝合喙锁韧带的线收紧打结，修复斜方肌和三角肌止点的损伤。术后处理用肩胸悬吊绷带保护，术后 2 周去除绷带并拆线，开始主动活动，8 周在局麻下拔除克氏针。克氏针的折断和移位是常见的并发症。

2.喙锁关节的缝线固定术

作一个弧形切口显露肩锁关节、锁骨的远端和喙突，彻底清除关节盘或其他碎屑，褥式缝合断裂的喙锁韧带，暂不打结。用直径约为 0.7 cm 的钻头在喙突上方的锁骨上前后位钻两个孔，在喙突基底的下方穿过 1 根不吸收缝线,并向上穿过锁骨的两个孔,复位肩锁关节,打紧缝线,这样缝线就可不绕住整个锁骨,以避免缝线割断锁骨。如果仍有前后向不稳定,可按 Phemister 法用 1 枚克氏针固定肩锁关节,最后收紧打结喙锁韧带的缝线,修复肩锁关节囊,缝合撕裂的三角肌和斜方肌。术后处理同改良 Phemister 法。

3.喙锁关节螺钉内固定及喙锁韧带缝合术(改良 Bosworth 法)

通过前内侧弧形切口显露肩锁关节和锁骨末端,向远外侧牵开三角肌以暴露喙突尖和喙锁韧带(图 7-15)。同 Phemister 法一样,检查肩锁关节,去除关节盘或其他妨碍复位的结构,缝合喙锁韧带,暂不要打结,用直径为 4.8 mm 的钻头在锁骨上垂直钻一个孔,此孔在锁骨复位后应同喙突基底在同一直线上。复位锁骨,用另外一个直径为 3.6 mm 的钻头通过先前在锁骨上钻好的孔在喙突上再钻一个孔,选择一个合适长度的 Bosworth 螺钉穿过两孔,拧紧螺钉使锁骨上表面与肩峰上表面平齐,收紧打结喙锁韧带缝线,修复撕裂的斜方肌和三角肌止点。术后用悬吊带制动,1 周后去除悬吊,开始轻微的主动功能锻炼,2 周拆线,术后 6～8 周取出螺钉,10 周内避免超过 90°的外展运动和举重物。

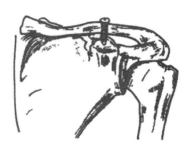

图 7-15　改良 Bosworth 法

4.锁骨远端切除术(Stewart 法)

通过前方弧形切口显露肩锁关节、锁骨外侧端及喙突,沿锁骨长轴切开关节囊和肩锁上韧带,骨膜下剥离显露锁骨,然后修复关节囊和韧带,用咬骨剪或摆动锯在骨膜下自下外方斜向内上方截除 1 cm 长的锁骨外侧端,锉平上缘残端。褥式缝合损伤的喙锁韧带,暂不打结,交叉穿入 2 枚克氏针,将锁骨外侧端维持在正常位置。术后悬吊制动 1 周,进行轻微的主动环绕运动,2 周拆线,增加活动量,4 周内避免抬举重物,8 周内避免体育活动。

5.喙肩韧带移位加强肩锁关节术(Neviaser 法)

通过前内侧弧形切口显露肩锁关节、锁骨外侧端及喙突,切断喙肩韧带在喙突前外侧缘的起点,向下推压锁骨外侧段,复位肩锁关节,用克氏针 1～2 枚,贯穿固定肩锁关节,将喙肩韧带向前上翻转,固定缝合于锁骨外侧端前方,修复肩锁韧带和喙锁韧带。术后处理同 Stewart 法。

6.喙肩韧带移位重建喙锁韧带术(Weaver 法)

同 Neviaser 法显露肩锁关节、锁骨外侧端及喙突,切断喙肩韧带在肩峰前内侧缘的起点(图 7-16)。在锁骨外侧端相当于喙突尖的上方行锁骨切骨术,切骨线由内下向外上倾斜,切除锁骨外侧端约 2 cm。在切骨端近侧 1 cm 处,于锁骨前壁钻两个骨孔,以细钢丝或粗丝线在喙肩韧带的肩峰端作褥式缝合,两线端分别经髓腔,从锁骨的骨孔引出。下压锁骨,恢复正常喙锁间距,抽紧缝线,结扎固定,使喙肩韧带移入锁骨断端的髓腔内。

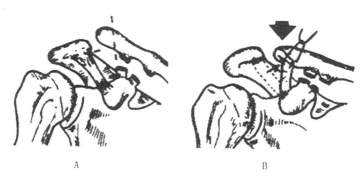

图 7-16　Weaver 法喙肩韧带移位重建喙锁韧带术
A.切除锁骨外侧端,切断喙肩韧带;B.喙肩韧带移入锁骨断端的髓腔内

术后用 Velpeau 绷带固定患肩 4 周,之后改用三角巾悬吊 4 周,术后 8 周去除悬吊,进行康复训练。

7.Dewar 手术

显露肩峰、肩锁关节及锁骨外侧端,自肩峰和锁骨外侧端前方切断三角肌附着点,行骨膜下剥离,显露肩锁关节。切除破碎的肩锁关节囊、软骨盘,显露锁骨外侧端并切除 1.0 cm。切开喙突上方的锁骨前方骨膜,将锁骨前面 1.5~2.0 cm 的皮质骨制成粗糙面,于骨粗糙面中央由前向后钻孔备用。切开胸肌筋膜,显露喙突及其下方的肱二头肌短头、喙肱肌和胸小肌。在肱二头肌短头、喙肱肌和胸小肌之间作由下而上的逆行分离,至喙突前、中 1/3 交界处,环形切开骨膜,在喙突角部由前向后钻孔备用。以骨刀在喙突前、中 1/3 处截骨,使喙突骨块连同肱二头肌短头肌和喙肱肌一起向下翻转,以 1 枚适当长度的加压螺钉贯穿固定喙突骨块于锁骨前方原钻孔部位。将三角肌前部重新缝合。

术后三角巾悬吊患臂 3 周,3 周后练习上举及外展活动,6~8 周后即可负重功能训练。

8.锁骨钩钢板内固定、喙锁韧带缝合术

近年我们采用锁骨钩钢板内固定,喙锁、肩锁韧带缝合治疗肩锁关节脱位(图 7-17)取得满意疗效。该方法固定牢靠,并可早期行肩关节功能锻炼,又无克氏针内固定断裂后游走的危险。

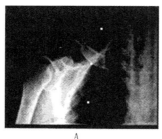
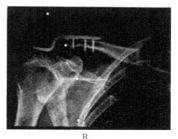

图 7-17　肩锁关节脱位锁骨钩钢板内固定、喙锁韧带缝合术
A.术前 X 线平片;B.术后 X 线平片

（吴英昌）

第七节 肘关节脱位

肘关节脱位是肘部最常见的损伤,在全身各大关节脱位中占 1/2 左右,居第 1 位,多发生于青少年,儿童和老年人少见,多为间接暴力所致。按脱位的方向,可分为前脱位、后脱位两种,后脱位最为常见,前脱位甚少见。

一、创伤机制

肘关节由肱桡关节、肱尺关节和上尺桡关节所组成。这 3 个关节共包在一个关节囊内,有一个共同的关节腔。肘关节从整体上来说,以肱尺部为主,与肱桡部、上尺桡部协调运动,使肘关节做屈伸动作。构成肘关节的肱骨下端呈内外宽厚,前后扁薄状,其两侧的纤维层则增厚而形成桡侧副韧带和尺侧副韧带,关节囊的前后壁薄弱而松弛。由于尺骨冠状突较鹰嘴突低,所以对抗尺骨向后移位的能力较对抗前移位的能力差,常易导致肘关节向后脱位。

肘关节脱位主要由间接暴力所造成,由于暴力的传导和杠杆的作用而产生不同的脱位形式。患者跌倒时,肘关节伸直前臂旋后位手掌触地,外力沿尺骨纵轴上传,使肘关节过度后伸,以致鹰嘴尖端急骤撞击肱骨下端的鹰嘴窝,在肱尺关节处形成杠杆作用,使止于喙突上的肱前肌及肘关节囊的前壁被撕裂,肱骨下端前移位,尺骨喙突和桡骨头同时滑向肘后方形成肘关节后脱位。由于环状韧带和骨间膜将尺桡骨比较牢靠地夹缚在一起,所以脱位时尺桡骨多同时向背侧移位。由于暴力作用不同,尺骨鹰嘴和桡骨头除向后移位外,有时还可以向桡侧或尺侧移位,形成肘关节侧方移位。向桡侧移位又可称为肘外侧脱位,向尺侧移位称为肘关节内侧脱位。

若屈肘位跌倒,肘尖触地,暴力由后向前,可将尺骨鹰嘴推移至肱骨的前方,成为肘关节前脱位,多并发鹰嘴骨折,偶尔可出现肘关节分离脱位,因肱骨下端脱位后插入尺桡骨中间,使尺桡骨分离。脱位时肘窝部和肱三头肌腱被剥离,骨膜、韧带、关节囊被撕裂,以致在肘窝形成血肿,该血肿容易发生骨化,成为整复的最大障碍,或影响复位后肘关节的活动功能。另外,肘关节脱位可合并肱骨内上髁骨折,有的还夹入关节内而影响复位,若忽视将会造成不良的后果。移位严重的肘关节脱位,可能损伤血管与神经,应予以注意。

二、诊断

(一)肘关节后脱位

肘关节肿胀、疼痛、压痛。肘关节呈靴样畸形,尺骨鹰嘴向后突出,肘后关系失常,鹰嘴上方凹陷或有空虚感。肘窝可能触及扁圆形光滑的肱骨下端,肘关节后外侧可触及脱出的桡骨小头。肘关节呈屈曲位弹性固定,肘关节功能障碍。

X 线正位见尺桡骨近端与肱骨远端相重叠,侧位见尺桡骨近端脱出于肱骨远端后侧,有时可见喙突骨折。

(二)肘关节前脱位

肘关节肿胀、疼痛,肘后部空虚,肘后三点关系失常,前臂较健侧变长,肘前可触及尺骨鹰嘴,前臂有不同程度的旋前或旋后。

X 线侧位可见尺骨鹰嘴突出于肘前方,或合并尺骨鹰嘴骨折,尺桡骨上段向肘前方移位。

（三）肘关节侧方脱位

肘关节内侧或外侧副韧带、关节囊和软组织损伤严重,肘部内外径增宽。内侧脱位时肱骨外髁明显突出,尺骨鹰嘴和桡骨小头向内侧移位;外侧脱位时,前臂呈旋前位,肱骨内髁明显突出,尺骨鹰嘴位于外髁外方,桡骨头突出。肘部呈严重的内翻或外翻畸形。X 线可见外侧脱位尺骨半月切迹与外髁相接触,桡骨头移向肱骨头外侧,桡骨纵轴移向前方,前臂处于旋前位。内侧脱位时,尺骨鹰嘴、桡骨小头位于肱骨内髁内侧。

三、治疗

新鲜肘关节脱位一般采用手法复位,固定 3 周后去除外固定做功能锻炼。合并血管神经损伤者早期应密切观察,必要时行手术探查。对于陈旧性肘关节脱位,经手法整复失败者,可采用切开复位术。

（一）手法复位外固定

1.新鲜肘关节脱位

（1）肘关节后脱位:助手用双手握患肢上臂,术者用一手握住患肢腕部,另一手握持肘关节,在对抗牵引的同时,握持肘关节前方的拇指,扣住肱骨下端,向后上方用力推按,置于肘后鹰嘴部位的其余手指,向前下方用力端托,在持续加大牵引力量后,当听到或触诊到关节复位弹响感觉时,使肘关节逐渐屈曲90°～135°,复位即告成功。肘关节恢复无阻力的被动屈伸活动,其后用三角巾悬吊前臂或长臂石膏托在功能位制动 2～3 周。

（2）肘关节前脱位:应遵循从哪个方向脱出,还从哪个方向复回的原则。如鹰嘴是从内向前脱位,复位时由前向内复位。术者一手握住肘部,另一手握住腕部,稍加牵引,保持患肢前臂旋内同时在前臂上段向后加压,听到复位的响声,即为复位。再将肘关节被动活动 2～3 次,无障碍时,将肘关节屈曲135°用小夹板或石膏固定 3 周。合并有鹰嘴骨折的肘关节脱位,复位时前臂不需牵引,只需将尺桡骨上段向后加压,即可复位。复位后不做肘关节屈伸活动试验,以免导致骨折再移位,将肘关节保持伸直位或过伸位,此时尺骨鹰嘴近端向远端挤压,放上加压垫,用小夹板或石膏托固定 4 周。

（3）肘关节侧方脱位:术者双手握住肘关节,以双手拇指和其他手指使肱骨下端和尺桡骨近端向对方向移动即可使其复位。伸肘位固定 3 周后进行功能锻炼。

2.陈旧性肘关节脱位

复位前,应先拍 X 线片排除骨折、骨化性肌炎,明确脱位类型、程度、方向及骨质疏松等情况。行尺骨鹰嘴骨牵引,重量为 6～8 kg,时间约为 1 周。肘部、上臂行推拿按摩,并中药熏洗,使粘连、挛缩得到松解。在臂丛麻醉下,解除骨牵引,进行上臂、肘部按摩活动,慢慢行肘关节屈伸摇摆、内外旋转活动,范围由小到大,力量由轻到重,然后在助手上下分别牵引下,重复以上按摩舒筋手法,这样互相交替,直到肘关节周围的纤维粘连和瘢痕组织以及肱二、三头肌得到充分松解,伸展延长,方可进行整复。患者取坐位或卧位,上臂和腕部分别由两名助手握持,作缓慢强力对抗牵引,术者两手拇指顶压尺骨鹰嘴突,余手指环握肱骨下端,肘关节稍过伸,当尺骨鹰嘴和桡骨头牵引至肱骨滑车和外髁下时,缓缓屈曲肘关节,若能屈肘 90°以上,即为复位成功。此时鹰嘴后突畸形消失,肘后三角关系正常,肘关节外形恢复。复位成功后,将肘关节在 90°～135°范围内反复屈伸 3～5 次,以便解除软组织卡压于关节间隙中,再按摩上臂、前臂肌肉,旋转前臂及屈

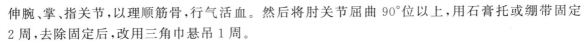

伸腕、掌、指关节,以理顺筋骨,行气活血。然后将肘关节屈曲 90°位以上,用石膏托或绷带固定2 周,去除固定后,改用三角巾悬吊 1 周。

(二)切开复位外固定

对于陈旧性肘关节脱位手法复位不成功者及骨化性肌炎明显者,可采用切开复位及关节切除术,术后肘关节功能改善比较满意。手术一般取肘正中切口,分离出尺神经加以保护,将肱三头肌肌腱作舌状切开并翻向远端,行骨膜下剥离松解肱骨下端,清除关节内瘢痕组织,进行复位。如不稳定可用克氏针将鹰嘴与肱骨髁固定,放置引流条,固定 3 周后进行肘关节功能锻炼。若脱位时间较长,关节软骨已变性剥脱,已不能行切开复位术。取肘后方切口,将肱骨远端由内外上髁水平切除或保留两上髁而将其间的滑车和外髁的内侧部切除,呈鱼尾状,适当修正尺骨鹰嘴使其形状与肱骨下端相对应并切除桡骨头。彻底止血,将肘关节屈曲 90°~100°位,于内外髁上缘打入 2 枚克氏针,术后石膏托固定,2 周后拔除克氏针,4 周后进行功能锻炼。

(吴英昌)

第八节　髋关节脱位

髋关节脱位是指股骨头与髋臼间的关节面构成关系发生分离。髋关节脱位约占全身各关节脱位的 5%,占全身四大关节(肘、肩、髋、膝)脱位的第 3 位,仅次于肩、肘关节脱位。由于髋关节周围有坚强的韧带和丰厚的肌群,其结构十分稳固,一般不易发生脱位,只有在强大暴力作用下才可能发生髋关节脱位。髋关节脱位以活动力强的青壮年多见,多为高能量损伤,如车祸、塌方、高处坠落等所致,复位越早治疗效果越好。如脱位时间过长,可能会增加股骨头缺血性坏死和创伤性关节炎的发生。

一、病因、病理

髋关节脱位一般是由间接暴力导致,直接暴力所致极少见。随着我国交通运输业及建筑业的发展,因车祸、工地高处坠落、塌方等高能量损伤所致的髋关节脱位日益增多,Brand 在对髋关节脱位并骨折的病因学研究中发现约 80% 由机动车车祸所致。由于损伤能量高,对髋关节结构破坏严重,除脱位外关节囊及临近的肌肉等软组织亦有广泛损伤,常伴有髋臼、股骨头骨折,甚至并有同侧股骨颈、股骨干骨折等复合伤。由于损伤严重,其晚期并发症也相对增多。

二、分类

临床上按脱位的方向可分为后脱位、前脱位、中心型脱位。

(一)后脱位

髋关节在屈曲位时股骨头的一部分不在髋臼内,稳定性靠关节囊维持,若同时再有内收则股骨头大部分位于髋臼后上缘,其稳定性甚差。在车祸中患者坐位,膝前方顶撞于硬物上或患者由高处坠落时髋关节处于屈曲位,来自膝前方强大冲击力沿股骨干纵轴传递至股骨头,使股骨头冲破关节囊向后脱出,这样的脱位常伴有髋臼后缘或股骨头骨折,部分患者可同时伴有股骨颈或股骨干骨折;若患者髋关节在屈曲、内收、内旋位受伤,或暴力纵向传递时存在迫使大腿内收、内旋的分力,这时股骨颈可被髋臼前内缘阻挡,形成一杠杆支点,股骨头更易向后上脱出。这样的脱位伴有髋臼后缘或股骨头骨折,股骨颈或股骨干骨折的概率相对较小。塌方时患者髋关节处于屈曲、内收位,膝关节着地,重物由腰骶部或臀后冲击髋关节,也能迫使股骨头冲破后方关节囊而形成后脱位。髋关节后脱位发生时由于髋关节屈曲的角度不同,股骨头脱出的位置亦有所不同。当屈髋<90°时股骨头脱出的位置多位于髋臼后上方的髂骨部,形成后上方脱位;当屈髋90°时股骨头多停留在髋臼后方,称为后方脱位;当屈髋大于90°时股骨头脱向髋臼后下方,停留在近坐骨结节部,称为髋关节后下方脱位。

股骨头脱出关节囊,造成股骨头圆韧带断裂,后关节囊撕裂,关节囊后上方各营养支发生不同程度的损伤。但前侧髂股韧带和关节囊保持完整,并具有强大拉力,使患肢出现屈髋、内收、内旋畸形。髋关节后脱位约占髋关节脱位的85%。

髋关节后脱位并发髋臼后缘骨折约占32.5%,合并股骨头骨折占7%～21%。坐骨神经可因牵拉或受到股骨头的挤压,骨折块的碾挫而发生牵拉伤、撕裂伤、挤压伤、挫伤,出现下肢麻痹,踝背伸障碍。

(二)前脱位

外界暴力作用使大腿强力外展、外旋,此时股骨大转子顶部与髋臼上缘接触,以此为支点的杠杆使股骨头脱出髋臼,突破关节囊,向前方脱位。少数情况下髋关节在外展外旋位时,大转子后方遭受向前的暴力,造成前脱位。脱位后若股骨头停留在耻骨横支水平,称为耻骨型或高位型,可致股动脉、股静脉受压而出现下肢循环障碍;若股骨头停留在髋臼前方,称为前方脱位;若股骨头停留于闭孔处,称为闭孔脱位,临床上以此型多见。股骨头可压迫闭孔神经而出现股内侧区域性麻痹。前脱位占髋关节脱位的10%～15%。

(三)中心型脱位

中心型脱位多由传达暴力所致。多因挤压伤致骨盆骨折,折线通过臼底,股骨头连同骨折片一起向骨盆内移位所致。亦可发生于下肢在轻度外展屈曲位时,强大暴力作用于股骨大转子外侧;或髋关节在轻度外展外旋位,高处坠落,足跟着地,暴力沿股骨纵轴传达致股骨头撞击髋臼底,致臼底骨折,当暴力继续作用,股骨头可连同髋臼的骨折片一同向盆腔内移位,形成中心型脱位,有时可伴有盆腔内脏器损伤。

(四)髋关节陈旧脱位

当脱位超过3周即称为陈旧性脱位。近年来由于诊断水平的提高,这类疾病已明显减少,常见于漏诊或延误治疗的患者。漏诊多见于伴有同侧股骨干骨折,由于骨折症状掩盖了脱位征象,临床检查欠周详所致;延误治疗多见于合并有其他严重复合伤为抢救生命或治疗复合伤而延误治疗时机。此时髋周肌肉、肌腱挛缩,髋臼为血肿机化形成纤维瘢痕组织填充,关节囊破裂口在股骨颈基底部愈合,股骨头为纤维瘢痕组织包裹粘连而固定于脱出的位置。同时由于长时间的废用,患侧股骨尤其是股骨颈及转子部骨质疏松明显。这些都给手法复位增加了一定的困难。

三、诊断

(一)病史

有如车祸、高处坠落、塌方、运动伤等明确的外伤史。

(二)临床表现

1.髋关节脱位常见症状

受伤后患侧髋部疼痛、淤肿、功能障碍、畸形,弹性固定。

2.髋关节脱位的体征

(1)后脱位:患髋呈屈曲、内收、内旋、短缩畸形,伤侧膝关节屈曲并靠于健侧大腿中 1/3 处,即"黏膝征"阳性;患者臀部膨隆,股骨大转子上移凸出,在髂前上棘与坐骨结节连线(Nelaton线)上可扪及股骨头。

(2)前脱位:患髋外展、外旋、轻度屈曲,患侧较健肢增长畸形;患侧膝部不能靠于健侧下肢上,"黏膝征"阴性;患侧大转子区平坦或内陷,在腹股沟或闭孔处可扪及股骨头。

(3)中心型脱位:移位不多者无特殊体位畸形;移位明显者可出现患肢短缩畸形,大转子不易扪及,阔筋膜张力、髂胫束松弛;若髋臼骨折形成血肿,患侧下腹有压痛,肛门指检可在患侧有触痛或扪及包块。

3.陈旧性髋关节脱位

陈旧性髋关节脱位可分为陈旧性后脱位、陈旧性前脱位、陈旧性中心型脱位。由于时间的迁延,局部的瘀肿已退,疼痛常不明显,甚至可扶拐跛行,伤侧肢体肌肉萎缩,但脱位造成的畸形仍在。

(三)影像学检查

1.X 线检查

X 线检查是诊断髋关节脱位的主要方法,一般情况下髋关节正位、闭孔斜位、髂骨斜位 X 线片,可明确脱位的类型及是否伴有骨折。

(1)髋关节后脱位:股骨头脱出位于髋臼后方,在 Nelaton 线之上,耻骨下缘与股骨颈内侧连线(Sheton 线)不连续;股骨干内收内旋,大转子突出,小转子消失,内旋越明显,股骨颈越短。若合并髋臼骨折、股骨头骨折或股骨颈骨折,宜加照闭孔斜位及髂骨斜位片。若合并髋臼后缘骨折,骨折片常被脱位的股骨头推向上方,位于股骨头顶上;若合并股骨头骨折,多发生于股骨头的前内下部,很少累及负重区,股骨头前下内方骨折块多保留在髋臼内。

(2)髋关节前脱位:股骨呈极度外展、外旋位,小转子突出,股骨头位于髋臼前方多在闭孔内或耻骨横支水平。

(3)髋关节中心型脱位:髋臼臼底骨折,骨折片随股骨头突入盆腔,骨盆正位可显示髋臼及股骨头的改变,闭孔斜位及髂骨斜位可清楚显示髋臼骨折及移位情况。

(4)陈旧性髋关节脱位:X 线可显示脱位的方向,伴骨折者可见移位的骨折片;脱位时间长者,髋关节周围可见增大的软组织影,部分患者可有软组织钙化影,股骨上段可有不同程度的骨质疏松。

2.CT 检查

在常规 X 线检查中由于患者摆位时的剧痛等因素,难以达到满意的双斜位投照效果,加之影像的重叠及遮盖等因素的干扰,对创伤后并有骨折者容易漏诊或低估。CT 薄层扫描及三维重建可提高髋臼及股骨头骨折检出率,同时还能初步了解关节及周围软组织损伤后的形态变化。能准确地进行髋关节合并骨折的分型,对临床治疗及减少晚期并发症有重要的意义。

3.MRI 检查

MRI 在了解髋关节脱位并髋臼骨折、股骨头骨折骨片的大小及移位情况不如 CT 清楚,但在观察髋关节周围软组织损伤、髋臼盂唇撕裂、关节腔内出血的情况较 CT 敏感。晚期可用来观察是否并有股骨头坏死。

（四）分类分型

1.据股骨头与髋臼的位置关系分型

可分为后脱位、前脱位、中心型脱位。

（1）前脱位：以 Nelaton 线（髂前上棘与坐骨结节的连线）为标准，位于该线前方者为前脱位。前脱位又可分为前上方脱位（耻骨脱位）、前方脱位（髋臼前方脱位）、前下方脱位（闭孔脱位）。

（2）后脱位：脱位后股骨头位于 Nelaton 线后方者为后脱位。后脱位又可分为后上脱位（髂骨部脱位）、后方脱位（髋臼后方脱位）、后下方脱位（坐骨结节脱位）。

（3）中心型脱位：股骨头冲破髋臼底或穿入盆腔者为中心型脱位。

2.据合并骨折类型分型

髋关节脱位并骨折分型种类较多，下面介绍临床上常用的分型。

（1）Thomoson-Epstein 髋关节后脱位并骨折分型：该分型法缺失髋关节后脱位并股骨颈骨折的分型。

Ⅰ型：髋关节后脱位伴有或不伴有髋臼后缘小骨折片。

Ⅱ型：髋关节后脱位伴有髋臼后缘较大单一骨折片。

Ⅲ型：髋关节后脱位伴有髋臼后缘粉碎骨折。

Ⅳ型：髋关节后脱位伴有髋臼后缘及髋臼顶骨折。

Ⅴ型：髋关节后脱位伴有股骨头骨折。

（2）髋关节前脱位并骨折分型：髋关节前脱位发生概率较小，一旦脱位常易致股骨头骨折。凹陷型髋关节前脱位并股骨头负重区压缩性凹陷骨折。经软骨骨折型髋关节前脱位并股骨头负重区骨软骨骨折或关节软骨缺损。

（3）髋关节中心型脱位分型。①Ⅰ型：髋臼底部横形或纵形骨折，股骨头无移位。此型损伤轻，较多见。②Ⅱ型：髋臼底部骨折，股骨头呈半脱位进入盆腔。此型损伤较重，亦较多见。③Ⅲ型：髋臼底部粉碎骨折，股骨头完全脱位于盆腔，并嵌入于髋臼底部骨折间。此型损伤严重，较少见。④Ⅳ型：髋臼底骨折并有髋臼缘骨折或同侧髂骨纵形劈裂骨折，骨折线达臼顶，股骨头完全脱位于盆腔。此型损伤严重，很少见。

3.据脱位时间长短分类

新鲜性髋关节脱位时间在 3 周以内，陈旧性髋关节脱位时间超过 3 周。

（五）常见并发症

1.骨折

髋关节脱位可并有髋臼骨折、股骨头骨折，少数情况下可出现同侧股骨颈骨折或股骨干骨折。

2.坐骨神经损伤

髋关节后脱位并髋臼后上缘骨折者或未能及时复位者，易致坐骨神经损伤，多表现为不完全损伤，以腓总神经损伤表现为主，出现足下垂，足趾背伸无力，足背外侧感觉障碍等体征。

3.闭孔神经损伤

前脱位的股骨头亦可压迫闭孔神经，致闭孔神经支配区域麻木。

4.静脉损伤

髋关节前脱位的股骨头可直接压迫或部分挫伤股静脉导致患侧肢体深静脉栓塞，表现为患肢肿胀、疼痛，凹陷性水肿由足踝逐渐发展至近端，腓肠肌压痛明显。

5.股动脉损伤

下肢血液循环障碍,可见患肢大腿以下苍白、青紫、发凉,足背动脉及胫后动脉搏动减弱或消失。

6.内脏损伤

髋关节中心型脱位,髋臼骨碎片可随移位的股骨头进入盆腔,刺伤膀胱或直肠,常首先表现为腹膜刺激征,若同时伴有血尿、尿外渗体征,应考虑膀胱破裂。

7.创伤性关节炎

髋关节脱位并骨折常致髋关节面严重损伤,或关节内游离骨块,晚期易引起髋关节创伤性关节炎。临床上出现髋疼痛不适,骨性关节面模糊、中断、消失及硬化,关节间隙变窄或见关节内游离体。

8.股骨头坏死

髋关节脱位常引起圆韧带撕脱,关节囊广泛撕裂,上、下干骺端动脉遭受不同程度的损伤,致股骨头坏死。临床上出现髋痛,股骨头内死骨形成,股骨头塌陷变形。

9.髋关节周围骨化性肌炎

多见于髋部创伤严重,髋关节脱位并骨盆、髋臼骨折及股骨上段骨折者。轻者髋关节活动时有响声,重者髋关节活动障碍。

10.下肢深静脉血栓及肺栓塞

髋部脱位并骨折患者由于局部肿胀,下肢活动受限,静脉血流多处于缓慢状态,易引起深部静脉血栓。尤其是髋关节前脱位,股骨头可压迫或挫伤股静脉,更易引起下肢静脉血栓。静脉血栓形成后最常见也最危险的并发症是肺栓塞。

四、治疗

(一)治疗原则

新鲜脱位应及早复位,一般不应超过 24 h,以手法闭合复位为主,复位后需充分固定。合并股骨干骨折者,先整复脱位,再整复骨折;对难复性髋关节脱位或脱位并髋臼、股骨头、股骨颈骨折,应早期手术切开复位内固定。警惕严重并发症。

(二)治疗方法

1.非手术治疗

(1)闭合复位:应在全麻、腰麻或硬外麻下进行,据不同的脱位类型选择不同的手法进行复位,或行牵引复位。

后脱位。①屈髋拔伸法(Allis 法):患者仰卧位,助手固定骨盆,使患肢屈髋屈膝,术者面向患者弯腰站立,跨骑于患肢上,用双前臂、肘窝扣在患肢腘窝部,沿股骨轴线方向提拉并外旋患肢,使股骨头滑入髋臼;②回旋法(Bigelow 法):患者仰卧,助手固定骨盆,术者一手握住患肢踝部,另一手以肘窝提拉其腘窝部,在向上提拉基础上,将患髋依次做内收-内旋-极度屈曲,然后外展-外旋并伸直,此复位轨迹在左髋形如"?",右髋则为反"?",复位过程中若感到或听到弹响,患肢伸直后畸形消失,即已复位;③拔伸足蹬法:患者仰卧,术者双手握患肢踝部,用一足外缘蹬于坐骨结节及腹股沟内侧,手拉足蹬,身体后仰,协同用力,并将患肢旋转,即可复位;④俯卧下垂法(Stimson 法):令患者俯卧于检查台上,患髋及下肢悬空,屈髋屈膝 90°,助手固定骨盆,术者用一手握患者足踝部,保持屈膝 90°,然后术者亦屈膝 90°,将患者小腿置于自己膝上,另一手沿股骨干长轴向下压小腿近端,即可复位;⑤后脱位并同侧股骨干骨折者整复脱位法:患者侧卧位,健肢在下,一助手握住患肢踝部顺势牵引,一助手以宽布带绕患肢大腿根部向外上方牵引,术者站于患者身后,以手掌向前、远侧推股骨大转子,直至股骨头移至髋臼水平,在保持牵引情况下,第三助手用手提拉膝关节,使髋关节屈曲 90°,同时术者以手掌推股骨头向前即可复位。

前脱位。①屈髋拔伸法(Allis 法):患者仰卧,一助手固定骨盆,另一助手握住小腿近端,保持屈膝,顺原畸形方向,向外下方牵引,并内旋,术者用双手环抱大腿根部,向后外方挤压,同时助手在持续牵引下内收患肢,使股骨头回纳入髋臼。②反回旋法(Bigelow 法):操作步骤与后脱位相反,先将髋关节外展、外旋、极度屈曲,然后内收-内旋-伸直患肢,此复位轨迹,左髋如反"?",右髋则为"?"。③俯卧下垂法(Stimson 法):令患者俯卧于检查台上,患肢下垂,助手固定骨盆,屈髋屈膝 90°,术者用一手握住患者小腿持续向下牵引,同时旋转患肢即可复位。④侧牵复位法:患者仰卧,一助手以双手固定骨盆;另一助手用一宽布带绕过大腿根部内侧,向外上方牵拉;术者双手分别扶持患膝及踝部,连续屈患髋,在伸屈过程中,可慢慢内收内旋患肢,常可听到或感到股骨头纳入髋臼的弹响,畸形消失,即可复位。⑤前脱位合并同侧股骨干骨折整复法:患者仰卧,一助手固定骨盆,另一助手握膝部,顺畸形方向牵引,在维持牵引下,第三助手以宽布带绕大腿根部向外上牵引,术者站于健侧,以手将股骨头近端向内扳拉,同时令握膝牵拉的助手内收患肢,即可复位。

中心型脱位。①拔伸扳拉法:对轻度移位者可用此法进行复位。患者仰卧位,一助手固定骨盆,另一助手握患肢踝部,使足中立,髋外展约 30°,在此位置下拔伸旋转;术者以双手交叉抱住股骨上端向外扳拉,至大转子处重新高起表明股骨头已从骨盆内拔出,然后行胫骨结节骨牵引,维持 6~8 周,重量为 6~10 kg。②牵引复位法:适用于各类型脱位患者。对移位不明显者,行胫骨结节或股骨髁上骨牵引,牵引重量为 3~4 kg,2~3 周后逐步减少牵引重量,4~5 周可去掉牵引。对移位明显髋臼底骨折严重者,应行股骨髁上牵引,牵引重量为 10~12 kg,同时在大转子部另打一前后克氏针向外牵引,牵引重量为 3~4 kg,一般 3 d 内可将股骨头牵引复位。复位后可去除侧向牵引,纵向牵引重量减至 4~6 kg,维持骨牵引 8~10 周。

陈旧性髋关节脱位:陈旧性脱位手法复位需严格掌握适应证,做好复位前工作。①适应证:身体条件好,能耐受麻醉及整复时刺激;外伤脱位后,时间在 2~3 个月以内;肌肉韧带挛缩较轻,关节轮廓尚清晰;关节被动活动时,股骨头尚可活动;X 线示骨质疏松及脱钙不明显,不合并头、臼及其他骨折,关节周围钙化或增生不严重。②术前牵引:术前先用大重量骨骼牵引,通常选用股骨髁上牵引,牵引重量为 7~12 kg,抬高床尾,以加大对抗牵引力;待股骨头牵至髋臼平面,方可考虑手法复位。③松解粘连:在充分麻醉,筋肉松弛情况下进行,一助手固定骨盆,术者持患肢膝及踝部,顺其畸形姿势,作髋关节屈、伸、收、展、内旋、外旋等运动,范围由小到大,力量由轻到重,将股骨头从粘连中松解出来。④手法复位:当粘连松解充分后可按新鲜脱位整复方法进行复位;若复位后髋不能伸直,或伸直后股骨头又脱出,可能因为髋臼为瘢痕组织填充,可反复屈伸、收展、内外旋,并可令一助手在大转子部同时挤压,使股骨头推挤研磨髋臼内充填的瘢痕组织,而完全进入髋臼。

(2)固定:髋关节脱位复位后,但由于部位特殊,难以通过夹板及石膏获得有效的固定作用。常需结合骨牵引或皮肤牵引固定,患肢两侧置沙袋防内、外旋。①髋关节后脱位:维持髋关节轻度外展皮肤牵引 3~4 周,避免行髋关节屈曲、内收、内旋活动;合并髋臼后缘骨折者,采用胫骨结节或股骨髁上牵引,牵引重量为 6~12 kg,定期复查 X 线片,调整骨牵引重量,复位后应维持骨

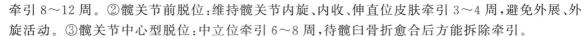

牵引 8～12 周。②髋关节前脱位：维持髋关节内旋、内收、伸直位皮肤牵引 3～4 周,避免外展、外旋活动。③髋关节中心型脱位：中立位牵引 6～8 周,待髋臼骨折愈合后方能拆除牵引。

2.手术治疗

(1)手术治疗适应证：髋关节后脱位、前脱位、中心型脱位及陈旧脱位的手术适应证各不相同,现分述如下。①髋关节后脱位手术适应证：软组织嵌入关节腔,手法复位失败者;合并较大髋臼骨折,影响关节稳定者或股骨头负重区骨折者;合并同侧股骨颈、转子间及股骨干骨折;伴有骨盆耻骨体骨折或耻骨联合分离者;合并坐骨神经损伤需手术探查者。②髋关节前脱位手术适应证：股骨头嵌入腰大肌或前关节囊手法复位失败者;合并股动脉损伤需手术探查者;合并深静脉血栓保守治疗无效者。③髋关节中心型脱位手术适应证：股骨头在骨盆内被骨片嵌顿难以脱出者;髋臼穹隆部或髋臼盂和股骨头间存在骨碎片使股骨头无法复位者;股骨头或穹隆有较大骨碎片用牵引方法无法复位者;合并有同侧股骨干骨折不能牵引治疗者。④髋关节陈旧脱位能耐受手术者。

(2)手术方法及内固定的选择：不同的髋关节脱位其手术方法及内固定各不相同。①髋关节后脱位：一般采用髋关节后外侧切口,若合并坐骨神经损伤或髋臼骨折常用后侧切口入路;无骨折者仅需仔细从股骨头上切除或分离阻挡股骨头复位的肌肉、关节囊或韧带,扩大关节囊裂口,使股骨头复位;合并髋臼骨折Ⅱ～Ⅴ型者,宜将骨折块复位以 1～2 枚螺钉固定或用 AO 可塑形钢板塑形后固定;若合并股骨头骨折可选用 2 枚可吸收螺钉或异体骨钉固定股骨头骨折块;合并股骨颈、转子间骨折可予加压螺钉或滑动鹅头钉(DHS)固定。②髋关节前脱位：采用髋关节前外侧切口入路;切开关节囊在内侧充分松解游离股骨头,然后在外展外旋牵引下,术者向外侧挤压股骨头,使纳入髋臼,内收内旋下肢,即可复位;复位后若外展外旋下肢易脱位者,予一克氏针通过股骨大转子部钻入髋臼上缘作临时固定。③髋关节中心型脱位：采用髂腹股沟入路或髋关节后侧入路联合应用;前侧入路切口起自髂嵴中部,沿髂嵴向前至髂前上棘,然后沿腹股沟至耻骨联合,进入髂前窝,显露骨折部,将髋臼内板的大骨块复位予螺钉固定或用 AO 可塑形钢板塑形后固定;后侧入路切口起自髂后上棘,向外下弧形延伸至大转子部,沿大腿外侧向远端延伸,切开阔筋膜及臀肌筋膜,分开臀大肌纤维到髂胫束后部,再沿大转子外侧将臀大肌筋膜切开,显露并保护好坐骨神经,切断外旋肌肌腱,将其向内侧牵开,显露髋臼后缘、坐骨支,将臀中肌由大转子附着部切下可显露髂骨翼下部,将骨折复位予钢板螺钉固定;中心型脱位并髋臼骨折较碎时,可将大块骨片植入髋臼内板用 AO 可塑形钢板螺钉固定;脱位合并股骨干骨折,可选用交锁髓内针等固定,术后维持皮肤牵引 4～6 周。④髋关节陈旧性脱位在 3～6 个月内者可行手术切开复位,术前需先骨牵引 1～2 周,术中将股骨头周围及髋臼的瘢痕组织全部清除,方可复位;脱位在 6 个月以上者可考虑行截骨术来纠正畸形,恢复负重力线,改进功能;对后脱位者可行转子间外展截骨,对前脱位者可行股骨颈基底部截骨,令截骨近端与股骨干成 90°,负重力线通过股骨头与转子部之间;对高龄陈旧性脱位患者症状不重可不予处理。

3.阶段治疗

(1)早期。①药物治疗：主证表现为患侧髋部疼痛、肿胀、畸形,甚或瘀紫,活动受限,舌淡红或有瘀点,苔薄白,脉弦或涩。治法为活血祛瘀、消肿止痛。②练功：整复后在牵引固定期间,可行股四头肌收缩及踝关节屈伸活动,有利于气血畅通,促进肿胀消退,防止肌肉萎缩,恢复软组织力学平衡。

(2)中期。①药物治疗：主证表现为患侧髋部疼痛减轻,肿胀消退,瘀紫渐散,舌淡红或有瘀点,苔薄白,脉弦滑。治法为理气活血、祛瘀续筋。②练功:维持牵引固定;继续行股四头肌收缩及踝关节屈伸活动,防止肌肉萎缩,恢复软组织力学平衡。

(3)后期。①药物治疗:主证表现为患侧髋部疼痛、肿胀、瘀紫消失,患肢无力或腰酸疲倦,舌淡红,苔薄白,脉沉无力。治法为补益肝肾、强筋活络。②练功:解除牵引后,可先在床上行屈髋屈膝,及髋关节内收、外展、内旋、外旋等功能活动,以后逐步扶双拐不负重活动;3个月后行 MRI或 X 线检查未发现有股骨头缺血性坏死,方可下地行下蹲、行走等负重锻炼;对于中心型髋关节脱位者,床上练习课适当提早,负重活动相对延迟。

(吴英昌)

第九节 膝关节半月板损伤

一、概要

膝关节半月板主要是纤维软骨组织,位于股骨、胫骨之间的关节隙两侧,内外各一。内侧半月板外形呈 C 形,外侧半月板近似于 O 形。半月板的横切面呈三角形(楔形),外缘厚,中央(游离缘)薄。半月板前、后角附着于胫骨平台前、后部(图 7-18)。

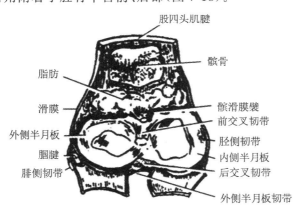

图 7-18 膝关节内外侧半月板

半月板的生理功能表现如下。①滚珠作用:有利关节的活动;②缓冲作用:吸收纵向冲击及震荡,保护关节软骨;③稳固关节作用:防止膝过度伸屈、膝内外翻及内外旋,也防止股骨过度前后滑移;④调节关节内的压力:分布关节液。半月板撕裂后功能丧失,反而引起关节继发病变。

半月板损伤在欧美地区以内侧半月板损伤较多,而在亚洲则以外侧半月板损伤较多,原因是亚洲地区外侧盘状半月板的人较多。

二、发病原因

主要由直接暴力和间接暴力引起,其中以间接暴力多见。最常见的是半月板矛盾运动的结果。

（1）当膝关节运动时,股骨髁和胫骨平台有两种不同方向的活动。屈伸时,股骨内外髁在半月板上面做前后活动;当旋转时,半月板则固定于股骨髁下面,其转动发生于半月板和胫骨平台之间。故半月板破裂往往发生于膝的伸屈过程中又有膝的扭转、挤压或内外翻动作时。在体育运动中,产生这种半月板矛盾运动的动作很多,很容易引起半月板损伤。

（2）以蹲位或半蹲位为主的工作人员反复的蹲立提重物,使膝关节常处于屈曲、伸直位,有时还有外翻和旋转动作,反复磨损引起外侧半月板或后角的损伤,病史中可无明显外伤史。

半月板损伤的类型:损伤类型可根据半月板撕裂形态而分,常见类型如下。①边缘分离:大多发生在内侧半月板前、中部,有自愈可能;②半月板纵裂:也称"桶柄样撕裂"或"提篮损伤"（图 7-19）,大的纵裂易于产生关节交锁;③前角损伤:可为半月板实质撕裂,也可能为前角撕脱骨折;④后角损伤:多较难诊断,表现为膝后部疼痛（图 7-20）;⑤横行损伤:多发生在体部,临床疼痛较明显,偶有关节交锁;⑥水平劈裂:大多在半月板体部中段呈层状部分裂开,尤以盘状半月板多见,无论是关节造影还是关节镜检查均易漏诊,应撬起半月板内缘查看;⑦内缘不规则破裂:半月板内缘有多处撕裂,可产生关节内游离体、关节交锁与疼痛;⑧半月板松弛:常有膝不稳定感,关节间隙触诊可有凸出、压痛及滑进滑出感,半月板摇摆试验常阳性。

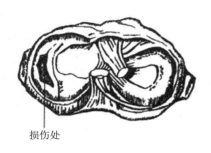

图 7-19　半月板桶柄样撕裂

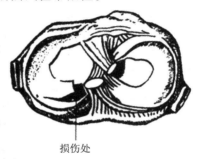

图 7-20　半月板后角损伤

总之,半月板损伤后失去正常张力,产生异位活动,经常引起膝关节疼痛,关节积液,交锁,导致膝关节不稳,甚至引起膝关节骨性关节炎。半月板损伤后撕裂缘变圆钝,显微镜下可见软骨退行性变,细胞坏死,基质破坏等。陈旧性半月板损伤经常肿胀积液者,可引起滑膜肥厚,慢性滑膜炎反应的表现。

三、临床表现

（一）症状与体征

1.疼痛

疼痛是因半月板损伤后牵扯周围滑膜引起的。半月板撕裂后,其张力失常,膝关节运动时半月板的异常活动牵拉滑膜以致疼痛。疼痛特点:固定在损伤的一侧,随活动量增加疼痛加重,部分患者疼痛不明显。

2.关节交锁

活动时突然关节"卡住"不能伸屈。一般急性期交锁不多见,多在慢性期出现。交锁后关节酸痛,不能伸屈。可自行或在医师帮助下"解锁"。"解锁"后往往会有滑膜反应肿胀,交锁特点固定于损伤侧。

3.弹响声

膝关节活动时可听到或感到半月板损伤侧有弹响声。

4.关节肿胀积液

急性损伤期,多有滑膜牵扯损伤或伴有其他结构损伤,往往关节积血积液。慢性期关节活动后肿胀,与活动量大小有关。关节液是黄色半透明的滑液。是慢性创伤性滑膜炎的结果。关节肿胀积液可用浮髌试验及膝关节积液诱发试验检查。

5.股四头肌萎缩

半月板损伤有明显症状,长期未治疗,可致股四头肌萎缩,股内侧肌更明显。但股四头肌萎缩不是特异体征。

6.关节间隙压痛及突出

半月板损伤侧的关节间隙压痛阳性,压痛点多与半月板损伤的部位相吻合(如体部损伤,压痛在体部)。还可触到损伤的半月板在关节间隙处呈鞭条状隆凸,往往也是压痛所在。半月板隆凸对诊断有意义,但应与囊肿相鉴别。

7.半月板摇摆试验

方法是患者仰卧,膝伸直或半屈,医师一手托患膝,拇指缘放在内或外侧关节间隙,压住半月板缘,另一手握足部并内外摇摆小腿,使关节间隙开大缩小数次,如拇指感到有鞭条状物进出滑动于关节间隙或感到响声或疼痛,即表示该半月板损伤。

8.麦氏征(McMurray 征)

做法等于在重复损伤机制,对急性期患者由于疼痛多不能奏效,但对慢性期最常用,且有一定诊断价值。本法的准确率与检查者的经验有直接关系。传统认为麦氏征阳性必须由疼痛和膝关节内响声两者构成,但这种典型的阳性体征较难诱出,所以现在也有人认为,在麦氏征试验中,疼痛或响声两者其中之一出现,该试验即可为阳性。注意半月板损伤的响声与滑膜炎、膝关节骨关节病等细碎响声不同,为一种弹响声。具体方法:医师一手握患者足部,另一手扶膝上,使小腿外展内旋,然后将膝由极度屈曲缓缓伸直,如关节间隙处有响声(听到或手感到)和(或)疼痛,即表明内侧半月板损伤。也可反方向进行,外侧痛响,即外侧半月板损伤。

9.研磨试验

患者俯卧位,膝关节屈曲 90°,助手将大腿固定,检查者双手握患侧足向下压并旋转小腿,使股骨与胫骨关节面之间发生摩擦,半月板撕裂者可引起疼痛。若外旋位产生疼痛,表示内侧半月板损伤;若内旋位产生疼痛,表示外侧半月板损伤。

10.鸭步试验

患者全蹲位小腿分开,足外旋向前走,出现疼痛者为阳性。多说明半月板后角损伤。

11.半月板前角挤压试验

膝全屈,一手拇指按压膝关节间隙前缘(半月板前角处),一手握小腿由屈至伸,出现疼痛为阳性。

半月板损伤常合并其他结构的断裂损伤,如内侧副韧带、交叉韧带断裂,关节软骨损伤,骨软骨骨折等。症状、体征往往复杂多样变化很大,尤其在损伤急性期,关节肿胀疼痛明显,须仔细检查明确诊断。

（二）辅助检查

半月板损伤依靠病史及临床检查多可做出较正确的诊断，但仍存在 5％左右的误诊率，因此仍需要一些特殊检查来完善诊断，常见有如下辅助检查。

1.常规 X 线检查

可排除骨关节本身的病变，关节内其他损伤和游离体。有人认为膝外侧间隙增宽、腓骨小头位置偏高对盘状软骨的诊断有一定价值。

2.关节造影

根据我们的经验，用空气和碘水双重对比造影，结合临床表现对半月板撕裂的诊断符合率可达 96％以上。

3.磁共振成像（MR）

该技术作为一种非侵入性、无放射线、无并发症的技术，用于半月板损伤的诊断价值较大，能发现一些关节镜难以发现的后角撕裂及半月板变性。其诊断正确率文献报道相差甚大，为70％～97％。但费用昂贵，有一定的假阳性和假阴性，这方面的研究需进一步发展。

4.膝关节镜

优点是既是诊断手段又是治疗手段，能直接看到关节内的病变及部位，损伤少，恢复快。诊断正确率可达 95％以上。对半月板后角损伤和半月板水平裂诊断有一定难度。熟练掌握本法，需要专门的训练和知识，这方面直接关系到诊断正确率的高低。

5.超声波检查

这是一种无损伤的检查方法，与操作人员的经验有直接关系。

四、家庭保健护理

为了预防半月板损伤，运动前要充分做好准备活动，将膝关节周围的肌肉韧带充分活动开。要加强股四头肌的力量练习。股四头肌力量加强了，落在膝关节的负担量相应就会减少。另外不要在疲劳状态下进行剧烈的运动，以免因反应迟钝、活动协调性差而引起半月板损伤。

五、治疗

（一）保守治疗

1.急性期单纯半月板损伤

应抽去积液积血，局部冷敷，加压包扎，石膏托固定，制动 2～3 周。若有关节交锁，可用手法解锁后石膏托固定。解锁手法：患者侧卧，医师一手握住患足，一手固定患膝，先屈曲膝关节同时稍加牵引，扳开交锁膝关节间隙，然后来回旋转腿至正常范围，突然伸直膝关节，解除交锁，疼痛可立即解除，恢复原有伸屈活动。急性期中有时诊断不明，不必急于明确诊断，以免加重损伤，可按上法处理后，石膏托固定，待肿胀、疼痛消退后再检查。

2.未合并其他损伤的半月板损伤

先予保守治疗，优点在于小裂伤有时急性期过后可无症状，边缘裂伤有时会自愈。具体手法：患者仰卧，放松患肢，术者左手拇指按摩痛点，右手握踝部，徐徐屈曲膝关节并内外旋转小腿，然后伸直患膝，初期可在膝关节周围和大腿前部施以滚、揉等法以促进血液循环，加速血肿消散。

（二）手术治疗

1.急性期半月板损伤

伴关节积液者，若关节积液严重，怀疑有交叉韧带断裂或关节内骨软骨切线骨折时，应行急诊手术探查,切除损伤的半月板,修复关节内其他损伤。

2.慢性期半月板损伤

诊断明确,且有症状并影响运动者,应手术治疗。能做半月板部分切除的尽量不做全切。有人认为半月板全切后,半月板有自然再生能力。但其再生的质量及时间均不足以防止骨关节炎的发生。对纵裂、大提篮样撕裂、内缘小撕裂者宜做部分切除。边缘撕裂或前角撕裂者可做缝合。即使是全切除者,亦应在靠近关节囊的半月板实质中进行,避免出血。

3.手术后处理及功能锻炼

要求术后膝加压包扎加石膏后托固定。第2天床上练股四头肌静力收缩。内侧半月板手术者第3天开始直腿抬高,外侧手术者第5天直腿抬高,并带石膏托下地拄拐行走。10 d 拆线,2周去石膏,逐渐增加股四头肌力量,第3个月开始部分训练。康复要有计划按规律进行,以不加重关节肿痛为标准。关节镜手术后用大棉垫加压包扎膝关节,术后6 h 麻醉消退后,就可以开始膝关节伸屈活动和股四头肌锻炼。对于术前股四头肌已有明显萎缩者,应积极鼓励其锻炼,并且需待股四头肌肌力恢复达一定程度后,方能负重和行走。

(吴英昌)

第十节　膝关节交叉韧带损伤

一、膝关节前交叉韧带损伤

膝关节前交叉韧带损伤是膝关节较为严重的运动创伤。由于韧带所在的解剖位置较深和功能的重要性,如未能早期发现和及时正确治疗,对运动训练和日常生活都会带来很大影响。

前交叉韧带起于胫骨上端非关节面髁间前区,与外侧半月板的前角紧密结合,止于股骨外髁内侧面的后部,即股骨干纵轴的后面。韧带可分为前内束和后外束。韧带纤维呈螺旋形分布。膝关节伸屈活动时,纤维束交叉扭转,以此调整膝关节活动中的稳定。膝关节屈曲 $40°\sim50°$,韧带张力最小,膝关节过伸位或过屈位韧带张力最大。前交叉韧带的主要功能是防止胫骨离开股骨向前移位,同时兼有防止膝过伸、过屈及膝过度内翻的作用。

(一)病因与发病机制

1.膝关节内外翻损伤

篮球、足球及柔道运动员在运动训练或比赛时,由于竞争激烈,膝部被猛力碰撞或在凌空跃起落地时一足边缘着地,重心倾斜,使膝关节处于内翻或外翻位遭受暴力,造成前交叉韧带部分断裂或完全断裂。其中外翻位损伤较为多见,部分伤员常合并内侧副韧带和半月板撕裂。

2.膝关节过伸损伤

武术、足球运动员比赛时膝关节伸直位,对方球员撞击或踢伤小腿上段,胫骨上端接受暴力后突然后移,造成前交叉韧带断裂。足球运动员踢球不准确,即"踢漏脚"时,小腿的重力和股四头肌的收缩力形成"链枷"样作用,造成前交叉韧带断裂。

3.膝关节屈曲损伤

足球或柔道运动员比赛时,当膝关节处于屈曲位时,小腿后方如突然受到暴力打击,可造成前交叉韧带单纯断裂。

膝关节前交叉韧带断裂的部位可在下起点、上止点或中段,以下起点和中段为多见(图7-21)。

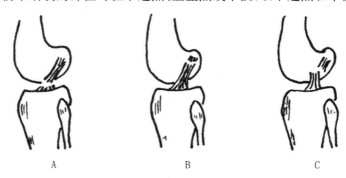

图 7-21　膝关节前交叉韧带断裂的类型
A.韧带下起点离断;B.韧带上止点离断;C.韧带中段离断

前交叉韧带断裂后第1周即开始退行性变,3～6个月后在关节液的侵蚀和自身缺血中多数逐渐溶解而不复存在。

(二)症状及体征

1.急性受伤史

如膝关节内外翻或膝过伸过屈位损伤病史。

2.膝关节疼痛和不稳

伤员主诉,受伤当时有关节撕裂感,疼痛剧烈,随后即不能参加常规训练和比赛,不能站立行走,感觉关节不稳。

3.膝关节肿胀功能受限

膝关节前交叉韧带损伤常有关节出血,如附着点骨片撕脱,出血更快,关节腔积血较多时肿胀明显。伤员常将患肢保持在屈曲位,拒绝帮助扶持,伤侧膝关节伸屈活动明显受限。

(三)检查

1.前抽屉试验

伤员平卧位,屈膝90°,屈髋45°,足底踏于床上,助手固定骨盆。医师坐于床上,臀部轻压患者双足,双手拇指放于胫前,其余四指怀抱腘部,将胫骨近端向前拉,如错动幅度超过健侧,前抽屉试验阳性,表示前交叉韧带有断裂,将胫骨近端向后推,移动幅度超过健侧,后抽屉试验阳性,表示后交叉韧带损伤(图7-22)。

2.Lachman 试验

伤员平卧,屈膝20°,足部放在床上,医师两手分别握住股骨下端与胫骨上端,做方向相反的前后错动,如错动幅度超过健侧,视为阳性(图7-23)。

3.垂腿位抽屉试验

伤员坐于床边,双小腿自然下垂,肌肉放松,医师双膝固定小腿,双手握住伤员胫骨上端,进行前抽屉试验,如活动幅度超过健侧即为阳性(图7-24)。

4.轴移试验(ALRI 试验)

患者斜卧位,患侧在上,足内旋放于诊察床上,医师两手置于膝上下,予以外翻应力,膝部逐渐屈曲,股骨外髁有向前半脱位,屈曲至20°左右时,胫骨髁有突然复位的错动感,即为阳性(图7-25)。

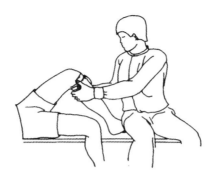

图 7-22　膝关节抽屉试验

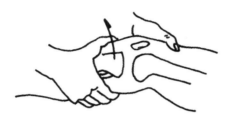

图 7-23　Lachman 试验

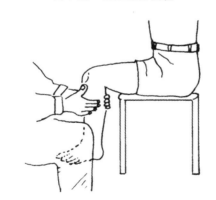

图 7-24　垂腿位抽屉试验

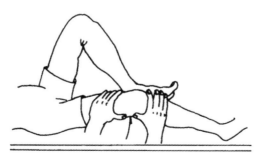

图 7-25　膝轴移试验（ALRI 试验）

　　值得注意的是即使这些试验阳性，也不能简单地认为前交叉韧带已断裂，因为有时合并损伤也能出现假阳性。

（1）腘肌腱在半月板和腓骨小头附着点断裂时，前内旋位抽屉试验显示假阳性。鉴别的方法是将伤足稍外旋行前抽屉试验即为阴性。

（2）膝内侧副韧带后斜束和纵束同时断裂，膝外旋位前抽屉试验也可表示假阳性。此时将小腿内旋行前抽屉试验假阳性即消失。

（3）后交叉韧带断裂，胫骨近端向后塌陷，前抽屉试验将其向前拉至正常位置有错动，与健侧对比可资鉴别。

5.X 线检查

（1）Segond 征阳性：X 线正位像，胫骨平台外侧有撕脱骨折片时表示前交叉韧带断裂。

（2）X 线正位像：如显示胫骨棘有撕脱骨折片翘起，可能是交叉韧带下止点断裂（图 7-26）。

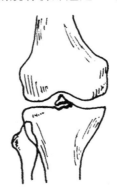

图 7-26　胫骨棘骨折提示前交叉韧带下止点可能损伤

（3）应力 X 线片：前抽屉试验下 X 线侧位像。屈膝 90°，以股骨后髁的切线为基线进行测量，与健侧对比，如小腿前移超过 5 mm，表示前交叉韧带断裂，后移 5 mm，表示后交叉韧带断裂（图 7-27）。

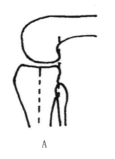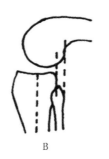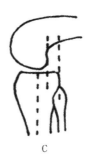

图 7-27　膝关节前后应力 X 线测量
A.正常；B.前交叉韧带断裂；C.后交叉韧带断裂

6.MRI 检查

以 MRI 诊断交叉韧带损伤，有人统计准确性为 93.6%。难以确诊的病例可行 MRI 检查。

7.关节镜检查

急性外伤性关节血肿，体格检查韧带损伤有怀疑但很难肯定或急性复合性损伤，对交叉韧带损伤和半月板损伤有较多怀疑，可行关节镜检查，利于确诊和采取早期治疗措施。

（四）治疗

1.非手术治疗

前交叉韧带部分断裂属新鲜损伤者,可以前后石膏托固定膝关节 3~4 周,拆除外固定后须进行积极的功能活动。

2.手术治疗

前交叉韧带完全断裂属新鲜损伤或确诊在 2 周以内者,应以手术缝合为首选。尽管有学者认为早期手术会加重滑膜炎和关节纤维反应,但多数学者认为早期手术后膝关节功能恢复快,活动能力强,关节趋向稳定。但对于普通人群来说,手术与否应考虑多种因素,例如患者的年龄,有否合并关节囊或半月板损伤,活动能量及患者的要求等,要考虑患者的个体差异性。

前交叉韧带断裂在胫骨附着点带有骨块时,可以克氏针在胫骨结节内侧斜向外上钻孔,对准撕脱骨折块穿出,造成骨孔道 2 个,以尼龙线或钢丝 8 字穿过前交叉韧带近端,拉出骨孔道固定在胫骨上。前交叉韧带断裂在股骨附着点撕脱时,在股骨外髁外侧面对准附着点钻通两个骨通道,以多根尼龙线均匀穿过韧带远断端,牵出骨孔道固定在股骨髁外侧面(图 7-28)。

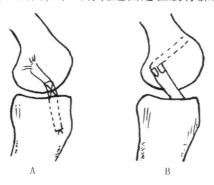

图 7-28 前交叉韧带断裂修复术

A.前交叉韧带于胫骨棘附着点撕脱修复;B.前交叉韧带于股骨髁附着点断裂修复

前交叉韧带体部断裂(中段),将两断端吻合后,再将缝线引出股骨、胫骨的骨孔道,相向拉紧固定在骨面上,这样较为坚固可靠(图 7-29)。

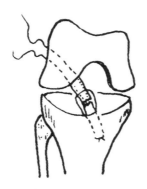

图 7-29 前交叉韧带中段断裂修复术

陈旧性前交叉韧带断裂可用自体髌韧带、半腱肌腱(图 7-30),股薄肌腱、髂胫束(图 7-31)及人工材料等移植物修补。各种材料中以髌韧带重建前交叉韧带较为理想(图 7-32)。

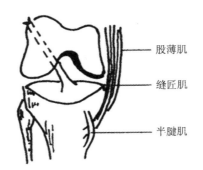

图 7-30　前交叉韧带断裂半腱肌修复术

股薄肌

缝匠肌

半腱肌

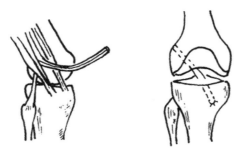

图 7-31　前交叉韧带断裂髂胫束加强修复术

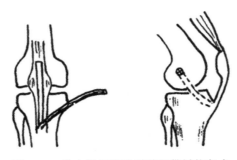

图 7-32　前交叉韧带断裂髌韧带瓣修复术

膝关节前交叉韧带断裂在关节镜下手术修复,术中创伤小,术后恢复也较快。

前交叉韧带重建的时机,是立即或择期,孰优孰劣目前仍有争议。大多数学者主张伤后先进行关节活动,有了适当的活动度,肿胀趋向消退,然后从容不迫地择期重建较为有利。Graf 报道重建前交叉韧带的 375 例患者中,术后屈曲小于 125°,伸直差 10°以上者,都是集中在伤后 7 d 内手术的患者。

前交叉韧带重建成功与否取决于移植物的力学质量、位置、张力、固定及康复是否得当。

目前使用较多的移植物有:①自体骨-髌腱-骨(BPTB);②自体四股半腱肌;③跟腱或阔筋膜;④同种异体 BPTB。

在施行同种异体移植物手术前,对供体须进一步进行实验室检查,以排除人类免疫缺陷病毒(HIV)、肝炎、梅毒、慢性病毒、肿瘤及感染等。在切取异体移植物时应注意供体死亡后取材时间,一般规定冷冻尸体 24 h 内,室温下限为 12 h 内。

前交叉韧带修复重建术,在确定骨孔道定向时应考虑关节屈伸活动中将移植物的弯曲和应变减至最小限度。术中如胫骨孔道靠前太多,可造成股胫撞击和伸直受限。股骨孔道如过于靠前,弊端更大,可出现韧带缩短,关节活动度减少,若勉强活动可造成韧带断裂。一些学者主张,股骨钻孔最佳定向冠状面向外侧倾斜 20°,矢状面向前侧倾斜 23°。胫骨钻孔冠状面向内倾斜 24°,矢状面向前倾斜 50°(图 7-33)。骨孔道钻好后应将孔道边缘的毛糙突起磨平,以减少移植物的磨损。

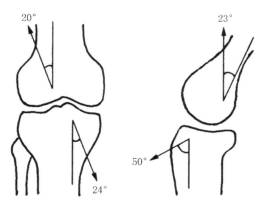

图 7-33　前交叉韧带重建术股骨和胫骨的钻孔定向

关于移植物的强度,Noyes 等人(1984)经试验证实,髌腱的强度是正常前交叉韧带的168%,半腱肌为 70%,股薄肌为 49%。

移植物的初始张力很重要,初始张力过低,股骨与胫骨出现异常活动,膝关节松弛,应力增加,移植物结合不良。初始张力过高,股胫关节压力增加,可出现关节强直或伸直受限。目前对移植物的最佳初始张力尚难以做出标准确定。一些学者主张在膝关节完全伸直位将移植物拉紧可避免张力过高。Noyes 主张膝关节屈曲 20°,移植物的张力前移 5 mm 较为理想。Burks 认为移植物的张力要根据移植物的不同材料来源及长度来确定,髌腱复合体的张力需 16 N,半腱肌38 N,髂胫束 60 N。

自体腘绳肌移植前交叉韧带取材时要注意勿损伤隐神经。隐神经从后内侧关节间隙水平行经股薄肌浅面,屈膝 90°隐神经向后方滑移。术中分离肌腱时注意隐神经在缝匠肌与股薄肌腱之间的筋膜层穿出,要仔细辨认,避免损伤。

前交叉韧带重建将移植物予以固定的方式,有钛挤压螺钉、生物可吸收挤压螺钉、丝线及螺杆、U 形钉及内纽扣等。移植物若为带骨的髌腱,目前普遍认为金属挤压螺钉较为适宜。

前交叉韧带重建术后如各种韧带肌腱等动力结构之间的平衡失调,可出现关节纤维化的屈曲挛缩,其发病率在 4%~15%。由于关节内纤维形成,肌力软弱失调,也可出现关节僵直。其原因:①移植物位置不准确形成髁间窝纤维化;②因活动减少髌上囊纤维化;③开放手术出现股骨外髁和股骨髁上纤维化。关节纤维化造成屈曲或伸直受限,伸直受限损害更大,因为伸直不完全,股四头肌无力,出现屈膝步态,髌股之间因活动受限而疼痛。

关节纤维化的预防措施包括手术,宜在肢体肿胀消退和关节活动度恢复之后进行,康复的观念应贯穿术前及术后。早期认识关节纤维化形成的原因并适当采取措施是预防的关键。

关节纤维化的治疗包括推拿、功能疗法及关节镜下清创及松解术。膝关节屈曲挛缩俯卧位踝部增加重量予以活动和冷冻疗法也有一定疗效。Lobenhoffer 认为屈曲挛缩历时 1 年以上,宜行后关节囊切除术。Vacguero 报道关节松解术可以明显改善关节的活动度,如非手术治疗不满意,宜行关节镜下股四头肌松解术及外侧支持带松解术。

前交叉韧带重建在运动损伤的治疗中使用较为广泛,但需要翻修者也不在少数。据报道,前交叉韧带重建失败率为5％～52％,这个数字应该引起我们高度警觉。前交叉韧带重建失败的原因:①关节纤维化;②伸膝装置功能不全;③关节炎;④关节松弛。

关节纤维化已如前述。伸膝装置功能不全在前交叉韧带重建术后的并发症中最为常见,其原因有切取自体移植时可能造成髌骨骨折、肌腱断裂、髌腱无力或股四头肌腱损伤等,也有髌腱力线异常或外侧髌骨压迫症。

"隐性骨损伤"是近年来提出的新名词,若以"拔出萝卜带出泥"来比喻,可能更易于理解。前交叉韧带离断时,影像学检查甚至肉眼直视其附着点完好无损,其实部分病例韧带附着点附近的骨小梁及其血管已遭受局限性断裂,骨小梁周围有微小渗血。据报道前交叉韧带损伤的患者中,76％以上存在隐性骨损伤。

形成关节炎的病因可能是原始损伤已有软骨骨折、半月板损伤或康复不当等累积而成。

关节松弛造成关节不稳定,在所有前交叉韧带移植重建的失败病例中占7％～8％。出现关节松弛的原因有手术的技术操作,也有移植物的生物性能的优劣,关键是找出造成关节不稳定的根本原因和翻修的最佳方法。

前交叉韧带重建失败在手术技术上的失误主要有:移植物取材不当,骨孔道不在解剖位置上,髁间窝成形术不符合生理活动,移植物张力不当及移植物内固定不坚固等。

青少年前交叉韧带损伤,因骨骺发育未成熟,立即行韧带重建术,可能导致股骨和胫骨的骨骺损伤。所以对骨骺末闭合者须先行非手术治疗,以支具或康复活动保持关节活动度,待骨发育接近成熟时行前交叉韧带重建术较为适宜。

3.基因治疗

基因治疗的作用和意义已经被许多试验和临床所证实。对细胞因子的研究最初阶段是受免疫和肿瘤反应所启发。例如白介素、克隆刺激因子、干扰素等涉及免疫与造血调控的多肽类物质在刺激增殖等方面与细胞生长因子的功能有所相似和重叠,将生长因子(TGFs)和肿瘤坏死因子(TNFs)加以转化,用于刺激组织的生长功能,这显然是很有应用前途的方法。试验证实,软组织在愈合过程中,细胞因子在愈合的炎症期和再生期可发生下列作用:①减轻组织的炎症反应;②减少组织的瘢痕形成;③促进软组织的功能恢复。

韧带细胞纤维排列紧密,属无血管性纤维。韧带的细胞构成种类很少,所以韧带的愈合是既缓慢又复杂的过程。细胞因子可使韧带的愈合趋向进步和完善。很多细胞因子对韧带的愈合有促进作用,例如FGFs、TGF-βs、PDGFs等。近年来发现BMP_12和BMP_13有参与肌腱韧带形态发生的功能。

不同的韧带对各种生长因子的反应也会有差异。例如MCL的愈合能力比ACL强,当生长因子组合($bFGF$、$TGFβ_1$、PDGF及胰岛素)发生作用时,MCL可以生长更多的活性细胞。

随着对细胞因子的深入研究和应用,近年来有一种方法是将自体细胞加上增补的细胞因子使其联合发生作用。例如,应用取自骨髓或骨膜的自体间质细胞或增加取自皮肤及其他组织的成纤维细胞,可使韧带愈合中的替代物迅速增殖。这种有细胞基质和细胞因子组成的物质为软组织的愈合提供了新的选择方法。

细胞因子和生长因子为伤口的成功愈合提供了必要的条件。这些因子调节血管生长和有丝分裂,促成细胞分化、基质合成或重塑。细胞因子的来源并非单一性,在伤口愈合的不同时期来自血小板、白细胞、巨噬细胞及组织间质细胞等。

设法在伤口愈合部位促成细胞因子局部合成以加速愈合过程显然是合理的。将转基因疗法与局部注射细胞因子相比,转基因细胞可在愈合部位停留一定时间,以分泌所需要的细胞因子。

运动医学的基因治疗是将选择的基因转移至靶组织中,使转基因细胞在若干时间内维持基因表达水平,促进组织和伤口愈合。

目前基因治疗一方面应用前景非常广阔,另一方面也被一些不利因素所困扰。问题之一是基因表达的时间太短。例如滑膜细胞基因表达一般多在 4 周内即自行消失。自体肌腱移植时间有所延长,基因表达可超过 6 周。其次是有关基因表达的知识,我们所涉及的仅仅是冰山之一角,远远没有了解和获取诸如基因的全部类型、反转录病毒的安全性、基因表达时间的延长以及利用基因治疗缩短愈合的过程和提高组织愈合质量的规律性等。但尽管如此,将基因转移至软骨、半月板、韧带和肌腱进行生物化疗,促进伤口愈合,为运动损伤的治疗提供了一种新的途径,这显然是非常令人鼓舞的。

二、膝关节后交叉韧带损伤

膝关节后交叉韧带是膝关节静力稳定中的重要结构。它起于胫骨髁间后窝后部,向内上方走行,止于股骨内髁髁间前内侧部。韧带分为前后两束,前束在外,后束在内。膝关节屈曲时前束紧张,伸直时后束紧张。后交叉韧带比前交叉韧带粗大,力量大约是前交叉韧带的两倍。后交叉韧带的主要功能是防止胫骨后移,限制胫骨过伸,适当体位尚有限制旋转和外展的作用。

后交叉韧带损伤在全部膝关节韧带损伤中占 3%~20%,其中单独损伤占 30%,伴有其他韧带损伤占 70%。

（一）病因与发病机制

1.屈膝位损伤

篮球、足球及跆拳道等运动在训练和比赛时膝关节屈曲位,对方运动员以膝盖、肩部或足部踢压或撞击胫骨近端,使之突然向后移位,造成膝关节后交叉韧带断裂。这种损伤形式较为多见,可合并膝关节内侧或外侧副韧带损伤,也有合并前交叉韧带断裂,造成膝关节脱位(图 7-34)。

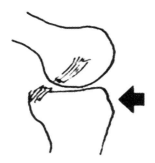

图 7-34　膝屈曲位,胫前受到向后打击,后交叉韧带断裂

2.过伸位损伤

膝关节伸直位,突然被人从前方踢向后方,形成后交叉韧带损伤。如暴力强大,可合并前交叉韧带断裂或关节囊和外侧副韧带损伤(图 7-35)。

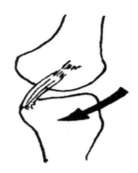

图 7-35　膝过伸位,胫前受到向后打击,后交叉韧带断裂

（二）症状及诊断

1.伤史

膝关节屈曲位或过伸位急性损伤史。

2.膝部剧烈疼痛肿胀

受伤当时有突然撕裂样疼痛,如出血较多,关节积血,肿胀明显。

3.伤肢功能受限

不能继续参加训练活动,常保持在屈膝位以减少疼痛,膝关节明显不稳定。

4.后抽屉试验

阳性。

5.重力试验阳性

伤员平卧床上,医师将其双足上抬,使屈髋屈膝均呈 90°,伤侧小腿因重力而下沉,胫骨上端与健侧对比有凹陷,称为重力试验阳性。

6.X 线检查

如膝关节后交叉韧带断裂在下止点,常能显示骨折片。应力位 X 线检查即后抽屉试验下拍片,胫骨后移 5 mm 以上有重要意义。为求确诊可行 MRI 或关节镜检查。

（三）治疗

膝关节后交叉韧带新鲜断裂应早期手术缝合为妥。韧带下止点断裂,如骨折块较大可以骨松质螺钉固定骨块于胫骨上。如不能固定,在胫骨前后方向钻出骨孔道,以钢丝或尼龙线 8 字缝合韧带拉至骨孔道口,固定于胫前（图 7-36）。

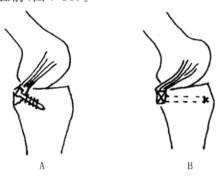

图 7-36　后交叉韧带胫骨附着区撕脱离断修复法

A.撕脱骨块螺钉固定;B.骨块不能固定,胫骨钻孔,丝线或钢丝固定后交叉韧带如在上止点离断,须在股骨上钻出两个孔道,缝线 8 字贯穿韧带远断端,拉出骨孔道固定在股骨上(图 7-37)。

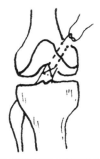

图 7-37　后交叉韧带股骨髁附着区离断股骨钻孔丝线或钢丝固定法

后交叉韧带如在中段断裂,可选择自体材料、同种异体材料或人工韧带等进行重建手术。

膝关节后交叉韧带损伤可在膝关节镜下探查和修复,同时可探查和修复其他韧带及半月板等。

近年来对于后交叉韧带运动损伤的治疗有不同观点。

后交叉韧带损伤要注意有否合并半月板损伤。据 Boynton 和 Tietjens 报道,225 例后交叉韧带损伤的患者中,有 34 例伴有半月板损伤,外侧半月板纵形裂伤最常见。对于这些合并半月板损伤的病例,有学者主张手术治疗。

后交叉韧带损伤的手术指征,一些学者认为伤后膝关节轻度或中度松弛(向后松弛<10 mm)可采用非手术疗法,同时进行关节的早期功能锻炼活动。后交叉韧带附着点撕脱骨折移位、韧带联合损伤及关节严重松弛(向后松弛>10 mm)的患者是手术的最佳适应者。后交叉韧带慢性松弛导致功能性不稳定,可选择韧带重建术以恢复功能。

后交叉韧带损伤急性修复宜在 2～3 周内进行,移植物以骨-髌腱-骨、股四头肌腱或腘绳肌腱较为适宜。

（吴英昌）

第八章

手足外科疾病

第一节 手指骨、关节损伤

手有五指，即拇、示、中、环、小指。拇指，无论形状还是运动轨迹，都与其余四指不同，是一个独立的功能单位。后面四指，通称为手指。

手指由掌骨和近、中、远三节指骨组成。自近向远，掌、指骨的长度依次递减，并借掌指关节、近侧指间关节和远侧指间关节相互连接成一体。

掌指关节是一个椭圆关节，具有掌屈-背伸、内收-外展及回旋运动功能。其关节囊较松弛，两侧有固有侧副韧带和副侧副韧带加强，掌侧为掌板支持，四周有肌腱通过。固有侧副韧带呈条索状，甚强韧，在关节伸直时松弛，关节可有侧偏运动，尺偏大于桡偏；屈曲时紧张，关节无侧偏运动。伤后若将掌指关节制动在伸直位，处于松弛状态的固有侧副韧带可逐渐挛缩，致关节屈曲运动受限。

远、近侧指间关节的软组织结构与掌指关节十分相似，也有关节囊、掌板、固有侧副韧带和副侧副韧带，但它们都是单轴的屈戌关节，只有掌屈-背伸运动。指间关节，无论掌屈还是背伸，其固有侧副韧带总有一部分是紧张的，以保持关节侧方稳定，不出现偏斜运动。指间关节掌板，为纤维软骨结构，甚强韧，关节屈曲时松弛，时间过长极易挛缩，尤其是近侧指间关节掌板。因此，固定指间关节，应取伸直位或半屈曲位，以免掌板有挛缩。

一、指骨骨折

手部骨折，以指骨骨折最常见，多为直接暴力所致。指骨骨折常合并周围组织损伤，为复合性损伤。

治疗指骨骨折，应避免留有旋转、侧方成角和＞10°的掌、背向成角移位。前两种移位可改变伤指运动轨迹，使其在屈曲时与相邻手指发生推挤或叠罗，妨碍后者屈曲运动；后一种移位，可增大指骨周边肌腱滑动阻力，有引发后者断裂之风险。

正常手指屈曲时，其长轴延长线均向腕舟骨汇聚。复位固定时，可被动屈曲手指，观察其指向，以此来判断旋转或侧方成角移位是否得到矫正。有时，也可利用相邻健指来固定患指，帮助矫正并防止上述移位的复发。

（一）远节指骨骨折

远节指骨是手与外界接触最频繁的部位，损伤概率远远高于手的其他部位。

远节指骨，是三节指骨中最小的骨骼。远端粗糙膨大，呈马蹄形，称甲粗隆；中间部分稍细，表面光滑，称指骨干；近端宽大，与中节指骨头成关节，称指骨基底。远节指骨的骨化，由一个初级骨化中心和一个次级骨化中心共同完成的。它们分别位于骨干中部和指骨基底，在女性成长到 14～15 岁、男性 15～17 岁时，彼此愈合成一体。

远节指骨基底掌侧有指深屈肌腱和掌板附着，背侧为指伸肌腱终腱止点，侧方有固有侧副韧带附着，骨折大多为撕脱性骨折。指骨干和甲粗隆背面为甲床和甲板覆盖，掌面借致密的纤维束与皮肤相连，彼此连接紧密，互为依托，可减少骨折移位的发生。但也正是因为如此，骨折少量出血就可导致远节手指软组织间隙压力骤增，呈现跳动性剧痛。

远节指骨骨折，常并发甲下血肿，冷敷可减少出血，缓解疼痛。指腹张力大、疼痛剧烈者，需用粗针烧红后在甲板上灼出 1～2 个孔洞，引出积血，降低张力，缓解疼痛。引流最好在伤后 48 小时之内完成，以免血液凝固影响疗效。

远节指骨骨折，多为压砸伤所致，常合并有神经末梢损伤，愈合后可遗留感觉异常、甲板生长异常等不适，需要很长一段时间才能缓解和消失。

多数远节指骨骨折，用塑料或铝托固定即可。与铝托相比，塑料托有少许轴向旋转活动，在防止骨折旋转移位方面逊于前者，使用时需予以注意。

远节指骨骨折，按部位划分，可分甲粗隆、指骨干和基底骨折三类。

1.甲粗隆骨折

多由挤压或压砸伤所致，横形或纵形，但以粉碎骨折居多。

闭合性甲粗隆骨折，软组织较完整，一般无明显移位，不需特殊处理。肿痛缓解，患指即可开始活动。左、右侧移位，处理也是如此；掌、背侧移位，骨背面不平整、呈台阶状者，则需闭合复位经皮穿针固定，以免影响甲床生长及甲板平整的外观。

开放性甲粗隆骨折，软组织支持减弱，多有明显的移位。清创时，可适当清除一些移位的碎折块，但需仔细修复软组织，以利存留块愈合。术后，用塑料（铝）托固定 3 周，然后功能运动。清除碎折块要适度，以免骨缺损过多，干扰骨折愈合和甲板生长。

甲粗隆骨折不愈合，时有发生，一般对手指功能无影响，不必处理。骨缺损及软组织损伤，有时会致指腹畸形，部分患者会有整形要求；有时骨干与甲床分离，捏物时指端软组织后移，骨端掌凸，会出现不适感，需做切开复位植骨内固定。

2.骨干骨折

多是源于压砸和挤压伤，但常为开放性损伤，有横形、纵形和粉碎之分。由于缺少肌腱附着，又有甲板支托，骨干骨折一般无明显移位。

闭合性骨折，铝托制动 6～8 周即可。有移位者，先闭合复位，后用铝托或经皮穿针固定。针，可用0.7～1.0 mm直径的克氏针，也可选 7 号注射器针头，1 根即可。指骨远端无肌腱附着，周围软组织多完整，骨折很少有旋转移位。由远及近纵向穿入固定针，止于指骨基底，不过远侧指间关节。横形骨折，时有软组织嵌入折端，妨碍闭合复位。闭合复位、外固定失败者，可行切开复位克氏针内固定。入路取手指侧方正中纵向切口。术后仍用铝托或塑料托制动，6～8周待骨折愈合再功能运动。

开放性骨折，软组织损伤轻、对指骨仍有稳定支持作用者，复位后修复软组织，用石膏或铝托固定即可;软组织损伤重、不能维持骨折稳定者,需做内固定。甲床有裂伤,只要甲根没翘出,骨折仍属闭合性骨折,不需拔甲。甲下有血肿,可烙孔引流,也不需要拔甲。

粉碎性骨折,折块多且小,无法使用内固定,只能采用外固定。

骨干骨折,无论粉碎与否,均要力保背面平整,否则会致甲板畸形生长。

骨干骨折不愈合,横形骨折居多,常与折端软组织嵌塞有关。捏物时指端不稳者,可切开复位、植骨和内固定。

3.基底骨折

分关节外、内两类。前者,常由压砸和挤压等直接暴力所致;后者,多源于间接暴力。

(1)关节外基底骨折:多为横形骨折。远侧折块,常因指深屈肌腱牵拉而掌屈,致骨折背向成角移位(图8-1)。复位,多无困难,背伸远侧折块就可矫正移位,然后用铝托或塑料托固定即可。1周之后,组织肿胀多已消退,需复查调整外固定,以免再次移位。此后,每2周复查1次,直至骨折愈合。依靠外固定及甲板保护,复位大多稳定,无需内固定。6~8周开始功能运动。

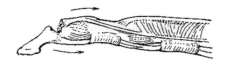

图 8-1　远节指骨基底关节外骨折,常有背向成角移位

侧方及成角移位复发者,闭合复位仍会成功,但要经皮交叉穿针内固定——要稳定,针过远侧指间关节才行;分离移位复发者,需做切开复位克氏针内固定。

关节外基底骨折,有甲床裂伤和甲根翘出者,为开放性损伤,需做拔甲、清创、复位、甲床修复、甲板还纳和外固定。还纳甲板:一是防止甲床与甲上皮粘连,阻碍甲板生长;二是以甲板为模板,有利于甲床愈合平整;三是借助甲板稳定指骨,减少骨折再移位。还纳前,除了清洗、消毒之外,甲板还要适当修剪,以便于渗液引流;还纳后,缝线固定,以利甲板能与甲床密切贴合。修复甲床裂伤,可用6-0或7-0尼龙线。

骨骺未闭者,关节外基底骨折多为 Salter-Harris Ⅰ～Ⅱ型骺损伤,有时易误诊为指间关节脱位。它是间接暴力所致,不像成人,多源于直接暴力。远节指骨承受间接暴力,成人多是基底撕脱骨折或指伸肌腱断裂;青少年及儿童,多为骺损伤,因为骺及骺板的抗张强度低于骨和肌腱。骨骺损伤,不入关节,治疗同成人,固定3～4周;掌或背向成角移位<30°者,可接受,不一定要复位。并发甲床裂伤、甲板根部翘出者,称 Seymour 骨折,需要缝合裂伤,甲板复位。

(2)关节内基底骨折:多由间接暴力所致,常并发有远侧指间关节脱位或半脱位;按部位划分,有背侧、掌侧、侧方和粉碎骨折四型。

背侧骨折:最为多见。折块大小不一,移位程度也不等。发生机制有二:①远节指骨背伸时遭遇掌屈暴力,指伸肌腱的背伸力与外来的掌屈力相互拮抗,致指伸肌腱断裂或基底背侧撕脱骨折——折块较小,多呈三角形,除了近侧移位之外,还可有背伸旋转移位,骨折线多与肌腱牵拉力垂直;②手指远端承受纵向暴力,凹陷的远节指骨基底与隆凸的中节指骨头撞击,致基底粉碎或基底背侧骨折——折块较大,骨折线多与关节面垂直,常并发远侧指间关节掌侧脱位或半脱位。

背侧折块,移位不明显或不足基底关节面1/3,可闭合复位——伸直或稍过伸远侧指间关节对合骨折断端,透视检查见复位满意,即用塑料托或铝托固定。6周后,开始功能运动。远侧指间关节过伸角度过大,有时反会将折块推开,致折块分离或关节面不平整。闭合复位外固定,若在损伤当天进行,多可成功;反之,不佳,因为折端之间积血凝固,折块难于紧密对合。外固定不满意,可经皮穿针内固定,步骤:①在透视机下,由甲粗隆纵向穿入1根0.7~1.0 mm直径的克氏针,避开折线,至掌侧基底,见针尖接近关节面,停止,备用;②于关节背侧向远、掌侧推挤背侧折块,见其回到中节指骨头远侧,紧贴折块背缘由远背侧至近掌侧斜行穿入1~2根克氏针——直径0.7~0.8 mm,至中节指骨头,以阻挡折块受指伸肌腱牵拉移向近侧;③背伸远节指骨达中立或轻度过伸位,见折端对合紧密、关节面平整,将纵穿甲粗隆的针钻入中节指骨头,固定关节。术后,塑料托外固定。此法操作难度较大,也较复杂,还需有X线透视机引导才行。

背侧骨折,移位明显或大于基底关节面1/3者,伴有关节脱位(半脱位)者,诊治较晚失去闭合复位机会者,闭合复位外固定失败者,可考虑切开复位内固定。手术多取背侧入路——远侧指间关节背侧Z形切口,清除折端积血,余下操作同经皮穿针;或者,伸直或稍过伸远侧指间关节,矫正脱位,自甲粗隆至中节指骨头纵向穿入1根0.7~1.0 mm直径克氏针做固定,然后复位背侧折块,并行穿入2根0.7~0.8 mm直径克氏针至远节指骨。纵向穿针固定远侧指间关节,应向远侧牵拉远节指骨,使远侧指间关节留有一定间隙,以利折块复位顺利。术后,塑料/铝托外固定;6~8周,开始功能运动。折块较小,难用针固定,可用钢丝或4-0 PDSⅡ缝线固定:纵向穿针固定远侧指间关节于中立或稍过伸位,再于折面掌侧基底横向钻孔,于背侧折块指伸肌腱附着处穿扎钢丝或缝线,一端穿过基底骨孔,折返,与另一端一同拉紧,见折面对合紧密、关节面平整,打结。折块过小,切除,重建肌腱止点——步骤与上述钢丝、缝线固定基本相同。

关节损伤严重,尤其是中节指骨头也有骨折者,可行指间关节融合:关节背侧Z形切口,用球锉或咬骨钳去除关节软骨及软骨下骨,远节指骨基底仍是凹面,中节指骨头仍凸起,对合二者,远侧屈曲20°~30°,交叉克氏针或一颗螺钉固定。术后,塑料/铝托外固定;6~8周,骨愈合后功能运动。有特殊需求者,如手模特:展示手指时远侧指间关节多取伸直位,售布的柜员:远侧指间关节屈曲固定会妨碍铺展布料,关节也可融合在中立位。去除远节指骨基底软骨及其下骨,切勿过量,注意保存松质骨,以免开通髓腔只剩皮质骨壳,不利于骨折愈合。

背侧折块甚小,穿针时容易碎裂,尤其是当钻轴抖晃,以及用手松解钻机旋转锁、放出克氏针时。因此,挑选一把钻轴不抖晃、不用旋转锁把持克氏针的钻十分重要。此外,也应避免使用注射器针头,因其尖端是偏心的,钻入时针体抖晃幅度较大。术者对克氏针固定有疑虑,可改用钢丝或4-0 PDSⅡ缝线固定,以减少折块碎裂的风险。

折块复位后,附着在背侧的指伸肌腱会遮掩关节间隙,难于直视关节面对齐与否。指骨背侧皮质,对合平整,并不表示关节面就一定平整,二者并不一致。所以,术中透视检查格外重要,不可省略。

骨骺未闭者,基底背侧骨折常表现为Ⅲ型骺损伤。通常,予以过伸位制动3~4周即可,很少需要切开复位。

掌侧骨折:多是指深屈肌腱或掌板拮抗背伸暴力所致撕脱骨折,常发生于体育竞技之中。与掌板相比,由指深屈肌腱牵拉所致折块通常较大,移位幅度也大——可到达A4滑车处,并常伴有关节背侧脱位或半脱位。纵向暴力所致掌侧骨折,折块也较大,但移位不明显。折块过小,可做切除,然后行指深屈肌腱止点重建;折块大,行切开复位钢丝内固定。术后塑料(铝)托固定,6周抽出钢丝开始功能运动。

基底掌侧骨折,愈合后手指各关节多有明显的运动功能障碍,系指屈肌腱以及掌板粘连所致,需二次手术松解和长期康复治疗才能恢复。因此,不宜实施二次手术或康复治疗者,如年迈体弱者,不如做远侧指间关节融合——术后近侧指间关节和掌指关节无需固定,手指运动功能障碍反倒轻得多。

侧方骨折:侧副韧带牵拉所致撕脱骨折。折块通常都不大,伸直位塑料托固定,3～4周开始功能运动。如果折块较大,移位明显,可行切开复位钢丝内固定。

粉碎骨折:多为压砸伤或作用于指端的纵向暴力所致。骨折块通常很小,无法使用内固定。如果移位不大,可先闭合复位外固定,3～4周后开始功能运动,利用中节指骨头完好的关节面重塑远节指骨基底关节面。移位明显,可于外固定架牵引下闭合复位,满意,就依靠外固定架的牵引保持复位,不满意就行关节融合术。

(二)中节指骨骨折

中节指骨远端较扁,呈滑车状,称指骨头;指骨头两侧凸向远侧的部分,称指骨髁突;头的近侧稍细,为指骨颈;近端宽大,有两个凹状关节面,为指骨基底;颈与基底之间为指骨干,背侧稍隆掌侧凹陷。

指骨头两侧各有一个小凹陷,为固有侧副韧带、副侧副韧带的起点;骨干中 1/3 部的掌面,为指浅屈肌腱附着;基底掌、背及侧面分别有掌板、指伸肌腱中央腱和固有侧副韧带附着。

中节指骨初、次级骨化中心也位于骨干中部和指骨基底,女性成长到 14～16 岁、男性 15～17 岁融合成一体。

中节指骨骨折,根据部位,分头、颈、干和基底骨折四类。

1.指骨头骨折

多为体育竞技暴力所致,分撕脱、单髁和双髁骨折三型。

(1)撕脱骨折:折块多很小并与侧副韧带相连,位于指骨头侧方。关节如无侧方不稳定,无需处理;否则,伸直位塑料(铝)托外固定,4 周开始功能运动,或做折块切除和韧带修复术。外固定范围,远至指端,近到近侧指间关节。

(2)单髁骨折:即指骨头一侧髁突骨折:骨折线自指骨颈或指骨干斜向指骨头关节面中部,折块大多呈三角形。多源于纵向暴力,无论有无移位,都是一种不稳定骨折,时刻都有可能出现侧方和短缩移位,治疗首选闭合复位经皮穿针内固定。为控制折块旋转,穿针以 2 根为宜:1 根与骨干垂直,1 根与折面垂直。闭合复位失败者,可做切开复位克氏针或螺钉内固定。有时,折块呈矩形,体积较小,移位不大;稳定者,可闭合复位铝托伸直位固定;不稳定,闭合复位经皮穿针内固定。

(3)双髁骨折:即指骨头两侧髁突骨折,折线呈 Y 形,多有明显的短缩和侧方移位,且常有韧带及肌腱损伤。有时,还有骨缺损。也多是纵向暴力所致,治疗首选切开复位克氏针或螺钉内固定。手术多取背侧入路,多采用近节指骨头骨折切开复位内固定。

术后,制动 4～6 周,然后开始功能运动。但在外出活动和睡眠时还需用铝托加以保护,以防突如其来的外力作用。如采用螺钉加压固定,患指在术后第 2 天即可开始主动运动。

有时,折块较小,难于用螺钉固定,仅用克氏针又不牢靠,此时可辅以外固定架维持复位。使用带单向运动轴的外固定架,在维持复位的同时还能允许关节早期活动,较不带运动轴的固定架更具优势。

骨缺损较大且关节面无法复原者,可行关节融合术。

指骨头骨折也可闭合复位经皮穿针固定,但为求解剖复位,还是以切开复位内固定为妥。

2.指骨颈骨折

多为短斜形或横形骨折,常有短缩和掌向成角移位。闭合复位经皮穿针内固定失败者,可切开复位克氏针内固定。

3.指骨干骨折

多由直接暴力所致,如压砸伤和挤压伤,分横形、斜形、螺旋和粉碎骨折四型。

(1)横形骨折:常有成角或侧方移位,与外力作用以及屈、伸肌力失衡状况密切相关。骨折位于指浅屈肌腱止点远侧,远侧折块因指伸肌腱终腱影响常背伸,近侧折块由指浅屈肌腱牵拉常掌屈,呈现掌向成角移位。但有些时候,远侧折块不背伸而是背移,骨折仅呈现背侧移位,无成角移位。骨折若位于指浅屈肌腱止点近侧,远侧折块受指浅屈肌腱牵拉多掌屈,近侧折块受指伸肌腱中央腱作用多背伸,呈现的是背向成角移位。成角移位时,凹陷侧的骨膜大多完整,治疗首选闭合复位外固定。掌向成角或背侧移位者,予以远侧折块纵向和掌向外力多可复位,然后用塑料/铝托固定手指于功能位;背向成角,则给予纵向和背向外力做复位,然后是伸直位固定。外固定,一般置放在手指掌侧,范围从指端到腕关节,并包括两侧健指。术后6周,开始功能运动。不稳定者,闭合复位经皮穿针内固定,或切开复位克氏针内固定。闭合复位失败者,可作切开复位克氏针或钢板螺钉内固定:手指侧方正中切口,复位后行交叉克氏针固定,或是钉板固定——放在指骨侧方为宜。

(2)斜形骨折:常有短缩、成角和旋转移位,幅度与软组织及骨膜损伤程度成正比。

(3)螺旋骨折:多为旋转外力所致,常有明显的旋转和成角移位。

斜形和螺旋骨折,以切开复位克氏针内固定更可取。但移位不大以及复位稳定者,也可闭合复位外固定或经皮穿针内固定。闭合复位外固定,方法同横形骨折。经皮穿针固定骨干骨折,用手做暂时固定,一定要牢靠,同时还要辅以透视机,以免穿针时骨折有移位,导致固定失败。用手做暂时固定有难度,还是做切开复位内固定为好。

(4)粉碎骨折:治疗多选闭合复位外固定,遗留的骨骼畸形可在骨折愈合及运动功能恢复之后再做修整。

中节指骨干骨折,没有出现移位,表明骨膜仍保持完整。这类骨折通常比较稳定,无需复位,予以适当的外固定即可。

4.指骨基底骨折

较指骨头骨折少见。多为关节内骨折,形式有四,即掌侧、背侧、侧方和粉碎骨折。其中,掌侧骨折更多见。

(1)掌侧骨折:为背伸暴力或由指端传导的纵向暴力所致。折块或大或小,常有近侧指间关节背侧脱位或半脱位。被动屈曲近侧指间关节即可矫正脱位并使骨端对合,撤除屈曲外力,畸形则会再现。

近侧指间关节固有侧副韧带,起自近节指骨头侧方,止在中节指骨基底掌、侧方。当掌侧折块超过基底关节面掌背径40%,中节指骨基底背侧少有韧带附着,极不稳定,往往会在中央腱和指浅屈肌腱的牵拉下呈现背侧脱位或半脱位。

无移位者,闭合复位塑料托外固定:塑料托放于手指背伸,近端绑缚在近节指骨,中部屈曲60°,远端到远侧指间关节;近侧指间关节恰于塑料托中部屈曲处,可随意主动屈曲但背伸受限,只能到60°;远侧指间关节活动自由。绑缚塑料托到近节指骨,既要牢靠又不能影响手指血液供应,既不可远近侧移动也不能旋转移动,更不能与近节指骨分离,否则就会失去应有的固定作用,可称为背伸阻挡塑料托。固定完成后,须做透视检查,见折端对合紧密,方可让伤指在塑料托所允许的范围内屈伸活动。以后每周透视复查 1 次,以防固定有误。自第 3 周开始,每周将塑料托屈曲度减少 10°,逐渐增大近侧指间关节背伸活动度,同时透视检查,以防折块分离移位或关节脱位。6～8 周撤除外固定,开始功能运动。

折块有移位但小于关节面 40% 者,也可采用上述方法治疗,只是近侧指间关节背伸受限度要依伤而定,一般要比矫正关节脱位并使之稳定的度数大 10°～15°。

折块超过关节面 40% 者,极不稳定,治疗首选切开复位克氏针内固定——手指侧方正中切口,显露和对合骨折断面,用 1～2 根细克氏针固定。克氏针由掌侧穿向背侧,逐渐由背侧抽出,直至掌侧针尾没入骨内,以免针尾外露妨碍近侧指间关节屈曲。固定完成之后,间断缝合修复韧带和关闭切口,再用塑料/铝托固定近侧指间关节于功能位。4～6 周后,开始功能运动。为增加稳定性,也可再穿 1 根克氏针固定近侧指间关节。使用钢丝或 4-0 PDS II 缝线做固定,入路取 Bruner 切口,即手指掌侧 Z 形切口;复位后用克氏针于折线两侧横行钻孔,1 对或 2 对,视折块大小而定,然后穿入钢丝或缝线绑扎固定。每对骨孔至折线距离应求一致,以免绑扎时出现移位,致关节面不平整。折块较小,只能选取钢丝做内固定。

小于关节面 40% 的粉碎骨折以及陈旧性骨折,可行掌板前移,重建损伤的关节面——手指掌侧 Z 形切口,打开鞘管将指屈肌腱牵向一侧,显露和切除折块,然后用克氏针在中节指骨基底制作 2 个掌背向斜行的孔洞,由此将 8 字形穿扎在掌板内的钢丝或 4-0 PDS II 缝线游离端引至手指背侧,而后近侧指间关节屈曲 15°～30°,斜穿 1 根克氏针固定,牵拉钢丝或缝线使掌板远端与骨断面紧密对合,于指背放置胶管及纱布垫做缓冲,将钢丝或缝线打结系紧(图 8-2)。用掌板替代损伤的关节面,有利于恢复关节运动功能并保持稳定。术后 2 周,拔除穿经关节的克氏针,在背伸阻挡塑料托的保护下开始功能运动。以后渐进增加背伸幅度,6 周时达 0°。无论是钢针还是钢丝内固定,都应注意不要损伤中央腱和外侧腱,最好由中央腱与侧腱之间抽出,以免术后妨碍早期功能运动。维持复位的内固定物一般是在骨折愈合后拔除。

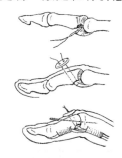

图 8-2　掌板前移治疗中节指骨基底掌侧骨折

掌侧骨折,即使掌板无伤、关节屈曲固定时间也不长,愈合后近侧指间关节也常有屈曲畸形,且渐进性加重,系关节内出血、激惹掌板挛缩所致。因此,骨折愈合后还需理疗及佩戴背伸弹性支具,至少 2 个月,才能使之停止并消失。理疗过晚,屈曲畸形在所难免。

(2)背侧骨折:少见。中节指骨基底常向掌侧和近侧脱位。折块移位小于 2 mm 或无法内固定者,闭合复位塑料托外固定,近侧指间关节取伸直位,6 周后开始功能运动;闭合复位失败者,行切开复位 PDS II 缝线或螺钉内固定。有些学者主张闭合复位经皮穿针内固定:屈曲近侧指间关节,用手将背侧折块推向远侧,使之回到原位,然后于折块背缘平行穿入 2 根细克氏针,至近节指骨头,阻挡折块不受指伸肌腱中央腱牵拉向近侧移位;背伸近侧指间关节,对合折端,穿入 1 根克氏针固定关节。此法,操作与远节指骨基底背侧骨折固定相近,效果也好。但于折块背缘穿针,极易损伤中央腱及腱帽,有引发纽扣孔畸形之风险。因此,穿针需小心,尽可能避开中央腱,尽可能选用细针。

（3）侧方骨折:极少见。

（4）粉碎骨折:为沿指骨纵向传导的暴力所致。常常是整个关节面受累,有骨质缺损,各个方向均不稳定,又称 Pilon 骨折。有时,基底关节面仅碎裂成 2 块,而关节外的部分却碎裂成多块。骨折块通常很小,无法使用内固定。移位不大,可闭合复位铝托或塑料托外固定。移位大,可先用带单向运动轴的固定架牵引,然后再闭合复位:于中节和近节指骨侧方穿入固定针,连接固定杆,旋转连杆上的螺母,予以手指一定的牵引力,然后闭合复位,使骨折块相互聚拢,然后旋紧螺母,依靠外固定架的牵引作用保持复位。固定架运动轴,应与近侧指间关节屈伸轴处在同一水平,且方向一致,不然在活动时有引发骨折移位的风险。关节面复位不佳者,可切开复位克氏针固定,间或植入松质骨屑到髓腔,托起塌陷的折块。固定 4 周,于外固定架保护下主动屈伸近侧指间关节。

中节指骨骨骺损伤,有关节内与关节外之分;前者可为背侧、掌侧或侧方的Ⅲ型损伤,治疗与成人基底骨折相同;后者则为Ⅰ～Ⅱ型损伤,形似指间关节脱位,给予闭合复位、关节背伸位固定即可。

（三）近节指骨骨折

近节指骨的形状、骨化中心愈合时间同于中节指骨,不同的只是长度增加明显,基底关节面为卵圆形凹面,与掌骨头组成的掌指关节是一个多运动轴的椭圆关节。

近节指骨近侧 2/3,四周均有肌腱包被,伤后较中、远节指骨更容易出现肌腱粘连和运动功能障碍。就术后关节运动功能恢复而言,闭合复位外固定及经皮穿针内固定较切开复位克氏针、螺钉内固定更好些。当然,使用螺钉,固定若牢固,术后次日即可功能运动,也可有很好的治疗效果。切开复位内固定,内固定物尽可能不要穿经并留置在肌腱内,尽可能少用金属板做固定。前者,妨碍肌腱滑动,影响术后功能运动;后者,除了剥离广泛、肌腱粘连重、康复治疗周期长之外,还常有伸展迟滞(extensor lag)的风险——近侧指间关节背伸运动起步滞后于正常关节,多与钢板厚大,取出后指伸肌腱张力降低有关。指骨短缩及成角畸形,也可降低指伸肌腱张力,引发伸展迟滞。有研究显示,近节指骨每短缩 1 mm,近侧指间关节就有 12°的伸展迟滞,每掌向成角1°,就有 1.5°的迟滞。

切开复位钉板内固定,多取背侧或侧方切口,将板放置在指骨背面或侧面。此举,只是为操作方便,并不具有张力带效应,因为近节指骨骨折多是掌向成角移位,掌面为其张力侧。

近节指骨骨折,根据部位,也分头、颈、干和基底骨折四类。

头、颈部骨折,无论掌板损伤与否,无论固定体位如何,愈合后同中节指骨基底掌侧骨折一样,也常渐进出现屈曲畸形,系关节内出血、激惹掌板挛缩所致。所以,骨折愈合后还需理疗、佩戴背伸弹性支具,至少 2 个月,才能使之停止并消失。

1.指骨头骨折

与中节指骨基底骨折一样,同属近侧指间关节内骨折,治疗不当,会遗留明显的运动功能障碍。

（1）侧方撕脱骨折:少见。骨折片如在关节内,可予以切除,否则处理同韧带损伤。

（2）单髁与双髁骨折：表现及治疗方法与中节指骨相同。

单髁骨折，切开复位内固定，多取背侧弧形切口，于中央腱和侧腱之间进入，显露骨折线，用复位钳或巾钳夹持折块使之复位并稳定，然后用克氏针或螺钉固定。关闭伤口前，用5-0 PDS Ⅱ缝线修复肌腱。折块大，用2根克氏针固定，1根与骨干垂直，1根与折面垂直，以防折块旋转移位。折块小，用1根克氏针即可，但不是由折块穿入，而是由骨干逆行穿针，到断面停下，待折块复位后再继续钻入，直至折块关节软骨的下方，以免穿出影响关节运动。术后，4周开始功能运动，6周拔除克氏针。螺钉固定，需与折面垂直，加压固定，术后次日即可功能运动。为了减轻术后粘连，应将皮肤、肌腱切口相互错开，避免重叠。

双髁骨折，切开复位入路与单髁相同，但先要用克氏针或螺钉将两侧髁突固定在一起，然后再穿针（钉）固定指骨髁和骨干，以免两侧髁突有分离。

2.指骨颈骨折

斜形或横形骨折，常有掌向成角和短缩移位——指骨头及中节指骨受指伸肌腱中央腱牵拉，背伸并向近侧移位。近侧折块远端凸向远侧，抵止在指骨头掌侧，可妨碍近侧指间关节屈曲。

闭合复位很难解剖复位，近侧折端凸于头下，必致近侧指间关节屈曲运动受限。因此，治疗还是切开复位克氏针内固定为好——入路及固定方法同中节指骨干骨折。

3.指骨干骨折

致伤原因、骨折分型与中节指骨相同。

（1）横形、短斜形骨折：常有掌向成角移位——近侧折块受骨间肌及蚓状肌牵拉而掌屈，远侧折块因指伸肌腱中央腱牵引而背伸，折端凸向掌侧。有时，还有旋转移位。

无移位者，用塑料（铝）托外固定即可，3～4周开始功能运动。

有移位者，闭合复位塑料（铝）托外固定：牵引手指、掌屈远侧折块、矫正成角及旋转移位，将外固定物绑缚在手的背侧——远到指端，近到腕，并包括两侧手指，掌指关节屈曲 70°～90°，近侧指间关节屈曲 25°～30°。固定一定要牢靠，指骨与掌骨背面紧靠外固定，不得分离，否则，固定会失效。有时，也可用绷带和绷带卷做固定：闭合复位后将一个绷带卷置放在手掌，然后屈曲手指握住；透视检查见复位良好，缠绕绷带，将手与绷带卷绑缚在一起。再次透视检查，以确保固定无误。以后，每周透视复查 1 次，以防绷带松动，固定失效。放置在手掌的绷带卷，应卷制紧密，粗细以近侧指间关节及掌指关节屈曲大于 45°为宜。

闭合复位不稳定，需关节屈曲 90°才能维持者，可经皮穿针内固定或切开复位内固定。经皮穿针内固定，多是由远及近交叉穿针：复位，用手暂时维持位置，于手指侧方、指伸肌腱侧腱掌侧钻入克氏针，穿远侧折块，经髓腔至近侧折块，止于基底两侧；或者，由近及远，经指骨两侧基底交叉进针，由远侧折块两侧穿出皮外，针尾没入基底，以免妨碍指伸肌腱滑动。经皮穿针，须有透视机引导，并避免进入近侧指间关节。切开复位，多取背侧纵行或 S 形切口，然后纵行切开指伸肌腱中央腱，对合折端，交叉克氏针或钉板固定，用 5-0 PDS Ⅱ缝线修复肌腱。术后，4周开始功能运动，6～8 周去除克氏针。

（2）长斜形和螺旋形骨折：常有短缩及旋转移位。闭合复位经皮穿针内固定，或切开复位克氏针（螺钉）内固定。

（3）粉碎性骨折：可闭合复位外固定，待骨折愈合再修整遗留的畸形，但不可留有旋转或侧方成角移位。有时，也可切开复位，矫正旋转、短缩以及侧方成角移位，用克氏针或固定架支撑并稳定远、近折块，用缝线或钢丝聚拢碎折块，或植骨，以利骨折愈合。

4.指骨基底骨折

常为体育竞技暴力所致,有关节外与关节内之别。

(1)关节外骨折:多为横形骨折,较常见,尤其是小指。骨折多有掌向、侧向成角及旋前移位。有时,远、近折块相互嵌插,呈短缩移位。近侧折块较小,难于把持,复位时屈曲掌指关节 90°可将其锁定,然后牵引远侧折块,旋后并掌屈,对合折端,透视见复位满意,用石膏托外固定。为矫正侧方成角移位,可在凸角侧指蹼放置一个小纱布垫——恰与凸角相对,然后并拢两指,靠纱布垫的挤压来矫正成角移位。或是,闭合复位经皮穿针固定。有时,折端间嵌有软组织,闭合复位难于成功,可行切开复位克氏针内固定。但近节指骨基底皮质甚薄,且多有缺损,即使切开复位,也未必都能解剖复位。手术入路,多取弧形切口,纵行切开指伸肌腱中央腱,对合折端,然后经皮交叉穿针固定。

(2)关节内骨折:或粉碎性骨折或边缘部骨折。前者,多为关节外骨折的延续——与骨干分离后,基底又碎成两块或多块,折线呈 T 或 Y 字形。折块大,可行切开复位克氏针内固定;折块小,固定架牵引及外固定。后者,为撕脱骨折,多有明显移位。

近节指骨基底关节内骨折,与中、远节指骨基底骨折有明显不同,不并发有掌指关节脱位或半脱位,原因可能是掌指关节活动幅度大,较指间关节更耐受旋转和成角暴力。

撕脱骨折,无移位,石膏托外固定即可,但需包括相邻手指;有移位且折块大于关节面 25%者,切开复位钢丝或 PDS Ⅱ缝线或螺钉内固定;折块小,无需处理,通常不影响关节稳定。

近节指骨骨骺损伤,较常见,尤以Ⅱ型和Ⅲ型居多。Ⅱ型损伤,多为扭转和过伸外力所致,常累及小指、环指和拇指。屈曲掌指关节和指间关节,然后内收、旋转伤指,即可矫正尺向成角及旋转移位。石膏固定 3 周后活动。Ⅲ型损伤,为撕脱骨折,系内收外展暴力所致,治疗与成人骨折相同。

近节指骨外固定,也常使用塑料托,但与中节不同,必须包括掌指关节和手掌。

二、掌骨骨折

掌骨远端呈球状膨大,覆有关节软骨,称掌骨头,与近节指骨基底构成掌指关节;掌骨头两侧各有一小结节,其掌侧有一浅窝,有侧副韧带附着。掌骨近端宽大,形状不规整,称掌骨基底,与远排腕骨构成腕掌关节;侧面则与相邻掌骨基底构成掌骨间关节。掌骨头与基底之间的部分,呈棱柱状,并向背侧隆起,是掌骨干;其背面较平坦,内、外侧面倾斜,有掌、背侧骨间肌附着。头与干移行区称掌骨颈,骨质薄弱,尤其是掌侧皮质,是骨折好发部位。

掌骨为短管状骨,掌面凹陷,背面隆凸,由近及远呈放射状排列:近端聚拢,由厚韧的骨间韧带紧密连接,远端分离,其间有掌深横韧带相连,是手纵弓及两个横弓的重要组分。掌骨骨折,背向成角移位可加大纵弓弧度,掌向成角又会使之减小,甚至消失。多发掌骨骨折,常致横弓消失。第 4、第 5 掌骨骨折及腕掌关节损伤,也常影响横弓的形成。

掌指关节是个多轴的椭圆关节,可营掌屈-背伸、内收-外展和回旋运动。关节囊松弛,侧方有固有侧副韧带和副侧副韧带,统称侧副韧带的加强,掌侧为掌板支持,四周有肌腱通行。掌板之间有韧带相连,称掌深横韧带。固有侧副韧带,厚韧,呈索条状,止在近节指骨基底侧掌面;掌指关节伸直时松弛,关节有侧偏运动,尺偏大于桡偏;屈曲时紧张,关节无侧偏运动。伤后如若将掌指关节制动在伸直位,松弛的固有侧副韧带会逐渐挛缩,最终致关节屈曲运动受限。副侧副韧带位于固有侧副韧带后下方,宽薄,止在掌板侧缘,掌指关节伸直时紧张,充分屈曲时松弛,但不并发挛缩畸形。

第2掌骨基底掌、背侧分别有桡侧腕屈肌腱、桡侧腕长伸肌腱附着,第3、第5掌骨基底背面则分别是桡侧腕短伸肌腱、尺侧腕伸肌腱和三角纤维软骨复合体的附着部。第2、第3掌骨基底与大、小多角骨及头状骨连接紧密,其间几无运动;而第4、第5掌骨与头状骨和钩骨的连接却较松弛,有屈-伸运动,与拇指一起参与掌横弓的构成——手有两个掌横弓,分别在掌指关节和腕掌关节处,随着拇指、环指与小指屈曲而愈加明显。

掌骨有一个初级骨化中心和一个次级骨化中心,分别位于掌骨干和掌骨头,女性在16岁,男性在17岁时彼此愈合成一体。

掌骨骨折分头、颈、干和基底骨折四类。其中,掌骨颈、掌骨干骨折最多见。

掌骨骨折常有旋转、短缩及成角移位,无论是从运动功能还是外观角度考虑,均有矫正的必要。手指屈曲时,掌骨10°旋转移位即可致伤指偏向或背离邻指,呈现指端叠落或分离,尤其是旋前移位者。有研究显示,掌骨每短缩2 mm,掌指关节就有7°的伸展迟滞。背向成角移位,可致掌骨头塌陷,折端背凸。掌骨头屈曲过度,除了握物手掌有不适感之外,还可出现爪状指畸形——掌指关节过伸,近侧指间关节屈曲,系骨折背向成角移位,手内、外在肌张力失衡所致。这种爪状指畸形,与肌肉麻痹所致爪状指畸形不同,是一过性的,成角移位矫正之后即消失,故称假性爪状指畸形。骨折部位不同,成角移位危害也会有所变化;移位角度相同者,成角越靠近侧,畸形就越明显,握物不适感就越突出。也就是说,掌骨近侧所能接受的成角移位度要小于远侧。成角移位矫正与否,可依移位程度及部位而定,不能统一要求。不过,只要出现假性爪状指畸形,成角移位就要矫正,不管部位、度数如何。

掌骨骨折可行闭合复位石膏托外固定,既往多将近侧指间关节包括在内,而且还要屈曲,以增加折端的稳定性。后者屈曲,容易出现掌板挛缩,致关节背伸运动受限。现在看,单发掌骨稳定骨折,只要掌指关节能固定在充分屈曲位,并将相邻手指一起固定,近侧指间关节不固定,也不会影响折端的稳定。也就是说,掌骨骨折外固定,可以解放近侧指间关节。

(一)掌骨头骨折

多为直接暴力所致,如握拳时掌骨头与物体的直接撞击等。但也有一部分骨折源于挤压伤、切割伤和扭转暴力。第2、第5掌骨头骨折,发生率远远高于第3、第4掌骨,可能与它们位于手的边缘部,更容易遭受暴力作用有关。

掌骨头骨折为关节内骨折,多见于男性,有斜形、纵形、横形、撕脱和粉碎等多种类型。局部可有肿胀、疼痛、压疼或畸形,关节运动受限。正、侧、斜位平片摄影检查,通常可显示骨折线的走行,但对于隐匿性骨折还需行体层摄影或CT检查。治疗方法,依骨折类型而定,但原则还是尽力恢复掌骨头之轮廓及关节面的平整。

骨折移位不明显、关节面尚平整,可用手背侧石膏托将掌指关节固定于屈曲位。4周,去除固定开始功能运动。移位明显者,可试行闭合复位——在透视机引导下,将掌指关节置于伸直位,纵向牵拉手指,利用关节韧带的张力来矫正短缩及侧方移位;成功,背侧石膏托固定掌指关节于屈曲位,或经皮穿针内固定,4周后开始功能运动;失败,行切开复位克氏针(螺钉)内固定。螺钉固定自然牢固,次日即可功能运动,但操作难度也大,尤其是由近及远钻孔和旋入,掌骨间距不大,相邻掌骨常有妨碍作用,不如克氏针使用方便。牙钻体积较小,用于掌骨侧方钻孔,操作难度会有所减少。螺钉固定有难度,可选用髁板——一端有横行针状凸起的钢板固定:于掌骨头背侧钻孔,插入针状凸起,对合折端,向近侧牵拉髁板,用螺钉将其固定在骨干上。

粉碎骨折,无法做内固定者,可先用石膏托暂时固定,待肿胀消退、疼痛缓解,4周开始功能运动,利用近节指骨基底关节面和韧带的张力重新塑造掌骨头关节面,使其达到可接受程度;或者,在远节指骨远端穿针作骨牵引或用固定架做牵引固定,早期活动更具安全保证。

掌骨头撕脱骨折,多为侧副韧带牵拉所致,常见于扭转或偏斜暴力作用之后,尤其是当关节屈曲韧带处于紧张状态时。撕脱折块,通常很小,且无明显移位,将掌指关节屈曲位固定2周即可。但第2掌骨头桡侧撕脱骨折例外——示指活动,多是与拇指接触,关节所受负荷多是尺偏力,有碍于骨折愈合,还是固定6周,待骨折愈合后再开始活动为好。移位明显者,如折块较小,可切除之,然后做韧带修复;如折块较大,行切开复位克氏针(钢丝)内固定。掌指关节稳定,主要源于骨间肌肉收缩,侧副韧带作用甚微,损伤后一般无需修复。

(二)掌骨颈骨折

多发生在第5掌骨,其次是第2掌骨,多为作用于掌骨头的纵向暴力所致。掌骨头通常有近节指骨遮掩和保护,很少承受纵向暴力,但在手指屈曲握拳后则凸出成为手的最远端,很容易遭受纵向暴力作用。过去,掌骨颈骨折又称为拳击手骨折。握拳后掌骨头受力常致颈部骨折固然不假,可职业拳手极少见,普通人倒是多见,往往和斗殴相关,故又称斗士骨折。

掌骨颈骨折,少有侧方移位,但常有背向成角移位:掌侧皮质嵌插,掌骨头掌曲,握拳时由掌骨头形成的背侧隆凸也随之消失。背向成角不矫正,骨折畸形愈合,握物时掌骨头与物体的接触压加大,会有不适感;成角越大,不适感就越突出。掌骨头背侧隆凸消失,虽不致运动功能障碍,但许多患者常常不能释怀,时有要矫正的念头。

矢状面,掌骨头、干中轴线在颈部交角约15°。判断颈部成角移位,本应以头干角为基线,但是掌骨头、颈、干的背面近乎平面,以其为基线较前者更直观,更方便。

颈部骨折背向成角,握物掌骨头不适感,可为腕掌关节屈伸运动所缓解。第4、第5掌骨基底与头状骨、钩骨连接较松弛,有15°~30°的屈伸运动,其颈部骨折背向成角<40°,握物时通常没有明显的不适。但对第2、第3掌骨来说,这是不可能的,因其腕掌关节几无运动,不能缓解由成角畸形所致的不适感。

骨折稳定,移位小,用石膏托外固定即可——腕关节功能位,掌指关节屈曲50°~60°,指间关节功能位。6周,去除外固定物,功能运动;移位大,闭合复位石膏托外固定。矫正背向成角移位,并不困难,但固定却要下番功夫,因为掌侧皮质嵌插,常有缺损,复位后多不稳定。既往,多用双关节90°屈曲法做固定:术者一只手握持伤手,拇指抵压在骨折背侧,另一只手捏持伤指近节指,屈曲掌指关节到90°,紧张掌指关节固有侧副韧带来稳定和控制掌骨头,然后向近侧推挤近节指,将掌骨头托回原位,矫正背向成角移位,透视见复位满意,再用背侧石膏托固定腕关节于功能位、掌指关节及近侧指间关节90°屈曲位。6周,去除外固定,功能运动。此法简便易行,效果肯定,但近侧指间关节容易出现屈曲挛缩。为此,可经皮穿针替代外固定:闭合复位之后,于掌骨基底经皮穿入2~5根克氏针进入髓腔,直至掌骨头软骨下骨,利用克氏针维持复位,让掌指、近侧指间关节自由活动。穿针前,克氏针要预弯,让其入骨后远、近端位于髓腔背侧,中部与掌侧皮质接触,即三点接触,以便控制并防止出现旋转移位。穿针,不应进关节,也不经指伸肌腱,以免影响关节运动。次日,即可带针功能运动。骨质缺损较多或多发的颈部骨折,闭合复位后还可用外固定架做固定。切开复位钢板螺钉内固定,也常有应用,尤其是掌骨头与掌骨干完全分离、无法闭合复位者,其固定牢靠,关节可早期活动,效果也肯定。

背向成角畸形愈合者,握物有不适或假性爪状指畸形者,可做楔形切骨来矫正。

（三）掌骨干骨折

多发生于第 3、第 4 掌骨，有横形、斜形、螺旋形和粉碎性骨折之分，可出现短缩、背向成角和旋转移位。短缩者，手屈、伸肌和骨间肌张力常常失衡，可出现假性爪状指畸形。背向成角者，手功能多无变化，但骨折背凸，影响外观，同时还有引发指伸肌腱断裂之隐患。旋转移位，可致手指运动轨迹改变，握拳时会与相邻手指叠落。

1.横形骨折

多为直接暴力所致。受骨间肌作用，远侧折块常随近节指骨一起掌屈，骨折呈现背向成角移位。

移位小，闭合复位，掌侧或背侧石膏托外固定，并以三点加压的方式来防止成角移位复发。石膏托，远到指端，近到前臂远侧 1/3，两侧包括相邻手指；手指各关节屈曲过半，以便能有效地防止旋转移位。6～8 周，去除石膏，功能运动。背向成角小，第 4、第 5 掌骨无需矫正，2、3 掌骨不行，必须矫正。

移位大、软组织肿胀明显者，外固定通常难于维持复位到愈合，可闭合复位经皮穿针内固定或外固定架固定。

闭合复位失败及开放性骨折，可做切开复位克氏针、钉板内固定或固定架外固定。

2.斜形、螺旋形骨折

多为扭转暴力所致。短缩、旋转与成角移位并存，但前二者更显著。第 3、第 4 掌骨干斜形骨折，由于有掌深横韧带牵制，短缩移位相对较轻，而第 2、第 5 掌骨则不然，且常有明显的旋转移位。

无旋转和成角移位，短缩移位＜5 mm 还是可以接受的，对手功能无明显的影响，多是闭合复位石膏托外固定；反之，闭合复位经皮穿针内固定或切开复位克氏针/钉/钉板内固定。

3.粉碎性骨折

常发生于挤压伤或贯通伤之后，多有严重的软组织损伤。

可闭合复位固定架外固定，或是经邻近掌骨穿针，即髓外穿针，至远侧折块，维持复位至愈合。不愈合者，可在软组织炎症消退之后切开复位植骨。

（四）掌骨基底骨折

既可源于挤压等直接暴力，也可由沿掌骨传导的间接暴力所致，分关节内、外骨折两类。单发，或多发骨折，都可见到。

1.关节外骨折

关节外骨折少见。多是短斜形骨折，位于基底部。少有侧方和短缩移位，多有旋转移位。掌骨基底旋转移位，尽管轻微，但危害甚大，手指屈曲时指端偏转显著，与邻近手指叠落，既影响外观也妨碍功能。所以，基底骨折旋转移位，必须矫正。

腕掌关节背侧肿、痛及压痛，掌骨屈曲及对掌运动受限，握力下降；屈曲掌骨或纵向挤压手指，可加剧伤处疼痛。

无旋转移位，闭合复位石膏托外固定；有旋转，闭合复位经皮穿针内固定或切开复位克氏针（钉板）内固定。

2.关节内骨折

关节内骨折常见。其中，第 5 掌骨基底骨折最多见。除了旋转移位，也多有短缩和侧向成角移位。第 4、第 5 掌骨基底骨折，还常并发关节脱位和钩骨骨折。

临床表现同关节外骨折。第 5 腕掌关节骨折-背侧脱位者，小指可有尺偏，关节背侧隆凸。

但后者常常被组织肿胀所掩盖。

第 5 掌骨基底关节内骨折,根据折线走行,可分四型:Ⅰ 型,斜形骨折,折块较大,位于桡掌侧;Ⅱ 型,基底与骨干断裂之后,自身又碎裂成两块,折线呈 Y 或 T 字形;Ⅲ 型,粉碎性骨折;Ⅳ 型,撕脱骨折,折块小,位于背侧。

治疗,首选闭合复位经皮穿针内固定。第 4、第 5 腕掌关节富有运动,是手纵弓及横弓的重要参与者,恢复其原有的关节面轮廓,甚为重要,闭合复位不良者,还是切开复位克氏针内固定为妥。

三、指间关节脱位、骨折-脱位及韧带损伤

指间关节,由指骨基底、指骨头、掌板、固有侧副韧带、副侧副韧带及关节囊所组成,位于远、中、近三节指骨之间,有远、近侧之分。它们均为屈戍关节,只有掌、背向的屈-伸运动而无侧方偏斜运动,较掌指关节稳定。

参与指间关节构成的指骨头,较扁,呈滑车状——中央有一纵沟,掌背向走行,两侧为隆起的髁突;指骨基底,宽大,中央是一纵嵴,也是掌背向走行,两侧为凹陷面,恰与头的形状相对。侧面观,中、近节指骨头掌侧面曲率小于远侧面,但远不如掌骨头显著,因此,凸轮作用也远远逊于后者。

指间关节,掌有掌板,背有关节囊,侧有固有侧副韧带和副侧副韧带——二者相互融合,统称侧副韧带,稳定主要来源于掌板和侧副韧带。掌板较厚,尤以近侧指间关节为著,为纤维软骨结构,远端附在指骨基底掌侧缘,近端附着在指骨颈部。但近侧指间关节掌板,两侧边呈条索状延伸,附着在指骨两侧嵴上,并与 C1 及 A2 滑车远端汇合,称驾驭韧带。指间关节掌板,较掌指关节厚、短、致密,关节充分屈曲皱缩率小(27%)而位移长度比大(140%)。固有侧副韧带呈索条状,近起自指骨头两侧的小凹内,远止于指骨基底侧面偏掌侧的部位,以及掌板远侧边缘。副侧副韧带位于固有侧副韧带近侧,也起自指骨头小凹,然后向掌侧辐射,止于掌板两侧边缘。固有侧副韧带甚为强韧,无论关节屈伸,都紧张,是防止关节出现侧偏运动的主要结构。副侧副韧带,关节伸直时紧张,屈曲时松弛,时间过长,会挛缩,妨碍关节背伸。掌板与固有侧副韧带交汇部,厚于掌板,是防止关节过伸的主要结构。掌板,尤其是驾驭韧带部分,也是关节伸直时紧张,屈曲时松弛;屈曲过久,容易挛缩,且难自行恢复,是影响近侧指间关节伸直的主要原因。所以,固定近侧指间关节,最好取伸直位。这一体位,恰与掌指关节相反。还有一点需要强调,那就是:周围组织出血以及自身损伤,也会激惹掌板挛缩,即使是伸直位固定。此种挛缩,多是渐进出现,或伤后或固定解除之后,理疗、佩戴背伸弹性支具,至少 2 个月,方可使之缓解、停滞。

指间关节,主动屈-伸运动,远侧关节一般是 90°～0°,近侧关节 110°～0°。有些关节,可过伸 20°,或更多。侧偏运动,主动的,没有;被动的,多数人没有,少部分人有 7°～10°。轴向旋转运动,甚微,无论主动还是被动。

(一)远侧指间关节脱位、骨折-脱位及韧带损伤

1.脱位

脱位少见。多由体育竞技暴力,如球体撞击所致。以背侧脱位居多,且常是开放性的。

急性脱位,闭合复位塑料托外固定:纵向牵引手指,向掌侧推挤远节指骨即可复位,然后屈曲 15°～20°固定,3 周开始功能运动。有时,撕脱掌板或关节囊嵌入骨端之间,可增加复位难度。复位,不稳定者,经皮穿针内固定;失败者,切开复位,术后固定同闭合复位。开放性脱位,复位后应修复所有受损的结构。

脱位超过 10 d,血肿机化、软组织挛缩,闭合复位多难成功,首选切开复位。脱位越久,周围软组织挛缩越重,手术松解的范围也越大,复位后也容易出现不稳定,运动功能恢复也远不如新鲜脱位。切开复位,多取背侧入路,术野大,操作也较容易。术中发现关节软骨破坏广泛,可改作关节融合。

2.侧副韧带损伤

侧副韧带损伤罕见。伸直位固定,4 周开始功能运动。晚期损伤,需做韧带缝合或重建。

(二)近侧指间关节脱位、骨折-脱位及韧带损伤

1.脱位

有背侧、掌侧和掌侧旋转脱位三种类型。类型不同,所并发的软组织损伤也有所不同。背侧脱位,多为掌板和侧副韧带损伤;掌侧脱位,除了掌板,还有侧副韧带及指伸肌腱中央腱损伤;旋转脱位,多有伸肌腱帽及侧副韧带损伤。诊断软组织损伤,临床上,多是以关节肿、痛及压痛最重之处为依据,它们具有很高的关联性。但是,也有部分患者惧痛,不合作,难于依此进行诊断。

掌、背侧脱位及掌侧旋转半脱位,闭合复位似乎较容易,许多脱位在就诊前就已为患者本人或他人复位,医师看不到实况,再加病史陈述不全,肿、痛及压痛区域广泛,很容易误诊为掌板或韧带损伤,尤其是旋转性脱位。

闭合复位困难、复位后关节面不平行或关节主动伸直运动受限大于 30°,提示有软组织嵌塞在关节内,应做切开复位。

(1)背侧脱位:较常见,多由背伸暴力所致,侧副韧带及掌板撕裂,中节指骨脱向背侧。暴力速度快,多致掌板远端撕脱;速度慢,多致驾驭韧带损伤。背侧脱位,多是掌板远端撕脱,常带有骨片,不大,也少有移位,与中节指骨基底掌侧骨折明显不同。后者,折块多超过基底关节面1/3,移位明显,复位也不稳定。

背侧脱位,就诊前就已复位者,可依据过伸暴力史、关节掌侧疼痛重的症状、关节背伸幅度大于健侧的体征进行诊断;未复位者,除了上述病史、症状、体征之外,还可见近侧指间关节肿胀、畸形、屈曲运动受限;X 线侧位平片检查,可见关节背侧脱位。有上述病史、症状及体征,而无脱位经历者,为掌板损伤。

急性脱位,闭合复位塑料托外固定——塑料托放在手指背侧,近端绑缚在近节手指,近侧指间关节背伸最多只能到20°,屈曲不受限。4 周去除外固定,继续功能运动。侧副韧带损伤,有侧方偏斜活动者,需屈曲 20°固定,4 周再开始功能运动。小骨片,无需处理。掌板愈合后,关节运动逐渐正常,但是肿、痛会持续数月或更长时间才能消退。部分患者,近侧指间关节肿大如梭,数年不消。关节背伸渐进受限,有掌板挛缩征兆者,需物理治疗,并佩戴背伸弹性支具,至少 2 个月。无效者,可做手术松解。

慢性脱位,掌板愈合不良,近侧指间关节过伸持续存在,或习惯性脱位,可做掌板短缩固定或肌腱固定。

(2)掌侧脱位:较少见。指伸肌腱中央腱、掌板及一侧侧副韧带必有损伤。关节肿、痛及压痛,范围较广;部分人,关节背侧肿痛更重些;关节背伸运动障碍;抗阻力背伸,背侧疼痛加剧。未复位者,还有关节畸形。诊前已复位者,应仔细询问病史,寻找有诊断意义的体征,与背侧脱位鉴别,以免固定体位有误。检查关节运动功能,最好在指神经阻滞麻醉下进行,以免疼痛影响检查的准确性。中央腱断裂不全,仅有局部肿痛及压痛;完全断裂者:①近侧指间关节不能主动背伸;②被动屈曲近侧指间关节后,远侧指间关节有主动背伸趋势——正常手指无此现象,因为屈曲近侧指间关节,可致中央腱及侧腱一道移向远侧,由侧腱汇合而成的终腱松弛,即使内在肌收缩也如此,远侧指间关节不能背伸,呈连枷状。中央腱全断,被动屈曲近侧指间关节,无法拉动侧腱移向远侧,侧腱及终腱都有张力,内在肌收缩,侧腱便会随之移向近侧,远侧指间关节也就背伸,不再是连枷状。此检查方法,改自 Elson 试验——紧靠桌缘被动屈曲近侧指间关节。慢性脱位,还可见纽扣孔畸形——初始表现是被动背伸近侧指间关节后,远侧指间关节主动或被动屈曲受限,前者称 Boyes 试验阳性,后者称 Haines-Zancholli 试验阳性,系中央腱回缩,侧腱挛缩及掌侧移位所致。

有上述症状及体征,而无脱位经历者,为中央腱损伤。

治疗:近侧指间关节可主动背伸者,闭合复位塑料托外固定——近侧指间关节取伸直位,远侧指间关节自由活动;6 周除去外固定开始功能运动;不能背伸、闭合复位失败者,切开复位肌腱韧带缝合修复。

(3)掌侧旋转脱位:分半脱位和脱位两型。多由组合暴力所致,如旋转与屈曲、侧偏暴力组合。有研究表明,近侧指间关节屈曲 55°时,侧腱滑至关节屈伸运动轴的掌侧,遭遇旋转暴力,极易损伤。

掌侧旋转半脱位:中节指骨基底向桡掌侧或尺掌侧脱位,同时还有自身旋转和屈曲,但与近节指骨头仍有接触;指伸肌腱中央腱与一侧侧腱的连接断裂,近节指骨头一侧髁突由此凸将出来。X 线侧位平片检查,可见中、近节指骨影像不一致:一个为侧位轮廓,一个为斜位影像。除了指伸肌腱之外,侧副韧带也常有损伤。

近节指骨头一侧髁突凸出,侧腱滑向其掌侧,与之羁绊,闭合复位可有困难。但是无论怎样,还是要试行一下闭合复位,不行,再做切开复位不迟。闭合复位,手法是:屈曲掌指与近侧指间关节,放松指伸肌腱侧腱,然后向旋转畸形相反的方向旋转中节指骨,并同时背伸,感觉关节有跳动,提示关节已复位。

闭合复位失败者,切开复位,并缝合修复肌腱损伤——手指背侧弧形切口,撬拨指伸肌腱侧腱,使其由髁的掌侧滑回到背侧,关节即可复位;然后用 5-0 PDSⅡ缝线缝合肌腱及韧带裂伤;塑料托固定手指于伸直位,6 周开始功能运动。

掌侧旋转脱位:表现同上,只是损伤更重。近侧指间关节屈曲几近 90°;指骨头由中央腱侧方裂口凸出,不与中节指骨基底接触;中央腱及关节其他结构,均滑到指骨头掌侧;一侧侧副韧带断裂(图 8-3)。近节指骨颈两侧均有肌腱羁绊,闭合复位几无可能,治疗首选切开复位、指伸肌腱帽及侧副韧带缝合修复。术后,固定同上。

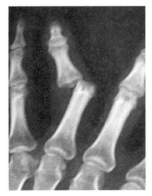

图 8-3　近侧指间关节掌侧旋转脱位

2.侧副韧带损伤

侧副韧带损伤又称侧方脱位。多由侧偏暴力所致。受伤时,手指多呈伸直位。侧副韧带损伤,包括韧带断裂和附着撕脱,以桡侧侧副韧带损伤居多。撕脱者,常并发有指骨头、基底撕脱骨折。关节肿、痛及压痛明显,常是伤侧重。向健侧偏斜手指,伤侧疼痛加剧,侧偏幅度大于正常关节;及时拍片,可见关节面不平行,伤侧间隙宽于健侧。合并掌板撕裂者,关节过伸幅度加大。检查关节运动,部分患者畏痛不合作,可在指神经阻滞麻醉后进行。临床上,侧副韧带不全与完全断裂,难于鉴别。有学者认为,侧偏近侧指间关节,X线平片上关节面倾斜>20°,为完全性断裂;反之,为不全性断裂。

(1)慢性侧副韧带损伤:最突出的表现,是关节不稳定和梭形肿胀,疼痛反倒不像急性损伤那样重。关节不稳定,系韧带断裂或愈合后韧带张力衰减所致;梭形肿胀,为损伤与修复交替进行,韧带内结缔组织增生的结果。近侧指间关节运动正常或减少。病程长,关节磨损,可见创伤性关节炎。

(2)急性不全性断裂:压痛局限,关节无侧方不稳和异常过伸,用弹力束带或尼龙搭扣将伤指与两侧健指束缚在一起,让其有掌屈背伸,而无侧偏运动。4周,撤除外固定,正常活动,但1个月内不可承受侧偏负荷。只要制动时间够长,损伤可完全愈合,关节运动及稳定恢复如初,但肿胀、疼痛则要3~4个月才能完全消退。有时,结缔组织增生多,关节梭形胖大,数年都不消退。这些情况,应在治疗前告知患者。

(3)急性完全性断裂:关节肿痛,侧偏或过伸幅度加大,以缝合修复为好。示、中、环指,于日常活动中多是承受尺偏负荷,小指多受桡偏外力,前3指桡侧韧带伤,后1指尺侧韧带伤,应及早手术治疗,以免韧带松弛,关节不稳,不能胜任日常活动。术后处理,同不完全性断裂。

(4)慢性完全性断裂:多由急性损伤迁延而来,或是不愈合或是愈合不良:韧带长度增加,张力下降,关节不稳定,侧偏幅度加大,治疗首选手术——切除韧带断端间瘢痕,或一部分实质,用4-0 PDS Ⅱ线做改良 Kessler 或8字双道缝合。术后,石膏/塑料托固定,伸直位,4~5周后开始活动。创伤性关节炎者,可做关节融合或人工关节置换。

四、掌指关节脱位、骨折-脱位及韧带损伤

掌指关节,由近节指骨基底、掌骨头、掌板、固有侧副韧带和副侧副韧带组成,为椭圆关节,具有屈-伸、内收-外展和一定量的回旋运动。其中,屈-伸运动幅度最大。

掌骨头近似球形,隆凸,覆有关节软骨;近节指骨基底,与之相对,为凹陷面,曲率稍小于掌骨头关节面。固有侧副及副侧副韧带,位于关节侧方,起自掌骨头侧面偏背侧的小凹内,斜行,分别止于近节指骨基底掌侧方和掌板侧缘。固有侧副韧带,强韧,呈索条状,参与关节各个方向运动的稳定。副侧副韧带,位于前者后方,较薄弱,呈片状,与内收-外展运动的稳定有关。掌板,位于关节掌侧,为纤维软骨结构,较指间关节掌板薄、长、疏松,远端附着在近节指骨基底掌侧缘,近端止在掌骨颈掌侧。关节充分屈曲时,掌板可被压缩1/3,并向近侧移位,幅度为其初始长度的80%;伸直时,又可被抻长,向远侧移动,对关节屈伸运动无妨碍。固有侧副韧带、副侧副韧带与掌板结合,形成一个与掌骨头密切接触的 U 形体,为稳定关节的主要结构。

掌骨头,截面观,掌部宽背部窄,桡尺径短掌背径长;侧面观,远侧关节面曲率明显大于掌侧,即远侧半径小掌侧半径大,形如凸轮。此外,侧副韧带起点位于关节屈伸运动轴的背侧。由于上述结构特点,掌指关节伸直时,固有侧副韧带松弛,关节可侧偏及回旋运动;屈曲时,紧张,上述运

动消失。松弛过久,韧带会挛缩,阻碍关节屈曲运动。因此,固定掌指关节,应取屈曲位,避免伸直位。

掌指关节的稳定,主要依靠手内在肌、固有侧副韧带、副侧副韧带和掌板。内在肌,为动态稳定结构,后三者为静态稳定结构。

掌指关节运动,有指间差别:屈曲,小指幅度最大,示指最小;尺偏,小指最大,中指最小;桡偏,示指最大,环指最小。主动屈-伸运动,一般是 $90°\sim0°$,部分人可过伸 $15°\sim25°$;尺偏,$8°\sim19°$;桡偏,$20°\sim43°$。

（一）脱位

有背、掌侧脱位两类。前者,多见;后者,罕见。

1.背侧脱位

多由过伸暴力所致:掌板近端从掌骨颈撕裂,随近节指骨基底一起脱向掌骨头的远侧或背侧。背侧脱位,依据程度,分简单、复杂脱位两型。

(1)简单性脱位:又称半脱位、可复位性脱位。指骨基底与掌骨头背侧接触,掌板近侧缘位于掌骨头侧、远侧。掌指关节过伸 $60°\sim90°$,不能屈曲。治疗,首选闭合复位:屈曲腕关节和近侧指间关节,放松指屈肌腱,然后由背侧向远侧、掌侧推挤近节指骨基底。闭合复位,切忌操作粗暴和背向牵拉手指,以免关节面分离、掌板滑到掌骨头背侧,变简单脱位为复杂性脱位。臂丛神经阻滞麻醉,可降低肌肉张力,有利于闭合复位。复位后,用背侧塑料托固定,掌指关节背伸只到 $50°\sim70°$,屈曲不限。4 周,去除外固定,功能运动。

(2)复杂性脱位:又称不可复位性脱位。近节指骨基底与掌板均在掌骨头后方,关节面不相对。伤指偏向一侧,掌指关节轻度过伸——不如半脱位显著,近侧指间关节轻度屈曲;掌指关节掌侧皮肤,可有橘皮样凹陷,系脱位关节紧张掌腱膜,再经皮下纤维束牵拉皮肤所致。X 线正位平片,可见掌指关节间隙消失;斜位片,关节间隙明显加宽,内有籽骨影像;侧位片,有时可见掌骨头背侧有小折块。复杂性脱位,多发生于示指,其次为拇指,别的手指罕见。

闭合复位极难成功,因为掌板紧紧地卡压在掌骨头背侧。即使如此,治疗还是应从闭合复位开始,不行,再考虑切开复位。闭合复位,方法同简单性脱位。切开复位,可取掌侧横行切口,或侧方正中纵行切口——示、小指多取此切口。切开掌侧皮肤,注意保护指神经-血管束,脱位后,它们向掌侧迁移,紧贴皮肤,稍不注意就会被切伤。切开皮肤,再切掌浅横韧带,即掌腱膜远侧的横行纤维束,做进一步的显露。脱位于示指,可见蚓状肌绕经掌骨头颈的桡侧,指深、浅屈肌腱行经尺侧;于小指,头颈桡侧为指深、浅屈肌腱和蚓状肌,尺侧为小指展肌腱。牵开上述结构,即可见掌板近端紧紧地卡压在头的背侧,两侧与掌深横韧带即掌板间韧带连接处也多有裂伤。掌板,因为移位,张力较大,很难直接将其撬拨回原位,可沿掌板一侧边缘纵行切开,减少与侧副韧带连接,降低张力,然后再用小拉钩将其牵回到头的掌侧,此时脱位也就随之被矫正。术后,背侧塑料托固定,方法同简单性脱位。

脱位越久,侧副韧带及周围软组织挛缩就越重,切开复位时需切断侧副韧带才能成功。术后,运动功能恢复也多不够满意。

2.掌侧脱位

掌侧脱位罕见。掌板和侧副韧带均有损伤,复位后不稳定,需切开复位缝合韧带和掌板。

（二）骨折-脱位

多是背侧脱位合并掌骨头背侧骨折,系指骨基底掌侧缘剪切所致。治疗首选切开复位:关节背侧弧形切口,或侧方正中纵行切口——示、小指多取此切口,矫正脱位,复位折块,用克氏针或螺钉固定。

(三)侧副韧带损伤

多由侧偏暴力所致。受伤时,掌指关节多为屈曲位。桡侧副韧带损伤多于尺侧韧带,小指多于其他手指。受伤局部肿、痛和压痛,关节运动受限。屈曲,或向健侧偏斜掌指关节,伤侧疼痛加剧。屈曲掌指关节后,侧偏关节,幅度大于正常者,为完全断裂;反之,是不全断裂。单纯侧副韧带断裂,掌指关节稳定虽有衰减,但只要内在肌及屈、伸肌腱功能完好,一般不会出现不稳定。X 线平片检查,有时可见掌骨头或指骨基底有撕脱骨折。关节造影或 MRI 检查,可见韧带损伤。

急性单纯性韧带损伤,掌指关节伸直位,塑料托外固定。3 周后,去除固定,开始功能运动。示指桡侧副韧带损伤,最好手术缝合修复韧带,以免捏拿物品时有乏力感。折块小,且无明显移位,掌指关节伸直位固定 2 周即可。但第 2 掌骨头桡侧撕脱骨折例外——示指活动,多是与拇指接触,关节所受负荷多是尺偏力,有碍于骨折愈合,所以还是固定 6 周,待骨折愈合后再开始活动为好。移位明显的小折块,可切除之,然后做韧带修复。折块大,或移动 2~3 mm 者,应切开复位缝合修复韧带——用克氏针、钢丝或 4-0 PDS Ⅱ 缝线固定折块或重建韧带附着。

侧副韧带断裂,关节少有不稳定,常被误诊为扭伤,没有固定治疗,日后可有疼痛及乏力感。掌指关节半屈曲,用塑料托固定,4 周开始功能运动及理疗。6 个月后,症状无缓解,可行手术治疗:①韧带一端撕脱,短缩不明显,骨锚或不锈钢丝做抽出式缝合,重建韧带附着;②损伤愈合,韧带拉长变薄,略微切除一部分韧带,4-0 PDS Ⅱ 缝线,改良 Kessler 缝合法,端端缝合,增大韧带张力;③韧带瘢痕化,彻底切除之,以减轻疼痛症状。

(付春端)

第二节 舟骨骨折

一、相关基础研究

(一)骨及韧带解剖

腕骨排列成两排,凸凹的关节面相互匹配。腕骨间有强韧的骨间韧带相连,掌背侧有复杂的外在韧带加强。舟骨是连接远近排的唯一腕骨。舟骨外形轮廓不规则,大家公认很难用现有的形状对它描述。其表面的 80% 为关节软骨,仅有有限的韧带附着及滋养血管进入。

传统上,舟骨被人为地分为近端,腰部及远端,但这些部分间没有明确的分界线。舟月骨间韧带是连接于舟骨与月骨之间的强韧韧带,此韧带的背侧部由横行纤维构成,掌侧部由止于掌侧关节囊的横行纤维构成。生物力学试验显示背侧部强度是掌侧部的 2 倍。桡舟头韧带起自桡骨茎突,经过舟骨腰部掌侧凹,向尺侧延伸止于头状骨,起到稳定舟骨和头状骨的作用。舟头韧带起自舟骨远端与小多角骨及头状骨相关节处,止于头状骨掌侧腰部,位于桡舟头韧带远端。它与舟大多角骨韧带一起维持舟骨远端的稳定。

(二)血管解剖

1980 年,Gelberman 等研究了人类腕骨的骨外及骨内血供情况。他们采用血管注入技术对

15 例尸体舟骨标本进行研究,发现舟骨的血供主要来自桡动脉约 80% 的骨内血运及所有舟骨近端血供来自桡动脉于舟骨背侧嵴处的分支。此血管及分支走向舟骨远端及背侧部,其主干进入舟骨腰部并延续为骨内动脉。桡动脉掌支供应占舟骨约 20% 的舟骨结节部。在掌背侧分支之间有良好的侧支循环。由于舟骨近端血供仅靠骨内血管供应,因而在骨折后易发生缺血坏死。Gelberman 认为掌侧入路是对舟骨近端血供破坏最小的入路。

桡舟韧带是由小动脉、静脉及神经构成的软组织血管蒂。位于舟骨月骨窝并进入舟月骨间韧带膜部。动脉起自桡腕弓。Handley 等研究发现舟骨近端的静脉回流于舟骨背嵴汇入桡动脉伴行静脉。

(三)舟骨的测量

众所周知,舟骨的外形极不规则,因此,对舟骨形态学的测量就显得比较重要。可以测量的参数包括:舟骨长轴(最长径)、腰部周径、远近极最大径、远近极所呈夹角等。其中,舟骨的最长径的测量最为重要:舟骨骨折后,长度短缩可能是造成负荷传导偏移、腕关节运动紊乱的主要原因,恢复舟骨原有长度应是手术的最基本内容。因此,舟骨最长轴是一个量化舟骨移位、变形的重要参数。不少学者运用不同的方法对舟骨的长轴进行了测量,如用游标卡尺对尸体标本进行测量等。随着螺旋 CT 成像及软件技术的发展,舟骨的三维影像可以得到更精确与丰富的展现。我们选取 30 例双腕关节 CT 数据(电压 120 kV,电流 100 mA,扫描时间 0.4 s,视野 300.0 mm,层厚 0.5 mm,矩阵 512×512),导入手术计划和模拟系统软件 VxWork 4.0 中,做如下处理:①在容积重建(Volume Rendering,缩写 VR)模式下(重建阈值:116),将舟骨自腕关节中完整地分离出来;②对分离出的舟骨进行表面重建(surface rendering)(重建阈值:116),以收集舟骨表面的点,即皮质外表数据。用 VC 语言编写舟骨最大长度测量程序,在表面重建模式下简化舟骨的点集,只保留表面的点,输入相对应的 CT 参数:点距与层厚,然后遍历表面点的间距(序列化点的坐标,保证没有遗漏),找出最大间距值,即舟骨最大长度;最后,记录两点所在位置,并在表面重建的舟骨三维影像上展现出,自动测定舟骨远、近端皮质外表的最大间距,标记为"L",用其代表舟骨的最长轴;自动标记最大间距点于远、近端皮质的位置,以 A 和 B 表示(图 8-4)。

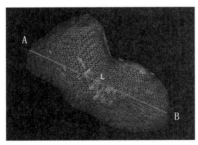

图 8-4 表面重建的舟骨三维影像

在表面重建的舟骨三维影像上标记最大间距点于远、近端皮质的位置,以 A 和 B 表示

二、成人急性舟骨骨折的非手术治疗

无移位或轻度移位的舟骨骨折的最佳治疗方式仍存在争议。目前,普遍认为舟骨骨折保守治疗的指征为稳定无移位的远极骨折和腰部骨折。

舟骨骨折保守治疗的许多观点不断在变化,包括石膏固定时间,石膏长度,是否应固定拇指,手腕的位置。

　　手腕固定的位置一直存在争议。对此有一项前瞻性分析显示,对于无移位舟骨骨折,分别固定在腕关节背伸或掌屈位,发现在愈合率上二者差异并无显著性意义。生物力学研究表明,中立位屈伸和轻微桡偏、尺偏都是可以接受的位置。大多数医师主张将腕关节固定在中立位。任何需要复位的舟骨骨折,本质上都不稳定,应考虑手术治疗。

　　对于无移位的舟骨骨折而言,是否固定肘关节并无结论性意见。关于前臂旋转与舟骨骨折稳定性的关系方面存在争议。有人提出,随前臂旋转舟骨骨折会出现约 4°的旋转与移位。螺旋CT 显示,使用不过肘关节的石膏固定,舟骨骨折处出现平均 0.2 mm 的位移。然而,需要验证其临床意义,特别是要确定这样范围的移位是否会影响舟骨骨折愈合。Verdan 认为前臂旋转过程中骨折处产生剪切应力,因此建议应同时固定肘关节。他认为这样做能平衡掌侧桡腕韧带的拉力。

　　还有一项对比长臂与短臂石膏的研究发现短臂石膏的骨折延迟愈合及不愈合率明显高于长臂石膏。在 6 周后,长臂石膏变成短臂石膏以减少肘关节的功能障碍。这项研究是支持初始阶段使用长臂石膏制动的主要依据。但从总体的治疗结果来说,有几项研究直接比较长臂和短臂石膏固定治疗无移位的舟骨骨折的效果。

三、成人急性舟骨骨折的手术治疗

（一）手术指征

　　由于舟骨整体血运支配及骨内血管的结构特点,舟骨近极骨折的不愈合率及近极骨坏死比例非常高。幸运的是,近极骨折并不常见。对于一个腰部的移位小于 1 mm 的稳定骨折,多数医师采用石膏托固定 4 周,愈合率达 90％～100％。那些发生不愈合或延迟愈合的舟骨骨折通常为不稳定骨折,如垂直斜形骨折;骨折移位明显、成角、粉碎;骨折石膏固定过程中发生移位;伴有月骨周围脱位或腕关节不稳定。然而,用 X 线片准确地评价骨折的移位程度有一定困难,CT扫描三维重建已经成为术前常规的影像学检查。

　　骨折移位是不愈合或者延迟愈合的危险因素。同时,区别稳定还是非稳定骨折是制订治疗方案的基础。移位骨折可认为是不稳定骨折,但是无移位骨折是否稳定则不明确了。只要存在骨折分离或粉碎均预示一定程度不稳定,值得考虑是否需要进行手术治疗。如果选择石膏治疗,则需要定期行 X 线、CT 或者二者均作来明确愈合过程中骨折的复位情况。如果发现骨折移位或者延迟愈合,则应考虑手术治疗。

　　舟骨近端骨折不愈合可归因为血运破坏或者近端骨折块不稳定。无论移位与否,舟骨近端骨折均应认为是不稳定的。其骨块小,血供薄弱,骨折部位活动度大。

　　与判断骨折移位相似,在 X 线片上判断骨折的愈合也有相当难度,但此时 CT 扫描并不作为判断骨折愈合的常规办法,因为连续 CT 检查,对患者而言,似乎增加了太多的放射性暴露。大多数学者在 X 线片上观察到,8～10 周会有骨小梁跨过腰部骨折端,而对于近端骨折,至少要3 个月才可以见到。因此,持续的外固定必然会造成关节僵直、肌肉萎缩,影响工作和生活。

　　当手术治疗已经被大家接受成为一种趋势以后,需要考虑是采用标准入路切开复位还是微创切口进行内固定。医师需要考虑以下几点:骨折移位情况;骨折后时间;骨折的稳定性,同时结合患者的要求。例如,对于运动员或其他特殊职业者不能忍受长时间石膏固定,即使骨折稳定移位不大,大多数医师仍推荐进行手术治疗,采用微创入路,螺钉固定。对以下几种情况进行标准入路切开复位内固定并无争议:①骨折明显移位及成角;②骨折粉碎,术中可能发生移位;③合并有月骨周围脱位。对于骨折可以使用石膏外固定治疗,但由于各种原因选择手术治疗的情况,可以采用微创入路进行手术治疗。

(二)舟骨骨折的内固定物

近年来,舟骨的内固定物的研发取得了一定进展,有不同种类的内植物应用于舟骨骨折,包括:克氏针、无头加压螺钉及可吸收内植物。

1.克氏针

尽管克氏针固定舟骨简单易行,但目前在临床上应用范围有限,因为其固定的不牢靠性及无法产生其他内植物所产生的加压效果。克氏针固定需要石膏制动作为加强直到骨折愈合,并且需要附加的克氏针拔出术。但并不是说克氏针就完全落伍了,当舟骨骨折块过小,使用螺钉有一定困难时可选择克氏针固定。在多发损伤及开放骨折时,对不稳定舟骨骨折用克氏针可以提供便利的快速固定。

2.螺钉

螺钉的使用已经有了一定的历史。1954 年,McLaughlin 报道使用拉力螺钉治疗舟骨骨折,但其手术操作并不理想,很难得到满意的螺钉位置,并没有降低不稳定的舟骨骨折不愈合率。

1984 年,Herbert 和 Fisher 发表了自 1977 年到 1981 年应用无头螺钉治疗 158 位舟骨骨折患者的结果。急性舟骨骨折的愈合率是 100%。这种螺钉使骨折内固定发生了革命性的进步,因为 2 段不同螺纹的构造可以产生骨折断端的加压。但其他中心报道的愈合率均低于 Herbert。

最新一代的内固定物是全螺纹、螺距不同的 Acutrak 螺钉,在生物力学试验中能产生与标准 4.0 mm 加压螺钉一样的压力,比 Herbert 螺钉产生的压力大。当然,对各种产品的对比性研究很少,使用何种产品取决于医师的喜好。

3.其他内植物

Bailey 报道了由聚乙酸及羟基磷灰石构成的固定小骨块的可吸收空心螺钉的结构。可吸收螺钉能有与普遍应用的小型加压螺钉一样产生加压效果,但目前尚无临床数据的报道。

(三)骨折固定的生物力学研究

能够为舟骨骨折提供坚强内固定的器械必须可以承受正常功能活动中产生的弯曲、剪切及横向应力。由于舟骨表面大部分由软骨覆盖,骨折愈合过程中不产生骨痂,故骨折的愈合往往依靠骨折块间的坚强内固定。

内固定物固定的力学效果取决于骨的质量、骨折块形态、骨折的复位、内植物的选择及内植物的位置。骨的质量及骨折块形态由患者的情况所决定,而骨折的复位、内固定物的选择及植入位置均由医师掌控。根据每个病例将内固定物置于生物力学最佳位置是上述五点中最为重要的。

Trumble 等对 34 例舟骨骨折患者的随访性研究表明,螺钉在舟骨内的位置是否居中与缩短骨折愈合时间具统计学意义的相关性。此后,McCallister 在舟骨标本的生物力学试验中证实了 Trumble 等的理论。上述学者将螺钉位置居中的标准定义为,在正侧位 X 线片上,螺钉均位于舟骨近极的中三分之一区域。这个对于螺钉在舟骨内是否居中的概念被手外科医师广泛的接受。但是,在这个标准当中,并没有涉及舟骨腰部或远极中三分之一的情况。由于舟骨腰部骨折可能有多种表现,并通向远极或近极,当骨折线位于近极,螺钉位于近极中三分之一区域时,毫无疑问,此时螺钉应该被认为是居中的;我们的疑问是,当骨折线通向远极,沿用舟骨近极中三分之一作为螺钉是否居中的标准是否合适?

应用手术计划和模拟系统软件 VxWork 4.0 接收 CT 扫描所获 DICOM 数据,借助 VxWork

软件中的 Erode 功能建立舟骨的"中央区"。我们对于中央区的定义是，将舟骨表面重建像向内均匀缩进得到的三维图像。当舟骨螺钉的轴线完全处于此图像内时，该螺钉的位置便一定会在舟骨的中三分之一内。具体步骤如下。

（1）在容积重建（Volume Rendering，缩写 VR）模式下（重建阈值：116），将舟骨自腕关节中完整地分离出来，进行表面重建（重建阈值：116）。

（2）应用软件中的 Erode 功能对舟骨表面重建图像向内进行缩进（图 8-5），直到腰部恰好消失，记录此时缩进的距离 L（图 8-6）。

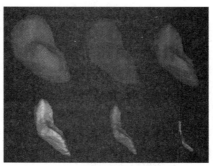

图 8-5　应用软件中的 Erode 功能对舟骨表面重建图像向内进行缩进

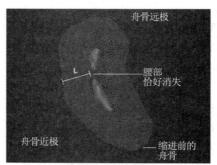

图 8-6　对舟骨表面重建图像向内进行缩进

应用软件中的 Erode 功能对舟骨表面重建图像均匀地向舟骨内方
向进行缩进，直至舟骨腰部恰好消失

（3）重新对舟骨表面重建图像缩进 2/3L 的距离，得到舟骨腰部中三分之一的区域。

（4）对舟骨腰部中三分之一区域再向内缩进 1.5 mm 的距离（Herbert 钉的半径，Zimmer）得到舟骨的中央区（图 8-7）。

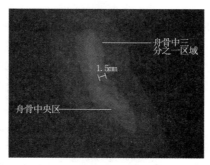

图 8-7　舟骨中三分之一区域和舟骨中央区的建立

在程序中引入一条直线作为舟骨螺钉的轴线,观察该直线能否可以完全被放置到中央区内而不偏出。只要此螺钉轴线不偏出中央区,该螺钉便处于舟骨的中三分之一区域,即被认为是居中的。观察中央区的形状,并利用软件的测量功能,对中央区在舟骨远极、腰部及近极的最宽的部位(背面及侧面观)进行测量并纪录为 W_1,W_2,W_3 及 H_1,H_2,H_3(图 8-8),以作为对中央区的大小的大致了解

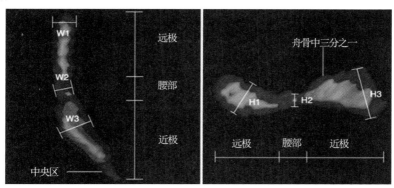

图 8-8 中央区在舟骨远极,腰部及近极宽度的测量

由于中央区的宽度非常窄,整体形状不规则,可以将螺钉轴线放置于远极、腰部或近极中央区不偏出(图 8-9),但完全贯穿置于整个中央区是不可能的。也就是说,固定舟骨的螺钉只能在舟骨的某一部位居中,而不可能同时在舟骨的远极和近极居中。对于不同部位的舟骨骨折,使螺钉在相应部位的舟骨居中是否为更好的选择,是否会提供更加稳定的固定? 这个问题可能需要临床随访及生物力学试验才能解答。

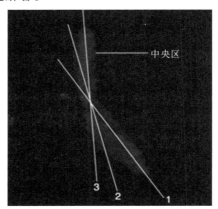

图 8-9 螺钉轴线

螺钉轴线仅可位于某一部分中央区(1.近极;2.腰部;3.远极),而不能完全居于整个中央区内

螺钉的长度:从生物力学上分析,螺钉越长,固定得越牢靠,因为长螺钉能够降低骨折断端的应力,并将弯曲应力分散于螺钉。力学试验表明,长螺钉固定的固定强度明显强于短螺钉,因为折弯应力沿着较长的螺钉而更加分散。

当一枚螺钉固定依然无法达到坚强固定时(如极靠近端的骨折或者骨折不愈合),需要附加固定来避免骨折断端微动。常用的附加固定是使用克氏针或者微型无头螺钉由舟骨远端打入头状骨。微型螺钉的优点在于它在体内 3～6 个月直到 CT 证实骨折愈合不会产生软组织刺激。

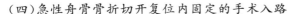

（四）急性舟骨骨折切开复位内固定的手术入路

1.掌侧入路

掌侧入路是舟骨骨折手术治疗的经典入路，最初由 Russe 提出。一般用于远端三分之一和腰部骨折。这种入路的优点包括可以更好地显露整个舟骨掌侧面，减少破坏舟骨血供的可能性，以及便于植骨。缺点包括可能会造成腕关节活动受限（尤其是伸腕），且由于需要切开腕关节掌侧韧带，术后可能会造成腕关节不稳定。另外，掌侧入路加压螺钉的置入可能会继发造成舟骨-大多角骨-小多角骨关节炎。掌侧入路采用曲棍球杆形切口，前臂远端桡侧腕屈肌与桡动脉之间的为直切口，切口经过远端腕横纹，朝向拇指基底。将桡侧腕屈肌牵向尺侧，桡动脉牵向桡侧，自桡骨远端掌侧缘至大多角骨近端结节纵行切开关节囊。结扎桡动脉浅支方便显露舟骨。于桡舟头韧带和长桡月韧带之间分开关节囊和掌侧桡腕韧带，显露骨折线。这种入路能很好地显露骨折线。如果骨折粉碎，植骨可能是必要的，以促进解剖复位和愈合。使用克氏针固定，临时维持复位，但要避免将其置于空心加压螺钉导针的位置。打开舟大多角关节，打入导针。如果需要，可以咬骨钳去除少量大多角骨近端骨质以便内固定物置入。选择内固定物置入形成坚强固定。

掌侧入路螺钉固定舟骨骨折时是否需要切除部分大多角骨一直备受争议。反对者认为这样改变了腕骨间正常的力学传导，增加了舟骨大多角骨关节炎的概率。我们以螺旋 CT 作模拟研究显示，如果将螺钉轴线在中央区由近极部分向远极部分移动，轴线与舟骨远端皮质的交点由舟骨结节向大多角骨移动。当螺钉轴线位于近极中央区内时，轴线与远极皮质的交点在舟骨结节偏桡侧，根据我们之前测量的舟骨长轴远极点与大多角骨边缘的距离作推算，以掌侧入路时，绝大多数舟骨的入点与大多角骨边缘的距离足够容纳螺钉的半径；如果将螺钉的轴线置于远极中央区内时，螺钉的入点很可能会位于舟骨大多角骨关节内。这时，可能需要切除部分大多角骨。当然，我们的 CT 扫描的都是处于中立位的腕关节，也不排除将腕关节尺偏、背伸后，可以插入螺钉而无需进行大多角骨切除术。

2.背侧入路

自背侧置入螺钉适宜于舟骨近端骨折。背侧入路须把拇长伸肌腱牵开显露腕背关节囊。由医师决定是否将骨间后神经切断。沿背侧关节囊韧带切开关节囊显露舟骨。"保留韧带"的关节囊切开术是劈开背侧桡腕及背侧腕骨间韧带形成以桡侧为基底的三角瓣。以手术刀于舟骨背面和月骨处剥离背侧腕骨间韧带及坚韧的舟月骨间韧带附着。剥离的远端边界取决于沿舟骨背侧峰的血管位置，不要损伤进入舟骨腰部的滋养血管。清理骨折断端血肿，分析骨折复位情况，以无创的操纵杆技术复位骨折块。复位后以克氏针临时固定，这枚临时固定的克氏针不能影响最终固定的克氏针和螺钉于中轴线置入的操作。

当复位及临时固定已完成，于舟骨近端，舟月骨间韧带膜部附着处桡侧 1～2 mm 在透视下打入导针，导针朝向舟骨结节，须透视验证。若舟骨对位、对线及导针位置均满意，则可打入最终固定物。如果使用空心螺钉，则应将螺钉置于中轴线处从而达到最佳的加压和固定效果。测量螺钉长度后将导针打入大多角骨以避免在钻孔时松动。空心钻头沿中心导针进入，在透视引导下钻至距离舟骨远端皮质 1～2 mm 处。取出钻头，拧入空心无头螺钉。应避免过度拧入突破软骨下骨或者拧入不足而使近端关节面螺钉突出。如果螺钉长 1～2 mm 可能会顶到远端未钻孔的软骨下骨从而使骨折断端分离。一般应选择较器械测量值短 4～5 mm 的螺钉从而达到骨折的加压和关节软骨下的埋藏。

3.舟骨骨折经皮螺钉固定

空心螺钉固定技术的发展将舟骨骨折治疗引入了经皮固定时代,这项技术自40年前开展并取得了有限的成功。关于这方面的经验,我们医院在2009年进行了报告,骨折全部愈合,平均愈合时间为6周,平均恢复工作时间为10 d,无明显并发症。

4.关节镜辅助下经皮舟骨固定

使用关节镜辅助舟骨骨折固定的目的是辅助移位骨折的复位,避免切开复位并且确保骨折固定牢靠以便早期活动直到骨折愈合。早期关节镜下辅助经皮固定移位舟骨骨折证实复位时侵袭性更小,在骨折愈合后可获得良好的功能。避免切开暴露可减小损伤肌腱的风险,可能对保护血供及减少术后僵硬有所帮助。

关节镜下辅助固定技术的适应证包括移位或者无移位的不稳定骨折、延误治疗者、舟骨近端骨折、某些纤维性不愈合、合并其他损伤,如舟骨骨折合并同侧移位的桡骨远端骨折,舟骨骨折合并韧带损伤。垂直型骨折在矢状面上有很大剪切应力使骨折不稳定,这种骨折应用关节镜辅助最为理想。在X线上存在移位、间隙及成角则可认为是移位的舟骨骨折。对于移位较大,存在明显月骨背侧嵌入体不稳定的舟骨骨折,特别是慢性患者,最好切开复位。

（五）复杂的舟骨损伤

1.舟骨骨折合并桡骨远端骨折

舟骨合并桡骨远端的骨折并不常见,但它使治疗非常具有挑战性。当合并粉碎的桡骨远端骨折时舟骨骨折往往不易被发现,如果未予治疗将导致腕部塌陷,囊性变并最终导致腕关节退变性关节炎。尽管单独的稳定舟骨骨折可通过石膏制动治疗,但为了达到愈合而制动12～16周对桡骨远端骨折的治疗是不恰当的。长期制动可使关节纤维化,手及桡骨远端萎缩,很难恢复全手功能。

2.经舟骨月骨周围脱位

急性腕骨骨折脱位并不常见。月骨周围骨折脱位占腕骨骨折的5％,是单纯韧带损伤而脱位的2倍。经舟骨月骨周围脱位是最常见的复杂腕骨脱位。

此类损伤往往由高能量损伤引起,如车祸、高处坠落或者接触性运动。特征性的损伤机制包括腕强力背伸、尺偏及腕骨间旋后。韧带损伤开始于掌面桡侧的关节囊韧带撕裂,并向尺侧传导。暴力经过舟骨这一骨性通道后往往引发月三角韧带撕裂(LTIO)和尺骨茎突骨折。舟骨近端和月骨与桡骨保持正常对合,而远端骨折块及与其相连的远排腕骨脱位至月骨背侧。舟骨远端骨折块及远排腕骨脱位至月骨掌侧的占此类脱位的10％。各种月骨周围骨折脱位包括头状骨、三角骨、桡骨茎突及尺骨茎突的骨折。与月骨周围脱位相鉴别的是舟头综合征。对于这种损伤,暴力通过头状骨颈部,使得舟骨及头状骨均发生骨折。头状骨近端旋转90°～180°,使得头状骨头部关节面朝向远端。头状骨的损伤往往在X线片上被遗漏,当怀疑此损伤时需要附加照相检查。

（六）舟骨骨折治疗的并发症

文献报道最常见的并发症包括延迟愈合、不愈合、关节炎及腕关节活动度减小及力量降低。长期石膏制动导致肌肉萎缩、关节挛缩、失用性骨质疏松及影响经济收入。保守治疗舟骨骨折需要石膏制动3个月甚至更长时间,而舟骨近端1/3骨折可能需要6个月甚至更长时间达到愈合。手术治疗舟骨骨折不愈合成功率在50％～95％之间,取决于血供状态、是否存在关节炎、腕骨塌陷,而成功治疗舟骨骨折不愈合往往另外需要6个月时间达到愈合。

（付春端）

第三节 月 骨 骨 折

月骨骨折在腕骨中较为少见,这与月骨的解剖特点、位置、功能密切相关。月骨位于桡骨、月骨和头状骨组成的关节链的中央,在协调腕关节运动和维持腕关节稳定上,均起重要的作用,其活动度及所承受的剪力均很大。由于约有 20% 的月骨是单一由掌侧或背侧供血的,这类单侧主干型供血的月骨,易发生骨折后的缺血性坏死。

一、病因病理

月骨骨折可来自外力的直接打击,造成月骨的纵行劈裂、碎裂或部分骨小梁断裂。但多数患者为间接外力所致,均有腕关节过度背伸的外伤史,如滑倒坠落时以手掌支撑地面等。腕关节过度背伸的过程中,头状骨与月骨发生撞击,而发生月骨冠状面横断骨折,骨折线多位于月骨体的掌侧半。在负向尺骨变异时,月骨内、外侧面受力不均匀,而出现矢状面骨折。腕关节过度屈伸时,起止于月骨的韧带受到紧张牵拉,易发生月骨的掌、背侧极撕脱骨折。月骨背侧极骨折,亦可因桡骨远端背侧关节缘的撞击所致。同时,月骨在轻微外力的长期作用下,受到桡骨与头状骨的不断挤压,亦可发生月骨疲劳性骨折及骨内微血管网损伤。由于症状轻微,易被忽视,而发生月骨的缺血性坏死。

二、临床表现与诊断

（一）临床表现

患者均有明显的腕部外伤史。腕部疼痛、月骨区有明显的肿胀、压痛,腕关节屈伸运动受限,甚至影响手指的屈伸运动。疲劳性骨折多无外伤史,而且症状轻微。

（二）辅助检查

1.X 线片

正、侧位像均可见断裂的骨小梁和骨折线。侧位像因月骨与其他腕骨的重叠,有时难于诊断,需加拍断层片。

2.CT

尤其是三维重建 CT,可观察到月骨的 3 个断面,有利于明确诊断。

3.MRI

对月骨骨折后发生的缺血性坏死可早期诊断。

三、治疗

月骨骨折可用短拇"人"字管型石膏外固定 4～6 周,掌侧极骨折固定腕关节于屈曲位,背侧极骨折固定在背伸位。无移位的月骨体骨折固定在功能位,有移位的月骨体骨折应切开复位、克氏针内固定。在骨折固定期间应定期复查断层 X 线片或 CT,判断有无缺血性坏死的发生,以便及时更改治疗方案。月骨背侧极骨折可发生骨不愈合,而出现持续性腕部疼痛,将骨折片切除后,可缓解症状。

（付春端）

第四节　跟　骨　骨　折

　　跟骨骨折是常见骨折,占全身骨折的 2%。以青壮年最多见,严重损伤后易遗留伤残。至今仍没有一种大家都能认可的分类及治疗方法。应用 CT 分类跟骨骨折,使我们对跟骨关节内骨折认识更加清楚。像其他部位关节内骨折一样,解剖复位、坚强内固定、早期活动是达到理想功能效果的基础。

一、分类

　　跟骨骨折根据骨折线是否波及距下关节分为关节内骨折和关节外骨折。

　　(一)关节内骨折

　　1.Essex-Lopresti 分型法

　　根据 X 线检查把骨折分为舌状骨折和关节塌陷型骨折。缺点是关节塌陷型包含了过多骨折,对于骨折评价和临床预后带来困难。

　　(1)A 型:无移位骨折。

　　(2)B_1 型:舌状骨折。

　　(3)B_2 型:粉碎性舌状骨折。

　　(4)C_1 型:关节压缩型。

　　(5)C_2 型:粉碎性关节压缩型。

　　(6)D 型:粉碎性关节内骨折。

　　2.Sanders CT 分型法

　　Sanders 根据后关节面的三柱理论,通过初级和继发骨折线的位置分为若干亚型,其分型基于冠状面 CT 扫描(图 8-10)。在冠状面上选择跟骨后距关节面最宽处,从外向内将其分为 A、B、C 三部分,分别代表骨折线位置。这样,就可能有四部分骨折块、三部分关节面骨折块和二部分载距突骨折块。

　　(1)Ⅰ型:所有无移位骨折。

　　(2)Ⅱ型:二部分骨折,根据骨折位置在 A、B 或 C 又分为ⅡA、ⅡB、ⅡC 骨折。

　　(3)Ⅲ型:三部分骨折,同样,根据骨折位置在 A、B 或 C 又分为ⅢAB、ⅢBC、ⅢAC 骨折,典型骨折有一中央压缩骨块。

　　(4)Ⅳ型:骨折含有所有骨折线,ⅣABC。

　　(二)关节外骨折

　　按解剖部位关节外骨折可分为:①跟骨结节骨折;②跟骨前结节骨折;③载距突骨折;④跟骨体骨折(图 8-11)。

二、关节内骨折

　　关节内骨折约占所有跟骨骨折的 70%。

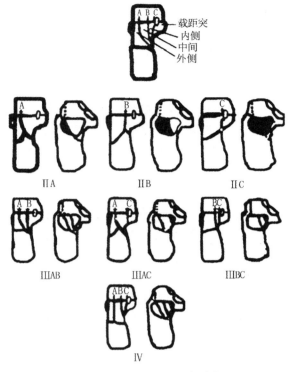

图 8-10　Sanders CT 分型法

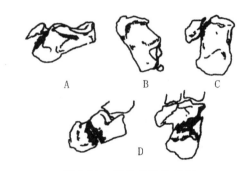

图 8-11　跟骨关节外骨折

A.跟骨结节骨折；B.跟骨前结节骨折；C.载距突骨折；D.跟骨体骨折

（一）损伤机制与病理

由于跟骨形态差异、暴力大小方向和足受伤时位置不同，可产生各种类型跟骨后关节面粉碎性骨折。但在临床中常会出现以下三种情况：①跟骨骨折后，载距突骨折块总是保持原位，和距骨有着正常关系，骨折线常位于跟距骨间韧带外侧；②关节压缩型骨折较常见，Sanders Ⅱ型骨折较常见，后关节面骨折线常位于矢状面，且多将后关节面分为两部分，内侧部分位于载距突上，外侧部分常陷于关节面之下，并由于距骨外侧缘撞击而呈旋转外翻，陷入跟骨体内；③由于距骨外侧缘撞击跟骨后关节面，使骨折进入跟骨体内，从而推挤跟骨外侧壁突出隆起，使跟腓间距减小，产生跟腓撞击综合征和腓骨肌腱嵌压征（图 8-12）。

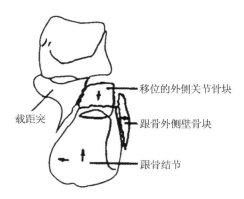

图 8-12 骨折后病理改变

跟骨骨折后可出现:①跟骨高度丧失,尤其是内侧壁;②跟骨宽度增加;③距下关节面破坏;④外侧壁突起;⑤跟骨结节内翻。因此,如想恢复跟骨功能,应首先恢复距下关节面完整和跟骨外形。

(二)临床表现

骨折多发生于高处坠落伤或交通事故伤。男性青壮年多见。伤后足在数小时内迅速肿胀,皮肤可出现水泡或血泡。如疼痛剧烈,足感觉障碍,被动伸趾引起剧烈疼痛时,应注意足骨筋膜室综合征的可能。亦应注意全身其他合并损伤,如脊柱、脊髓损伤。

(三)诊断

1.X 线检查

足前后位 X 线平片可见骨折是否波及跟骰关节,侧位可显示跟骨结节角和交叉角(Gissane角)变化,跟骨高度降低,跟骨轴位可显示跟骨宽度变化及跟骨内、外翻。Broden 位(图 8-13)是一种常用的斜位,可在术前、术中了解距下关节面损伤及复位情况。投照时,伤足内旋 40°,X 线球管对准外踝并向头侧分别倾斜 10°、20°、30°、40°。

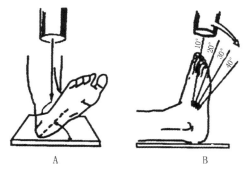

图 8-13 Broden 投照方法

A.正面观;B.侧面观

2.CT 检查

关节内骨折应常规行 CT 检查,以了解关节面损伤情况,必要时行螺旋 CT 进行三维重建。

(四)治疗

对于跟骨关节内骨折是行手术治疗还是非手术治疗,多年来一直存在争论。CT 分类使我们对关节内骨折的病理变化更加清楚,使用标准入路和术中透视可明显减少手术并发症。各种

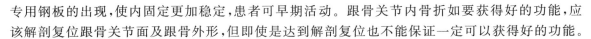

专用钢板的出现,使内固定更加稳定,患者可早期活动。跟骨关节内骨折如要获得好的功能,应该解剖复位跟骨关节面及跟骨外形,但即使是达到解剖复位也不能保证一定可以获得好的功能。

1.治疗应考虑的因素

(1)年龄:老年患者,骨折后关节易僵硬,且骨质疏松,不易牢固内固定,一般50岁以上的患者,以非手术治疗为宜。

(2)全身情况:如合并较严重糖尿病、周围血管疾病,身体极度虚弱,或合并全身其他部位损伤不宜手术时,应考虑非手术治疗。

(3)局部情况:足部严重肿胀、皮肤水泡,不宜马上手术,应等1～2周肿胀消退后方可手术。开放性损伤时,如软组织损伤较重,可用外固定器固定。

(4)损伤后时间:手术应在伤后3周内完成。如果因肿胀、水泡或其他合并损伤而不能及时手术时,采用非手术治疗。

(5)骨折类型:无移位或移位小于2 mm时,采用非手术治疗。Sanders Ⅱ、Ⅲ型骨折应选用切开复位。虽然关节面骨折块无明显移位,但跟骨体骨折移位较大,为减少晚期并发症,也应切开复位,内固定。关节面严重粉碎性骨折,恢复关节面形态已不可能,可选用非手术治疗。如有条件,也可在恢复跟骨外形后一期融合距下关节。

(6)医师的经验和条件:手术切开有一定的技术和设备条件要求,如不具备时,应将患者转到其他有条件医院治疗或选用非手术方法治疗。不能达到理想复位及固定的手术,不如不做。

2.治疗方法

(1)功能疗法:功能疗法适用于无移位或少量移位骨折,或年龄较大、功能要求不高或有全身并发症不适于手术治疗的患者。

适应证及禁忌证:无移位或少量移位骨折,应用此方法,可早期活动,较早恢复足的功能。但对移位骨折由于未复位骨折可能会遗留足跟加宽,结节关节角减小,足弓消失及足内、外翻畸形等,患者多不能恢复正常功能。

具体操作方法:伤后立即卧床休息,抬高患肢,并用冰袋冷敷患足,24 h后开始主动活动足距小腿关节,3～5 d后开始用弹性绷带包扎,1周左右可开始拄拐行走,3周后在保护下或穿跟骨矫形鞋部分负重,6周后可完全负重。伤后4个月可逐渐开始恢复轻工作。

(2)闭合复位疗法:用手法结合某些器械或钢针复位移位的骨折。有以下两种方法。

Bahler法:在跟骨结节下方及胫骨中下段各横穿一钢针,做牵引和反牵引,以期恢复结节关节角和跟骨宽度以及距下关节面,逐渐夹紧则可将跟骨体部恢复正常,透视位置满意后,石膏固定足于中立位,并将钢针固定于石膏之中。内、外踝下方及足跟部仔细塑形,4～6周去除石膏和钢针,开始活动足距小腿关节。此方法由于不能够较好恢复距下关节面,疗效不满意,现已很少采用。

Essex-Eopresti法:患者取俯卧位,在跟腱止点处插入一根斯氏针,针尖沿跟骨纵轴向前并略微偏向外侧,达后关节面下方后撬起。撬拨复位后再用双手在跟骨部做侧方挤压,侧位及轴位透视,位置满意后,将斯氏针穿入跟骨前方。粉碎性骨折时,也可将斯氏针穿过跟骰关节,然后用石膏将斯氏针固定于小腿石膏管型内。6周后去除石膏和斯氏针。此方法适用于某些舌状骨折。由于石膏固定,功能恢复较慢。

(3)切开复位术:可在直视下复位关节面骨块和跟骨外侧壁,结合牵引可同时恢复跟骨轴线并纠正短缩和内、外翻。使用钢板螺钉达到较坚强固定,可使患者早期活动。尽快地恢复足的功能,避免了由于复位不良带来的各种并发症。

　　患者体位取单侧骨折侧卧位,如为双侧骨折,则取俯卧位。切口采用外侧"L"形切口。纵形切口位于跟腱和腓骨长短肌腱之间,水平切口位于外踝尖部和足底皮肤之间。切开皮肤后,从骨膜下翻起皮瓣,显露距下关节和跟骰关节,用三根克氏针从皮瓣下分别钻入腓骨、距骨和骰骨后,向上弯曲以扩大显露。腓肠神经位于皮瓣中,注意不要损伤。复位,掀开跟骨外侧壁,显露后关节面。寻找骨折线,认清关节面骨折情况。取出载距突关节面外侧压缩移位的关节内骨折块。使用 Schanz 针或跟骨牵引,先内翻跟骨结节,同时向下牵引,再外翻,以纠正跟骨短缩及跟骨结节内翻,使跟骨内侧壁复位,用克氏针维持复位。然后把取出的关节面骨折块复位,放回外侧壁并恢复 Gissane 角和跟骰关节面,克氏针固定各骨折块。透视检查骨折位置,尤其是 Broden 位查看跟骨后关节面是否完全复位。如骨折压缩严重,空腔较大,可使用骨移植,但一般不需要骨移植。根据骨折类型选用钢板和螺钉固定,如可能,螺钉应固定外侧壁到对侧载距突下骨皮质上,以保证固定确实可靠。少数严重粉碎性骨折,需要加用内侧切口协助复位固定。固定后,伤口放置引流管或引流条,关闭伤口,2 周拆线。伤口愈合良好时,开始活动,6～10 周穿行走靴部分负重。12～16 周去除行走靴负重行走,逐渐开始正常活动。

　　(4)关节融合术:严重粉碎性骨折的年轻患者对功能要求较高时,切开难以达到关节面解剖复位,非手术治疗又极有可能遗留跟骨畸形而影响功能。一期融合并同时恢复跟骨外形可缩短治疗时间,使患者尽快地恢复工作。在切开复位时,亦应有做关节融合术的准备,一旦不能达到较好复位,也可一期融合距下关节。手术时用磨钻磨去关节软骨,大的骨缺损可植骨,用钢板维持跟骨基本外形,用 1 枚 6.5 mm 或7.3 mm 直径的全长螺纹空心螺钉经导针从跟骨结节到距骨。

　　(五)并发症

　　1.伤口皮肤坏死感染

　　外侧入路"L"形切口时,皮瓣角部边缘有可能发生坏死,所以手术时应仔细操作,避免过度牵拉。一旦出现坏死,应停止活动。如伤口感染,浅部感染,可保留内置物,伤口换药,有时需要皮瓣转移。深部感染,需取出钢板和螺钉。

　　2.神经炎、神经瘤

　　手术时可能会损伤腓肠神经,造成局部麻木或形成神经瘤后引起疼痛。如疼痛不能缓解,可切除神经瘤后,将神经残端埋入腓骨短肌中。在非手术治疗时,由于跟骨畸形愈合后内侧挤压刺激胫后神经分支引起足跟内侧疼痛,非手术治疗无效时,可手术松解。

　　3.腓骨肌腱脱位、肌腱炎

　　骨折后由于跟骨外侧壁突出,缩小了跟骨和腓骨间隙,挤压腓骨长短肌腱引起肌腱脱位或嵌压。手术时切开腱鞘使肌腱直接接触距下关节或螺钉、钢板的摩擦及手术后瘢痕也是引起肌腱炎的原因。腓骨肌腱脱位、嵌压后,如患者有症状,可手术切除突出的跟骨外侧壁,扩大跟骨和腓骨间隙。同时紧缩腓骨肌上支持带,加深外踝后侧沟。

　　4.距下关节和跟骰关节创伤性关节炎

　　由于关节面骨折复位不良或关节软骨的损伤,距下关节和跟骰关节退变产生创伤性关节炎,关节出现疼痛及活动障碍。可使用消炎止痛药物、理疗和支具等治疗,如症状不缓解,应做距下关节或三关节融合术。

　　5.跟痛

　　跟痛可由于外伤时损伤跟下脂肪垫引起,也可因跟骨结节跖侧骨突出所致。可用足跟垫减轻症状,如无效可手术切除骨突出。

三、关节外骨折

关节外骨折占所有跟骨骨折的 30%～40%。一般由较小暴力引起,常不需手术治疗,预后较好。

(一)前结节骨折

前结节骨折可分为两种类型。撕脱骨折多见,常由足跖屈、内翻应力引起。分歧韧带或伸趾短肌牵拉跟骨前结节附着部造成骨折。骨折块较小并不波及跟骰关节。足强力外展造成跟骰关节压缩骨折较少见,骨折块常较大并波及跟骰关节,骨折易被误诊为踝扭伤。骨折后距下关节活动受限,压痛点位于前距腓韧带前 2 cm 处,向下 1 cm 处。检查者也可用拇指置于患者外踝尖部,中指置于第 5 跖骨基底尖部,示指微屈后指腹正好落在前结节压痛点。加压包扎免负重 6～8 周,预后也较好。

(二)跟骨结节骨折

跟骨结节骨折也有两种类型:一种是腓肠肌突然猛烈收缩牵拉跟腱附着部,发生跟骨后部撕脱骨折;另一种为直接暴力引起的跟骨后上鸟嘴样骨折(图 8-14)。骨折移位较大时,跟骨结节明显突出,有时可压迫皮肤坏死。畸形愈合后可使穿鞋困难。借助 Tompson 试验可帮助判断是否跟腱和骨块相连。有时骨块可连带部分距下关节后关节面。骨折无移位或有少量移位时,用石膏固定患足跖屈位 6 周。骨折移位较大时,应手法复位,如复位失败可切开复位,螺钉或钢针固定。

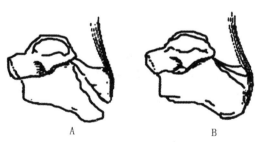

图 8-14 跟骨结节骨折
A.撕脱骨折;B.鸟嘴样骨折

(三)跟骨结节内、外侧突骨折

单纯跟骨结节内、外侧突骨折少见且常常无移位,相比较而言,内侧突更易骨折。骨折常由足内或外翻时受到垂直应力而产生的剪切力作用所致,通过跟骨轴位或 CT 检查可做出诊断。无移位或少量移位时可用小腿石膏固定 8～10 周。可闭式复位,经皮钢针或螺钉固定。如果骨折畸形愈合且有跟部疼痛时,可通过矫形鞋改善症状,无效者也可手术切除骨突起部位。

(四)载距突骨折

单纯载距突骨折很少见。按 Sanders 分类此类骨折为ⅡC骨折。骨折后可偶见屈趾长肌腱卡压于骨折之中,移位骨块也可挤压神经血管束,被动过伸足趾可引起局部疼痛加重。无移位骨折可用小腿石膏固定6周。移位骨折可手法复位足内翻跖屈,用手指直接推挤载距突复位,较大骨折块时也可切开复位。骨折不愈合较少见,不要轻易切除载距突骨块,因为有可能失去弹簧韧带附着而致扁平足。

（五）跟骨体骨折

跟骨体骨折因不影响距下关节面，一般预后较好。骨折机制类似于关节内骨折，常发生于高处坠落伤。骨折后可有移位，如跟骨体增宽，高度减低，跟骨结节内、外翻等。此类骨折除常规X线摄片外，还应行CT检查，以明确关节面是否受累及骨折移位情况。骨折移位较大时，可手法复位石膏外固定或切开复位、内固定。

（付春端）

第五节 趾 骨 骨 折

趾骨又叫脚趾骨，除足踇趾2节外，余趾均3节，每节趾骨可分为基底部、体部、滑车部三部分。第一跖趾关节的跖侧面，有内、外两个籽骨，其他各趾间关节也可以出现籽骨。足踇趾的这种籽骨是其重要的负重结构，它可以保护足踇长屈肌腱、保护第一跖骨头，吸收应力，减少摩擦，并为足屈踇短肌腱提供一作用杠杆。

趾骨骨折多见于成年人，占足部骨折的第二位。足趾具有足的附着力的功能，可防止人在行走中滑倒，并有辅助足的推进与弹跳作用。故对趾骨骨折的治疗，应要求维持跖趾关节活动的灵活性和足趾跖面没有骨折断端突起。

一、发病机制

趾骨骨折多由踢撞硬物或重物砸伤所致，前者多为粉碎或纵裂骨折，后者多为横断或斜形骨折。第5趾骨损伤的机会较多，第2、第3、第4趾骨骨折较少发生，第1趾骨较粗大，其功能也较重要，第1趾骨近端骨折亦较常见，多为粉碎性骨折。由于跖骨头与地面的夹挤，可引起足踇趾的籽骨骨折，以内侧籽骨损伤多见，常为粉碎性。趾骨骨折常合并有皮肤或甲床的损伤，伤后亦容易引起感染。

二、诊断要点

趾骨骨折有明显外伤史，伤后患趾疼痛剧烈、肿胀，甲下有青紫瘀斑，活动受限，有移位者可以出现明显畸形。触诊可有局部压痛、纵向叩击痛、骨擦音和异常活动。根据临床症状和足的正、斜位X线片可以明确诊断，并观察骨折类型及移位情况。籽骨骨折者应注意先天性双籽骨和三籽骨鉴别，后者骨块光整规则，大小相等，局部无相应症状。

三、治疗方法

趾骨骨折有伤口者，应清创缝合，预防感染，甲下血肿严重者，可放血或拔甲。无移位的趾骨骨折，可用消肿止痛类中药外敷，局部外固定，3～4周即可愈合。

（一）整复固定方法

有移位的骨折，应手法复位。在局麻下，患者仰卧位，足跟垫1沙袋，术者用1块纱布包裹骨折远端，一手拇、示二指捏住患趾近段的内外侧，另一手拇、示二指捏住患趾远段上下侧，进行相对拔伸,并稍屈趾即可复位。若有侧方移位,术者一手拇、示指捏住伤趾末节拔伸,另一手拇、示指在患趾两侧对挤使骨折端对位(图 8-15)。整复后,患趾用 2 块夹板置于趾骨背侧和跖侧固定。应注意固定不可过紧,容易影响远端血液循环,发生趾部坏死。

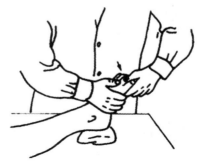

图 8-15 趾骨骨折整复手法

对于不稳定骨折者,可行趾骨及皮肤牵引固定。或者行克氏针内固定治疗。4～6 周骨折愈合后拔出克氏针,加强功能锻炼。

(二)药物治疗

药物治疗一般按骨折三期用药,初期肿胀严重者用活血类配合利湿解毒类方剂加减治疗,肿胀减轻后用活血接骨类方剂加减治疗。去除固定后应用中草药熏洗患部,促进功能恢复。

(三)功能康复

骨折整复固定后,即可进行膝关节的屈伸练习,肿胀减轻后,可下床不负重活动,3～4 周后解除固定,做足趾的屈伸锻炼,早日下地行走。

(付春端)

参 考 文 献

［1］陈啸.外科常见病诊疗思维与实践［M］.长春:吉林科学技术出版社,2020.

［2］潘雷.普外科临床思维与实践［M］.北京:科学技术文献出版社,2019.

［3］张玉国.临床常见普外科疾病学［M］.西安:西安交通大学出版社,2018.

［4］门秀东.普通外科诊疗思维［M］.天津:天津科学技术出版社,2020.

［5］赵钢.外科常见疾病辨治思路与方法［M］.北京:科学出版社,2018.

［6］张杰.胸心外科临床诊治思维与实践［M］.北京:科学技术文献出版社,2019.

［7］邢书生.常见外科疾病危重症救治与诊疗技术［M］.天津:天津科学技术出版社,2018.

［8］刘小雷.实用外科疾病诊疗思维［M］.北京:科学技术文献出版社,2020.

［9］李沙丹.泌尿外科常见疾病诊疗技巧［M］.南昌:江西科学技术出版社,2019.

［10］孙国华.泌尿外科常见疾病诊治精要［M］.北京:科学技术文献出版社,2018.

［11］侯本国.泌尿外科疾病诊疗思维与实践［M］.长春:吉林科学技术出版社,2019.

［12］潘长景.泌尿外科常见疾病诊疗［M］.昆明:云南科技出版社,2020.

［13］齐瑞.外科常见疾病诊断与治疗［M］.北京:科学技术文献出版社,2019.

［14］张杰.临床常见胸心外科诊疗技术［M］.长春:吉林科学技术出版社,2020.

［15］李文光.临床泌尿外科疾病新进展［M］.开封:河南大学出版社,2021.

［16］吴至久.实用外科疾病诊疗思维［M］.北京:科学技术文献出版社,2019.

［17］付海柱.泌尿外科临床医学［M］.昆明:云南科技出版社,2020.

［18］张光辉,王维杰,励新健.普胸外科疾病诊疗常规［M］.北京:化学工业出版社,2021.

［19］黄秋记.常见外科疾病临床诊疗［M］.长春:吉林科学技术出版社,2019.

［20］王科学.实用普通外科临床诊治［M］.北京:中国纺织出版社,2020.

［21］李沙丹.泌尿外科常见疾病诊疗技巧［M］.南昌:江西科学技术出版社,2019.

［22］樊盛军.临床常见普通外科疾病诊治［M］.北京:中国人口出版社,2019.

［23］裴元民.普通外科疾病诊断与治疗［M］.天津:天津科学技术出版社,2018.

［24］亓志玲.心胸外科疾病诊疗思维［M］.长春:吉林科学技术出版社,2019.

［25］徐冬,肖建伟,李坤,等.实用临床外科疾病综合诊疗学［M］.青岛:中国海洋大学出版社,2021.

［26］马菁华,卢艳丽,李玉平.常见疾病诊疗与康复［M］.长春:吉林科学技术出版社,2019.

［27］焦建国.临床外科疾病诊疗精粹［M］.北京:科学技术文献出版社,2018.

［28］苑文明,万勇.当代外科常见病诊疗实践［M］.南昌:江西科学技术出版社,2019.

［29］李海鹏.现代外科疾病诊断及处理［M］.北京:科学技术文献出版社,2018.

［30］王志广.普通外科疾病临床诊疗新思维［M］.长春:吉林科学技术出版社,2019.

［31］王荣杰,孙继富.普外科疾病诊断与治疗进展［M］.汕头:汕头大学出版社,2018.

［32］李咸周.骨与脊柱外科疾病处置实践［M］.长春:吉林科学技术出版社,2019.

［33］李文强.现代骨外科手术治疗学［M］.开封:河南大学出版社,2020.

［34］江培朝.外科常见疾病诊断与治疗［M］.北京:科学技术文献出版社,2019.

［35］孙兆义.胸心外科疾病临床诊疗要点［M］.北京:科学技术文献出版社,2018.

［36］王斐,刘荣.智能外科:外科实践模式的变革趋势［J］.第二军医大学学报,2018,39(8): 830-833.

［37］张静,丁林,姚建欣.国外科学推理研究综述及其对素养评价的启示［J］.上海教育科研,2019 (7):20-24,29.

［38］楼文晖.外科临床实践和研究中的伦理学问题［J］.中国实用外科杂志,2018,38(9):982-984.

［39］王秋生,陈卓妙语,高博,等.消化道功能微创外科的临床实践与进展［J］.中华消化外科杂 志,2020,19(5):486-490.

［40］王文丽,朱政,陈学樊,等.脊柱外科围手术期患者下肢深静脉血栓诊断流程的构建及应用 ［J］.中国脊柱脊髓杂志,2020,30(8):735-739.